U0308970

现代医学检验与

新技术

XIANDAI YIXUE JIANYAN YU
XINJISHU

◇ 朱书照 等 主编

上海科学普及出版社

图书在版编目（CIP）数据

现代医学检验与新技术／朱书照等主编. —上海：上海科学普及出版社，2023.9
ISBN 978-7-5427-8557-2

Ⅰ.①现… Ⅱ.①朱… Ⅲ.①医学检验 Ⅳ.①R446

中国国家版本馆CIP数据核字（2023）第189154号

统　　筹　张善涛
责任编辑　郝梓涵
整体设计　宗　宁

现代医学检验与新技术

主编　朱书照　等

上海科学普及出版社出版发行

（上海中山北路832号　　邮政编码200070）

http://www.pspsh.com

各地新华书店经销　　山东麦德森文化传媒有限公司印刷

开本 787×1092 1/16　印张 21.75　插页 2　字数 557 000

2023年9月第1版　　2023年9月第1次印刷

ISBN 978-7-5427-8557-2　定价：198.00元

本书如有缺页、错装或坏损等严重质量问题

请向工厂联系调换

联系电话：0531-82601513

前言
FOREWORD

医学检验又称检验医学或临床检验诊断学,其任务是为疾病诊断、病情判断、健康评估和治疗决策提供信息,为临床和科研提供实验室方法与数据。随着检验医学的飞速发展,检验方法取得了较为突出的成就;检验医学对于个性化诊断、治疗和监测方面的应用越来越重视;循证医学、转化医学、实验经济学的理念深入到检验医学的各个环节。检验医学已成为临床医学的重要支撑,在医疗、教学和科研中发挥了不可替代的作用。临床对检验报告的需要已经从只关心缩短获得检测结果的时间,到更进一步追求检验结果的稳定、准确和为临床提供检验结果的解释及进一步检查方向。如何充分发挥检验科在疾病预防、诊断、治疗和康复过程中的作用,是医学检验学科建设的必然趋势。因此,我们组织相关专家编写了《现代医学检验与新技术》一书。

本书先介绍了临床检验医学的基本理论,后阐述了不同方面的检验。本书论述详尽,内容新颖,深入浅出,简明精炼。本书在检验技术方面,一是强调先进性:除了系统地说明常用和经典检验项目外,还特别介绍了当前该领域检验手段的新理论、新技术、新发展,以起到借鉴和引导作用。二是强调可操作性:对于每一个检验项目,系统介绍其方法、临床价值评估和方法学评价,让读者明了检验的目的、方案设计及检验结果的比较判断,以期为临床检验提供参考。本书适合广大医学检验工作者参考使用。

由于编写人员较多,时间仓促,查阅的资料有限,许多相关内容未能入编,且难免有不足及疏漏之处,希望读者及专家同道批评指正。

《现代医学检验与新技术》编委会
2023 年 7 月

目录
CONTENTS

第一章　临床检验基础

第一节　临床检验标本的处理

合格的检验标本是保证检验质量的先决条件,只有合格的检验材料,才有可能得到正确的检验结果。因此,评价检验结果和检验质量时必须包括合格的检验标本在内。

一、血液标本

(一)血液标本的种类和用途

血液标本分为全血、血浆或血清,根据试验项目和用血量不同,可自皮肤、静脉或动脉采血。除床边试验外,全血和血浆标本需要添加抗凝剂。

1.末梢采血

可满足用血量不超过 $200\ \mu L$ 的检验,如全血细胞计数、血细胞形态学和血液寄生虫学检验、床边出血时间、血糖、血脂等快速检验以及婴幼儿某些临床化学检验,推荐使用手指采血,也可由耳垂采血,婴幼儿可在足跟部采血。但采血时应避免用力挤压以防组织液的干扰。

2.静脉采血

静脉采血是最常使用的血液标本,用于绝大多数临床化学、血清学和免疫学、全血细胞计数和血细胞形态学、出血和血栓学、血液寄生虫学和病原微生物学检验、血液和组织配型等。

3.动脉采血

动脉采血用于血气分析、乳酸测定。用含有干燥肝素注射器或用肝素溶液充满注射器空腔和针头,过多的肝素可使 pH 和 $PaCO_2$(动脉血二氧化碳分压)降低及相关计算参数错误。注射器内不得有气泡,因可改变 PaO_2(动脉血氧分压)结果。与静脉血比较,乳酸、PaO_2、SaO_2(氧饱和度)不同,如用静脉血或动脉化毛细血管血测定血气一定要注明。

对婴幼儿或儿童血气测定,可用动脉化毛细血管采血,用不超过 $42\ ℃$ 的湿巾温热采血部位皮肤,使血液增加,血流加速,达到动脉化。

(二)采血器材和添加剂

1.采血器材

(1)注射器和试管:塑料器材与玻璃器材,普通采血与真空采血,对某些试验有不同的影响。凝血因子测定以用塑料注射器和塑料试管为好,玻璃器材可加速血液凝固。用塑料注射器和塑料试管,因血液不易凝固,分离血清时间延长,不利于临床化学检验。普通注射器取血由于抽吸和转注,容易引起可见的或不可见的溶血,使血浆某些成分发生改变,例如 K^+、LDH(乳酸脱氢酶)、AST(天门冬氨酸转氨酶)升高等。

(2)真空采血装置:真空管采血简便、快速、省力,可连续多管采血;免去用注射器的抽吸和转注步骤,可避免或减轻机械性溶血;无血液污染,保持手、工作台面和申请单清洁,预防交叉感染,对工作人员和患者有保护作用;抗凝剂与血液比例固定,有利于保证检验质量。不能用大真空管采取小量样本血,因真空蒸发而使血液浓缩。厂商提供不同规格和不同用途的真空采血管,应按试验要求的标本性质和需血量选用,不仅可避免真空蒸发,还可防止暴露蒸发。真空管的规格和标志见表 1-1。

表 1-1 真空管的规格和标志

标记	抗凝剂	促凝剂	分离胶	用途	规格(mL)
红帽	—	—	—	常规临床化学和血清学测定	3、5、7、10
黄帽	—	+	+	常规临床化学和血清学测定	3、5、7、10
橘帽	—	+	—	常规临床化学和血清学测定	3、5、7、10
绿帽	肝素钠	—	+	除钾、钠外的急诊生化学测定	3、5、7、10
浅绿	肝素锂	—	+	急诊临床化学各种项目测定	3、5、7、10
深蓝	—	—	—	血药浓度和微量元素测定	3、5、7
蓝帽	枸橼酸钠	—	—	出血和血栓学检验	2
黑帽	枸橼酸钠	—	—	红细胞沉降率测定	2
紫帽	EDTA-K2	—	—	全血细胞计数和血细胞形态学检验	2

注:—表示无,+表示有。

2.添加剂

除全血细胞计数、血气、血氨、血沉、凝血因子、急诊生化等检验使用全血或血浆需加抗凝剂外,临床化学和免疫学检验多不用抗凝剂。草酸盐、氟化钠可抑制测试的酶活性或酶法检验的酶触反应,不推荐使用。

全血细胞计数、血细胞形态学检验推荐使用 EDTA-K2 盐,1.5 mg/mL 血,可保持血细胞体积不变,在 1~4 小时无影响;但应及时制作血涂片,因延迟时间过长(超过 4 小时,可使中性粒细胞颗粒消失。

凝血因子检验用枸橼酸钠抗凝优于草酸盐,因可使 V 因子稳定。用 109 mmol/L(3.2%)溶液与血液按 1∶9 比例,浓度与比例虽对凝血酶原时间(PT)影响不大,但对活化部分凝血活酶时间(APTT)有影响。抗凝剂 pH 对 PT 试验有影响,pH<7.1 或 pH>7.4 可使 PT 延长。应在 2 小时内完成检验,4 ℃贮存不稳定,Ⅶ因子仍可激活,−70~−20 ℃可稳定 3 周。

魏氏法血沉测定用 109 mmol/L(3.2%)枸橼酸钠,抗凝剂与血液应严格按 1∶4 比例,抗凝剂多或血液少则血沉加速;反之,抗凝剂少或血液多则血沉减慢。

血气分析用肝素抗凝,针管中不得有残留空气,针头用橡胶泥(或橡胶瓶塞)封口,混合后放在冰盒中立即送实验室按急诊检验处理。

血氨测定用添加肝素的有帽试管(25 U 抗凝 1 mL 血)或真空管采血,混合后立即送实验室按急诊检验处理。

血糖测定如标本放置过久,糖被血细胞分解而降低,用肝素或 EDTA(均指其盐,后同)抗凝,采血后立即分离血浆,试管加塞防蒸发,室温条件下可稳定 24~48 小时;用带分离胶的肝素或 EDTA 的真空管采血立即分离血浆,室温条件下可保存 3~4 天。氟化钠虽有抑制糖酵解的作用,但也能抑制测试的酶触反应。用碘乙酸钠或碘乙酸锂 0.5 mg/mL 处理血,可稳定 3 天。

急诊临床化学检验用肝素锂抗凝或浅绿帽真空管采血,可快速分离血浆不影响酶和电解质测定;也可用含凝血酶的真空管采血,可加速纤维蛋白原转变,缩短血液凝固时间。

(三)采血条件和患者准备

血液成分受饮食、情绪和肌肉活动的影响,也受采血体位影响。采血一般应在安静、空腹状态下进行,通常取早晨静脉血,无饮食影响。为了方便门诊患者可以放宽约束,但血脂、血磷等的测定则必须空腹。血糖测定根据需要可测清晨空腹血糖、三餐前血糖、餐后 2 小时血糖或就寝前血糖。一些有节律性变化的成分应在规定的时间取血。

1.住院患者

除特殊检验外,住院患者一般应在早晨起床活动前安静卧床空腹状态下取血,这不仅是为了保证检验质量,也是为了方便临床和实验室工作;急诊检验可随时取血。

2.门诊患者

门诊患者采血很难避免肌肉活动,应静息半小时以上,坐位取血按立位解释结果,因短时间的坐位机体无法调整体液的分布。空腹者可在上午 7~9 时取血,进餐者除血脂外可在上午 9~12 时取血。由于医院设备水平的不断提高,对门诊患者除血、尿、便常规以外非特别费时的检验项目,也应尽可能做到当时或当日等取结果以减少患者的复诊次数。

3.急诊患者

急诊患者可以随时卧位取血,不受饮食限制,但须注意输液和用药对检验结果的影响,特别是血糖和电解质。不得在输液的同一侧近心端血管取血,并要注明输液以及输注液体和药物种类,供实验室和临床医师解释结果时参考。

(1)进餐:可使葡萄糖、胰岛素、甘油三酯、尿素氮、碱性磷酸酶、尿酸、胆红素、乳酸、钠升高;血清总蛋白、清蛋白、$α_2$ 球蛋白、血红蛋白、血细胞比容、游离脂肪酸、钾(高糖食物时)、无机磷降低。

(2)饮食:虽可影响某些成分,但进餐 90 分钟后多数试验项目与对照组比较无统计学意义。为方便门诊患者,除下述应在空腹取血的项目外,一般在午餐前 3 小时内取血不妨碍临床评价,但应注明进餐和取血的时间以便解释结果时参考。

(3)应在空腹取血的试验:血脂、血清铁、铁结合力、维生素 B_{12}、叶酸、胃泌素、抗体;血糖和胆汁酸有时需要在餐前或餐后测定。

(4)空腹:指禁食 6 小时以上。血脂测定应禁食 12~14 小时,不禁水,但须忌茶、咖啡、烟、酒或药物。

4.周期变化成分

对有周期变化的成分测定,应按规定的时间取血,如促肾上腺皮质激素(ACTH)、皮质醇,应在上午 8 时和下午 4 时两次取血,了解其分泌水平和分泌节律;醛固酮(ALD),应在早 6~8 时或 8~10 时分别采取立位和卧位静脉血;甲状旁腺激素(PTH),最好在早上 8 时取血;急性心肌梗死(AMI)发病后,心肌酶变化有一定的规律,应记录取血的时间。

(四)采血技法和注意事项

1.止血带或压脉器

静脉压迫时间过长,引起淤血,静脉扩张,水分转移,血液浓缩,氧消耗增加,无氧酵解加强,乳酸升高,pH 降低,K^+、Ca^{2+}、肌酸激酶升高。

静脉取血技术要熟练,止血带压迫时间以不超过 40 秒为宜,乳酸测定最好不用止血带或针头刺入静脉后立即解除止血带。

2.输液与采血

应尽量避免输液时取血,输液不仅使血液稀释,而且对测试结果产生严重干扰,特别是糖和电解质;不得已时可在对侧手臂或足背静脉取血,并要注明输液及其种类。在一般情况下,推荐中断输液至少 3 分钟后取血,但也要加以注明。

3.避免溶血

红细胞某些成分与血浆不同,标本溶血可使红细胞成分释放干扰测定结果,应尽力避免人为因素造成的机械性溶血。

取血器材必须无菌、干燥、洁净,避免特别用力抽吸和推注,避免化学污染和细菌污染;推荐使用真空管采血。

(五)糖尿病血糖监测标本

出于不同的目的,可测定空腹、餐后、睡前以及夜晚任何时间的血糖,不同时间采血其临床意义不同。可用静脉血或末梢血。用于糖尿病监测以用末梢血快速测定较为简便,用于糖尿病诊断则必须用静脉血标准法测定,因快速法误差太大,不能满足临床需要。

1.空腹血糖

用于住院常规检查、健康体检、人群普查和糖尿病流行学研究(若仅测血糖,则以餐后血糖为敏感),以及胰岛储备功能和基础分泌水平评价。一般在早 6～8 时空腹取血,住院患者也不可以取血过早,以免因放置时间过长而使血糖降低。若为临床需要,则应按急诊及时送检,立即测定。

2.餐前血糖

用于糖尿病治疗监测和疗效评价。在午餐前和晚餐前 30 分钟内取血,或为方便门诊患者测午餐前血糖,意义同空腹血糖。空腹或餐前血糖正常不能排除糖尿病。

3.餐后血糖(PPG)

用于糖尿病早期筛查和流行病学研究、诊断和治疗监测、药物调整和疗效评价。

(1)用于糖尿病筛查、流行学研究和糖尿病早期诊断,较空腹血糖敏感。一般应在摄取谷类食物干重不少于 100 g 的早餐后 2 小时取静脉血,用标准法(葡萄糖氧化酶法或己糖激酶法)测定;由于升糖激素水平的因素,早餐后血糖较午餐后更为敏感。

(2)用于糖尿病治疗监测、药物调整和疗效评价,可用简便快速的血糖仪测定。①自我监测:应分别测定口服降糖药和胰岛素注射的早、午、晚三餐后 2 小时血糖,每周 1 天或 2 天;根据餐后血糖水平逐步调整降糖药或胰岛素剂量,直至达到最佳控制状态。②门诊监测:测定口服降糖药或胰岛素注射的早餐后和午餐后 2 小时血糖,或为方便患者也可测定餐后 1～3 小时血糖。餐后不同时间的血糖,判定标准不同(1 小时 PPG＜8.9 mmol/L,2 小时 PPG＜7.8 mmol/L,3 小时 PPG＜6.7 mmol/L)。

4.夜间血糖

为防止夜间低血糖发生或鉴别清晨高血糖原因,监测就寝前(如晚 9～10 时)血糖,或必要时

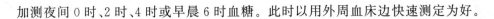

加测夜间 0 时、2 时、4 时或早晨 6 时血糖。此时以用外周血床边快速测定为好。

二、尿液标本

(一)尿液标本种类

1.化学定性和常规检验标本

尿化学定性和常规检验应留取中段尿,女性须用湿消毒纸巾擦净外阴部以免阴道分泌物混入。按留取标本的时间,尿标本分为以下几种。

(1)首次晨尿:清晨第一次尿,较浓缩,适用于化学成分和有形成分检验。但常因留取后至送检放置时间过长,尿液温度降低盐类成分析出、细菌繁殖和尿素分解,使尿液变碱性,影响相对密度(比重)、亚硝酸盐和酸碱度测定的准确性。

(2)二次晨尿:清晨起床后首先将第一次尿排出并弃去,仍在空腹、静息状态下收集第二次排出的尿标本。

(3)随时尿:适用于化学成分和有形成分检验。尿液比较稀薄,对亚硝酸盐和细菌学检验不如清晨首次尿敏感;但方便患者,适合门诊或健康体检,尿液新鲜,有形成分和酸碱度可保持不变。亚硝酸盐试验须留取在膀胱存留 3 小时以上的尿,立即检验。

(4)负荷尿:为某种特殊需要检查一定负荷后的尿,如葡萄糖负荷后的糖耐量试验、菊糖负荷后的菊糖清除率试验、运动负荷后的运动后血尿、起立活动后的直立性蛋白尿等。

(5)餐后尿:进餐前排尿弃去,留取餐后 2 小时尿检测尿糖或常规,用于糖尿病筛查和糖尿病流行病学研究,糖尿病治疗监测、药物调整和疗效评价。

(6)餐前尿:早、午、晚三餐前 0.5～1 小时排尿弃去,进餐前再留取尿标本检测尿糖。此为进餐前两次尿液间隔的一小段时间内肾脏排泌的尿,尿糖浓度反映餐前空腹(或餐后 3～4 小时)的血糖平均水平。用于糖尿病治疗监测和疗效评价。

(7)睡前尿:夜晚就寝前(如 9 时)排尿弃去,就寝时(如 10 时)留取尿标本检测尿糖,用于监测夜间血糖水平,预防药物性低血糖反应和评价晨间高血糖原因。

2.化学定量和细胞计数标本

须先排尿弃去,计时,准确留取规定时间内的全部尿液。留取 3 小时尿,用于测定细胞排泄率;留取 4 小时尿,用于测定肌酐清除率;留取 12 小时尿,用于 Addis 计数;留取 24 小时尿,用于化学成分定量。一般自早 7 时或 8 时起排净膀胱,尿液弃去并计时,准确收集规定时间内的全部尿液。留取期间尿液须 4～8 ℃冷藏;或在容器中先加入 100 g/L 麝香草酚异丙醇溶液 5～10 mL 防腐;或用二甲苯 1～2 mL 防腐,适用于化学成分检验;或用甲醛防腐,适用于有机成分检验。

(二)尿液标本留取的注意事项

1.容器

要保持清洁,避免化学品和细菌污染,最好使用一次性尿杯。

2.尿液标本

要求新鲜,留取后 1 小时内检验,否则应冷藏,测试前须复温。

3.定时尿

定时尿也称定量尿标本,必须留取规定时间内的全部尿液,时间开始的尿排净弃去,时间结束的尿排净收集,不得遗失,记录尿量,混匀后取 10～20 mL 送检。

4.微量元素测定尿

容器须用 10% 硝酸浸泡 24～48 小时,用蒸馏水洗净,在无落尘的空气中干燥备用。

三、粪便标本

通常采用自然排出的粪便,采集方法是否得当直接影响检验结果的准确性。采集时应注意以下几点。

(一)标本

要求新鲜,不得混有尿液及其他成分;盛器需干燥洁净,最好使用一次性有盖的塑料专用容器。标本采集后应及时送检,最好在 1 小时内检查完毕。否则,由于受消化酶和酸碱度变化等的影响,导致有形成分被破坏。

(二)操作

应用干净竹签选取有脓血、黏液等成分的粪便,外观正常时应注意从粪便的不同部位多处取材,其量至少为指头大小(5 g)。

(三)寄生虫检查

检查溶组织内阿米巴原虫滋养体时应于排便后立即检查,寒冷季节标本传送及检查时均须保温;检查日本血吸虫卵时应取脓血、黏液部分,孵化毛蚴时至少留取 30 g 粪便且须尽快处理;检查蛲虫卵须用透明薄膜拭子或棉拭子于晚 12 时或清晨排便前自肛门周围皱襞处拭取并立即镜检。

(四)细菌培养

应将标本采集于无菌有盖容器内。

(五)隐血试验

用化学法做隐血试验时,应于 3 天前禁食动物血、肉类、肝脏,并禁服铁剂及维生素 C 等药物。

(六)无粪便排出而必须检查

可用拭子采取,不宜采用肛诊法和使用泻剂或灌肠后的粪便标本。

(七)检验后处理

粪便检验后,应将剩余标本与盛器一同焚烧消毒。

四、痰液标本

参考微生物检验的痰标本留取。

五、微生物检验标本

(一)血液标本微生物检验

1.标本采集时间、采集频率

(1)一般原则:一般情况下应在患者发热初期或发热高峰时采集。原则上应选择在抗生素应用之前,对已用药而因病情不允许停药的患者,也应在下次用药前采集。

(2)疑为布氏杆菌感染:最易获得阳性培养的是发热期的血液或骨髓。除发热期采血外还可多次采血,一般为 24 小时抽 3～4 次。

(3)疑为沙门菌感染:根据病程和病情可在不同的时间采集标本。肠热症患者在病程第 1～

2 周内采集静脉血液,或在第 1～3 周采集骨髓。

(4)疑为亚急性细菌性心内膜炎:除在发热期采血外应多次采集。第一天做 3 次培养,如果 24 小时培养阴性,应继续抽血 3 次或更多次进行血液培养。

(5)疑为急性细菌性心内膜炎:治疗前 1～2 小时分别在 3 个不同部位采集血液,分别进行培养。

(6)疑为急性败血症:脑膜炎、骨髓炎、关节炎、急性未处理的细菌性肺炎和肾盂肾炎除在发热期采血外,应在治疗前短时间内于身体不同部位采血,如左、右手臂或颈部,在 24 小时内采血 3 次或更多次,分别进行培养。

(7)疑为肺炎链球菌感染:最佳时机是在寒战、高热或休克时,此时采集样本阳性率较高。

(8)不明原因发热:可于发热周期内多次采血做血液培养。如果 24 小时培养结果阴性,应继续采血 2～3 次或更多次做血液培养。

2.采集容量

采血量以每瓶 5～8 mL 为宜。当怀疑真菌感染时采集双份容量。

3.采集标本注意事项

(1)培养瓶必须为室温,采血前后用 75% 乙醇或碘伏消毒培养瓶橡胶瓶盖部分。采集标本后应立即送检,如不能及时送检,请放于室温条件下。在寒冷季节注意保温(不超过 35 ℃)。

(2)标本瓶做好标记,写好患者的姓名、性别、年龄、病历号。

(3)严格做好患者采血部位的无菌操作,防止污染。

(4)应在申请单上标明标本采集时间。

(5)如同时做需氧菌及厌氧菌培养,应先把血样打入厌氧瓶,再打入需氧瓶,并且要防止注射器内有气泡。

(二)尿液标本的微生物检验

1.采集时间

(1)一般原则:通常应采集晨起第一次尿液送检。原则上应选择在抗生素应用之前采集尿液。

(2)沙门菌感染一般在病后 2 周左右采集尿液培养。

(3)怀疑泌尿系统结核时,留取 10～15 mL 晨尿或 24 小时尿的沉渣部分送检。

2.采集方法

(1)中段尿采集方法:①女性以肥皂水清洗外阴部,再以灭菌水或高锰酸钾(1∶1 000)水溶液冲洗尿道口,然后排尿弃去前段,留取 10 mL 左右中段尿于无菌容器中,立即加盖送检;②男性以肥皂水清洗尿道口,再用清水冲洗,采集 10 mL 左右中段尿于无菌容器中立即送检。

(2)膀胱穿刺采集法:采集中段尿有时不能完全避免污染,可采用耻骨上膀胱穿刺法取尿 10 mL 并置于无菌容器中立即送检。

(3)导尿法:将导尿管末端消毒后弃去最初的尿液,留取 10～15 mL 尿液于无菌容器内送检。长期留置导尿管患者,应在更换新管时留尿。

3.注意事项

尿液标本采集和培养中最大的问题是细菌污染,因此要严格无菌操作,标本采集后应立即送检。无论何种方法采集尿液,均应在用药之前进行,尿液中不得加入防腐剂、消毒剂。

（三）粪便标本的微生物检验

1.采集时间

（1）采样原则：腹泻患者应在急性期采集，以提高检出率，同时最好在用药之前。

（2）怀疑沙门菌感染：肠热症在 2 周后；胃肠炎患者在急性期、早期采集新鲜粪便。

2.采集方法

（1）自然排便法：自然排便后，挑取有脓血、黏液部位的粪便 2～3 g，液状粪便取絮状物盛于无渗漏的清洁容器中送检。

（2）肠拭子法：如不易获得粪便或排便困难的患者及幼儿，可用拭子采集直肠粪便，取出后插入灭菌试管内送检。

3.注意事项

（1）为提高肠道致病菌检出率，应采集新鲜粪便做培养。

（2）腹泻患者应尽量在急性期（3 天内）采集标本，以提高阳性率。

（3）采集标本最好在用药之前。

（四）痰及上呼吸道标本的微生物检验

1.采集时间

（1）痰：最好在应用抗生素之前采集标本，以早饭前晨痰为好，对支气管扩张症或与支气管相通的空洞患者，清晨起床后进行体位引流，可采集大量痰液。

（2）鼻咽拭子：时间上虽无严格限制，但应于抗生素治疗之前采集标本，咽部是呼吸和食物的通路，因此，亦以晨起后早饭前为宜。

2.采集方法

（1）痰液标本：①自然咳痰法，患者清晨起床后，用清水反复漱口后用力自气管咳出第一口痰于灭菌容器内，立即送检；对于痰量少或无痰的患者可采用雾化吸入加温至 45 ℃的 10％NaCl 水溶液，使痰液易于排出；对咳痰量少的幼儿，可轻轻压迫胸骨上部的气管，使其咳嗽，将痰收集于灭菌容器内送检。②支气管镜采集法，用支气管镜在肺内病灶附近用导管吸引或支气管刷直接取得标本，该方法在临床应用有一定困难。③小儿取痰法，用弯压舌板向后压舌，用无菌棉拭子伸入咽部，小儿经压舌刺激咳嗽时，可喷出肺部或气管分泌物沾在棉拭子上，立即送检。

（2）上呼吸道标本：采集上呼吸道标本通常采用无菌棉拭子。采集前患者应用清水反复漱口，由检查者将舌向外拉，使腭垂尽可能向外牵引，将棉拭子通过舌根到咽后壁或腭垂的后侧，涂抹数次，但棉拭子要避免接触口腔和舌黏膜。

（五）化脓和创伤标本的微生物检验

1.开放性感染和已溃破的化脓灶

外伤感染、癌肿溃破感染、脐带残端、外耳道分泌物等感染部位与体腔或外界相通，标本采集前先用无菌生理盐水冲洗表面污染菌，用无菌棉拭子采集脓液及病灶深部分泌物；如为慢性感染，污染严重，很难分离到致病菌，可取感染部位下的组织，无菌操作剪碎或研磨成组织匀浆送检。

（1）结膜性分泌物：脓性分泌物较多时，用无菌棉球擦拭，再用无菌棉拭子取结膜囊分泌物培养或涂片检查；分泌物少时，可做结膜刮片检查。

（2）扁桃体脓性分泌物：患者用清水漱口，由检查者将舌向外牵拉，将无菌棉拭子越过舌根涂抹扁桃体上的脓性分泌物，置无菌管内立即送检。

（3）外耳道分泌物：脓性分泌物较多时，先用无菌棉球擦拭，再取流出分泌物置无菌管送检。

（4）手术后切口感染：疑有切口感染时可取分泌物，也可取沾有脓性分泌物的敷料置灭菌容器内送检。

（5）导管治疗感染：应做导管尖端涂抹培养再加血培养。

（6）瘘管内脓液：用无菌棉拭子挤压瘘管，取流出脓液送检；也可用灭菌纱布条塞入瘘管内，次日取出送检。

2.闭合性脓肿

（1）皮肤化脓（毛囊炎、疖、痈）和皮下软组织化脓感染：用2.5％～3.0％碘酊和75％乙醇消毒周围皮肤，穿刺抽取脓汁及分泌物送检，也可在切开排脓时，以无菌注射器或无菌棉拭子采集。

（2）淋巴结脓肿：经淋巴结穿刺术取脓液，盛于无菌容器内送检。

（3）乳腺脓肿、肝脓肿、脑脓肿、肾周脓肿、胸腔脓肿、腹水、心包积液、关节腔积液：可在手术引流时采集脓液或积液，也可做脓肿或积液穿刺采集脓液或积液，盛于无菌容器内立即送检。

（4）肺脓肿：体位引流使病肺处于高处，引流的支气管开口向下，痰液顺体位引流至气管咳出；也可在纤维支气管镜检查或手术时采集。

（5）胆囊炎：①十二指肠引流术采集胆汁，标本分三部分，即来自胆总管、胆囊及肝胆管；②手术时采集：在进行胆囊及胆管手术时，可从胆总管、胆囊直接采集；③胆囊穿刺法：进行胆道造影时采集胆汁。

（6）盆腔脓肿：已婚妇女可经阴道后穹隆切开引流或穿刺采集脓液，也可在肠镜暴露下经直肠穿刺或切开引流采集脓液检查。

（7）肛周脓肿：在患者皮肤黏膜表面先用碘酊消毒，75％乙醇脱碘，再用无菌干燥注射器穿刺抽取脓液，盛于无菌容器内立即送检。

（六）生殖道标本的微生物检验

1.尿道及生殖道分泌物

（1）男性：①尿道分泌物，清洗尿道口，用灭菌纱布或棉球擦拭尿道口，采取从尿道口溢出的脓性分泌物或用无菌棉拭子插入尿道口内2～4cm轻轻旋转取出分泌物；②前列腺液，清洗尿道口，用按摩法采集前列腺液盛于无菌容器内立即送检；③精液，受检者应在5天以上未排精，清洗尿道口，体外排精液于无菌试管内立即送检。

（2）女性：①尿道分泌物，清洗尿道口，用灭菌纱布或棉球擦拭尿道口，然后从阴道的后面向前按摩，使分泌物溢出，无肉眼可见的脓液，可用无菌棉拭子轻轻深入前尿道内，旋转棉拭子，采集标本；②阴道分泌物，用窥器扩张阴道，用无菌棉拭子采集阴道口内4cm内侧壁或后穹隆处分泌物；③子宫颈分泌物，用窥器扩张阴道，先用灭菌棉球擦拭子宫颈口分泌物，用无菌棉拭子插入子宫颈管2cm采集分泌物，转动并停留10～20秒，让无菌棉拭子充分吸附分泌物，或用去掉针头的注射器吸取分泌物，将所采集分泌物盛于无菌容器内立即送检。

2.注意事项

（1）生殖器是开放性器官，标本采集过程中，应严格遵循无菌操作以减少杂菌污染。

（2）阴道内有大量正常菌群存在，采取子宫颈标本应避免触及阴道壁。

（3）沙眼衣原体在宿主细胞内繁殖，取材时拭子应在病变部位停留十几秒钟，并应采集尽可能多的上皮细胞。

(七)穿刺液的微生物检验

1.脑脊液

(1)采集时间:怀疑为脑膜炎的患者,应立即采集脑脊液,最好在使用抗生素以前采集标本。

(2)采集方法:用腰穿方法采集脑脊液 3~5 mL,一般放入 3 个无菌试管,每个试管内 1~2 mL。如果用于检测细菌或病毒,脑脊液量应大于或等于 1 mL;如果用于检测真菌或抗酸杆菌,脑脊液量应大于或等于 2 mL。

(3)注意事项:①如果用于检测细菌,收集脑脊液后,在常温下 15 分钟内送到实验室,脑脊液标本不可置冰箱保存,否则会使病原菌死亡,尤其是脑膜炎奈瑟菌,肺炎链球菌和嗜血杆菌,常温下可保存 24 小时;②如果用于检测病毒,脑脊液标本应放置冰块,在 4 ℃环境中可保存 72 小时;③如果只采集了 1 管脑脊液,应首先送到微生物室;④做微生物培养时,建议同时做血培养;⑤采集脑脊液的试管不需要加防腐剂;⑥进行腰穿过程中,严格无菌操作,避免污染。

2.胆汁及穿刺液

(1)检测时间:怀疑感染存在时,应尽早采集标本,一般在患者使用抗生素之前或停止用药后 1~2 天采集。

(2)采集方法:①首先用 2%碘酊消毒穿刺要通过的皮肤;②用针穿刺法抽取标本或外科手术方法采集标本,然后放入无菌试管或小瓶内,立即送到实验室;③尽可能采集更多的液体,至少 1 mL。

(3)注意事项:①在常温下 15 分钟内送到实验室,除心包液和做真菌培养外,剩余的液体可在常温下保存 24 小时;如果做真菌培养,上述液体只能在 4 ℃以下保存。②应严格无菌穿刺。③为了防止穿刺液凝固,最好在无菌试管中预先加入灭菌肝素,再注入穿刺液。④对疑有淋病性关节炎患者的关节液,采集后应立即送检。

(八)真菌检验

1.标本采集的一般注意事项

(1)用适当方法准确采集感染部位的标本,避免污染。

(2)注意标本采集时间:清晨的痰和尿含菌较多,是采集这类标本的最佳时间。另外,应尽可能在使用抗真菌药物前采集。

(3)标本采集量应足够:如从血中分离真菌,一般采集量为 8~10 mL。

(4)所用于真菌学检验的标本均需用无菌容器送检。

(5)对送检项目有特殊注意事项时,一定要在检验申请单上注明,或直接与真菌实验室联系,以便实验室采用相应特殊方法处理标本。

2.临床常见标本的采集

(1)浅部真菌感染的标本采集:①皮肤标本,皮肤癣菌病采集皮损边缘的鳞屑;采集前用 75%乙醇消毒皮肤,待挥发后用手术刀或玻片边缘刮取感染皮肤边缘,刮取物放入无菌培养皿中送检;皮肤溃疡采集病损边缘的脓液或组织等。②指(趾)甲,甲癣采集病甲下的碎屑或指(趾)甲;采集前用 75%乙醇消毒指(趾)甲,去掉指(趾)甲表面部分,尽可能取可疑的病变部分,用修脚刀修成小薄片,5~6 块为宜,放入无菌容器送检。③毛发,采集根部折断处,不要整根头发,最少 5~6 根。

(2)深部真菌感染的标本采集:①血液,采血量视所用真菌培养方法确定,一般为 8~10 mL;如用溶剂-离心法,成年人则需抽血 15 mL 加入 2 支 7.5 mL 的 Isolator 管中;此法可使红细胞和白细胞内的真菌释放出来,尤其适用于细胞内寄生菌,如荚膜组织胞浆菌和新型隐球菌的培养;采血后应立刻送检,如不能及时送检,血培养瓶或管应放在室温或30℃以下环境,8～9小时,否则影响血中真菌的检测。②脑脊液通常为3～5 mL,分别加入两支无菌试管中送检:一管做真菌培养或墨汁染色,另一管用于隐球菌抗原检测或其他病原菌培养。其他深部真菌感染的标本采集,如呼吸道、泌尿生殖道等标本,采集及送检方法与细菌学检验相同。

六、其他标本

(一)脑脊液标本的采集

1.适用范围

适用于脑脊液常规及糖、蛋白质、氯化物定量等检验。

2.注意事项

(1)脑脊液标本由临床医师采集,医护人员必须明确通知患者脑脊液标本的采集注意事项。

(2)在脑脊液标本采集前,应使患者尽量减少运动以保持平静,患者安静15分钟后卧床进行采集。

(3)脑脊液标本由临床医师采集,准备好采集标本所用的容器及消毒器材、一次性注射器等。确认患者姓名,并将姓名或标本标识贴于标本采集试管上。

(4)临床医师必须向患者讲清楚脑脊液标本检验的目的(脑脊液检验主要对神经系统疾病的诊断、治疗及预后判断提供依据),采集前应向患者作适当解释,以消除疑虑和恐惧,并检查患者有无颅内压增高症状和体征,做眼底检查。告知患者脑脊液标本采集的适应证和禁忌证。

(5)将脑脊液分别收集于3个无菌小瓶(或试管)中,每瓶(管)1～2 mL,第一瓶(管)做细菌学检查,第二瓶(管)做化学或免疫学检查,第三瓶(管)做常规检查。

(6)脑脊液标本采集后,让患者去枕平躺2～4小时,严密观察病情,注意生命体征和瞳孔的变化。

(7)脑脊液标本留取后应立即送检,如送检时间过长(超过2小时)不能做脑脊液检查。不能及时送检的标本,应2～8℃(生化检验)或室温(常规检验)保存,但不要超过2小时。脑脊液放置过久,细胞可破坏或沉淀后纤维蛋白凝集成块,导致细胞分布不匀而使计数不准确;葡萄糖酵解造成糖含量降低。

(二)浆膜腔积液的标本采集

胸腔积液和腹水的标本采集由临床医师负责进行,穿刺必须严格无菌操作,标本采集后分别加入3支试管,第一管用于微生物和化学检查,第二管用于细胞学检查,第一、二管可加入25 U/mL肝素抗凝,第三管不加抗凝剂,置于透明试管以观察一般性状和有无凝集。

(三)精液的标本采集

(1)检测前一周要忌房事:将一次射出的全部精液直接排入洁净、干燥的容器内(不能用乳胶避孕套),特别是前几滴。

(2)标本留取后,37℃保温立即检验。

(朱书照)

第二节 临床检验结果的分析

实验室检验结果受多种因素影响,解释和评价时应注意以下几个问题:①正常范围、参考区间的概念,个体变异在群体变异中的分布;②方法学的敏感性、特异性和疾病预测值;③疾病识别值和方法学允许误差;④各种可能的影响因素,如遗传背景、生理波动、年龄和性别差异等;⑤多种检验检查参比对照,结合临床综合分析,定期复查并观察动态变化。

一、参考区间和样本分布

(一)参考区间不是疾病的诊断值

1.参考区间

按一定条件选择的参考个体的测定值,用于确定正常范围的统计学分析,但在习惯上等同于参考值使用;参考区间是正常范围频数分布的统计学处理结果。正态分布用 $\overline{X} \pm 1.96s$ 或 $\overline{X} \pm 2s$(s 为均数标准差);偏态分布用百分数法,增大有意义者取 95% 百分位,减小有意义者取 5% 百分位。无论正态分布或偏态分布均取 95% 分布区间作为参考区间,正常受试者有 5% 概率分布在参考区间之外。用参考区间取代正常范围的目的在于用词准确和避免误解,不论用正常范围或参考区间,都是相对的概念,不能机械地用作划分正常与异常的界限。

2.参考个体和参考样本群

参考个体的选择有一定难度。首先是"健康者"定义困难,看似健康其实不一定正常,潜在性和遗传性疾病用一般问诊和体检方法不易或不能发现。其次是参考样本群需要一定的数量,男女样本数须相等;有年龄差异时不同年龄组或年龄段的样本数也须基本满足正态分布;人群抽样不能没有老年样本,而老年人则多有潜在性疾病。因此,正常人群抽样难免混入异常者,参考区间不一定是全部正常者的测定值范围。

3.关于参考区间的代表性

参考区间的代表性受抽样误差和参考区间变异等因素影响。抽样误差由参考个体变异和参考群体变异构成,而参考区间变异则由抽样误差和技术误差构成。

(1)参考个体变异(Si,用标准差表示的个体变异):个体内变异,包括日内变异和日间变异,主要受饮食、行为习惯、精神和体力活动等因素影响。

(2)参考群体变异(Sg,用标准差表示的群体变异):个体间变异,不同生理、生化和代谢项目或指标变异不同,主要受遗传因素、年龄、性别、民族差异和参考样本群数量的影响。

(3)分析技术变异(Sa,用标准差表示的方法变异):实验误差,主要受标本采集、测试方法、试剂品质、设备水平、工作环境、人员素质等因素影响。

$$E = s = \sqrt{Si^2 + Sg^2 + Sa^2}$$

参考区间变异为以上 3 种误差的累加,式中:E 为参考区间的误差;s 为参考区间均数的标准差。当参考个体的变异大、参考样本群的数量少或方法学的精密度低时,s 增大,测定的参考区间相应增大。由此可见,参考区间不是一组固定不变的数字,不仅因测定方法而异,而且同一方法在不同的实验室,或同一实验室在不同时期的测定结果,也常有较大的差别。

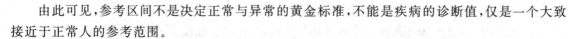

由此可见,参考区间不是决定正常与异常的黄金标准,不能是疾病的诊断值,仅是一个大致接近于正常人的参考范围。

(二)样本在参考样本群中的分布

1.样本在样本群中的理论分布

取参考样本群分布的 95% 范围作为参考区间,由于参考个体的变异,健康者有 5% 的概率分布在参考区间之外,而病理者也有同样可能的概率分布在正常范围之内。换言之,正常个体与异常个体的测定值分布有交叉,健康人群与患病人群的测定值分布有重叠。这种交叉或重叠一般仅限于临界范围,可用敏感性和特异性衡量。如果交叉或重叠范围过多过大,说明方法学的敏感性和特异性两个方面均属于不合格,这样的方法不能用于临床诊断。

2.样本分布理论的临床意义

参考个体的变异范围小,参考群体的变异范围大,个体变异在参考区间内的分布虽多数接近均值,但也有可能接近于上限或下限。如接近下限,即使病理性升高参考均值的 2~3 个均数标准差,仍可在参考区间之内而被解释为正常;如接近上限,即使生理变异升高参考均值的 1 个均数标准差,也有可能超出参考区间而被解释为异常。换言之,对临界值无论解释为正常或异常都有可能判断错误,因此对边缘结果的评价必须持十分慎重的态度。测定值越远离参考均值,即 t 检验理论的 t 值越大,判断失误的可能性就越小。

二、检验指标的方法学评价

(一)敏感性、特异性与疾病预测值

1.敏感性和特异性

敏感性和特异性是诊断方法学评价的重要指标,二者既相互矛盾又相互联系。其特点是提高敏感性往往降低特异性,反之,提高特异性又会降低敏感性。用有质量控制的标准程序测定一定数量的疾病人群和非病人群,将结果绘制成 2×2 分割表(四格表),如表 1-2 所示。表中纵向疾病组栏反映方法学的敏感性,非病组栏反映方法学的特异性;横向阳性(+)栏反映阳性预测值,阴性(-)栏反映阴性预测值。TP 为真阳性,FP 为假阳性,FN 为假阴性,TN 为真阴性。

表 1-2 方法学特性评价四格表

组别和结果	黄金标准	
	疾病组	非病组
结果　(+)阳性	a(TP)	b(FP)
(-)阴性	c(FN)	d(TN)

理想方法的敏感性和特异性都应是 100%,二者之和等于 200%,疾病与非病的分界既无重叠又无干扰,然而这样的诊断方法极少。二者之和小于 100% 的方法不能使用。

$$敏感性(度) = 疾病组阳性率 = \frac{疾病组阳性数}{疾病组总数} = \frac{a}{a+c}$$

$$特异性(度) = 非病组阴性率 = \frac{非病组阴性数}{非病组总数} = \frac{d}{b+d}$$

2.预测值和可能性比值

实验室资料一般不是简单的分割正常与异常的界限,而是判断有病与非病的可能性有多大。

敏感性和特异性不能说明此问题,需借助预测值、可能性比值等几个参数。

(1)预测值:预测疾病与非病的诊断符合率。比率越大,诊断疾病或排除疾病的符合率越高。分为阳性预测值和阴性预测值。

$$阳性预测值 = 真阳性比率 = \frac{真阳性数}{阳性总数} = \frac{a}{a+b}$$

阳性预测值越大,则误诊率越小。

$$阴性预测值 = 真阴性比率 = \frac{真阴性数}{阴性总数} = \frac{d}{c+d}$$

阴性预测值越大,则漏诊率越小。

(2)可能性比值:预测疾病和非病识别的可能性大小。比值越大,则有病或非病识别的可能性越大,诊断的正确性越高,误诊或漏诊的可能性越小。

$$阳性可能性比值 = \frac{真阳性率}{假阳性率} = \frac{敏感性}{1-特异性} = \frac{a}{a+c} \times \frac{b+d}{b}$$

用于评估方法学诊断疾病的可能性程度,比值越大诊断疾病的误诊率越小。

$$阴性可能性比值 = \frac{真阴性率}{假阴性率} = \frac{特异性}{1-敏感性} = \frac{d}{b+d} \times \frac{a+c}{c}$$

用于评估方法学排除疾病的可能性程度,比值越大,否定疾病的漏诊率越小。

(二)ROC 曲线的应用

ROC 曲线(受试者操作特性曲线)或敏感性/特异性线图(sensitivity/specificity diagram),用于方法学评价和疾病识别值或分界值的确定。绘正方形图,纵轴为敏感性即疾病组阳性率,从下至上分度为 0、10%、20%、…、100%;横轴为阳性率[即(1-特异性)],从左至右分度同样为 0、10%、20%、…、100%。取不同测定值相对应的敏感性和假阳性率或(1-特异性)作图,并将各点连成曲线。左上角为敏感度 100% 和假阳性率 0 的交点。用于不同方法学评价,越接近左上角的曲线,方法学的敏感性和特异性越好。

用于疾病识别值确定,最接近左上角的曲线切点值是最佳分界值,敏感性与特异性之和最大。

疾病筛查应选用敏感性高的方法以减少漏诊;疾病诊断应选用特异性高的方法以避免误诊。

三、疾病识别值和方法学允许误差

(一)疾病识别值和临床决定水平

1.疾病识别值或分界值

疾病识别值或分界值是指对疾病诊断的敏感性和特异性都较高,识别疾病意义最大的某一阈值,通常取 ROC 曲线最接近左上角的切点值。一般而言,生理变异大的指标参考区间界限值与疾病识别值不同,如血糖参考区间与糖尿病诊断值、转氨酶参考区间与肝损害诊断值、胆固醇参考区间与动脉粥样硬化危险性评价值、肿瘤标志物参考区间与可疑肿瘤的分界值不同。有时还须根据经验调整,如 γ-谷氨酰转肽酶(转肽酶,GGT)用于 40 岁以上饮酒者肝损害的早期发现,分界值应定在参考区间上限之下;用于肝癌筛查,因肝癌与肝炎的结果有重叠,为减少假阳性结果造成的不必要的思想负担,应定在上限之上。生理变异范围小的指标,如血清 K^+、Na^+、Cl^-、Ca^{2+}、Mg^{2+}、P^{3-}、pH 等,通常超出参考区间即有识别意义,超出参考区间及其 1/4 值(参考区间均值 1 个均数标准差),即有显著识别意义。

2.临床决定水平(clinic decision level,CDL)

CDL是根据病理生理和临床经验而确定的有决定疾病诊断、紧急施治或判断预后意义的一种阈值,同一试验项目可有几个不同的临床决定水平。一般都是由临床医师根据病理生理学理论和临床实践经验总结确定。

(二)实验室方法学允许误差

1.偶然误差是不可避免的误差

偶然误差虽然不可避免,但是必须有明确限度。关于方法学的允许误差范围,有不同的意见,并因设备水平和分析项目而异。一般倾向于不超过参考区间的1/4,即参考均值的1个均数标准差值。

参考区间=参考均值($\overline{X}$)±2s,即参考区间由4个均数标准差组成,故1s=1/4参考区间。

允许误差范围=参考均值的1s=±1/2s=±(参考区间上限－下限)×1/4×1/2。

换言之,测定值的允许误差为该测定值±1/2参考均值的标准差。例如,血糖测定的方法学允许误差:空腹血清葡萄糖(FPG)参考区间(青年组)为3.33～5.55 mmol/L。

参考均值的标准差(s)=(5.55－3.33)mmol/L×1/4=0.56 mmol/L。

血糖允许误差范围=测定值加减1/2s=测定值±0.56 mmol/L×1/2=测定值±0.28 mmol/L。

2.应用疾病识别值时须考虑测定值的允许误差

允许误差是因为任何方法学都不可避免的误差,所以任何一个试验结果都包含有允许误差。例如,某患者FPG测定值为7.66 mmol/L,如上所述允许误差为0.56 mmol/L,亦即7.66 mmol/L的允许范围为(7.66±0.56)mmol/L=7.10～8.22 mmol/L。换言之,标准方法FPG测定值7.66 mmol/L的真实值是7.10～8.22 mmol/L。糖尿病诊断标准为FPG≥7.77 mmol/L和/或餐后血糖(PPG)≥11.1 mmol/L,故该例患者可能为糖尿病(DM,因为FPG 8.22 mmol/L＞7.77 mmol/L),但也可能为糖耐量降低(IGT,因为FPG 7.10 mmol/L＜7.77 mmol/L)。如果按美国糖尿病协会或WHO糖尿病咨询委员会诊断标准,FPG≥6.99 mmol/L为糖尿病,虽然无论是7.10 mmol/L还是8.22 mmol/L均大于6.99 mmol/L,应诊断为DM;但是,由于血糖测定受多种因素影响,不能仅根据一次结果评价,所以应重复测定FPG或加测PPG,必要时(如当PPG结果可疑时)还须做葡萄糖耐量试验(GTT)以确定诊断。

四、实验过程中的影响因素

临床检验从项目申请到结果解释是一个包括医师、患者、护士、检验多层次参与的环式运作过程,每一环节都受到多种因素影响。

(一)检验项目和检验时机的选择

1.不同检验项目在不同疾病和不同病期阳性率不同

如急性心肌梗死的心肌酶谱变化,不同的酶升高、峰值和恢复的时间不同,多种酶联合并于不同时间连续多次测定,可提高其临床意义,如在发病2小时内或1周后检测,阳性率降低。又如急性胰腺炎的酶学变化,淀粉酶一般在发病6～12小时升高,持续3～5天,脂肪酶则晚于淀粉酶升高;而急性出血性坏死性胰腺炎则可不见酶学改变。再如细菌性感染或组织损伤,1～2天可见白细胞计数和C反应蛋白升高,而红细胞沉降率增速则需要5～7天的时间。自身抗体检测应在激素使用之前,细菌培养应在抗生素使用之前,并且需要连续采取2～3次或3次以上标本以提高检出率。一旦开始有效治疗,则阳性率将显著降低。

2.疾病早期使用有效治疗抗体可不升高

抗体生成需1～2周才能达到方法学可检出的水平,在起病1周内阳性率很低,2～3周后逐渐升高。其阳性率与测定方法的敏感性也有关,敏感方法可提前检出。此外,抗体水平与治疗也有关,在疾病早期进行有效的治疗,抗体水平可不升高或轻微升高,达不到方法学敏感性所能检测出的水平。因此,感染性抗体只有支持疾病诊断的意义,而无否定疾病诊断的作用。

(二)遗传背景的影响因素

1.性别差异

(1)男性大于女性的项目:如红细胞计数、血红蛋白、血细胞比容、血清铁、尿酸(UA)、肌酐(CRE)、肌酸激酶(CK)、天门冬氨酸转氨酶(AST)、维生素结合蛋白、前清蛋白。

(2)女性大于男性的项目:如促黄体生成素(LH)、卵泡刺激素(FSH)、高密度脂蛋白胆固醇(HDL-C)、载脂蛋白 A、α_2-巨球蛋白等。

性别差异较大的项目应分别设定参考区间,如 UA、CRE、CK、HDL-C;差别较小的项目一般不必单独设定参考区间,如 AST、碱性磷酸酶(ALP)、总胆固醇、甘油三酯等。与性别有关的某些指标如 CRE、肌酐清除率(CCR)、UA、CK、AST 等,实际是与肌肉量相关。

2.年龄差异

(1)新生儿:①增高,血清游离脂肪酸、乳酸脱氢酶(LDH)、ALP、无机磷、醛固酮、血浆肾素活性、甲胎蛋白(AFP);血液白细胞计数(WBC)、中性粒细胞比例。②降低,血清总蛋白、CRE、总胆固醇、淀粉酶。

(2)婴幼儿:①增高,血清 ALP、胆碱酯酶;血液 WBC、淋巴细胞(绝对数)。②降低,血液中性粒细胞(相对数)。

(3)中青年:渐增,血清总胆固醇、甘油三酯逐渐增高,除此之外随年龄变化的项目不多。

(4)老年人:①增高,血清 LH、FSH、儿茶酚胺、甲状旁腺激素、ALP、葡萄糖、免疫球蛋白。②降低,血清睾酮、雌二醇、降钙素、醛固酮、总蛋白、清蛋白。

60 岁后老年人常有多种潜在性疾病。个体之间的变异,年龄是最重要的因素。差别较大的项目应设定不同年龄组或年龄段的参考区间。

3.生理差异

(1)妊娠期间:①增高,AFP、α_1-抗胰蛋白酶、碱性磷酸酶、淀粉酶、尿酸、总胆固醇、甘油三酯、绒毛膜促性腺素、催乳素、甲状腺激素结合球蛋白、皮质醇、糖类抗原 125(CA125)。②降低,血清总蛋白(TP)、清蛋白(ALB)、尿素氮(BUN)、胆碱酯酶(ChE)、血清铁、Na^+、Ca^{2+}、红细胞计数、血红蛋白、血细胞比容。

(2)日周期节律:促肾上腺皮质激素(ACTH)、皮质醇,清晨 5～6 时最高,夜间 0～2 时最低。生长激素(GH)、促甲状腺激素(TSH)、催乳素(PRL),夜间睡眠时升高。儿茶酚胺昼间高而夜晚低。血浆肾素活性上午升高,傍晚降低。甘油三酯、肌酐、转铁蛋白、血清磷、血清铁下午增高,后者增高有时达 2 倍。尿素氮、胆红素(BIL),下午降低,过夜空腹则 BIL 升高。血 Ca^{2+} 中午最低,夜间有降低倾向。白细胞总数、淋巴细胞、BIL 早晨最高,嗜酸性粒细胞下午最低,尿胆原午餐后 2 小时排泄最多。血红蛋白含量早晨空腹最低,下午 4 时最高。尿淀粉酶上午较低,晚餐后最高。

(3)月周期节律:LH、FSH、雌二醇(E_2)、血清磷、CA125 随月经周期而变化,E_2 在排卵期最高。纤维蛋白原(Fg 或 FBG)在月经前期开始升高,胆固醇在月经前期最高。

(4)生命周期改变:绝经期后性激素水平降低而促性腺激素水平升高,血脂相应升高。

(三)生活行为的影响因素

1.情绪

精神紧张和情绪激动可使儿茶酚胺、皮质醇、血糖、白细胞计数、中性粒细胞比例升高。

2.体力活动

出汗增多血液浓缩,血浆蛋白质和高分子成分,如总蛋白、胆固醇(TC)、高密度脂蛋白胆固醇(HDL-C)、AST、ALT、γ谷氨酰转肽酶、红细胞计数(RBC)、血红蛋白(HGB 或 Hb)含量、血细胞比容(HCT)相对增加。骨骼肌成分,如肌酸激酶(CK)、AST、乳酸脱氢酶释放;CK 可超过正常范围的一至数倍,CK 同工酶 MB(CK-MB)也可见升高,但在总 CK 中的比值不升高(<5%)。代谢加速,代谢产物肌酐、尿酸、尿素氮增多;K^+、P^{3-}升高,Ca^{2+}、Mg^{2+}降低。剧烈运动无氧代谢产物乳酸、丙酮酸增加,碳酸氢盐(HCO_3^-)、pH 降低;如有溶血发生则 K^+、游离血红蛋白含量增多,结合珠蛋白减少并可出现蛋白尿和血尿。应激激素及反应因子,如儿茶酚胺、皮质醇、生长激素、转铁蛋白、白细胞计数、中性粒细胞比例增高,淋巴细胞、嗜酸性粒细胞计数降低。长期体育锻炼HDL-C 增高。体力活动和肌肉运动的影响可持续数小时或在数小时后发生。

3.进餐

饮食对血液成分的影响与食物的种类和餐后取血的时间有关。

(1)进餐影响的成分:血清总蛋白、清蛋白,餐后由于血液稀释,测定结果较空腹约降低0.44%;起床活动后由于体液重新分布,较晨间卧床时增高 0.41%~0.88%。门诊患者餐后取血与住院空腹取血两者结果比较,无显著性差异。血清胆固醇,正常人普通膳食餐后与餐前比较无统计学意义,血清甘油三酯受进餐影响明显,应在禁食 12~14 小时取血,饮水 90 分钟后基本不受影响。血糖,餐后增高,但正常波动较小,在 0.56 mmol/L 范围之内;糖尿病患者升高明显。糖尿病早期或轻型病例空腹血糖多正常,仅餐后血糖增高,而且多无临床症状。故对糖尿病的早期诊断和疾病筛查,以测定进食不少于 100 g 大米或面粉食品的早餐后 2 小时血糖较空腹血糖敏感。血清尿素氮和尿酸,由于夜间代谢率较低,早晨空腹尿素氮减少,进餐后则增多。血清电解质和无机盐类,进餐对 K^+、Na^+、Cl^-、Ca^{2+} 的影响,无统计学意义;血清无机磷餐后变化与血糖呈负相关,约降低 0.1 mmol/L,但与对照组比较无显著性差别。血清酶学,摄取食物或饮水后90 分钟与空腹比较,无统计学意义。

(2)食物性质的影响:高蛋白膳食可增高血尿素氮、氨氮和尿酸浓度。多食高核酸食物(如内脏)可增高血尿酸浓度。多食香蕉、菠萝、番茄、凤梨可增加尿 5-羟吲哚乙酸(5-HIAA)的排泄。

(3)取血时间的影响:餐后立即取血,葡萄糖、甘油三酯增高,钾倾向于增高;游离脂肪酸降低约 30%,血清磷倾向于降低。高脂肪餐后 2~4 小时,肠源性碱性磷酸酶倾向于增高,特别是B 血型和 O 血型 Lewis 阳性分泌型的患者。餐后血清浑浊可干扰某些试验,如使胆红素、乳酸脱氢酶、血清总蛋白增高,而尿酸、尿素氮则可轻度降低。高脂血对梅毒、病毒、真菌、支原体抗体检验也有影响,应空腹取血。长时间空腹对血糖、糖耐量及其他多种试验有影响,例如,可增高血清胆红素(先天性非溶血性黄疸、非结合型胆红素血症或称 Gilbert 病,空腹 48 小时可增加240%),可降低血前清蛋白、清蛋白、转铁蛋白和补体 C3 浓度。

据有关研究,进餐 90 分钟后除血糖、甘油三酯明显增高,血红蛋白、平均红细胞体积降低,血清总蛋白、清蛋白、α_2-球蛋白轻度降低外,其他多种成分与对照组比较,差别无统计学意义。为方便门诊患者,除血脂、血清铁、铁结合力、维生素 B_{12}、叶酸、胃泌素等测定应在空腹取血外,在午餐前 3 小时内取血,对检验结果的解释和评价应不会受很大影响。血糖、胆汁酸有时需要在空腹或餐后取血测定。

4.饮茶和咖啡

由于咖啡可抑制磷酸二酯酶的分解,一磷酸腺苷(AMP)转变为 5'-AMP 延缓,使糖酵解酶产物增多,同时使脂肪酯酶活性增强,脂肪分解,甘油和游离脂肪酸增多,游离药物和游离激素增多。

5.饮酒

酗酒早期尿酸、乳酸、丙酮增高;中期 GGT、尿酸增高;晚期谷丙转氨酶(ALT)增高。慢性乙醇中毒,胆红素(BIL)、天门冬氨酸转氨酶(AST)、碱性磷酸酶、GGT、平均红细胞体积(MCV)增高,叶酸降低。低分子碳水化合物和乙醇可致甘油三酯增高。

6.吸烟

吸烟可使一氧化碳血红蛋白(HbCO)、血红蛋白、白细胞总数、MCV、癌胚抗原(CEA)增高,免疫球蛋白 G(IgG)降低。

7.药物

多种药物可影响实验室检查结果。

(1)影响机体代谢的药物:如激素、利尿剂可导致水、电解质和糖代谢紊乱;咖啡因、氨茶碱可增加儿茶酚胺排泄。多种抗癫痫剂、解热镇痛剂、安眠镇静剂、抗生素、抗凝剂等通过诱导肝微粒体酶活性,使肝源性碱性磷酸酶、GGT 增高,高密度脂蛋白、甘油三酯合成亢进,血尿酸浓度增高。青霉素可使血清蛋白和新生儿胆红素降低,AST、肌酸激酶、肌酐、尿酸增高;青霉素钠可使血清钠增高,钾降低。阿司匹林可使血钙降低,血糖增高;普萘洛尔、利血平可使胆红素增高。口服避孕药对多种试验有影响,如可使 T_4 增高,甲状腺激素摄取率(T-U)降低;α_1 抗胰蛋白酶、血清铁、甘油三酯、ALT 增高,清蛋白降低等。

(2)干扰化学反应的药物:如大剂量输注维生素 C 可使血清转氨酶、胆红素、肌酐增高,胆固醇、甘油三酯、血糖、乳酸脱氢酶降低,隐血假阴性,尿胆原结果减少等。

(四)标本采取的影响因素

1.取血时间的影响

一些激素和化学成分有周期性变化,不同时间取血其结果不同。如 ACTH、皮质醇有日间变化节律,应在上午 8 时和下午 4 时两次取血,不仅需要了解其血浓度而且需要了解其分泌节律。醛固酮应在上午 6～8 时分别取立位和卧位静脉血,甲状旁腺激素最好在上午 8 时取血。急性心肌梗死发病后心肌酶谱变化有一定规律,应多次取血测定并须记录取血时间,以便比较其演变过程。

2.患者体位的影响

从卧位变为直立位,低部位静脉压升高,毛细血管压升高,部分血浆超滤至组织间质,血细胞、蛋白质等大分子成分如血红蛋白、红细胞、总蛋白、清蛋白、碱性磷酸酶、转氨酶、胆固醇等不易通过毛细血管内皮细胞,因浓缩而增加;卧位间质液反流回血,使血液稀释,因而大分子成分浓度降低。而容易弥散的物质,受体位的影响则较小。

肾素、血管紧张素、醛固酮、儿茶酚胺等神经内分泌激素直立位时增加,用以维持血管张力和神经兴奋性,维持体液平衡和血压恒定,保证脑组织的血液供应。

3.止血带或压脉器

静脉取血,压脉带压迫时间过长可使多种血液成分发生改变。例如,压迫 40 秒,AST 增加

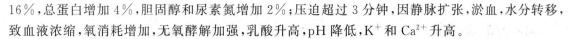

16％,总蛋白增加 4％,胆固醇和尿素氮增加 2％;压迫超过 3 分钟,因静脉扩张,淤血,水分转移,致血液浓缩,氧消耗增加,无氧酵解加强,乳酸升高,pH 降低,K^+ 和 Ca^{2+} 升高。

4.输液的影响

应尽可能避免在输液过程中取血。输液不仅使血液稀释,而且使测试反应发生严重干扰,特别是糖和电解质。葡萄糖代谢率正常约为 $0.35\ g/(h \cdot kg)$,如输注 5％葡萄糖,在特殊情况下可在输液的对侧肢静脉取血,并要注明在输液中。如输注 10％葡萄糖$\geqslant 3.5\ mL/min$,即使在对侧肢取血,血糖也会显著升高。在一般情况下,推荐中断输液至少 3 分钟后取血,但也要注明。

5.溶血的影响

红细胞成分与血浆不同,标本溶血可使乳酸脱氢酶、K^+、转氨酶(AST、ALT)、Zn^{2+}、Mg^{2+}、酸性磷酸酶升高,严重溶血对血清总蛋白、碱性磷酸酶、血清铁、无机磷、胆红素的测定,以及与凝血活酶相关的试验也有影响。红细胞虽不含肌酸激酶(CK),但可因腺苷酸激酶的释放而使 CK 测定值增高。

6.皮肤和动脉采血

皮肤采血适用于全血细胞分析或称全血细胞计数(CBC)、血细胞形态学检验、婴幼儿血气分析及其他快速床边检验,用力挤压可使组织液渗出造成干扰。动脉采血用于血气分析、乳酸测定和肝衰竭时的酮体测定。过多的肝素可降低 pH 和二氧化碳分压($PaCO_2$)测定值并导致相关计算参数的错误,注射器内有气泡可改变氧分压(PaO_2)结果。

7.血浆与血清

血浆含有纤维蛋白原,血浆总蛋白和清蛋白测定结果高于血清标本;血清含有血液凝固时血小板释放的 K^+ 和乳酸脱氢酶(LDH),当血小板增多时血清 K^+ 和 LDH 高于血浆。床边快速血糖测定和干化学法其他血液化学成分测定,虽用全血,其实为血浆,红细胞内成分一般不参与反应。

(五)标本转送和试验前处理

1.及时转送和尽快分离血清或血浆

取血后应尽快转送和分离血清或血浆,否则血清与血块长时间接触可发生以下变化。

(1)由于血细胞的糖酵解作用,血糖以每小时 5％～15％的速率降低,糖酵解产物乳酸和丙酮酸升高。

(2)由于红细胞膜通透性增加和溶血加重,红细胞内化学成分发生转移和释放,酶活性受影响,血清无机磷、钾、铁、乳酸脱氢酶、天门冬氨酸转氨酶、肌酸激酶等升高。

(3)由于酯酶作用,胆固醇酯因分解而减少,游离脂肪酸增加。

(4)与空气接触,pH 和 PaO_2、$PaCO_2$ 改变,影响结果的准确性。

2.细菌学标本必须按要求采取

必须按要求采集标本,否则将影响结果的准确性,并给评价其意义带来麻烦甚至误导。

细菌学标本极易被污染,污染的标本杂菌大量繁殖抑制病原菌生长。条件致病菌也是致病菌,如污染条件致病菌将误导临床,造成对患者的损害及经济和时间的浪费。脑膜炎球菌、流感杆菌离体极易死亡,应请实验室人员协助在床边采取和接种或立即保温送至实验室检验。室温放置延迟送检,阳性率降低;冷藏的标本根本不能使用。厌氧菌标本采取必须隔绝空气,混入空气的标本影响检验结果,不能使用。

3.微量元素测定标本

标本采取的注射器和容器必须注意避免游离金属污染。使用的玻璃或塑料注射器、试管或尿容器都需用 10%稀硝酸浸泡 24～48 小时,用蒸馏水洗净,在无降尘的空气中干燥;采血器材需高压灭菌,或用美国 Becton Dickinson 公司(B-D公司)深蓝帽真空管和不锈钢针头采血。

随便采取的标本不能保证质量,其结果不能用于临床评价。

(六)实验室的影响因素

分析检验结果必须了解实验室设备水平和质量管理,没有质量保证的实验室资料是不可信赖的。

1.试验误差的原因、特点和对策

(1)系统误差:①原因,系统(仪器、方法、试剂)劣化,定标错误或管理失当,是造成准确性降低的主要因素。②特点,误差的性质不变,总是正的或负的误差;误差可大可小或成比例变化。③对策,质量控制,对系统定期检测、考评、维修或必要时更换,保证系统优化组合。

(2)随机误差:①原因,不固定的随机因素或不可避免的偶然因素,又称偶然误差,是造成精密度降低的因素。②特点,误差有正有负,正负误差概率相等;小误差多,大误差少,呈正态分布。③对策,质量监控,可将误差控制在允许范围之内;必要时重复测定或平行测定,可减小误差。

(3)责任差错:①原因,粗心大意,违章操作,标本弄错,制度不严或管理缺陷。②特点,误差或差错的大小和性质不定,有不同程度的危害性,但可以完全避免。③对策,加强人员教育,严格查对制度,遵守操作规程,提高管理水平。

2.结果处理和信息传递

(1)对过高或过低有临床决定意义、与患者生命安全有关的检验结果,在确保检验质量的前提下,应立即通知临床医师;在诊断治疗上需要早知的信息,应提前报告或主动与有关人员联系。

(2)对检验结果必须认真审核,有疑问应及时复查,有缺陷应及时弥补;如有异常发现应予提前报告或与临床医师联系,审核无误应及时发出。做好登录(计算机的或手工的)以便查询并要定期进行质量分析和评价。

(3)对血清、脑脊液以及其他不易获得或有创采集的标本,应分别保存 3 天和 1 周以便必要时复查;对特殊、罕见或诊断不清病例的检验材料,应在 −70～−20 ℃长期保存直至失去使用价值。

五、检验结果综合分析

由于检验结果受多种因素影响,在解释和评价时必须结合其他检查资料、疾病流行学资料和临床资料全面综合分析。

(一)关于血常规或全血细胞计数

白细胞计数(WBC)参考区间通常为$(4～10)×10^9/L$,对发热患者来说即使是 $5×10^9/L$,如伴有中性粒细胞减少也应视为降低;或即使为 $9×10^9/L$,如伴有粒细胞增多也应视为增高。因为生理性白细胞分布虽有较多机会接近参考均值$(7×10^9/L)$,但也有可能接近于上限或下限。假如患者生理分布在参考区间下限,如 $5×10^9/L$,病理性增高为参考区间的一半(2个均数标准差),如 $3×10^9/L$,仍未超出参考区间;如生理分布在参考区间上限,如 $9×10^9/L$,病理性减少参考区间的一半,如 $3×10^9/L$,也还在参考区间之内。发热和白细胞变化是对病原刺激的共同反应,此时 WBC 虽然表面在参考区间之内,但是实际上已经发生了变化,因为中性粒细胞的改变已足可以说明其病理性增减。

（二）女性患者的尿常规检验

如尿白细胞增多同时见有大量鳞状上皮细胞,提示白细胞来源于阴道或外阴而非尿路。此时用消毒纸巾清洁外阴和尿道外口后留取中段尿(尿流的中段)检验,则可避免阴道和外阴分泌物的混入。尿常规检验,凡女性患者均应留取中段尿,即使不清洁外阴也可减少污染。

（三）转氨酶和嗜酸性粒细胞升高

临床医师当发现血清转氨酶和血嗜酸性粒细胞增高时,不要忘记与肝有关的寄生虫感染。对不明发热或血吸虫、华支睾吸虫疫区或来自疫区的转氨酶增高者,应做显微镜白细胞分类或嗜酸性粒细胞计数。一些慢性血吸虫病例常因转氨酶升高而被长期误诊为肝炎,由于发现嗜酸性粒细胞增高和经结肠镜检查及结肠黏膜活检,始得到明确诊断。

（四）如何评价血脂结果

评价血脂不应仅根据报告单的参考区间确定高低或是否为合适水平,还必须结合年龄、有无冠心病(CHD)和动脉粥样硬化(AS)等其他危险因素、高密度脂蛋白胆固醇(HDL-C)和非高密度脂蛋白胆固醇(non-HDL-C)水平进行综合评价。例如,60 岁以上老年人,无 CHD、无 AS 等其他危险因素,也无 HDL-C 降低,胆固醇(TC)小于 5.69 mmol/L 属于期望水平,小于 6.47 mmol/L 属于边界范围。如有 CHD 或 AS 等其他危险因素或有 HDL-C 降低,TC 应小于 5.17 mmol/L 为期望水平。如年龄小于 30 岁,即使无 AS 等其他危险因素,TC 大于 5.17 mmol/L 即应视为增高水平;如有 CHD 或 AS 危险因素,TC 以小于 4.65 mmol/L 较为适宜。

TC＝HDL-C＋non-HDL-C。HDL-C 对 AS 的发生发展具有延缓作用,而 non-HDL-C 则具有促进作用。non-HDL-C 包括 LDL-C(低密度脂蛋白胆固醇)和 VLDL-C(极低密度脂蛋白胆固醇)两种胆固醇,而以 LDL-C 对 AS 的影响更为重要。因此,当 TC 增高时应分析其组分胆固醇的水平或比率,分清主次,不可一概而论。

（五）评价甲状腺激素必须结合 TSH 水平

由于甲状腺疾病可原发于甲状腺,也可原发于垂体或下丘脑;甲状腺激素反馈调节 TRH(促甲状腺激素释放激素)和促甲状腺激素(TSH);同时甲状腺激素水平又受非甲状腺疾病的影响,不同实验室和不同方法设定的参考区间也有所不同,所以,同一轴系不同水平激素的联合使用,无论是对诊断还是鉴别诊断都更有意义。对甲状腺功能减退的诊断,高敏法测定的 TSH 比甲状腺激素更为敏感,更为重要。

（六）分析肿瘤标志物对肿瘤的诊断价值

由于肿瘤标志物敏感性和特异性的有限性,除考虑测定值水平、观察动态变化外,还必须结合超声波、CT、MRI 等影像检查和必要时的病理组织学检查,才有可能减少分析判断上的失误。对一时不能确定或有疑问的结果,应及时复查并观察其动态变化,以探明原因和总结经验。经验证明,即使是病理组织学检查,也难免有失误;应提倡联合看片,多人会诊,集体讨论诊断,以提高病理诊断的正确性。

（何 筝）

第二章 治疗性输血技术

第一节 血液稀释治疗术

血液稀释治疗术主要是通过静脉输液,降低患者血细胞比容和血液黏度,加快血流,改善微循环和组织供氧,以达到治疗的目的。

一、适应证

休克、DIC(弥散性血管内凝血)、各种中毒、败血症、急性脑梗死、脑卒中先兆、一过性脑缺血发作、红细胞增多症、血液高黏滞综合征、原发性高血压、冠心病、高脂血症和肥胖症、糖尿病及糖尿病性血管疾病、脑血管意外后遗症、突发性耳聋、视网膜中心静脉阻塞、血栓闭塞性脉管炎、脑动脉硬化性痴呆、肺心病及肺栓塞等。

二、原理

血液稀释治疗术包括低血容量、高血容量和等血容量三种。低血容量血液稀释治疗术是单纯静脉放血或输液量与放血量在 1∶1 以下;高血容量血液稀释治疗术是连续大剂量输入晶体液和胶体液,使间质液充盈到血浆中去,迅速扩容使血液得到稀释,血流加快,尿量增多;等血容量血液稀释治疗术是采用急性放血,同时输入血液稀释剂或放出的血液经分浆,再将自体血浆回输体内,以保持原有血容量使血细胞比容降低,达到降低血液黏度的目的。

三、器材

无菌采血袋、治疗床、止血带或血压计、胶布、剪刀、棉球或棉棒、止血钳、热合机、洗手盆、消毒剂等。

四、试剂

2％～5％碘酊、75％乙醇、生理盐水、5％葡萄糖盐水、5％碳酸氢钠、5％清蛋白溶液、右旋糖酐、ACD-A 抗凝剂、6％羟乙基淀粉等。

五、操作步骤

以等血容量血液稀释治疗术为例。

（一）患者术前检查

血液流变学、血常规、凝血常规、血糖、血脂、肝肾功能、电解质、心电图等指标。

（二）患者术前扩容

500 mL 低分子右旋糖酐或 6％羟乙基淀粉或 5％葡萄糖＋12～20 mL 复方丹参注射液，每天一次，连续3～4 天。

（三）采血量

体重(kg)×70×1/5＋150 mL，分三次采血，首次采血量可达 300～400 mL。

（四）采血

应选择粗大、充盈饱满、弹性好、不易滑动的肘正中静脉或贵要静脉，用 2％～5％碘酒以穿刺点为中心自内向外消毒；用装有 ACD-A 抗凝剂的三联采血袋采血 300～400 mL，并把血袋放在采血计量秤上。

（五）输入血液稀释剂

在采血的同时从另一侧静脉等速输入晶体液（平衡盐液、林格液等）或胶体液（右旋糖酐、羟乙基淀粉、5％清蛋白等），输入量为采血量的 1.5～2.0 倍。

（六）离心分离血浆

根据不同患者可将所采的血液丢弃，以减少体内血细胞比容，实现血液稀释的目的；也可将血液应用冷冻离心机离心，分离血浆，丢弃红细胞。

（七）回输血浆

将上述分离所得的血浆，立即还输给患者。

六、注意事项

(1)采血当中要对患者进行心电监护、血压和脉搏监测。

(2)补充胶体液右旋糖酐、5％清蛋白或新鲜冰冻血浆等后，注意患者是否发生变态反应。

(3)对心肺功能不全的患者，要慎重。根据心、肺、肾功能的实际情况和电解质、血容量、渗透压等调节输注液体的速度及酸碱平衡。

(4)一次采血量不得超过总血量的 10％，同时术中不宜过长，否则引起"反跳"现象。

(5)采血完后，患者要卧床休息 3～5 天，定期检查血压、血常规、心电图、血液流变学等指标，对患者进行监测。

(6)患者进行 1～2 次治疗术为 1 个疗程，第一次治疗后一周复查血常规和血液流变学指标等，当男性 Hb＞120 g/L，女性＞110 g/L，HCT＞0.4 或血液流变学指标正常，可行第二次治疗术。

（朱书照）

第二节　血液光量子治疗术

血液光量子治疗术是利用 β 射线、γ 射线、紫外线、激光等的光能对组织细胞、细菌的光解作用，杀死不需要的组织细胞或激发体内一系列生物效应，从而提高患者的氧合作用，改善微循环，调节免疫功能,增强对细菌或病毒的抑制作用。

一、紫外线辐射血液输注疗法

紫外线辐射血液输注疗法是将患者少量静脉血抽出,在体外经紫外线照射充氧后再回输到患者体内的治疗方法。

(一)适应证

1.血栓性疾病

脑梗死、短暂性脑缺血发作、脑动脉硬化、冠心病、视网膜中央静脉阻塞、血栓闭塞性脉管炎、高黏滞血症等。

2.感染性疾病

各种急慢性化脓性感染、败血症、脓毒血症、痈、细菌性心内膜炎、肺炎、脑膜炎、胆囊炎、腹膜炎、肾盂肾炎、病毒感染性疾病等。

3.神经系统性疾病

急性面神经炎、脑出血、脑血管性痴呆、偏头痛、感染性多发性神经根炎、脑震荡后遗症等。

4.其他

糖尿病、高血压、高脂血症、高胆红素血症、贫血、溃疡症、变态反应性疾病、盆腔炎、功能性子宫出血、更年期综合征等。

(二)原理

紫外线按其波长可分为三种:波长为 320~400 nm 的近紫外线(UV-A),生物活性最低,仅在有光敏剂分子存在时才有显著的生物活性;波长为 280~320 nm 的中紫外线(UV-B),有显著的生物活性,对涉及免疫应答的多种细胞具有明显的生物效应;波长为 200~280 nm 的远紫外线(UV-C),生物活性更强,对细菌或病毒有较强的杀灭作用,它尽管也有类似 UV-B 光产生某些免疫应答细胞的生物效应,但它的毒性强烈,甚至在低能量时也会导致细胞死亡。在临床应用中,可根据治疗的目的不同,选择不同波段的紫外线,以提高临床治疗效果。

(三)器材

光量子血疗仪、紫外线治疗仪、采血袋、治疗床、血压计、高频热合机、标签等。

(四)试剂

2%~5%碘酊、75%乙醇、生理盐水、5%ACD-A 抗凝剂、抢救药品等。

(五)操作步骤

(1)询问患者有无治疗的禁忌证,凝血常规和肝功能是否正常。

(2)准备好常规必需的采血、消毒、辐照、回输及抢救用品等。

(3)让患者平卧于治疗床上,对肘部皮肤进行彻底消毒后作静脉穿刺采血,按 2~3 mL/kg 体重或成人采血 200 mL,采入含ACD-A抗凝剂的血袋中,不断摇动,充分抗凝。

(4)采血完毕后,采血针立即换接静脉滴注 0.9%氯化钠液,保持静脉通畅。同时热合封口血袋,贴上标签。

(5)将血袋在光量子血疗仪上充氧(5 L/min),用波长为 254~365 nm 的紫外线辐射 10 个生物剂量(8 分钟左右),并不断地让血液自动振摇。

(6)按正常的输血方式,回输患者的血液。

(六)注意事项

(1)给患者做紫外线辐射血液输注疗法之前,要认真清理所需的各种仪器、物品、试剂等,并放在所需要的位置。

(2)紫外线辐射血液输注疗法要求至少1名临床医师、1名输血科人员和1名护士共同完成。

(3)一般每2～3天治疗一次,5～10次为1个疗程。重症患者可每天做一次,连续5次,但注意观察病情。

(4)少数患者在进行治疗后有嗜睡感、饥饿感、兴奋、恶心、呕吐等,是正常的反应,一般不必处理,不久即恢复正常。

(七)禁忌证

(1)紫外线过敏症。

(2)血卟啉症。

(3)肾衰竭。

(4)严重心功能不全。

(5)严重低血糖。

(6)有出血倾向。

(7)低血压。

(8)月经期。

(八)临床意义

1.杀灭细菌、病毒等病原微生物并灭活其病毒

紫外线干扰了病原体的核酸代谢,破坏了细菌的内毒素,可防止感染性休克的发生,对机体有显著保护作用。

2.提高氧合血红蛋白的饱和度

能有效地缓解组织缺氧程度,促进病变组织的修复及受损器官的功能改善。

3.增强组织对氧的作用

紫外线辐射血回输后在血液内产生游离基(羟基、巯基等)和脂质过氧化物,均可成为内源性氧化酶,参与组织的氧化还原反应。

4.调节免疫功能

紫外线辐射血液后,血细胞表面释放的生物活性物质进入血流,刺激骨髓造血及其他组织,对红细胞、白细胞有促进作用,从而抑制异常蛋白引起的变态反应,提高机体非特异性抵抗能力,产生较强的免疫反应。

5.抗凝血和改善血液流变学的作用

紫外线辐射血液后,纤溶酶及纤溶酶原活性增加,血小板聚集功能减低;红细胞聚集明显降低,纤维蛋白原、胆固醇、IgA和IgM含量降低,改善了血液流变情况。

6.对造血功能的影响

紫外线辐射血液后,红细胞和红细胞膜外层的多糖蛋白复合物在光量子作用下被解脱下来,进入血液,使骨髓造血功能增强。

二、γ射线辐射血输注疗法

γ射线辐射血输注疗法是预防输血相关性移植物抗宿主病（TA-GVHD）的有效方法。TA-GVHD无特效治疗措施,死亡率很高,特别是有先天性和继发性细胞免疫功能低下的患者接受含有免疫活性的淋巴细胞的血液极易发生。

（一）适应证

（1）先天性免疫缺陷的患儿和早产儿。

（2）自体、异体骨髓或外周血干细胞移植的患者。

（3）急性白血病。

（4）淋巴瘤和 Hodgkin 病。

（二）原理

应用血液辐照仪发射出的γ射线（放射性同位素为^{137}Cs 或^{60}Co）辐照血液或血液成分,通过控制射线剂量,射线能敏捷、快速地穿透有核细胞,直接损伤细胞核的 DNA,灭活血液及其成分的淋巴细胞。

（三）器材

BIOBEAM-2000、BIOBEAM-8000 或 GC-1000、GC-3000 血液辐照仪等。

（四）标本

全血、浓缩红细胞、悬浮红细胞、血小板、粒细胞均可辐照;去甘油的冷冻红细胞、冷冻血浆、冷沉淀则不必辐照。

（五）操作步骤

（1）把血液制品放于一个可旋转盘上的金属罐内,连续放置允许放射源的γ射线由周边辐射到制品的各个部位。

（2）调节辐照剂量为 25 Gy。

（3）启动开关进行辐照。

（六）质量控制

（1）血液辐照仪的旋转盘的旋转状况必须每天校正。

（2）定期对辐照仪的计数器校正。^{137}Cs 为每年一次,^{60}Co 为每季度一次。

（3）^{137}Cs 每年作一次剂量分布图检测,^{60}Co 每半年一次。

（4）每年定期检测评价其屏蔽效应。

（5）辐照后的红细胞保存时间不得超过 28 天,血小板可在 5 天保存期内任何时间辐照,粒细胞立即辐照并输用。

（七）注意事项

（1）要对血液辐照仪进行日常保养、一级保养和二级保养,随时调整辐照时间。

（2）要由专业技术人员对血液辐照仪进行操作。

（3）使用血液辐照仪时,应保证有足够的辐照剂量。FDA（美国食品药品监督管理局）、AAB（美国生物分析学家协会）把辐照中心靶剂量定为 25 Gy,其他部位的剂量不得低于 15 Gy。英国规定的辐照剂量为 25～50 Gy。

（八）临床意义

红细胞制品中存在具有免疫活性的淋巴细胞,当接受输血的患者存在免疫缺陷时,这些供者的免疫活性淋巴细胞可在患者体内植活并大量增殖攻击靶器官,引起 TA-GVHD。输血前对红细胞制品进行辐照处理,可预防严重联合免疫缺陷、器官移植(特别是造血干细胞移植)、化疗或放疗引起的免疫抑制、新生儿换血、宫内输血和选择近亲供者血液输血的患者发生 TA-GVHD。

(朱书照)

第三节　治疗性血浆置换术

治疗性血浆置换术是通过血细胞分离机或手工分离的方法,去除患者循环血液中含病理性成分的血浆,同时补充一定量血浆置换液的治疗手段。随着血细胞分离机的普及,手工进行治疗性血浆置换的方法由于疗效差、操作复杂且风险高,已不主张在临床应用。

一、适应证

根据美国单采协会临床应用委员会(ASFA)的确认,在适当条件下适合血浆置换的病例如下。

(1)高黏滞综合征。

(2)血栓性血小板减少性紫癜。

(3)溶血性尿毒综合征。

(4)肺出血肾炎综合征。

(5)重症肌无力。

(6)格林-巴利综合征。

(7)家族性高胆固醇血症。

(8)ABO 血型不合的骨髓移植。

(9)自身免疫性溶血性贫血。

(10)结缔组织病(类风湿关节炎和系统性红斑狼疮)。

(11)中毒(结合蛋白的毒素)。

(12)凝血因子抑制物。

(13)输血后紫癜。

(14)慢性感染性脱髓鞘多神经病变。

二、原理

治疗性血浆置换是针对血浆中的病理性物质的一种对症治疗措施。血浆中的病理性物质是指患者血浆中严重危害健康、影响机体正常生理功能的物质,主要包括血浆中存在的异常增高的各种病理性抗原、抗体、抗原-抗体免疫复合物及其他蛋白成分,也包括某些过量使用的药物、毒物及其他有害物质。采用血细胞分离机进行治疗性血浆置换,动态地从患者一侧的血管采血,在血细胞分离机中动态离心、分离去除血浆,同时将患者的红细胞、血小板等其他血液成分和置换液从患者的另一侧血管动态回输,保持患者的血容量平衡。

三、器材

CS-3000plus 血细胞分离机、一次性采血管道、GRANULO 分离夹、A-35 收集夹、封口钉、封口钳、高频热合机等。

四、试剂

生理盐水、ACD-A 血液抗凝剂、0.1%枸橼酸钠。

五、操作步骤

(一)预热
接通电源、开机,并进行预热和自检 30 分钟。

(二)选择程序
调整仪器于血浆置换程序状态。

(三)安装管道
根据所要运行的程序,安装 GRANULO 分离夹、A-35 收集夹和一次性采血管道。

(四)初始化
将采血管路用 0.9%氯化钠和 0.1%枸橼酸钠初始化。

(五)准备置换液
平均置换血浆量为(2 250±500)mL,约占总血浆量的(79±3.6)%。若预备用新鲜冰冻血浆作置换液,应在 37 ℃恒温水浴箱内迅速融化,并保持血浆温度在 22 ℃左右。

(六)运行前期
对患者手臂肘部进行清洗、消毒,行无菌静脉穿刺术。

(七)运行期
按模式键,仪器进入运行状态,观察全血流速、抗凝剂滴数,密切监测患者的状况。

(八)血液回输
患者取平卧位,选择粗大肘正中静脉作血液回路,如果静脉条件不好,可作静脉插管,插管的型号应满足置换需要,流量应>50 mL/min,还要建立 1 条普通输液通道,同时使用或预备急救用。根据医嘱换入复方氯化钠注射液、新鲜冰冻血浆、清蛋白等。每次处理全血(4 500±500)mL,置换出血浆(2 250±500)mL。

(九)冲洗期
当达到终点量值时,仪器进入自动冲洗状态。

(十)结束
自动冲洗完毕后,取下针头,关上盐水、抗凝剂和滑轮夹,打开主控开关,拆除管道。

六、注意事项

(1)在血浆置换前应充分估计去除血浆量,准备各种所需的置换液。常用的置换液有晶体盐溶液、代血浆溶液、清蛋白溶液、血浆制品等。在患者没有明显的凝血因子缺乏和出血的情况下,一般不主张输注血浆制品,更不应大量使用,以减少输血风险。置换液通常以晶体盐溶液为主,如患者心、肾功能正常,输入置换液的总量应略大于去除血浆的总量。

（2）在决定置换量和置换频率时，应综合考虑疾病的种类、病情严重程度、患者的一般情况、病理性成分的性质及含量、病理性成分生成的速度及在血管内外的分布等情况。

（3）血浆置换后，患者血液中的电解质波动最小。除纤维蛋白原外，其他凝血因子一般可以在 6～24 小时内代偿恢复到置换前的水平。纤维蛋白原与补体 C_3 可能需要 3～4 天恢复。

（4）血浆置换可能丢失少量的血小板，但多数情况下并不需要另外补充血小板。如果患者在血浆置换后的血小板计数较低且伴有出血或有明确的血小板预防性输注指征，应给予输注血小板。

七、临床意义

血浆置换可使某些结合了毒物、药物的蛋白成分或进入患者体内的外源性大分子物质得到有效清除，起到一定的治疗作用。对于一些原发性疾病主要起到暂时改善症状、缓解病情、减少组织器官受损和减少并发症的辅助治疗作用。

一般情况下，应用血细胞分离机进行血浆置换比较安全，不良反应和并发症少。不良反应主要有循环性虚脱、变态反应、发热反应等；并发症主要有静脉穿刺部位血肿、枸橼酸盐中毒、心血管反应、"反跳"现象、凝血异常、血浆变态反应等。

（朱书照）

第四节　治疗性红细胞单采术

治疗性红细胞单采术是通过手工或血细胞分离机去除患者血液循环中异常增多的病理性红细胞，以去除或减少病理性成分对患者的致病作用，并调节和恢复患者的生理功能，达到缓解病情的目的。本节运用 Baxter CS-3000 plus 血细胞分离机进行操作。

一、适应证

该技术适用于治疗性红细胞单采术的病例主要有以下几种。

（1）原发性或继发性红细胞增多症。

（2）镰状红细胞贫血。

（3）阵发性睡眠性血红蛋白尿。

（4）难治性温抗体型自身免疫性溶血性贫血。

（5）卟啉病。

（6）恶性疟疾。

（7）新生儿溶血病等。

二、原理

通过血细胞分离机采血，根据血液成分的比重不同，将患者血液动态离心分离成压积红细胞和其他血液成分，在密闭环境中动态地将压积红细胞分流进入红细胞保存袋，将其他有用的血液成分动态回输给患者，同时补充适量的晶体或胶体溶液。

三、器材

CS-3000plus 血细胞分离机、一次性红细胞单采管道、GRANULO 分离夹、A-35 收集夹、封口钉、封口钳、高频热合机、4 ℃冰箱等。

四、试剂

生理盐水、ACD-A 血液抗凝剂、2%～5%碘酊、75%乙醇、晶体盐溶液(生理盐水或平衡盐液)、胶体溶液(6%羟乙基淀粉或明胶)等。

五、操作步骤

(1)接通电源,旋紧主控开关,使仪器预热和自检 30 分钟。

(2)通过程序选择键,调整仪器于红细胞收集程序状态。

(3)根据所要运行的程序,安装 GRANULO 分离夹、A-35 收集夹和一次性红细胞单采管道,连接生理盐水、抗凝剂。

(4)按下模式键,初始化过程开始进行,将管路内的气体排空,各部位灌注后达到平衡。

(5)检查程序和设定运行参数,并对患者手臂肘部进行清洗、消毒,行无菌静脉穿刺术(亦可用静脉切开、静脉插管)。

(6)按下运行键,仪器进入运行状态,观察全血流速、抗凝剂滴数,密切监测患者的状况。

(7)当达到终点量值时,仪器进入自动冲洗状态,体外血液成分回输给患者。

(8)自动冲洗完毕后,取下针头,关上盐水、抗凝剂的滑轮夹,打开主控开关,拆除管道。

(9)用封口钉和封口钳或高频热合机,给采集的红细胞袋进行封口,贴上标签,放于 4 ℃保存。

六、注意事项

(1)去除红细胞的效果监测,可在单采过程中及单采结束后采集一定量压积红细胞,分段测定患者的 Hb 浓度、红细胞计数等指标的变化。

(2)患者红细胞去除的总量,应根据具体病情和患者的耐受能力进行调整。通常一次可单采去除压积红细胞的量为 800～1 200 mL,必要时可在 1～2 周重复去除一次。

(3)血液体外分离时需要加入抗凝剂,其中的枸橼酸盐可引起低钙血症。当患者有口唇发麻或脚趾轻微抽搐时,应及时静脉注射葡萄糖酸钙,也可以在置换前口服钙剂进行预防。

(4)全血处理流速较快,患者可能有不适,应适量调慢速度,通常控制在 50～60 mL/min 比较合适。

(5)当压积红细胞去除量为 600～800 mL 时,患者可能有落空感,如需要继续去除,应放慢速度,或补充其他液体。

七、临床意义

(1)治疗性红细胞单采术可迅速去除原发性或继发性红细胞增多症患者体内过多的红细胞,改善病情,但是只能作为辅助治疗手段。

(2)原发性红细胞增多症患者,运用治疗性红细胞单采术后,应积极进行化疗,否则可能在红细胞去除后数天内出现"反跳"现象。

（3）继发性红细胞增多症患者，应注意掌握采集红细胞后的治疗时机。

（4）治疗性红细胞单采术同时可以同样速度输入与采出的红细胞等量的晶体盐溶液（生理盐水或平衡盐液）及胶体溶液（6％羟乙基淀粉或明胶），一般先用晶体盐溶液，后用胶体溶液。

（5）对于需要进行红细胞置换的患者，一边采集患者的病理性红细胞，一边输入等量的献血者浓缩红细胞进行替代治疗，当红细胞置换量较大时，可选用洗涤红细胞或少白细胞红细胞，以避免或减轻同种免疫反应。

（朱书照）

第五节　治疗性血小板单采术

血细胞分离机用于制备单采血小板制品已十分普及，近年来在临床上也逐步应用治疗性血小板单采。

一、适应证

血小板异常增高的患者。

二、原理

通过血细胞分离机采血，将血小板异常增高患者的血液动态离心，在密闭环境中将血小板层采集去除，将其他有用的血液成分动态回输给患者。

三、器材

CS-3000plus血细胞分离机、一次性血小板单采管道、TNX-6分离夹、A-35收集夹、封口钉、封口钳、高频热合机等。

四、试剂

生理盐水、ACD-A血液抗凝剂。

五、操作步骤

（1）接通电源，旋紧主控开关，使仪器预热和自检30分钟。

（2）通过程序选择键，调整仪器于血小板采集程序。

（3）根据所要运行的程序，安装TNX-6分离夹、A-35收集夹和一次性血小板单采管道，连接生理盐水、抗凝剂。

（4）按下模式键，初始化过程开始进行，将管道内的气体排空，各部位灌注后达到平衡，同时检查管路质量，排出漏液。

（5）检查程序和设定运行参数，并对患者手臂肘部进行清洗、消毒，行无菌静脉穿刺术。

（6）按下运行键，仪器进入运行状态，立即观察全血流速、抗凝剂滴数，血小板单采去除治疗时,可适当调高血小板分离界面探值和全血处理速度,处理血流速度控制在 $50\sim70$ mL/min 去除效果较好。

(7)分离机自动运行到终点量值后,仪器进入自动冲洗状态,体外血液成分回输给患者。

(8)自动冲洗完毕后,取下针头,关上盐水、抗凝剂的滑轮夹,打开主控开关,拆除管道。

六、注意事项

(1)根据患者病情做好术前准备、术中监测和救护措施,认真制定治疗方案,术前征询患者及家属的意见并签署同意书。

(2)治疗性血小板单采术需要体外循环处理的血量较大,一般为患者总血容量的 $1\sim2$ 倍($5\,000\sim10\,000$ mL),应做好低钙血症的预防和处理措施。

(3)治疗性血小板单采术主要是去除了患者异常增高的血小板,体外循环处理后的血液中几乎全部的红细胞、白细胞和血浆等血液成分都回输给患者,一般不需要另外输液或输血,除非有其他临床情况。

(4)原发性血小板增多症患者,尽管血小板计数高,但由于血小板功能异常,出血时自身血小板并不能起到有效的止血作用。治疗后的患者仍有严重出血时,可考虑输注异体供者的血小板制品。

(5)原发性血小板增多症患者,进行治疗性血小板单采时获得的血小板,由于血小板功能异常,不能用于临床输注。

七、临床意义

(1)原发性血小板增多症由于骨髓巨核细胞增殖异常,加上骨髓外造血和血小板过多地从脾脏释放,因此血小板持续明显增高。

(2)当外周血小板计数 $>1\,000\times10^9$/L,伴出血或血栓形成时,可施行治疗性血小板单采术,能有效缓解病情,通过积极的化疗、放疗、生物学治疗和并发症的防治,其预后良好。

(3)有明显的脾大患者,因血小板可不断从肿大的脾脏进入血液循环中,故应连续进行几次血小板单采术才能获得满意疗效。

(4)对无症状的血小板增多患者,很少需要施行治疗性血小板单采术。

(朱书照)

第六节　治疗性粒细胞单采术

治疗性粒细胞单采术是去除患者自身的病理性白细胞成分的一种单采技术,是高白细胞性白血病的重要辅助治疗手段之一,临床上过继免疫治疗,通常需要采用血细胞分离机进行。

一、适应证

(1)急慢性粒细胞性白血病。

(2)急慢性淋巴细胞性白血病。

（3）恶性肿瘤的过继免疫治疗。

二、原理

高白细胞急性粒细胞性白血病（AGL）患者的外周血中异常增高的白细胞以早、中幼粒细胞为主；高白细胞慢性粒细胞性白血病（CGL）患者的外周血中以晚幼粒细胞为主。这些幼稚粒细胞，相对体积较大、比重较轻，因此这些患者的血液在体外进行离心时，主要集中在白膜层内，较容易与血浆和红细胞成分分开，进行去除。

高白细胞急性淋巴细胞性白血病（ALL），外周血中异常增高的白细胞以早、中幼淋巴细胞为主，其细胞的体积和比重接近或略高于成熟粒细胞，常规采用血细胞分离机进行单采去除效果较好；高白细胞慢性淋巴细胞性白血病（CLL），其外周血中异常增高的白细胞以晚幼淋巴细胞为主，其体积和比重可能更接近网织红细胞和年轻红细胞，常规采用血细胞分离机进行单采去除效果不一定理想，可在单采去除时加入一定比例的离心介质如羟乙基淀粉（HES），以增加淋巴细胞与红细胞的分离界面宽度，提高血细胞分离机的去除效果。

三、器材

CS-3000plus 血细胞分离机、一次性粒细胞单采管道、GRANULO 分离夹、A-35 收集夹、封口钉、封口钳、高频热合机等。

四、试剂

生理盐水、6％HES、46.7％枸橼酸钠。

五、操作步骤

（1）接通电源，旋紧主控开关，使仪器进行预热和自检 30 分钟。

（2）通过程序选择键，调整仪器于粒细胞采集程序状态。

（3）根据所要运行的程序，安装 GRANULO 分离夹、A-35 收集夹和一次性粒细胞单采管道。

（4）制备离心介质 6％HES 和枸橼酸钠的混合液（治疗性粒细胞单采术不需要使用增强分离效果的离心介质，治疗性淋巴细胞单采术多需要在血液抗凝剂中增加离心介质），向 6％ 500 mLHES 内加入46.7％枸橼酸钠溶液 30 mL，用力振摇至少 1 分钟，使其充分混匀。

（5）按下模式键，初始化过程开始进行，将管路内的气体排空，各部位灌注后达到平衡，原抗凝剂部位用制备的 6％HES 混合液代替。

（6）检查程序和设定运行参数，并对患者手臂肘部进行清洗、消毒，行无菌静脉穿刺术。按下运行键，仪器进入运行状态，观察全血流速、抗凝剂滴数，密切监测患者的状况。

（7）当达到终点量值时，仪器进入自动冲洗状态，体外血液成分回输给患者。

（8）自动冲洗完毕后，取下针头，关上盐水、抗凝剂的滑轮夹，打开主控开关，拆除管道。

六、注意事项

（1）一般情况下，患者实施治疗性粒细胞单采术时，不需要另外输液补充血容量，但去除白细胞量大时可考虑静脉补充适量晶体盐溶液。

（2）将治疗性淋巴细胞单采获得的淋巴细胞用于过继免疫治疗时，应根据具体治疗目的对产品袋中的浓缩淋巴细胞进行体外处理。

（3）进行治疗性粒细胞单采时，由于在血细胞分离机中处理的血量较大，一般为 5 000～10 000 mL，相当于患者总血容量的 1～2 倍，血液在体外循环时加入了一定量的抗凝剂，因此发生枸橼酸盐过量引起低钙血症的情况相对较多，应积极做好有效的预防和处理措施。

（4）需要实施治疗性粒细胞单采术的白血病患者多伴有血小板减少的情况，用血细胞分离机进行单采去除粒细胞或淋巴细胞时，也会同时丢失一定量的血小板，因此，应严密观察患者的出血表现和及时检测患者外周血血小板计数，必要时应提前准备合适的血小板制品。对外周血血小板计数较低的患者，可在术前给患者预防性输注 1 个治疗剂量的血小板制品。

（5）治疗过程中，血浆泵在第一次溢出时倒转，在接下来溢出的过程中，血浆泵不再倒转，只是蠕动泵转速减慢，该情况是正常现象，可继续进行。

（6）如果患者白细胞计数过高，采集过程中收集袋可能需要腾空。通过对比少血浆管路和富血浆管路的颜色和浊度，可以鉴别收集袋是否满了。如果少血浆管路的浊度发生变化或接近富血浆管路，说明收集袋已经充满，提示需要做腾空。

七、临床意义

（1）当 AGL 患者外周血白细胞计数＞100×10^9/L 时，容易发生白细胞淤滞，引起脑梗死和脑出血，也可能引起肺梗死和肺出血。运用治疗性白细胞单采术可迅速减少白细胞，从而缓解白细胞淤滞状态，可避免因化疗杀伤大量白细胞而引起的肿瘤溶解综合征（如高尿酸血症、高磷酸盐血症、高钾血症和低钙血症）。

（2）当 CGL 患者外周血白细胞计数＞100×10^9/L 时，化疗前先实施治疗性粒细胞单采术，可减少化疗药物引起的急性细胞溶解所致的代谢并发症，也可使临床症状减轻，肿大的脾缩小。

（3）当 CLL（如幼 CLL）患者外周血淋巴细胞计数＞100×10^9/L，同时伴有巨脾症时，用治疗性淋巴细胞单采术有一定的辅助作用。

（4）高白细胞白血病准备化疗前，如果将异常增高的外周血白细胞降低 30％以上或降至接近正常水平的上限，对实施化疗（特别是大剂量化疗）十分有利。但是，治疗性白细胞单采术只能作为对症处理和辅助治疗的手段，如果没有积极有效的化疗跟进，去除白细胞后可能很快出现"反跳"现象。

（朱书照）

第三章　血　液　输　注

第一节　全　血　输　注

全血（whole blood，WB）是通过从献血者静脉穿刺采集到含有抗凝剂、保养液的无菌血袋中，不作任何加工的一种血液制品。全血中含有细胞成分和非细胞成分，细胞成分主要有红细胞、白细胞、血小板等，非细胞成分主要有蛋白质、脂类、碳水化合物、凝血因子、水和无机盐等。

全血输注（whole blood transfusion）按《临床输血技术规范》中涉及的"全血可用于急性大量血液丢失可能出现低血容量休克的患者，或者存在持续活动性出血，估计失血量超过自身血容量的30％"，并不代表失血量超过自身血容量的30％就一定要输注全血。实际上，当患者的红细胞和血容量同时存在严重不足，又缺乏适当的红细胞和血浆代用品时才考虑输全血。

一、适应证

因为全血中主要含有载氧的红细胞和维持渗透压的清蛋白，4 ℃保存的全血24 小时后的粒细胞与血小板几乎丧失功能，血浆中凝血因子Ⅴ、Ⅷ也明显丧失活性，临床上输全血的适应证越来越少，现代输血主张不用全血或尽量少输全血。适应证为如下列情况。

（一）急性失血、产后出血等大出血

严重创伤或大手术，产后大出血时丢失大量血液，载氧红细胞和血容量明显减少，此时可以输全血。

（二）体外循环

在外科心肺分流术时作体外循环，因机器容量大可用全血。但由于体外循环可造成红细胞机械性损伤，近年来也采用晶体液、胶体液结合红细胞悬液取代全血。

（三）换血治疗

新生儿溶血病去除胆红素、抗体及抗体致敏的红细胞。此时可用全血。

二、禁忌证

（1）心功能不全、心力衰竭的贫血患者、婴儿、老年人、慢性病体质虚弱的患者。

（2）需长期反复输血者。

（3）对血浆蛋白已致敏的患者，以往输血或妊娠已产生白细胞或血小板抗体的患者。

(4)血容量正常的慢性贫血患者。

(5)可能进行干细胞或其他器官移植患者。

三、输注剂量

(1)根据患者的贫血程度、年龄及体重、输血适应证、心肺功能等来决定。

(2)体重为 50 kg 的成人患者输注 200 mL 全血,可提高血红蛋白 5 g/L 或血细胞比容为 0.015。

(3)儿童患者按 6 mL/kg 的剂量输注。

四、输注方法

(1)运用标准滤网(170 μm)的输血器输注或运用床边型白细胞过滤器输注。

(2)输注速度开始较慢,一般为 5 mL/min,数分钟后可适当调快,1 单位全血多控制在 30～40 分钟输完较适宜。

(3)整个输血过程及输后 24 小时内,都要定期观察病情变化,防止输血反应的发生。

(4)输血完成后及时复查血常规,同时将输血情况记录在病历中。

五、注意事项

(一)全血不全

全血在体外保存时,各种成分的生物学活性、生理功能,随着保存时间延长而不同程度地衰减。有实验证明,当血小板储存在 4 ℃全血中 24～72 小时,为患者输注后血小板在其体内恢复仅 13.32%。如果在 2～6 ℃保存,血浆中的不稳定凝血因子 V 和 Ⅷ 将在 48 小时内降至原来的 10%～20%。另外,保存全血随保存时间的延长,pH 下降,血浆钾离子浓度增高,红细胞代谢产物如氨、乳酸含量升高,红细胞 2,3-DPG(二磷酸甘油酸)含量下降而导致组织中红细胞氧的释放减少,对患者不利的因素增加。因此,以输全血来补充各种血液成分是不可取的。

(二)全血输注疗效差

全血中主要的成分是红细胞,即使刚采集的全血,各种血液成分正常,400 mL 全血中血小板、凝血因子、粒细胞等达不到 1 个治疗剂量,对患者治疗效果差。

(三)输新鲜全血的危险性

目前对新鲜全血无统一的定义,主要指符合以下条件:红细胞存活率接近正常、2,3-DPG 含量接近正常、血清钾离子含量不高等。为此,一般认为 ACD 保养液采后 5 天或 3 天内的血液为新鲜全血,CPD 或 CPD-A 保养液采后 10 天或 7 天内的血液为新鲜全血。输血的主要目的是纠正贫血,改善组织供氧。为了达到这一目的,保存血中有完整的红细胞就可以解决,不需要新鲜血。另外,匆忙输注所谓的新鲜血,易造成输血前对血液病毒检测不充分,存在不安全因素。再者,一些病毒,如梅毒螺旋体,要在 4 ℃冷藏3～6 天后才能失去活性。

（朱书照）

第二节　红细胞输注

红细胞的主要功能是输送氧和二氧化碳。血红蛋白(hemoglobin,Hb)与氧的结合力随氧分压的升高而增强。在氧分压较高的肺部,Hb与氧结合成氧合血红蛋白,随血液流到氧分压较低的组织时,氧与Hb分离,将携带的氧释放出来,Hb再与组织所产生的二氧化碳结合,运输到肺部,排出体外。红细胞代谢中所特有的2,3-二磷酸甘油酸(2,3-DPG)可以调节红细胞中Hb的携氧能力。

目前供应的红细胞制品主要为悬浮红细胞,另外还有洗涤红细胞、少白细胞红细胞、冰冻红细胞、辐照红细胞和浓缩红细胞等。由于输注全血的适应证越来越少,临床纠正贫血、提高患者的携氧能力,主要是输注红细胞制品。

红细胞制剂包括以下几种。

(1)悬浮红细胞:由于移去了大部分血浆,可减少血浆引起的不良反应。加入保存液,不仅能更好地保存红细胞,还具有稀释作用,使输注更流畅。适应证:①几乎适用于临床各科需要输血的患者。②慢性贫血,改善由于缺氧直接造成的症状。③急性失血。

(2)洗涤红细胞:由于移去了98%的蛋白和80%以上的白细胞,输血反应更少。但洗涤过程中,红细胞的回收率为70%,损失较大。适应证:①血浆蛋白过敏者。②自身免疫性溶血性贫血患者。③阵发性睡眠性血红蛋白尿患者。④反复输血或多次妊娠已产生抗体而引起输血发热反应患者。⑤高钾血症患者,肝肾功能不全患者。

(3)少白细胞红细胞:制备有两种方法,一是使用白细胞滤器,可以去除99.3%～99.6%的白细胞,去除效率高,另一种是离心法,可去除80%左右的白细胞。由于去除了绝大部分的白细胞,可明显减少输血反应和输血相关疾病的传播。适应证:①用于反复输血或多次妊娠已产生白细胞或血小板抗体而引起非溶血性发热反应的患者。②准备器官移植及移植后的患者。③免疫功能低下或免疫抑制的患者。④需要反复输血的患者,一开始就输注少白细胞血液可以延缓或避免因输血而产生的同种异体抗体(HLA抗体)。

(4)冰冻红细胞:常以甘油作为保护剂,对红细胞低温冻存。根据甘油的浓度和保存的温度,红细胞的保存期可达3年或10年。适应证:①稀有血型血液的保存,或含多种同种抗体患者的自身贮血。②准备作自体输血患者的自体血的长期保存。③曾经输过血并且发生过输血反应的患者。

(5)辐照红细胞即以25～30 Gy剂量的γ射线照射红细胞,以杀灭有免疫活性的淋巴细胞但又不明显损害红细胞和其他血液成分的功能。从而预防TA-GVHD的发生。适应证:①免疫功能低下患者。②移植后患者及与献血者有血缘关系的受血者的输血。

一、急性失血的输血

急性大量失血可导致严重贫血,引起组织器官严重供氧不足,在有效止血、补充血容量和改善组织灌注的同时,常需要输注红细胞以改善组织供氧。但并非所有急性失血的患者都需要输血。

（一）紧急复苏

晶体液 20～30 mL/kg 或胶体液 10～20 mL/kg 加温后 5 分钟内快速输注。根据输注效果决定进一步如何输血。

（二）先晶后胶

晶体液用量至少为失血的 3～4 倍，失血量＞30％血容量时可以考虑输注胶体液，晶体液与胶体液的使用比例为 3：1。

（三）红细胞输注

扩容使患者心排血量和组织血流灌注恢复或改善后，如果患者较年轻、心肺功能良好，未必都要输血。在有明显贫血症状时，可通过输注红细胞纠正患者组织缺氧状况。

1.失血量

失血量不超过血容量的 20％只输液，不输血；失血量达血容量的 20％～30％时，输液和红细胞；失血量为 50％～100％时，输液、输红细胞和清蛋白。

2.实验室指标

血红蛋白＞100 g/L，可以不输血；血红蛋白＜70 g/L，应考虑输血；血红蛋白在（70～100）g/L，根据患者的贫血程度、心肺代偿功能、代谢情况及年龄等因素决定是否需要输血。

（四）其他成分输注

失血量超过总血容量时，可根据实际情况补充血小板、冷沉淀、新鲜冰冻血浆等。

（五）失血量的计算、临床表现与失血量的关系

（1）急性失血，尤其是急性失血性休克患者，失血量的估计往往比较困难，可用称量法，即量取收集到的血液、血块的体积和称量染血的敷料、纸垫等（1 g＝1 mL）或运用休克指数计算法（表 3-1，休克指数＝脉率/收缩压）。

表 3-1　休克指数与失血量的关系

休克指数	失血量
0.5	10％～20％
1.0	20％～30％
＞1	30％～50％

休克指数每增加 0.5，或平均脉搏压降低 1.3 kPa（10 mmHg）失血量增加 500～1 000 mL

（2）失血量与临床的表现。①20％以下失血量：神志清、口渴、皮肤发凉，脉率 100 次/分以下、有力、收缩压正常、脉压缩小、尿量正常。②失血量 20％～40％：表情淡、口很渴、皮肤苍白，脉率 100～200 次/分、收缩压 9.3～12.0 kPa（70～90 mmHg）、脉压小，尿少。③失血量在 40％以上：意识模糊，非常口渴，皮肤明显苍白，肢体凉，脉速细弱，收缩压 9.3 kPa（70 mmHg）以下或测不到，无尿。

二、内科输血

（一）普通内科红细胞输注原则

（1）血红蛋白＜60 g/L 或血细胞比积＜0.2，伴有明显贫血症状。

（2）贫血严重，虽症状不明显，但需要手术或待产孕妇。

（3）代偿性贫血重点要对病因治疗，不轻易输血。

（4）贫血越重,输血速度要越慢。

（5）不需要恢复血红蛋白至正常水平,升高到足够缓解临床症状的水平即可。

（二）血液内科红细胞输注原则

长期输血易产生同种免疫反应,导致输血不良反应并降低输血疗效。最好输少白细胞红细胞并关注铁负荷的增加。Hb 的高低不是决定输血的最好指标,而是以症状为主。常见输血的疾病有以下几种。

1.再生障碍性贫血（再障）

再障在临床上可分为急性和慢性两大类,急性再障临床上病情严重,红细胞、粒细胞与血小板均显著减少,故常需要输红细胞治疗;慢性再障发病缓慢,以慢性贫血为主要表现,但常可以适应,因此如无明显症状,可尽量少输血或不输血。对于再障引起的贫血的红细胞输注指征为:①Hb＞60 g/L,又无明显症状,一般不需要输血。②Hb＜60 g/L 或 HCT＜0.2 并伴有严重代偿不全的症状或在安静时有贫血症状,可输红细胞。

2.地中海贫血

地中海贫血因类型、临床表现及遗传型不同,对输血的需要亦不相同。

α 地中海贫血患者的输血,可按照患者血红蛋白水平、症状程度及代偿功能等来确定是否需要输血,需要输血时可输浓缩红细胞;一般患者血红蛋白维持于 70～80 g/L 时,无须输血治疗;脾切除手术治疗前后可输红细胞加扩容药物。

β 地中海贫血患者的输血,轻型和静止型不必输血;中间型常有中等程度贫血,一般不依赖输血可维持生命,但在合并感染、妊娠或手术时需输注浓缩红细胞;重型地中海贫血患者,目前输血是唯一有效的治疗方法。现主张出生后一经确诊并有贫血时应尽早采用高量或超高量输血,以使患者生长发育正常。①"中量"输血:通过间歇性输注红细胞,使 Hb 维持在 60～70 g/L 水平。②"高量"输血:此方案通过输红细胞,使 Hb 维持在 100 g/L 左右,开始宜短期内反复输注,待 Hb 达到上述水平后,适当延长输血的间歇期。③"超高量"输血:要求在婴儿期开始,短期反复输血,使血红蛋白在 130 g/L,血细胞比容在 35％以上,可使患者生长发育正常,延缓脾脏肿大。

3.自身免疫性溶血性贫血（AIHA）

由于机体免疫功能异常,患者体内产生了针对红细胞的自身抗体,并吸附在红细胞表面,使自身红细胞破坏,如果骨髓代偿不足可导致贫血。这种患者常常会产生输血无效或发生溶血危象。因而对本病患者的输血应注意以下几点。

应尽量避免输血,对可输可不输者,不输。及时用肾上腺素、环孢素 A、大剂量静脉注射免疫球蛋白等有效药物治疗。

输血应根据贫血程度、有无明显症状、发生快慢而定。在急性贫血患者出现严重症状时,能排除同种抗体者须立即输注红细胞。对慢性贫血患者,血红蛋白在 80 g/L 以上可不必输血;在 50～80 g/L 时,如有不能耐受的症状时可适当输血;在 50 g/L 以下时应予输血。

以往认为本病患者应输注洗涤红细胞,现在认为,为了抢救及时,不强调应用洗涤红细胞。

如必须输血,在交叉配血不完全相合时,应从多份同型血中选取反应最弱的供血制备成洗涤红细胞,再输注。首次输血量不超过 100 mL 红细胞,必要时可 1 天 2 次,不主张大量输血,以免发生循环负荷过重。输血不宜过快,尤其对心肺功能差的患者输血速度不宜超过 1 mL/min。不强调血液加温,但应对患者保暖,个别严重冷凝集综合征患者可考虑加温。

在输血治疗无效时,可用血浆置换术,也可大剂量静脉注射免疫球蛋白。

4.阵发性睡眠性血红蛋白尿

本病患者红细胞对补体异常敏感,易引起血管内溶血。目前尚无特效治疗方法。输血是减轻症状、延长生命的重要措施之一。输血指征如下:①血红蛋白<60 g/L 或血细胞比容<0.2,伴有明显贫血症状。②有妊娠、分娩、感染、外伤及手术等应激情况时也要输血治疗。③过去对本病一直主张输注洗涤红细胞,但最新的临床研究表明此类患者不必输注洗涤红细胞,而用浓缩红细胞即可。但多次输血的患者可产生白细胞抗体,并与敏感的红细胞发生作用,故应输少白细胞的红细胞或加用过滤器滤除白细胞。

5.白血病

白血病分急性与慢性两大类,其中急性多于慢性。前者发病时可有贫血、感染、出血及浸润等症状和体征;后者以淋巴结或脾大等浸润征象为主,晚期亦有贫血、感染及出血。在病程中采取化学治疗及骨髓移植等都需要输血支持治疗,这是获得缓解、长期生存的基本保证。

急性白血病在 Hb<60 g/L 伴明显贫血症状,Hb>70 g/L 需强烈化疗时可输注红细胞制品,在进行异基因骨髓或外周血干细胞移植时,输注血液制品时最好能将白细胞去除。

慢性粒细胞白血病患者如发展到加速期或急性期,其输血问题可参照急性白血病患者的输血。慢性淋巴细胞白血病在早期并无输血问题,如合并有自身免疫溶血性贫血,可按照有关自身免疫溶血性贫血患者的输血部分。在疾病的后期合并贫血及血小板减少时,可按照成分输血的有关原则及输注方法治疗。

三、输注剂量

(1)按公式,由输血前患者的 Hb 和预计输血后患者的血红蛋白升高值,计算输血量;或根据输血前患者的血红蛋白检测值和输血量,计算输血后 Hb 升高的预期值。

$$红细胞输入量(L) = \frac{(期望 Hb 值 - 实测 Hb 值) \times 0.9 \times 体重}{输入血 Hb 值}$$

注:Hb 值单位为 g/L,体重单位为 kg,输入血 Hb 值按 120 g/L 计,计算所得的红细胞输入量为 L。

(2)如果输血后 Hb 达不到期望的升高值,应考虑是否存在输注无效情况。

四、输注方法

(1)输注前充分混匀红细胞,用标准输血器进行输注。

(2)输注速度不宜过快,成人一般按 1~3 mL/(kg·h)速度输注;对心、肝、肾功能不全、年老体弱、新生儿及儿童患者可按小于 1 mL/(kg·h)速度输注。

(3)红细胞输注时,除必要时加入少量生理盐水外,不允许向红细胞中加任何药物及其他物质。

五、疗效评价

输注 1 个单位红细胞后患者 Hb 及 HCT 上升值与体重的关系见表 3-2。

表 3-2 输注 1 U 红细胞 Hb 及 Hct 上升值与体重的关系

体重(kg)	Hb 上升值(g/L)	Hct(%)
30	9.67	2.89
35	8.30	2.49
40	7.30	2.19
45	6.53	1.96
50	5.90	177
55	5.37	1.61
60	4.93	1.48
65	4.57	1.37
70	4.23	1.27
75	3.97	1.19
80	3.73	1.12

(朱书照)

第三节 血小板输注

血小板的主要功能是参与止血,当患者血小板减少或功能异常时需要输注外源性血小板以达到止血或预防出血的目的。根据输注目的不同,血小板输注分为治疗性输注和预防性输注。

血小板抗原系统复杂,有血小板特异性抗原,还有血小板共有抗原如 ABO、HLA、Lewis、I、P 等系统。其中 HLA 和 ABO 系统在临床上最有意义,血小板输注要求 ABO 同型输注。对于多次输血有妊娠史的孕、产妇,如果需要输注血小板时,要考虑到血小板输注无效问题。血小板配型或抗体筛选时,要同时考虑血小板特异性抗原系统和血小板共有抗原系统,应特别重视 HLA 抗原抗体系统对血小板的破坏。

目前,根据制备方法不同,血小板制品有两大类,一种是通过对采集的全血离心分离出浓缩血小板,一种是利用血液单采机自动采集的单采血小板。前者可以节约血源,一血多用,后者可以从单个供血者得到高纯度和含量高的血小板。

一、输注指征

(一)外科
(1)血小板数量减少或功能异常,伴有出血倾向或表现。

(2)血小板计数>100×10^9/L,可以不输。

(3)血小板计数在$(50\sim100)\times10^9$/L,根据是否有自发性出血或伤口渗血决定。

(4)血小板计数<50×10^9/L,应考虑输注。

(5)如术中出现不可控制的出血,确定血小板功能低下者,无论血小板数量多少,均可考虑输注。

(6)控制产科 DIC 出血时很少需要血小板,但抢救重症 DIC 时,一次性输注 3 个治疗量血小板,效果好。

(二)儿科

(1)血小板明显减少,临床有明显出血,特别是有颅内出血。

(2)临床无明显出血,但有以下情况之一者需输注血小板。①血小板计数$<20\times10^9$/L。②在下列特殊情况下,血小板阈值应调为:早产儿$>50\times10^9$/L,病态早产儿或需作侵入性操作术患儿$>100\times10^9$/L。

(三)内科

(1)血小板计数$>50\times10^9$/L,一般不需要输血。

(2)血小板计数在$(10\sim50)\times10^9$/L,根据临床出血情况决定,可考虑输血。

(3)血小板计数$<5\times10^9$/L,应立即输注。

(4)有出血表现时应一次足量输注,并测 CCI 值(输血后 1 小时 CCI>10 者为输注有效)。

二、输注剂量

(1)成人每次输注 1 个治疗剂量($\geq2.5\times10^{11}$/袋),外周血小板大约增加数见表 3-3,严重出血或已产生同种免疫反应者应加大输注剂量。

(2)儿童应根据患儿年龄和病情将 1 个治疗剂量的血小板分为 2~4 次输注。

(3)新生儿一次输注成人剂量的 1/5~1/10,体积控制在 20~30 mL。

表 3-3　输注 1 个治剂量的血小板增加数与体重关系的理论值

体重(kg)	PLT($\times10^9$/L)
45	49
50	44
55	40
60	37
65	34
70	32
75	29

三、输注方法

(1)输注前应轻摇血袋,使血小板和血浆充分混匀。

(2)输注前不需要作交叉配血,ABO 血型同型输注。

(3)运用标准滤网(170 μm)的输血器输注,同时以患者可以耐受的最大速度输入。

四、疗效评价

(1)血小板计数增加校正指数(CCI)根据体表面积计算,以期减少个体差异的影响而更准确地评价输注效果。通常认为,输注 1 小时后的 CCI<10 或输注 24 小时后的 CCI<5,应考虑血小板输注无效。计算公式为:

$$CCI=\frac{PI(10^9/L)\times S(m^2)}{N(10^{11})}$$

$S=0.0061\times H(cm)+0.0128\times W(kg)+0.01529$

S 为患者的体表面积（m^2）；H 为患者的身高（cm）。

（2）血小板回收率（PPR）通过检测患者输注血小板 1 小时或 24 小时后的血小板计数进行计算，以评价输注后血小板在体内的存活情况。计算公式为：

$$PPR = \frac{PI(10^9/P) \times W(kg) \times 0.07}{N(10^{11}) \times 100 \times F} \times 100\%$$

$$PI = 输注后血小板计数(10^9/L) - 输注前血小板计数(10^9/L)$$

（朱书照）

第四节　血　浆　输　注

血浆是血液的液体成分，由蛋白质、脂类、无机盐和大量化合物组成。主要生理功能有补充蛋白质、维持酸碱平衡、运输、调节和维持胶体渗透压等。血浆制品主要有新鲜冰冻血浆（fresh frozen plasma，FFP）和普通冰冻血浆（frozen plasma，FP），前者包含全部凝血因子，后者不稳定的凝血因子特别是 V 因子和 Ⅷ 因子几乎全部失活。

目前我国已有对血浆进行病毒灭活后输注，部分血液中心或血站采取了对全部血浆病毒灭活后再供应到临床的措施，对减少输血传播性疾病的发生有一定效果，但目前我国尚无统一的标准，且病毒灭活对凝血因子的损害程度缺乏官方的数据，对不同凝血因子的损害程度不等，在以补充凝血因子为目的的输血中要适当加大用量。同时对全部血浆采取病毒灭活后再供给临床，有违"血站基本标准"之嫌。

一、适应证

（1）无相应浓缩制剂的凝血因子的补充、肝病获得性凝血功能障碍、口服抗凝剂过量引起的出血、抗凝血酶 Ⅲ 缺乏、血栓性血小板减少性紫癜和治疗性血浆置换术等。

（2）输血量相当于自身血容量，PT 或 APTT 大于正常的 1.5 倍，创面弥漫性渗血，有先天性凝血功能障碍等情况时，应考虑输新鲜冰冻血浆。

（3）只要纤维蛋白原浓度＞0.8 g/L，即使凝血因子只有正常的 30％，凝血功能仍可维持正常。即患者血液置换量达全身血液总量时，实际上还会有 1/3 的自身成分（包括凝血因子）保留在体内，仍有足够的凝血因子。但应当注意，休克没得到及时纠正时可导致消耗性凝血障碍。

（4）新鲜冰冻血浆的输入量为 10～15 mL/kg 体重才能达到补充凝血因子的作用，对于需要输注的患者，一次足量输注才能达到最佳效果。

二、输注剂量

（1）输注的剂量取决于患者具体病情需要，一般情况下，凝血因子达到正常水平的 25％ 基本能满足止血要求。

（2）一般成人患者输注剂量为 200～400 mL，或按 10～15 mL/kg 计算。儿童患者酌情减量。

三、输注方法

（1）输注前放入 37 ℃ 恒温水浴箱或 37 ℃ 血浆融化系统中快速融化，时间控制在 10 分钟内。

（2）融化后的 FFP 在 10 ℃以下放置不能超过 2 小时,也不可再冻存,以免血浆蛋白变性和不稳定凝血因子失活。

（3）运用标准滤网(170 μm)的输血器输注,同时控制速度为≤10 mL/min。

（4）输注前不需要作交叉配血,选择 ABO 同型输注。

四、疗效评价

主要是依靠临床观察出血表现的改善情况。

五、不良反应

常见的不良反应有变态反应、荨麻疹、循环负荷过重、心功能不全、同种免疫反应、非溶血性发热反应及输血传播疾病等。

六、注意事项

(一)禁用血浆补充血容量

由于血浆有传染疾病风险和易发生变态反应,禁用血浆作为扩容剂来补充血容量。对于急性大量失血患者,应严格按照复苏要求,先输晶体,再输胶体扩容,最后考虑输血。常用的扩容剂有右旋糖酐(dextran)、羟乙基淀粉(hydroxyethyl starch,HES)、氧化聚明胶(oxypolygelatin,OPG)、羧甲淀粉和改良液体明胶(modified fluid gelatin)代血浆。必要时输注清蛋白制品,安全且效果好。

(二)禁用血浆补充营养

输血或血浆解决不了患者的营养问题。水解蛋白质营养液、氨基酸氧聚明胶、乳化脂肪注射液则是补充营养更科学的选择。

(三)禁止输红细胞悬液时搭配输血浆

输几单位红细胞,配几袋血浆,再配血小板的输血方法是不科学的,应禁止。对于严重创伤、病情不稳定、出血未控制的休克,国外曾有人主张每输 10～12 U 红细胞搭配 2 U FFP 和 8 U 血小板可以预防病理性出血的发生。但目前普遍认为,输何种血液成分均需达到其输注指征,禁止搭配输血,特别是输注红细胞制品时搭配输血浆。

（朱书照）

第五节　冷沉淀凝血因子输注

冷沉淀是在控制条件下融化新鲜冰冻血浆而采集的沉淀物,使悬浮于 20～30 mL 的血浆中。每 200 mL 血浆制备的冷沉淀,Ⅷ因子含量≥80%、纤维蛋白原含量≥150 mg,同时还含有血管性血友病因子、纤维结合蛋白和因子ⅩⅢ等。

一、适应证

（1）儿童血友病甲。

（2）血管性血友病。

(3)先天性或获得性凝血因子Ⅷ缺乏症。

(4)先天性或获得性纤维蛋白原缺乏。

(5)严重外伤及 DIC 等致纤维蛋白原降低者。

(6)大面积烧伤、严重感染、白血病和肝衰竭的患者。

(7)手术后伤口渗血患者。

(8)先天性血小板功能异常致出血患者。

(9)大量输注库存血后的患者等。

二、输注剂量

(1)血友病甲患者,一般认为按 10 kg 体重输 1 单位计,每天 1 次维持 3～4 天。手术出血时,应维持7～10 天。

(2)纤维蛋白原缺乏症,所需的冷沉淀剂量取决于患者血浆中原来的纤维蛋白原水平,常用剂量为每 10 kg 体重输 1～1.5 单位。使血浆中纤维蛋白原水平维持在 0.5～1.0 g/L 为适度。

(3)对于大量出血患者,补充冷沉淀的指征是纤维蛋白原浓度<0.8 g/L。

(4)往往是在输入足量的新鲜冰冻血浆的基础上补充冷沉淀,普通血浆加冷沉淀的输血组合是不科学也不经济的做法。

三、输注方法

冷沉淀在 37 ℃水浴中 3～5 分钟可以完全融化,融化时不宜超过 37 ℃,否则Ⅷ因子活性会丧失。融化后必须在 4 小时内输完。融化后因故未能及时输用时,不宜再冻存。

可以逐袋静脉推注,也可将数袋汇总,并通过冷沉淀的出口部位加入生理盐水(10～15 mL)加以稀释后静脉输注。以患者可以耐受的最快速度输注。

由于黏度较大,静脉推注时,最好在注射器内加入少许枸橼酸钠以防因凝集而堵塞针头。

四、疗效评价

(1)人血浆中纤维蛋白原的参考值为 2～4 g/L,最低止血浓度为 0.5～1.0 g/L。冷沉淀用于补充受血者的纤维蛋白原时,1 个单位(袋)(200 mL 新鲜冰冻血浆制备)一般可提高成年人纤维蛋白原 50～100 mg/L。

(2)依据观察患者的出血表现是否得到改善,有关出凝血的检测指标是否有所好转。

五、不良反应

同新鲜冰冻血浆。

（朱书照）

第六节　粒细胞输注

粒细胞在人体的主要功能是对侵入的病原体通过吞噬和杀灭而执行对机体的防御功能。粒细胞成熟后,大多仍保留在骨髓内,只有少数的释放至血液循环中,只有在急需情况下才大量进入血液循环中,骨髓中贮存量是循环中的 10～15 倍。中性粒细胞在循环中的半寿期为 5～7 小时,一旦进入组织或炎性部位、渗出液及体液则不能重返血管。

目前,粒细胞制品在临床上的使用日益减少,因为输注粒细胞可引起严重的输血不良反应。临床上,只是在患者粒细胞缺乏并伴发严重感染,并联合抗感染治疗无效的情况下才考虑粒细胞输注治疗。制备方法有沉降法单采粒细胞、离心取白膜分离粒细胞和血细胞分离机单采粒细胞三种,更主张用后者,因为可以从单个供血者获得足量的粒细胞制品。

一、适应证

(1)中性粒细胞严重减少,低于 $0.5 \times 10^9/L$;发热 24～48 小时,有明确的感染证据,如血培养细菌或真菌阳性;经适当的、强有力的抗生素治疗 48 小时无效者。

(2)粒细胞减少或缺乏患者,重点在于预防感染,一旦感染,首先进行积极的联合抗感染治疗。使用粒细胞输注前应充分考虑其严重的不良反应,慎重使用。

(3)对于化疗、放疗、药物或毒物等因素引起的骨髓抑制而致粒细胞减少或缺乏,应在抗感染的基础上给予细胞因子或药物治疗,避免盲目冒险输注中性粒细胞制品。

二、输注剂量

1 袋单采浓缩粒细胞(含粒细胞数 1.0×10^9)作为 1 个成人患者的治疗剂量,每天输 1 个单位,连续 4～6 天,直至感染控制。

三、输注方法

(1)必须在输注前对粒细胞制品进行辐照处理,以杀灭有活性的淋巴细胞,预防 TA-GVHD。

(2)因制品中混有大量的红细胞,粒细胞输注前需进行交叉配血。

(3)粒细胞制品宜保存在 20～24 ℃或常温下。尽可能在 4～6 小时内输注。

(4)由于粒细胞输注的不良反应严重,输注过程中密切监视患者情况。

四、疗效评价

临床输注的疗效不应以输注后中性粒细胞数值的升高来判断,应以患者体温是否下降,感染是否控制等实际疗效来判断。

五、不良反应

(1)肺部并发症,发生率高达 50%。

(2)输血后移植物抗宿主病。

(3)同种免疫反应发生率高,增加了再次输血时发生输注无效的风险。

(4)非溶血性发热反应和输血传播性疾病等。

(龙银芳)

第四章　输血不良反应

第一节　输血相关性急性肺损伤

输血相关性急性肺损伤(transfusion-related acute lung injury,TRALI)是由于输入的血液中含有与受血者白细胞抗原相应的 HLA 抗体或粒细胞特异性抗体,发生抗原抗体反应,导致急性呼吸功能不全或肺水肿。其发病率约为 0.02%,与年龄、性别和原发病无关。

一、发生机制

输入的血液中含有 HLA 抗体或粒细胞特异性抗体,这类抗体与患者白细胞发生抗原抗体反应使白细胞发生凝集。凝集的白细胞滞留于肺微循环中导致肺浸润,同时激活补体,中性粒细胞在肺血管内聚集滞留,释放蛋白酶、酸性脂质和氧自由基等,使肺血管内皮细胞受损,血管通透性增强,液体外渗进入肺间质细胞,引起急性肺损伤,出现肺水肿症状。

二、临床表现

(1)输血后 30~60 分钟患者出现发热、干咳、哮喘、呼吸困难和发绀等,可伴有血压下降、休克、肾衰竭、肝衰竭,直至威胁患者生命。

(2)与过敏性输血反应相鉴别:过敏性输血反应一般无发热,通常在开始输入血浆蛋白制品或血浆后几秒到几分钟后即可发生,常出现严重的低血压。

(3)与循环过载相鉴别:循环过载常发生于老弱病残、心肺功能不全患者,输血量,特别是血浆或全血输入过多,通常伴有心动过速、血压升高和中心静脉压升高。

三、实验室检查

(1)根据输血史及临床表现明确诊断。

(2)血常规、血生化指标有提示意义。

(3)胸片可有肺水肿、肺梗死指征。

四、治疗方法

(1)及早排除其他可能的原因后明确诊断,根据临床病情及时采取相应措施进行治疗。

（2）立即停止输血，卧床休息、吸氧或机械通气等，剧痛者用哌替啶 50～100 mg 肌内注射。

（3）应用肾上腺皮质激素，静脉滴注氢化可的松 200～400 mg/d 或地塞米松 10～20 mg/d。另外，也可静脉注射利尿剂。

五、预防措施

（1）输注白细胞过滤的血液制品，输注时慢速，同时密切观察临床情况。

（2）输血时不应同时输林格液及钙剂，也能预防输血相关性急性肺损伤。

（3）对受血者血液中存在 HLA 抗体者，选用 HLA 相容的血液输注。

（朱书照）

第二节　输血相关性移植物抗宿主病

输血相关性移植物抗宿主病（TA-GVHD）也称输血后移植物抗宿主病（PT-GVHD），是输血最严重的并发症之一。它是受血者输入含有免疫活性淋巴细胞（主要是 T 淋巴细胞）的血液或血液成分后发生的一种与骨髓移植引起 GVHD 类似的临床症候群，是致命性的输血后免疫性并发症，死亡率为 90%～100%。该病发病率 0.01%～0.10%，多发生在有免疫功能抑制的患者，起病突然，绝大多数对皮质激素或免疫抑制剂治疗无效，临床表现缺乏特异性，特别不易早期诊断，极易漏诊或误诊，而且治疗效果差。但是，可以有效地预防，采用 γ 射线辐照血液或血液成分是目前预防 TA-GVHD 的唯一可靠、有效的方法。

20 世纪 50 年代，日本学者 Shimoda 报道了术后输血发生"手术后红皮病（POE）"的病例，之后调查了 340 家医院，发现 63 257 例手术输血患者有 96 例"手术后红皮病"，其死亡率超过 90%，表现类似现在的 TA-GVHD。之后，美国等国家也有手术后发生 TA-GVHD 散发病例的报道。我国首例 TA-GVHD 是由沈柏均等 1991 年报道的。在我国，TA-GVHD 尚未引起临床医师的足够重视，因此，至今仅有为数极少的个案报告，估计是漏诊的可能性大。

一、发病率

多数回顾性统计资料认为 TA-GVHD 发病率为 0.01%～0.10%。据统计，恶性淋巴瘤患者发生 TA-GVHD 为 0.1%～2.0%，大剂量化疗及放疗患者 TA-GVHD 的发生率较高。亲属之间的输血，特别是 HLA 单倍体半相合的受血者，即使免疫功能正常，如果输注未经 γ 射线辐照的血液或血液成分，也可发生 TA-GVHD。无关供者 HLA 半相合受血者 TA-GVHD 的风险见表 4-1。

表 4-1　无关供者 HLA 半相合受血者 TA-GVHD 风险

国家	报道者	
	Ohto	Tahahashi
日本	1∶874	1∶312
美国	1∶7174	1∶792
加拿大	1∶1664	

续表

国家	报道者	
	Ohto	Tahahashi
欧洲		1∶1024
德国	1∶3144	

从表中可以看出,日本人 TA-GVHD 发生率较高,仅 1996 年前就报道了 200 多例的 TA-GVHD 病例,这主要与日本人的遗传同质性和日本人喜欢使用新鲜全血有关。目前我国对临床输注的血液或血液成分大多数未经辐照处理,但 TA-GVHD 的病例报告又如此之少,估计是因认识不足而造成的漏诊,可能有以下几方面的原因:①临床医师对 TA-GVHD 认识不足,没有将出现的症状与本病联系起来考虑。②TA-GVHD 的症状与伴发病或药物的不良反应或变态反应有时难以区别而忽略了本病。③患者往往是免疫功能低下、病情严重时才输血,此时 TA-GVHD 的症状易被原发病所掩盖,出现的症状也常用原发病来解释。④TA-GVHD 往往病情严重、进展快,未能及时做出诊断就死亡,而死因往往归咎于原发病或其他并发症。⑤确诊 TA-GVHD 的条件要求很严格,特别是要求高技术的实验室检查项目,而许多医院尚不具备有关的检测条件,不能诊断 TA-GVHD。

二、发病机制

TA-GVHD 的发病机制十分复杂,主要是因受血者不能排斥输入的有细胞毒活性的 T 淋巴细胞而产生。已经明确,细胞免疫功能严重缺陷者发病率较高。TA-GVHD 的发生涉及的因素包括:组织相容性因素,患者的身体状况,各种原因引起的免疫抑制,宿主免疫监护功能的有效性和成熟程度,免疫活性细胞的功能和来源,微生物因素(如巨细胞病毒,CMV)等。

正常情况下,受血者可把输入的供者淋巴细胞视为异物而加以排斥,使其不能在受血者体内生存或增殖,因此,通常输血不会发生 TA-GVHD。如果受血者有先天性或继发性细胞免疫功能低下或受损,则不能识别输入的供者活性淋巴细胞,或无力排斥输入的供者活性淋巴细胞。供者活性淋巴细胞因此得以在受血者体内生存、增殖、分化,并把受血者的组织、器官视为异己而进行免疫性攻击,造成宿主广泛性的组织、器官损害,产生 TA-GVHD,通常在输血后 10～12 天出现发热、皮疹、肝炎等临床表现。Bilingham 提出 TA-GVHD 的发生必须具备以下三个条件:①输入的血液或血液成分中有免疫活性淋巴细胞。②受血者不能清除供血者的免疫活性淋巴细胞。③供、受血者 HLA 不相合,供血者的免疫活性淋巴细胞可识别受血者不同的组织相容性抗原。TA-GVHD 的发病主要与受血者的免疫状态,供、受者的 HLA 抗原及输入的活性淋巴细胞数量有关。

(一)受血者免疫状态

TA-GVHD 首先在先天性免疫缺陷的儿童中发现,目前所报道的 TA-GVHD 绝大多数发生于免疫系统存在严重缺陷或受到严重抑制的受血者,可能是因为受血者免疫系统缺乏识别、清除输入体内的供者 T 淋巴细胞的能力,致使供者 T 淋巴细胞在受者体内移植存活并分裂增殖,然后视受者为"异己",反过来攻击和破坏受者的细胞和组织而发生 TA-GVHD。

(二)供、受者的 HLA 抗原

有些非免疫功能受损害的患者,输血后也发生了 TA-GVHD,此类患者多见于直系亲属之间(父母与子女)的输血,即供血者与患者之间有一个 HLA 单倍型相同(半相合),若患者是 HLA 杂合子,而供血者是 HLA 纯合子,并与患者的一个单倍型相同,则患者不能识别供者的 T 淋巴细胞为外来物,也就不能排斥,使供者 T 淋巴细胞得以在受者体内存活并增殖。此后供者的 T 淋巴细胞将受血者组织细胞视为异物而予以排斥、攻击,造成严重组织、器官损害,产生致命的移植物抗宿主反应,也就导致 TA-GVHD。

(三)输入的淋巴细胞数量

输入异基因活性 T 淋巴细胞数量多少与 TA-GVHD 的发病及严重程度密切相关。迄今为止,所有含活性淋巴细胞的新鲜血浆和细胞性血液成分的输注均有发生 TA-GVHD 的报道,但尚未发现输注新鲜冰冻血浆、冷沉淀或凝血因子复合物引起 TA-GVHD 的报道。淋巴细胞数量显著减少的血液成分如冷冻去甘油红细胞和洗涤红细胞的输注也未发现 TA-GVHD 的报道。上述事实与 TA-GVHD 发生的机制是一致的,即与淋巴细胞的剂量效应有关,输入的免疫活性 T 淋巴细胞数量越多,其病情越严重,死亡率越高。由于新鲜全血中含免疫活性 T 淋巴细胞数量最多,故特别不主张使用新鲜全血。研究表明,一般引起 TA-GVHD 的淋巴细胞数量应大于 $1\times10^7/kg$(受血者体重),若低于 $1\times10^5/kg$,则不会引起 TA-GVHD。全血及各种血液成分中淋巴细胞含量见表 4-2。新鲜冰冻血浆(FFP)和冷沉淀无完整的活性淋巴细胞存在,不会引起 TA-GVHD。

表 4-2　全血和血液成分中淋巴细胞含量

血液成分	淋巴细胞数量/U
全血	$1\times10^9\sim2\times10^9$
洗涤红细胞	$1\times10^8\sim2\times10^8$
冰冻去甘油红细胞	5×10^7
手工采血小板	4×10^7
机器采血小板	3×10^8
手工采粒细胞	1×10^{10}
单采血浆	1.5×10^5
新鲜冰冻血浆	0
冷沉淀	0

三、易感因素

(一)受血者

根据受血者易患程度,TA-GVHD 易感者(表 4-3)可分为以下三类。①高危者:骨髓移植,先天性细胞或联合免疫缺陷,换血治疗之新生儿和未成熟儿、宫内输血胎儿。②低危者:白血病、淋巴瘤化疗后骨髓抑制期、实体瘤化疗后。③偶发者:再生障碍性贫血、心脏外科、胃肠道外科及大量输血。

表 4-3 TA-GVHD 的高危(易感)人群

分类	易感人群
明确的高危易感者	BMT(骨髓移植)受者;造血干细胞移植受者、接受亲属血液者、先天免疫缺陷者、HLA 相合血小板输血者、宫内输血者、新生儿患白血病者、霍奇金淋巴瘤患者、接受 FLudarabine 治疗的慢性淋巴细胞白血病患者
可能危险者	霍奇金淋巴瘤以外的恶性血液病患者:白血病患者、非霍奇金淋巴瘤患者、实体器官移植受者、化疗或放疗的实体瘤患者、神经母细胞瘤患者、新生儿等
无特别风险者	足月新生儿、AIDS(艾滋病)患者、免疫抑制剂治疗患者

(二)供血者

纯合子供者所供血液容易诱发 TA-GVHD。有人统计 15 例 TA-GVHD 供者的 HLA 定型,13 例为纯合子。供者若是受者的亲属,单倍型相同的可能性明显增加。

1.亲属供者

已报道的 TA-GVHD 病例,由亲属供血引发者居多。日本人 TA-GVHD 发病率较高,与日本喜欢用亲属供血有关,因为亲属供血者与受血者的基因同质性较高。以前认为,一级亲属供者引发 TA-GVHD 的潜在危险性最大,为此,美国血库协会(AABB)曾建议辐照一级亲属供者的血液。后来进一步证明,二级亲属供者危险性仍大,因而,AABB 重新修订标准,建议对所有亲属供者血液(或血液成分)进行辐照处理。

2.随机供者

随机供者引起 TA-GVHD 有逐年增多的趋势。有人报道 15 例 TA-GVHD,其中 7 例是亲属供者,8 例为无关供者。无关供者引发 TA-GVHD 的危险性,取决于单倍型杂合子与纯合子的频率。尽管 HLA 呈广泛的多态性,但有些单倍型在某一人群中较其他人群多见。有学者报道,输注无关供者 HLA-Ⅰ类抗原相配的血小板,明显增加发生 TA-GVHD 的危险。

3.血液或血液成分的种类

临床输注新鲜全血、红细胞、浓缩血小板、浓缩白(粒)细胞、新鲜液体血浆均有发生 TA-GVHD 的病例报道,唯有输注新鲜冰冻血浆和冷沉淀未见引起 TA-GVHD 的报道。血液或血液成分引发 TA-GVHD 的危险,与其含有的活性淋巴细胞数量相关。动物实验表明,引发 TA-GVHD 至少需要 1×10^7 个淋巴细胞/kg(受者体重)。新鲜血(4 天内)所含活性淋巴细胞数量最多,发生 TA-GVHD 的危险性也最大。有学者报道 51 例 TA-GVHD 发现有 46 例是输注 96 小时内的血液,其中 38 例是输注 24 小时之内的血液。

四、临床表现

TA-GVHD 是一种免疫反应异常的全身性疾病,临床表现较为复杂,症状极不典型,易与药物和化、放疗引起的不良反应相混淆。发生 TA-GVHD 时,主要受损的靶器官是皮肤、骨髓、肠和肝,其主要表现是上述靶器官受损引起的一系列症候群。临床症状以发热和皮疹最为多见。TA-GVHD 一般发生在输血后 2~30 天,平均 21 天,多数在输血后 1~2 周发病,通常的表现是皮肤出现红斑和细小斑丘疹,逐渐向周身蔓延,甚至可累及远端肢体,严重者可出现全身红皮病,形成水疱和皮肤剥脱。在皮疹出现后,出现恶心、呕吐和腹泻等消化道症状,腹泻可为稀便、水样便或血水样便,多伴有腹痛。严重病例可出现肝区疼痛、黄疸、转氨酶增高。多数患者有全血细胞减少,常死于严重感染。骨髓衰竭导致全血细胞减少是TA-GVHD终末期的重要特征,也是区别 GVHD 的重要特点。多数 TA-GVHD 可迅速致命,一般从有症状到死亡约 1 周,极少超过 3 周。BM-GVHD(骨髓移植物抗宿主病)与 TA-GVHD 临床表现比较见表 4-4。

表 4-4　BM-GVHD 与 TA-GVHD 临床表现比较

表现	BM-GVHD	TA-GVHD
发生时间/d	20~100(逐渐)	2~30(突然)
皮疹	+	+
胃肠道受累	+	+
症状	严重	轻至中度
肝病理学	阻塞性	肝细胞性
转氨酶↑	↑	↑↑
胆红素↑	+	—
全血细胞↓	罕见	几乎都有
骨髓增生不良	+/-	++
发生率	70%	0.1%~1.0%
疗效	80%~90%	无效
死亡率	10%~15%	90%~100%

五、诊断

TA-GVHD 发生在未经 γ 射线照射的血液或血液成分输注后约 2 周(时间范围为 2~50 天),临床以皮肤、胃肠道、肝和骨髓功能障碍为主要表现,而这些临床表现没有特异性,因此 TA-GVHD 不易诊断。文献报道的病例多为死亡后诊断。诊断思路如下。

(1)输血后 1~2 周出现发热、皮疹、胃肠道反应、全血细胞减少,有时出现肝功能异常和消化道症状,又不能用原发病完全解释者应考虑本病的可能性。

(2)皮疹部位的病理活检对 TA-GVHD 的临床诊断很有价值,据报道,85% 的 TA-GVHD 是通过皮肤病理活检而做出诊断的。病理活检的特点为表皮基底细胞空泡变性,真皮与表皮交界部位淋巴细胞浸润,表皮角化或角化不良。

(3)染色体检查主要用于性别不同的供、受者之间的输血检查。

(4)如果能在受血者(患者)体内测出供者 T 淋巴细胞移植存活的证据,则 TA-GVHD 的诊断确定无疑,此时需做 HLA 定型或 DNA 多态性检测证实,包括各种限制性片段长度多态性、微卫星 DNA 多态性、短串联重复多态性等,现多使用 PCR 复方检测,灵敏度高,特异性强。用于诊断或证实 TA-GVHD 的方法有:①传统 HLA 分型。②患者亲属 HLA 分型推测。③PCR-HLA 基因分型。④细胞遗传学方法(染色体)。⑤限制性片段长度多态性,微卫星 DNA 检测,短串联重复多态性。⑥皮肤活检标本的供者 T 淋巴细胞检测(用上述各方法)。

六、治疗

因 TA-GVHD 的发生突然,疾病进展迅速,许多患者不能及时被正确诊断,因此,TA-GVHD 的治疗效果极差。临床上应用泼尼松和甲泼尼龙,但并不成功,抗胸腺球蛋白单用或合并使用甲泼尼龙也不能逆转 TA-GVHD。而采用综合治疗可能有一定效果,如使用抗 CD3 单克隆抗体、环丝氨酸（cyclosporine）、甲泼尼龙、G-CSF 或 15-去氧精胍菌素（15-deoxyspergualin），可以采用大剂量肾上腺皮质激素、抗-T 细胞单克隆抗体、抗淋巴细胞或抗胸腺细胞球蛋白及其他免疫抑制剂如环磷酰胺、环孢素等综合治疗。采用上述方法治疗，对骨髓移植后 GVHD 有一定疗效，但对 TA-GVHD 几乎没有疗效，并不能降低其死亡率（死亡率为 84% ～100%）。其原因似乎与本病的病理生理条件有关，而与其诊断的迟早关系不大。也有个别报道显示某些患者对治疗有些许反应，但并不足以从中取得有效的治疗原则。因此，对于 TA-GVHD 的预防显得尤为重要。

七、预防

因 TA-GVHD 几乎全是致命性的，临床治疗效果极差，因此其预防就显得特别重要。对 TA-GVHD 应立足于预防，可由以下几方面入手。

（一）严格掌握输血指征

临床医师必须认识到输血的潜在危险性，对易发生 TA-GVHD 的高危易感者，在输血时应充分权衡利弊，对无适应证的患者坚决不输血，尤其应尽量避免亲属之间的输血，更不能滥用新鲜血。

（二）血液和血液成分的辐照

应用 γ 射线对血液和血液成分进行照射处理能选择性地灭活血液中有免疫活性的淋巴细胞，防止它们在受血者体内存活或增殖，这是预防 TA-GVHD 的唯一有效并可靠的方法。由于输血患者都有发生 TA-GVHD 的危险性，故要消除这种危险，将来有可能对所有需要输注的血液或血液成分都进行照射处理。

1.辐照血的输注适应证

美国 AABB 将 TA-GVHD 的高危人群进行了分类，并确定这些高危人群应输注辐照血液成分。他们制定的《血库和输血服务机构标准》中要求下列情况应输注辐照血液成分：宫内输血的胎儿，免疫功能损害或免疫缺陷受血者，输用亲属血受血者，骨髓移植或造血干细胞移植受血者。考虑到我国临床医师对 TA-GVHD 需要有逐渐加深认识的过程，加上经济因素，下列情况下应考虑输注辐照血液或血液成分：①严重免疫功能损害受血者。②造血干细胞移植受血者。③先天性免疫缺陷受血者。④早产儿受血者。⑤强烈化疗、放疗受血者。⑥宫内输血受血者。⑦输用亲属血受血者。⑧HLA 相合或血小板交叉相合的血小板制品等。

2.γ 射线照射血的剂量

最佳照射剂量应是既能选择性灭活淋巴细胞，又能保持其他血细胞（主要是红细胞和血小板）的功能和活力。AABB 现在所规定的最低剂量标准为 25 Gy。γ 射线来自两种放射性核素源，一种是钴-60（^{60}Co），另一种是铯-137（^{137}Cs）。^{60}Co 放射源的半衰期为 5.3 年，而^{137}Cs 的半衰期为 30 年。但^{137}Cs 的 γ 射线能量较^{60}Co 低，穿透力弱。

3.γ 射线辐照血的质量控制

输注辐照血仍有发生 TA-GVHD 的报道。究其原因，缺乏质控监测是一个重要因素。血液是否经过照射，从外观上无法区别，是否达到有效照射剂量也无质控证实。辐照血质量控制的 3 个要素是：①选择有效照射剂量；②确保辐照物品经过有效照射；③核实辐照区内实际传送剂量及剂量分布的均匀性。关于选择有效照射剂量问题，AABB 已将最低剂量标准从 15 Gy 改为 25 Gy，为确保辐照物品的有效照射，国外有人推荐应用放射敏感胶片标签，此标签贴于需要照射的血液上,能对 12～30 Gy 剂量进行监测,当照射剂量高于 15 Gy 时,胶片变黑,并转换标签上的"无辐照"字样为"已辐照",这是证实血液经过辐照的简便可靠方法。

4.辐照血的保存与不利影响

多数学者认为应尽量接近用血日期才进行照射,照射过的血液应尽快输注,不宜保存。保存辐照血,主要为高危患者急诊应用。此外,有些预定辐照血的患者,因病情变化或手术延期,不能如期输注,需保存待用。为此,国外有学者对辐照血的保存做了探讨,例如,有人用 25 Gy 辐照单采的血小板,保存 5 天,其体内回收率和存活时间,照射组与对照组虽无显著性差异,但照射对血小板的聚集反应有影响,故作者认为血小板照射后应立即输用。还有人用 30 Gy 辐照红细胞,4 ℃保存 42 天结果显示,保存后照射组血钾明显升高,输注后 24 小时红细胞体内回收率比对照组低。另外,有人用 35 Gy 照射红细胞,4 ℃保存 7 天,再−80 ℃冷冻保存 14 天,结果表明,照射组与对照组血钾、血红蛋白无明显差异,输注后 24 小时回收率大于 75％,说明红细胞照射后可在 4 ℃短期保存(7 天),不宜长期保存。

（朱书照）

第三节　输血后紫癜与血小板输注无效

血小板输血已成为临床输血的重要部分,具有重要的临床价值。但是,血小板多次输注后常会发生输血后紫癜(PTP)与血小板输注无效(PTR),即输入患者体内的血小板被迅速破坏,患者外周血血小板计数未能相应地增加,从而未能防治因血小板数量不足或血小板止血功能障碍引起的出血。

一、发病原因

(一)免疫因素

免疫因素是存在异体白细胞的 HLA 抗原和人类血小板表面复杂的血型抗原引起的,血小板血型抗原包括血小板特异性抗原(HPA-1a、HPA-1b、HPA-2b、HPA-3a、HPA-3b、HPA-4a 等)和血小板相关抗原(ABO 血型和 HLA-A、B 位点的抗原)。

(二)非免疫因素

非免疫因素包括患者有发热、出血、感染、败血症、脾大、弥散性血管内凝血等情况。

二、发生机制

(一)免疫因素

反复输注血小板患者或有妊娠史的妇女,HLA 和 HPA 特异性抗原可引起同种免疫反应,患者血清中产生 HLA 抗体和/或血小板抗体,当再次输入具有相应抗原血小板时,会产生抗原抗体的免疫反应,然后导致输入的血小板被大量巨噬细胞所吞噬,使输入血小板的寿命进行性缩短。

(二)非免疫因素

可导致非免疫性血小板消耗,也可发生血小板输注后计数不增高的无效状态,以及紫癜等不良反应。

三、临床表现

输血后紫癜是血小板输注后产生的同种免疫的一种不良反应,往往是在输全血或血小板后1周左右突然发生。大部分患者有突发性血小板减少性紫癜,主要表现为瘀点、瘀斑和黏膜出血,严重者有内脏和颅内出血等,可持续 2～6 周,个别患者因颅内出血而死亡。绝大多数的患者是女性,有输血史或妊娠史。

血小板输注无效症是血小板输注中最主要的并发症。患者因输入的血小板在体内被迅速破坏而危及生命。患者出现畏寒、发热、明显渗血等症状,输入的血小板会迅速破坏,血小板计数不仅不升高,有时还会下降,甚至比输血前还要低,陷入血小板输注无效状态。"输注无效状态"是指患者至少输注过 10 U 以上的浓缩血小板或 1 U 的单采血小板[为(2.5～3.0)×10^{11} 个血小板]后,分别检测输注 1 小时及 24 小时后的纠正血小板计数增值(CCI)低于预期值:1 小时<10×10^9/L,24 小时<4.5×10^9/L,即为输注无效。

四、实验室检查

临床上当出现血小板输注反应时,应及时做必要的实验室检查,以诊断是否是免疫抗体引起的反应。

(一)血小板抗体检测试验

及时判断是否存在非免疫性血小板消耗的原因(如发热、DIC、感染等)。

(二)血小板抗体筛选

选用简易致敏红细胞血小板血清学检查(SEPSA)和酶联免疫法(ELISA)等测定,检测患者血清中是否存在血小板抗体,以确证是否为免疫性因素所致。

(三)抗体特异性鉴定

对抗体筛选阳性的患者,有条件的可进行抗体特异性鉴定,检测 HLA 和 HPA 抗体并分析其特异性。

五、治疗方法

(一)免疫因素

(1)适合性血小板输注:为了解决血小板输血产生同种免疫反应所导致的输注无效症和紫癜症,最好的对策是进行"适合性血小板输血"。ABO 血型最好输注 ABO 血型同型的血小板;对于 Rh(D)阴性血型的育龄妇女,最好避免使用 D 阳性供者的浓缩血小板。急需输注血小板时,常规地输注 Rh(D)阳性供者血小板也是合理的,对育龄妇女可以注射 Rh 免疫球蛋白,以防止免疫作用。适合性血小板输注要严格掌握适应证,排除 DIC、发热、感染、活动性出血、脾大及脾功能亢进等临床非免疫性因素。

(2)交叉配型输血:理想的血小板交叉配合试验应该包括 HLA 型和 HPA 型均能达到配合。

(3)对于已经产生输血后紫癜及血小板输注无效的患者,采用血浆置换术治疗有较好的效果,用全血或新鲜全血置换也有一定效果。也可采用大剂量静脉注射免疫球蛋白治疗。

(二)非免疫因素

以治疗原发病为主,以增加血小板的输入量来提高血小板输注效果。

六、预防措施

(1)建立 HLA、HPA 已知型供者档案,实行同型输血,作为血液中心,还应能充分提供已知 HLA、血小板分型的单采血小板。

(2)适合性血小板输血,对血小板输注无效患者应积极提倡做血小板抗体检查,特别对含有血小板抗体的患者做血小板交叉配型试验是非常必要的,选择配合型的供体、单采血小板给患者输注能达到安全有效的目的。

(3)HLA 同种异型免疫反应的预防主要采用去除白细胞、紫外线(UV)照射灭活抗原呈递细胞功能及去除血小板上 HLA 抗原的浓缩血小板等措施,可避免由于 HLA 抗原抗体引发的血小板免疫性输血反应的发生。

(朱书照)

第四节 细菌性输血反应

细菌性输血反应是由于细菌污染血液和血液制品并在其中增殖,这种血液和血液制品输入给患者可引起严重的细菌性败血症,危及患者生命,后果极为严重。目前由于多联塑料血袋使用后,可以在密闭的塑料多联袋中分离、制备血液成分并密闭保存,细菌性输血反应的发生率显著降低。近年来随着血小板输血的发展,为了保存血小板活性,要求在室温下(22±2)℃保存血小板,此温度适宜于细菌生长繁殖,细菌性输血反应再次受到关注和重视,成为重要的输血反应之一。

一、发生机制

(1)献血者在献血时处于菌血症状态,采集的血液中本来就带有细菌。

(2)在采血时皮肤(包括皮肤表面和皮肤深层)带有细菌,采血针损伤皮肤产生的带细菌的皮肤碎片经采血针头随血流进入血袋。

(3)塑料输血器材生产过程发生问题使塑料血袋本身污染细菌(包括袋内和袋外污染细菌)使血液污染细菌。

(4)血液分离、制备、运输、发放、输血过程中如不严格按操作规范进行均可导致血液污染细菌。

二、临床表现

(一)细菌性输血反应的常见临床表现

(1)患者在输血期间或输血后出现与原发病无关的寒战、发热、恶心、呕吐、呼吸困难、腹泻等症状,甚至出现休克、少尿、DIC 等症状及体征。

(2)通常红细胞输血引起的细菌性反应临床表现比血小板输注严重,而且大多出现在输血期间,而血小板引起的细菌性输血反应可发生在输血后 1~15 天。相对应,导致患者死亡的概率也有差异,红细胞细菌性输血反应患者死亡率达 71%,而血小板者则为 26%,但近年来死亡率有所下降。

(3)细菌性输血反应患者有时伴有溶血性输血反应的一些症状,如头痛、胸痛、背痛、腹痛,还可能伴有呼吸道症状,如咳嗽、喘鸣等。

(二)影响细菌性输血反应严重程度的因素

1.细菌

细菌的种类和反应的严重程度密切相关。一般来讲,革兰阴性细菌(红细胞制品常见此类细菌的污染)导致的输血反应较革兰阳性细菌严重。

2.保存温度和时间

保存温度是影响细菌繁殖情况的重要条件。血小板制品由于在室温保存,这种温度条件更适宜于细菌生长繁殖,因此随着血小板输注的增加,细菌性输血反应也显著增加,这是使细菌性输血反应近年来重新受到关注的重要原因之一。同样,保存时间越长,细菌繁殖的可能性就更大,繁殖的数量也会更多,这必然影响到细菌性输血反应的发生率和严重程度,红细胞引起的细菌性反应多发生在保存21天后的制品,血小板多为保存3天后的制品引起反应。

3.受血者的病情

患者的病情也会影响细菌性输血反应的严重程度,如患者是否正在应用多种抗生素,是否存在免疫抑制及其程度,这些因素都会影响细菌性输血反应的严重程度。

三、实验室检查

(1)检查输注的血液外观,包括颜色是否变深变黑,有无凝血块或溶血。

(2)作血涂片和革兰染色。

(3)未输完的血液制品留样作细菌培养,同时采取受血者血样及受血者输注的液体样品同时作细菌培养。培养应同时作需氧菌培养和厌氧菌培养。对于红细胞制品,除在37℃培养外,还应作4℃和室温条件下的培养,因为有的血液污染细菌在37℃条件下不生长繁殖。

(4)输注的血液制品和受血者血样品中培养出相同的细菌,或者从来自于同一次献血的其他血液成分制品中培养出相同的细菌,可确诊为细菌性输血反应。

四、治疗方法

(1)首先应立即终止输血,但保持静脉输液通路通畅,同时应做进一步的检查和实验室检测。

(2)当发生严重的细菌性输血反应时,应采取紧急抗菌等治疗措施,不能等待细菌培养出结果再开始治疗。

(3)如果革兰染色检出细菌,应根据革兰染色结果(阳性或阴性)选择相应敏感的抗生素,反之,应选用广谱抗生素。

(4)感染患者需要的一般支持疗法,包括退热、输液等均应根据病情决定,如发生感染性休克,应采取相应的抗休克治疗。

五、预防措施

(1)加强献血者问询和体检,加强献血前献血者的问询和体检的目的是排除可能处于菌血症状态的献血者参加献血,我国实施的献血者健康标准对拔牙、感冒、胃肠道感染等暂不能献血都作了明确具体的规定,应遵照执行。

（2）加强和规范采血处皮肤消毒，由于血液污染细菌的一个主要来源是皮肤上的细菌，特别是血小板制品，因此加强采血处皮肤消毒是预防细菌性输血反应的重要措施。

（3）丢弃采血时最初少量血液，丢弃最初 10～20 mL 可能被细菌污染的血液可以避免细菌污染，从而大幅度减少血液污染。

（4）限制血液保存时间，确保正确的保存和运输温度。

（朱书照）

第五节　溶 血 反 应

由于免疫的或非免疫的原因，使输入的红细胞在受血者的体内发生异常破坏而引起的输血不良反应称为溶血性输血反应（HTR），即溶血反应。溶血反应是最严重的输血反应，而且是死亡率最高的输血反应。

一、发病原因

（一）免疫性溶血反应

到目前为止，已发现 25 个红细胞血型系统，400 多种红细胞抗原，由于血型不合的输血，导致的溶血性输血反应称为免疫性溶血反应。这类反应严重而且死亡率高。其中以 ABO 血型不合、Rh 血型不合较为多见。

（1）ABO 血型不合主要是血管内溶血。抗体为 IgM 类，可导致即发型输血反应，为临床上最危险的输血反应。

（2）Rh 血型不合主要是血管外溶血。抗体为 IgG 类抗体，为不规则抗体，导致迟发型溶血反应。

（3）MNS 血型系统中有许多变异型及卫星抗原，而其中 Miltenberger 亚系统的抗原抗体反应在黄种人群中的概率比其他人种高。在该系统中 MiⅢ 是最常见的血型抗原之一，国内所发现的抗体限于抗 Mia（0.18%），抗-Mur 则是于 2000 年第一次在国内发现。抗 Mia 可能是国内输血工作中最常见且最重要的同种异体抗体之一。抗 Mia 主要是 IgM 类抗体，也有 IgG，可引起的输血反应在临床上与 ABO 血型不合的急性溶血性输血反应相似，有的患者在开始输血后 10 分钟即有发冷及呼吸困难等反应。

（4）Kidd 血型系统不配合的输血常导致严重的迟发型溶血性输血反应，主要由抗 Jk^a 和抗 Jk^b 抗体引起。抗 Jk^a 和抗 Jk^b 抗体都属于 IgG（主要是 IgG$_3$），且在抗人球蛋白介质中反应。它们与补体的结合良好，可导致血管内或血管外溶血。可发生伴有血红蛋白尿的严重溶血性输血反应。

（5）供血者之间血型不合，主要见于一次大量输血或短期内相继输入不同供血者的血液。

（二）非免疫性溶血反应

（1）红细胞本身有缺损，包括红细胞膜缺陷、红细胞酶缺陷和珠蛋白异常。

（2）理化因素导致输血前红细胞就已受到破坏，如红细胞冰冻或加热、加高渗或低渗溶液、混入乙醇、贮存期过长、运输中机械损伤或细菌生长等，也可导致红细胞破坏而发生非免疫性的溶血反应。

二、发生机制

抗原抗体复合物触发免疫介导的一系列病理生理变化,主要活化神经内分泌、补体和血液凝固系统,导致休克、弥散性血管内凝血(DIC)和急性肾衰竭等。

溶血分血管内溶血和血管外溶血两种。IgM 类抗体主要见于血管内溶血。一旦抗原-抗体复合物形成,则激活补体,导致红细胞在血管内迅速破坏,血红蛋白释放到血浆中;红细胞被破坏后,可激活神经内分泌系统、凝血系统等,患者可能产生休克、DIC 和急性肾衰竭,并导致死亡。引起血管外溶血的抗体大多为 IgG 类抗体,不需要结合补体。其中以 Rh 血型系统的抗体,尤其是抗 D 抗体最为重要。红细胞抗体包裹在红细胞上,红细胞变为致敏红细胞,由网状内皮系统(脾脏的巨噬细胞)吞噬和清除。

三、临床表现

根据溶血反应的类型不同,临床表现虽然有相似之处但也有差异。

(一)即发型溶血反应

即发型溶血反应主要是血管内溶血反应,临床表现很不一致,轻者类似发热反应,严重者迅速死亡,严重程度和发病时间与输入量有关。多在输血开始 10~30 分钟出现寒战、发热、心悸、头胀、面红、腰背痛、恶心、呕吐、腹痛、呼吸困难、烦躁等症状;可出现血红蛋白尿、少尿、无尿、急性肾衰竭。

(二)迟发型溶血反应

迟发型溶血反应多为 Rh 血型不合所致,多见于有输血史者或经产妇,输血后 1 天或数天发生溶血反应,偶尔数周后发生溶血反应。一般症状同血管内溶血反应,表现为黄疸、发热、贫血、血红蛋白尿少见。少数病例可发生急性溶血性输血反应,导致 DIC、少尿、无尿和肾衰竭,甚至死亡。

四、实验室检查

首先要核对患者及血液制品有无错误,因为还可能涉及另外一个患者也会输错血。早期实验室诊断是在寒战之后抽取受血者的抗凝血样本一份,连同未输完的剩血和输血器送检,应迅速检测。溶血反应发生后,结合珠蛋白下降,血清游离血红蛋白和血清胆红素常在输血 6 小时后增高,高铁血红素清蛋白在 12 小时后出现,含铁血黄素则在 24 小时后尿中才能查出。可开展的相关检查如下。

(一)重新核对血型

患者输血前后的血标本,输血袋中剩余血和配血试管中的血均须重做 ABO 正反定型和 Rh(D)血型鉴定,观察有无血型错误或不相符合的现象。

(二)重做配血试验

重做配血试验包括盐水、胶体介质、酶介质和抗人球蛋白试验等。交叉配血:献血员的红细胞与患者输血前后的血清,患者输血前后的红细胞与献血员的血清进行交叉配合试验。

(三)不规则抗体筛选及鉴定

取患者血清作不规则抗体筛选及鉴定,可能发现不规则抗体的存在。

(四)直接抗人球蛋白试验

取输血后患者红细胞作直接抗人球蛋白试验,在溶血反应时该试验往往为阳性。

(五)观察血浆颜色

立即取受血者血液分离血浆,肉眼观察血浆颜色,正常应为微黄色,如为淡红或红色,则可证明有溶血。

(六)尿血红蛋白检测

取出现溶血反应后第 1 次尿,尿血红蛋白增高。游离血红蛋白超过结合珠蛋白的结合能力时,多余的血红蛋白即可从肾小球滤出,出现血红蛋白尿。

(七)外周血涂片

外周血涂片可见破碎和畸形红细胞增多,甚至出现有核红细胞。

(八)血浆血红蛋白检测

正常血浆的游离血红蛋白为 $1 \sim 10$ mg/L,在急性血管内溶血时血红蛋白可高达 $1\,000$ mg/L。

(九)血浆结合珠蛋白检测

正常为 $500 \sim 1\,500$ mg/L,血管内溶血后,血浆结合珠蛋白的含量降低。

(十)高铁血红素清蛋白血症

血管内溶血时,血浆游离血红蛋白被氧化为高铁血红蛋白,后者分解为高铁血红素与珠蛋白。高铁血红素与血浆清蛋白结合,形成高铁血红素清蛋白。

(十一)血浆血结素检测

在血管内溶血时,血浆血结素被大量结合而耗竭,因此其含量明显减低或缺乏。

(十二)含铁血黄素尿测定

主要见于慢性血管内溶血。急性血管内溶血时几天后才转为阳性。

(十三)高胆红素血症

大量溶血时血清游离胆红素增高,出现黄疸。

(十四)粪胆原含量测定

正常人粪胆原含量每天为 $40 \sim 280$ mg。当血红蛋白大量分解时,粪胆原含量明显增多。

(十五)尿中尿胆原含量测定

正常人每天从尿中排出的尿胆原为 $0 \sim 3.5$ mg。急性大量溶血时,排出量可明显增加。

五、治疗方法

(1)立即停止输血,保持静脉输液通畅。

(2)抗休克适当注射糖皮质类激素和输液以纠正低血压、低血容量、电解质失衡和酸中毒等。

(3)防治 DIC 要越早越好,肝素治疗应在严重病例的早期,对成人患者,静脉注射量首次为 $4\,000$ U,再根据病情进行 $6 \sim 24$ 小时静脉持续滴注,每小时 $1\,500$ U。

(4)防治急性肾衰竭,改善肾血流以减轻肾缺血。甘露醇是一种渗透性利尿剂,也可增加血容量,是多年来用于治疗急性溶血性输血反应的药物。在急性期,还可以用多巴胺扩张肾血管和增加心排血量。对严重肾衰竭的患者,在少尿或无尿期应限制液体输入量,并及时复查肾功能、电解质和心电图,必要时应作腹腔透析或血液透析。

(5)换血疗法:病情严重者应及时开展换血疗法。ABO 异型输血导致的严重溶血反应,早期

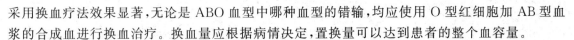

采用换血疗法效果显著,无论是 ABO 血型中哪种血型的错输,均应使用 O 型红细胞加 AB 型血浆的合成血进行换血治疗。换血量应根据病情决定,置换量可以达到患者的整个血容量。

(6)如果还需输血,可输入交叉配血试验相配合的洗涤红细胞。

六、预防措施

(1)端正态度,严格执行操作规范。

(2)输血治疗前,不论是输全血或红细胞悬液,都必须对患者和供血者血液成分做 ABO 及 Rh(D)血型鉴定、抗体筛选及交叉配血等。

(3)国务院卫生行政主管部门已制定了《临床输血技术规范》,对临床输血的全过程所要遵循的原则做了明确的规定。临床输血是一项具有高度责任性和技术性的工作,实验者必须严格遵守各项技术标准,做好标本的接受、核对工作。熟练和灵活应用现代血清学试验的原理和技术,对所得的试验结果能给予全面、细致地观察和分析,这样才能使患者的输血风险降到最低,才能使输血前检查成为患者安全输血治疗的保障。

(朱书照)

第六节　发 热 反 应

发热反应是输血反应中最常见的,其中尤以发热性非溶血性输血反应为主。通常所说的发热反应是指发热性非溶血性输血反应,广义上的发热反应包括发热性非溶血性输血反应、溶血反应时的发热表现、细菌污染引起的感染性发热等。本节所述发热反应主要是指发热性非溶血性输血反应(FNHTR)。

一、发病原因

(1)因输血材料或用具不洁引入的致热原所致。

(2)误输被细菌污染的血制品引起。

(3)同种免疫反应,因多次输血,受血者产生同种白细胞或血小板抗体,再次输血时发生抗原抗体反应。

二、临床表现

(1)接受输血的患者在输血期间或输血后 1～2 小时体温升高 1 ℃或以上,并排除其他可导致体温升高的原因时可诊断为 FNHTR。

(2)除发热外,可伴有寒战、恶心、呕吐、出汗、皮肤潮红等症状,一般血压不降低。

(3)当患者连续接受多次输血时,发热反应的发生不一定和正在输注的血液有关,可能是此前进行的输血引起的反应,也可能是多次输血累积起来的作用引起输血反应。

三、实验室检查

发热反应的确定应采取"排除"程序,排除其他可能引起发热的原因。

（1）患者本身患发热性疾病，如感染、肿瘤等。

（2）急性溶血性输血反应引起的发热，通过抗人球蛋白试验、患者血浆游离血红蛋白等实验室检测判断是否存在输注血液不配合所致的溶血。

（3）细菌性输血反应引起的发热，应从输注的血液制品中采样涂片做革兰染色和细菌培养。

（4）药物引起的发热，如两性霉素 B 等。

四、治疗方法

（1）首先要尽快明确发热反应的原因，依据患者症状的轻重确定是减慢输血速度还是立即停止输血。

（2）患者发热期间主要做对症支持处理，可给予抗组胺药物，必要时予异丙嗪或哌替啶 25 mg 肌内注射，也可采取物理降温措施，一般 1～2 小时后患者体温开始下降。

五、预防措施

（1）为了消除致热原，在输血中应严格无菌操作。

（2）去除白细胞可使 FNHTR 明显减少，过滤除去白细胞后的血液可应用于反复发生发热反应者。

（3）有 HLA 抗体的患者，应给予 HLA 相配合的血液制品。

（4）临床上对曾经发生过 FNHTR 的患者一般采取输血前给予异丙嗪 25 mg 肌内注射或地塞米松 5～10 mg 静脉滴注。

（朱书照）

第七节　变态反应

输全血、血浆或血液制品后可以发生轻重不等的变态反应。轻者只出现单纯的荨麻疹，中间型为过敏样反应，严重的可以发生过敏性休克和死亡。荨麻疹反应比较常见，发生率为 1%～3%。重度变态反应少见。

一、发病原因

（一）过敏体质患者

对供者血中所含蛋白或某些物质（如药物）过敏，或属过敏体质的供血者随血液将体内有关抗体（如青霉素抗体）输给患者，而此时患者又恰好接触有关变应原（如青霉素），即可因抗原抗体反应而触发变态反应。引起此类变态反应的抗体常属 IgE 型。

（二）IgA 缺陷患者

严重变态反应与 IgA 抗体有关，IgA 缺乏者可能产生 IgA 抗体，IgA 水平正常者也可能出现 IgA 亚型或同种抗体。抗 IgA 抗体可自然产生，患者不一定有妊娠或输血史。

（三）多次输血后产生抗血清免疫球蛋白抗体的患者

多次接受含血浆的血液制品，可产生抗血清免疫球蛋白抗体。如 IgG 缺乏、结合珠蛋白、抗

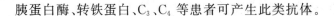

胰蛋白酶、转铁蛋白、C_3、C_4 等患者可产生此类抗体。

二、发生机制

变态反应属于血浆蛋白质的免疫性反应,即抗原抗体反应。急性症状和体征大多数是由于抗原抗体反应,激活补体,释放 C_{3a} 和 C_{5a} 片段所致。而白三烯作为这些反应的介导体也起重要作用,它是一种非常强有力的人支气管收缩物,至少和血管紧张肽一样是一种强有力的血管收缩物,在促成血浆漏出上比组胺的活性高 1 000 倍以上。

三、临床表现

(一)荨麻疹反应

荨麻疹反应常见,只发生风疹,少的只有几个,多的可以遍布全身,为局部红斑、瘙痒、不发热,无寒战,一般对患者无危险。

(二)变态反应

变态反应有时发生,症状可以有皮肤潮红、出汗、不安、脉搏增快、血压降低、胸骨疼痛、血管神经性水肿,甚至会厌水肿,最严重者可发生休克。也可出现寒战和发热。重反应患者多在输注血液制品后立刻发生或只输注几毫升血液制品之后就出现反应。

四、实验室检查

(1)一般症状较轻的患者,血常规可能没有变化或表现为白细胞计数减少。

(2)对发生过敏性休克的患者,应检查有无 IgA 抗体和 IgM 同种异型抗体。

(3)使用微量血凝抑制试验可以诊断 IgA 缺乏以及患者血清中是否存在血浆蛋白的同种抗体。

五、治疗方法

(1)局限性皮疹患者无须特殊处理。如有广泛性荨麻疹,可给予抗组胺药物。抗组胺药物可以抑制或减轻变态反应。

(2)有输血变态反应史的患者,可以在输血前 1 小时口服苯海拉明 50 mg,开始输血后再口服 50 mg。

(3)输血后发生变态反应的患者,可以通过静脉注射苯海拉明 25 mg 或口服氯苯那敏(扑尔敏)10 mg。

(4)严重变态反应患者,应立即停止输血,同时用生理盐水保持静脉输液畅通。可以皮下注射或缓慢静脉注射 1:1 000 肾上腺素 0.5～1 mL,也可静脉注射糖皮质激素。如发生会厌水肿,应立刻施行喉插管或气管切开术。

六、预防措施

(1)有过敏体质的受血者在输血前半小时给口服抗组胺药物,并同时静脉注射糖皮质激素。

(2)应选择无变态反应史、无服用或注射任何药物的献血者。有过敏史者不宜献血,在采血前 4 小时供血者应禁食。

（3）对产妇或有输血史的献血者，应检查血浆内有关抗体，凡抗 IgA 或 HLA 抗体阳性者不应献血。

（4）储备一定数量的 IgA 阴性献血者血液，专供 IgA 阴性且有抗 IgA 抗体的患者输血使用。

（5）有抗 IgA 抗体的受血者可使用洗涤红细胞、冰冻红细胞或洗涤浓缩血小板，禁用血浆或含血浆的血液制品。同时自身输血也是一种可取的方法。

（朱书照）

第五章 输血检验

第一节 常用血型

一、红细胞血型

血型抗原是人类红细胞（red blood cell，RBC）表面的结构，当个体缺乏该特殊结构时就会被其免疫系统所识别。通过遗传获得的红细胞抗原多数是血型糖蛋白或糖脂，这些可由血型同种抗体来检测。血型同种抗体的产生可由环境抗原所诱导（基本上是微生物所诱导的，也称"天然性"），或由于机体的免疫系统受到同种异体红细胞（外源性）刺激产生。ABO 血型系统是首先发现的人类血型系统。在所有血型系统中，ABO 血型系统的特性非常特殊。一个个体的红细胞上如果有 A 和/或 B 抗原，其血清中则不会产生抗 A 和/或抗 B 抗体；但如果红细胞上无 A 和/或 B 抗原，则其血清中必定存在抗 A 和/或抗 B 抗体。抗 A 和抗 B 抗体在一生中几乎以不变的形式存在，而且可直接凝集具有相应抗原的红细胞。直到抗球蛋白试验应用于检测 IgG 抗体前，其他的血型只有在出现直接凝集（IgM 抗体）时才会被检出，而 IgG 抗体一般不直接凝集红细胞。以后在输血和妊娠的新生儿溶血病中又发现了许多抗体，这些抗体的大部分今天已被归属于 30 个血型系统中的某一血型系统中。大多数血型抗原是由红细胞自身合成的，但有一些是从血浆中吸附的。有些血型抗原，如 Rh、Kell 只在红细胞上表达，而另一些，如 ABO 抗原几乎在所有细胞上都有表达。生化与遗传学的分析表明，血型抗原主要有两种形式，血型基因的产物为蛋白决定簇以及在基因控制下产生的糖基转移酶，并将糖基决定簇加在糖蛋白或糖脂上。有些血型抗原的特性是通过蛋白的氨基酸序列来决定的，但这些抗原的识别有时也依赖于该蛋白的糖基化。糖基决定簇的免疫应答与蛋白决定簇的不同，有时这种不同可直接影响到这种同种抗体是否具有临床意义。今天几乎所有的主要血型系统的分子结构都已被研究，但除了 ABO 和 RhD 之外，对其他血型抗原的免疫原性了解甚少。

红细胞抗原与抗体的鉴定已成为当前输血前相容性试验和安全输血的基础，并有助于了解胎儿和新生儿溶血性疾病的病因。生物化学和分子的研究已经揭示了血型抗原分子表达在红细胞血型抗原上的分子生物学功能。这些分子对个体是否具有疟原虫、某些病毒和细菌感染的易感性发挥着重要作用。红细胞抗原表达的变化和许多分子背景相关，有些在相关疾病的临床表现中起关键作用。

(一)ABO 血型系统

ABO 血型系统是临床输血中最为重要的一个血型系统,ABO 血型系统中的主要抗原是 A 和 B 两种糖基化结构,它们都以 H 抗原作为结合物。由于 9 号染色体上 ABO 基因座位所编码的糖基转移酶具有不同的特异性,它们负责将各自特异的糖基连接到 H 物质所在的寡糖支链上(A 的是 Gal-NAcα1-3,B 的是 Galα1-3)。ABO 血型系统有 A、B 和 H3 种抗原,而表型可分为 A 型、B 型、AB 型和 O 型。O 型是 ABO 血型系统的无效表型,具有该表型的红细胞上不表达 A 抗原和 B 抗原。

在运用血清学方法进行 ABO 血型定型时,抗 A 和抗 B 定型试剂被广泛用于检测红细胞上是否存在 A 或 B 血型特异的糖基,从而确定个体的 ABO 血型。在一定范围内,用血清学的方法可以将 ABO 血型系统中所存在的多态性区分为各种亚型。若增加抗 H、抗 A_1 和抗 AB 等定型试剂与红细胞反应,所获得的凝集反应格局将有助于各种亚型之间的区分。吸收和抗体释放试验也常用于检出红细胞上存在少量血型抗原,其灵敏度可比经典试管法鉴定 ABO 血型高约十倍。但是,在临床上还是经常会遇到一些用血清学方法无法作出合理解释的 ABO 定型的问题。在这种情况下,如果患者需要输血,通常选用 O 型血,要密切观察可能出现的输血反应。随着分子生物学的发展,很多由血清学所检出的 ABO 多态性都可以从基因水平上加以解释。它们往往是由于基因发生点突变、缺失、重组而使得各种 ABO 糖基转移酶的特异性和反应活性发生了改变。但是,除非遇到这些特殊的问题,在通常情况下所使用的 ABO 定型方法仍是 Landsteiner 发明的经典试管法。

(二)Rh 血型系统

Rh 血型系是所有血型系统中最复杂的血型系统,它包括从 Rh1~Rh59 总共 54 个点位(其中有 5 个已被弃用)。Rh 抗原是由位于 1 号染色体短臂上的两个同源及紧密连锁的基因所编码;RhD 基因编码 D 抗原,RHCE 基因编码 C 和 E 抗原。RhD 和 RhCE 基因所编码的 RhD 蛋白(CD240D)和 RhCcEe 蛋白(CD240CE)是一种具有强疏水性的非糖基化蛋白,它们都在红细胞膜上穿膜 12 次。

临床上最为重要,也是该血型系统中首先被发现的抗原是 RhD 抗原。在白种人中 D 抗原在 85% 的个体红细胞上表达,而在非洲和亚洲,表达的频率更高。

尽管对大多数人来说,他们不是 D^+,就是 D,D 抗原是 Rh 抗原中免疫原性最强的抗原。60%~70% 的 RhD-受体在输入一个单位的 RhD^+ 血液后能产生抗-D。在胎母血型同种免疫中,由抗-D 所引起的新生儿溶血病是最严重的新生儿溶血病之一。D 抗原还存在许多变异体,有些变异体可导致 D 抗原表达减弱,而有些变异体会出现 D 抗原结构和部分表位缺失(被称为不完全 D 或部分 D)。这些 RhD^+ 的人可能产生针对其缺失表位的抗 D 抗体。

在远东,D 抗原是高频率抗原,在有些人群中可达 100%。采用常规血型血清学技术,中国人与日本人 D^+ 率是 99.7%,但在剩下的被分类为 D 的人群中,有些具有很微弱的 D 抗原,被称为 DEL。D 抗原在不同类型红细胞上表达的强度不均一,从很强的 D,到弱 D,最弱的是 DEL。就连在常规表型中 D 抗原表达的量也存在很大差异。当 C 抗原表达时,D 抗原表达的量就减少;当测定抗-D 效价时,用 DcE/DcE 所测得的效价就要高于用 DCe/DCe 测得的效价。用单克隆和多克隆抗-D 通过流式荧光测得的 D 抗原强度从强到弱依次为 DcE/DcE>DCe/DCe>DCe/DCe>DcE/Dce>DCe/dce。

C 和 c,E 和 e 是两对相对应的抗原,它们的多态性是由 RHCE 基因所控制的。因为在 D、

Cc 和 Ee 之间没有重组,作为单倍型遗传的等位基因可表示为 DCe、DcE、dce 等(其中 d 表示 RHD 基因缺失或失活)。血清学的结果一般无法决定一个个体真正的 RH 基因型,而表型则只是根据已知的单倍型频率而推断出最有可能的基因型符号。随着 D 抗原在输血前诊断的普及,在目前的临床输血中,抗 E 和抗 c 抗体的检出率已超过抗 D 抗体,成为较常见的血型同种免疫性抗体。

(三)红细胞其他血型系统

在人类红细胞上除了 ABO 和 Rh 血型外,还存在许多其他的红细胞血型系统。

1.Kell 血型系统

在白种人中十分重要,在欧美国家 K 抗原的鉴定也像 ABO 和 RhD 一样被列为输血前的检测项目。K 抗原也具有较强的免疫原性,抗 K 抗体可造成严重的溶血性输血反应和新生儿溶血病。白种人 K 抗原的阳性率为 7%,但中国汉族人 K 抗原的阳性率只有 0.06%,因此汉族人被 K 抗原免疫的机会很小。

2.MNS 血型系统、P 血型系统和 Lewis 血型系统

MNS 血型系统、P 血型系统和 Lewis 血型系统的抗体也经常在临床检测中出现,有时在健康献血者血清中也可发现抗 M、抗 P 和抗 Le^b 等血型抗体。但它们大多是 IgM 抗体,且不具有临床意义。

3.Duffy 血型系统、Kidd 血型系统、Diego 血型系统 Duffy

血型系统、Kidd 血型系统、Diego 血型系统中的血型抗体一般为 IgG 抗体,这类血型系统的抗体可以引起新生儿溶血病和轻度到中度的溶血性输血反应。Duffy 血型糖蛋白也是红细胞膜上的趋化因子受体,Fy(a-b-)表型被认为可阻断疟原虫裂殖子进入红细胞。Kidd 血型糖蛋白是红细胞膜上的尿素通道,JK(a-b-)表型的红细胞可在 2 mol 尿素溶液中保持一定时间的细胞膜完整性。Diego 血型是位于带 3 蛋白上的一组血型多态性,蒙古人种的 Di^a 抗原阳性频率明显高于其他人种。

在临床输血中较为麻烦的是当遇到具有稀有血型的患者需要输血。通常的解决方式是向国内或国际稀有血型库寻求帮助,也可在患者的直系家属中开展筛查,因为血型是遗传的,在直系家属中发现相同的稀有血型的概率较大。

(四)红细胞抗体的临床意义

1.溶血性输血反应

具有临床意义的抗体可破坏输入的红细胞。该反应的严重程度随抗体的特性和抗原的密度而变化。

一般于血管内溶血的抗体有抗-A、抗-B、抗-JKa 和抗-JKb。由于 ABO 抗原在红细胞上表达很多,而其抗体结合补体的能力又很强,所以 ABO 血型不合最易引起立即性溶血反应。Kidd 抗体通常引起的是迟缓型溶血反应,它们较难检测出,而且在循环中消失的较快。在正常体温条件下具有反应性的 IgG_1 和 IgG_3 抗体可造成血管内溶血,如 Rh、Kidd、Kell、Duffy 或 Ss 抗原的抗体。具有临床意义的抗体几乎就是这些抗体。那些不造成红细胞破坏的抗体是在 37 ℃ 以下才能反应的抗体和 IgG_2、IgG_4 亚类的抗体。

2.胎儿和新生儿的溶血性疾病

胎儿和新生儿的溶血性疾病(HDFN)是由孕妇与其阳性抗原的胎儿之间血型不一致。在 HDFN 中最具意义的抗体是那些能通过胎盘屏障的抗体(IgG_1 和 IgG_3),这些抗体可在正常体

温下反应并破坏红细胞,而且直接针对发育成熟的红细胞抗原。母婴 ABO 血型不合最为常见。但 ABOHDFN 在临床上发病较为温和,这可能是出生时 ABO 抗原发育并不完全所致。直接针对 D 抗原的抗体可导致严重的 HDFN,当抗-D 效价大于 1∶16 时,需仔细监控以防胎儿死亡。其他血型抗体所导致的严重 HDFN 较难预判,如抗-K,不但可造成红细胞溶血,也会抑制红系生成。

3.自身免疫性溶血性贫血

自身免疫性溶血性贫血是由直接针对自身红细胞反应的"温型"或"冷型"自身抗体所致。这类抗体可由疾病、病毒感染或药物,使免疫系统针对自身抗原的耐受崩溃;或由外来抗原诱导产生的抗体具有针对自身抗原发生交叉反应的能力。自身抗体的特异性并不是总能完全确定,因为有时当有自身抗体存在时,抗原的表达会下调。

温型自身抗体在 37 ℃时活性最强,而且通常是 IgG 类的抗体(很少有 IgM 和 IgA)。它们多数是直接针对 Rh 抗原,但也有针对 Wrb、Kell、Kidd 和 U 血型特异性的报道。

冷反应性自身抗体主要是 IgM 类抗体。它们一般在低于 25 ℃的条件下反应良好,但也可在接近 37 ℃时凝集红细胞和激活补体,导致溶血或在温度低的循环末梢中造成血管栓塞。患有冷凝集素综合征的患者红细胞上常有 C3d,这种 C3d 可阻止部分溶血。多数冷反应性自身抗体具有抗-I 活性。冷型自身抗体与 I、H、Pr、P 的反应相对较弱。

阵发性寒冷性血红蛋白尿与具有两阶段反应性的冷反应性 IgG 抗体("Donath-Landsteiner"抗体)有关,这种抗体通常与高频抗原 P 反应。当温度较低时它们结合到红细胞上,而在温度升高前它们已有效地激活了补体。

二、白细胞血型

人类白细胞抗原(human leukocyteantigen,HLA)是由 6 号染色体上的主要组织相容性复合体(major histocompatibility complex,MHC)基因所编码的具有高度多态性的糖蛋白。其生物学功能不仅是在输血、妊娠或移植中作为同种抗原,同时这些分子还在适应性免疫中扮演着肽伴侣分子的重要角色。HLA 主要分为两大类,即Ⅰ类(A、B、C 位点)和Ⅱ类(DR、DQ、DP 位点)。Ⅰ类抗原几乎在所有有核细胞上均有表达,而Ⅱ类抗原主要表达在 B 细胞和其他抗原呈递细胞上,如树突状细胞、内皮细胞和单核细胞。在临床上具有重要作用的还有其他白细胞抗原系统,如中性粒细胞抗原,它们的多态性和引起临床问题的次数都要比 HLA 系统少。针对粒细胞抗原的抗体在自身免疫性中性粒细胞减少症、输血相关急性肺损伤等疾病的发生中具有一定的作用。

(一)HLA 血型的医学应用

1.HLA 与造血干细胞移植

HLA 抗原在造血干细胞移植中起到关键性作用。HLA 配合涉及以下 4 个方面:①充分地配合以容许移植物的植入并防止立即排斥(可通过适当的免疫抑制);②充分的配合使移植物抗宿主反应降到最低;③充分的免疫重建以允许免疫监视;④对肿瘤的过继免疫治疗有足够的能力。在造血干细胞移植中较重要的 HLA 抗原分别是 HLA-A、HLA-B、HLA-DR。临床上通常所要求的 6 位点配合就是指该 3 个 HLA 位座上的 6 个等位基因都相合。在无全相合的供者时,也可考虑选用脐带血造血干细胞移植。

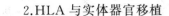

2.HLA 与实体器官移植

HLA 在实体器官移植中的作用,虽然重要性稍次,但依然非常明确。在肾移植中,HLA 血型匹配的肾移植存活率较高,特别是在再次肾移植的患者中尤为明显。当肾移植患者血清中存在针对供体肾的 HLA 同种抗体时,常会发生急性排斥反应。因此,在肾移植前进行患者血清与供者 T、B 细胞的交叉配合试验是有意义的。

3.HLA 与移植物抗宿主病

供体与受体的遗传差异越大,发生 GVHD 的概率就越低,但这样移植物受排斥的概率却升高。因此,移植后使用的免疫抑制药物需平衡好移植物的免疫活性与 GVHD,同时又需尽可能地使移植物不被排斥。

4.HLA 与疾病的关联

HLA Ⅰ类抗原 B27 与血清阴性脊柱关节病及急性前葡萄膜炎关联,其中强直性脊柱炎(ankylosingspondylitis,AS)与 HLA-B27 抗原有强关联,RR 值可达 300。AS 患者中有 90%~98% 的个体带有 B27 抗原,这使得 B27 抗原的检查成为 AS 的辅助诊断方法之一。与 HLA Ⅱ类抗原关联的疾病主要有:与 DQ6 关联的发作性睡病(narcolepsy),与 HLA-DR3 关联的弥漫性毒性甲状腺肿、重症肌无力和艾迪生病(Addison disease),与 DR4 关联的类风湿关节炎,与 DQ2 关联的乳糜泻,与 DR2、DQ6 关联的多发性硬化症及与 DR-DQIDDM 组合关联的 1 型糖尿病。

5.亲子鉴定与法医学的应用

因为服从共显性规律,一个个体的 HLA 抗原能完整地表达在细胞表面并终身不变,使 HLA 抗原检测成为亲子鉴定中的一个有力工具。近年来采用 PCR 为基础的 HLADNA 分型,不仅可以直接确定待检者拥有的等位基因,从而提高了鉴定的科学性和准确性,并可从死亡者极少量的组织标本中进行 DNA 分型,为法医学物证提供了证据。当然,在个体识别中除 HLA 抗原检测外,还常用到数目可变串联重复序列(VNTR)和短串联重复序列技术。

(二)HLA 抗原与抗体的检测

HLA 抗原的检测可分为蛋白水平分型和基因水平分型两个层面。蛋白水平分型的方法包括微量细胞毒试验、纯合子分型细胞(HTC)分型、预处理淋巴细胞分型(PLT);基因水平分型的方法包括正向或反向聚合酶链反应-序列特异性寡聚核苷酸探针(PCRSSOP)、聚合酶链反应-序列特异性引物(PCR-SSP)、聚合酶链反应-限制性酶切片段长度多态性、聚合酶链反应-单链构象多态性(PCR-SSCP)及扩增产物直接测序。为适应骨髓库大量样本的 HLA 定型需求,高通量的 HLA 基因分型技术目前已应用于多个筛选实验室。HLA 抗体检测通常有 3 种方法,分别是交叉配型、群体反应性抗体(PRA)检测和流式细胞仪检测抗体。交叉配型一般采用微量淋巴细胞毒实验及抗人球蛋白-微量淋巴细胞毒实验,采用供者的 T、B 细胞加上患者的血浆进行检测,也可加用患者的 T、B 细胞加上供者的血浆进行双向检测,移植前一般都应该进行该检测,检测到的抗体不局限于 HLA 抗体,也有可能是抗白细胞上的其他抗原的抗体。PRA 是用一组包含大部分 HLA 抗原的细胞板或抗原板检测是否有对应的抗体存在,计算阳性的结果占总反应的比例。利用流式细胞仪检测出有相应的 HLA 抗体,并不是供者选择的绝对反指征,需要排除冷抗体、IgM、药物交叉抗体等情况。所以该方法一般不单独用于 HLA 抗体筛选。FLOW-PRA 是用流式细胞仪检测 PRA。

(三)临床意义与评估

在输血或妊娠后常可发现 HLA 抗体。当输血时,已经存在的 HLA 抗体可结合到具有相应抗原的细胞,影响这些细胞的功能,最典型的例子是长期输注血小板的患者容易产生 HLA 抗体,导致输注无效;另外储存的血液中可含有脱落的 HLA 抗原,这些可溶性 HLA 分子可封闭受血者的 T 细胞等,造成受血者的免疫功能下调;脱落的生物活性物质也可以造成受血者的输血反应等。输血也可带来益处,如肾移植前异体输血,有研究认为可帮助产生免疫耐受,提高移植后的存活率;或改善自身免疫病的症状。

严重的与 HLA 分子相关的输血反应有输血性移植物抗宿主病(TA-GVHD)、输血性急性肺损伤(TRALI)等,这 2 种疾病的死亡率分别为 95% 和 15% 左右。前者的医疗干预手段主要是预防,对高危患者输注的血液要经过射线照射;后者一般发生于输血后 2～6 小时,可能输注的血液或受血者体内具有白细胞抗体,包括 HLA 抗体和 HNA(人类中性粒细胞抗原)抗体,防治手段是避免危险因素,危险因素包括含白细胞抗体、血液存放过久等。但有些危险因素是无法避免的,如患者本身具有某种疾病或缺陷。所以更重要的是及时给出正确的诊断,并立刻停止输血,用糖皮质激素或血液透析治疗等。

三、血小板血型

(一)血小板膜糖蛋白多态性

人类血小板表面携带了多种血型抗原,它们包括 ABO、Ii、P、Lewis 血型抗原,HLA Ⅰ 类抗原以及血小板特异性抗原(humanplateletalloantigens,HPA)。这些抗原是引起新生儿同种免疫性血小板性紫癜和临床上血小板输注无效的重要原因。有 4%～10% 的多次输血患者会产生数种抗血小板抗体,其中大多数是针对血小板上的 HLA Ⅰ 类抗原,但也有少数患者仅产生 HPA 抗体。因此血小板输注前排除血小板抗体或进行血小板配合性输血对多次输注血小板的患者是有益的。血小板细胞膜表面无 Rh,因此血小板输注时一般无须关注 Rh 血型。

(二)血小板抗原抗体的检测

血小板抗原的鉴定可通过血清学方法或基因诊断的方法进行。由于较难大批量获得针对血小板特异性抗原的同种抗体,所以目前较常见的检测血小板抗原的技术都是基于分子生物学的方法。通过检测点突变而确定受检样本血小板等位基因是当前最常用的技术,而高通量的血小板特异性抗原基因诊断芯片也有商业化产品。

相对于抗原检测,血小板抗原检测较为复杂。目前血小板抗体检测技术是基于测定血小板上结合的免疫球蛋白。其中以血小板免疫荧光试验(PIFT)、酶联免疫吸附分析(ELISA)、混合红细胞黏附分析(MRCAA)(又称固相法技术)和单克隆抗体免疫固定血小板抗原分析(MAIPA)这 4 种技术在临床的应用较为广泛。同样,这些技术也是临床上用于输血前血小板相容性配血试验和输血后血小板输注不良反应检测的主要方法。由于在检测血小板抗体时,经常会受到 HLA Ⅰ 类抗体的干扰,用氯喹预处理血小板 20 分钟,可使 PIFT 试验中 80% 的 HLA 抗原去除。用 MAIPA 检测血小板抗体时则不会受 HLA 抗体的干扰。

检测血小板自身抗体时,通常也使用免疫荧光技术。但受该技术灵敏度的限制和如果需对阳性结果进行进一步特异性确认,则需要采用更为敏感的放射免疫分析(radioimmunoassay,RIA),测定血小板上所绑定的 Ig 和 MAIPA 试验来确定血小板放散液中自身抗体的特异性。将致敏在血小板上的抗体解离下来的放散方法有乙醚放散法和酸放散法。

(三)临床意义与评估

对于血浆中存在血小板或 HLA 抗体的患者,几乎所有通过输血前血小板相容性试验的血小板输注,都比随机输血小板的效果好。输注配合的血小板与输注不配合的血小板,患者在输注后 1 小时和 24 小时后的血小板计数可相差 8 倍和 30 倍。

大多数输血后紫癜(PTP)发生在经产妇女中,在白种人群体中,抗 HPA-1a 是最常见的血小板特异性同种抗体,而在黄种人群体中是抗 HPA-3a 和抗 HPA-5b。用 PIFT 检测不同类型的特发性血小板减少性紫癜(ITP)患者,自身抗体的阳性率在 30%～90%。

四、血清蛋白型

在输血中针对血清蛋白所产生的抗体并不多。在输注因子Ⅷ时,有时会遇到针对因子Ⅷ的抗体,但大多数针对因子Ⅷ的抗体是 IgG_4 亚型。因此这类抗体不会结合补体,也不诱导产生输血反应。针对免疫蛋白的抗体可干涉血清学试验的判读。尽管也发现存在抗血清脂蛋白的抗体,但其临床意义尚不明确。

(一)免疫球蛋白(IgG)同种异型

不同个体之间 IgG 分子的蛋白多态性被称为 Gm 型。目前已发现 Gm 同种异型抗原约为 30 种,分别被命名为 Gm1、Gm2、……、GmN。

Gm 同种异型与较多疾病相关,如自身免疫病、恶性黑色素瘤、疟疾和伤寒等疾病的患者血清中常存在抗 Gm 抗体。在弥漫性毒性甲状腺肿、桥本甲状腺炎、重症肌无力患者中 Gm2 多见。在输血中,供受者之间 Gm 不相容一般不会产生输血反应。

(二)免疫球蛋白轻链(Km)同种异型

Km 的同种异型分别是 Km1,2,-3;Km-1,-2,3;Km(1,-2,-3)。造成 Km 产生同种异型的分子基础是 153 和 191 位氨基酸置换。

(三)免疫球蛋白 A(IgA)同种异型

IgA 有两个亚类,IgA1 和 IgA2。它们都有 2 条 α 型 H 链间二硫键,IgA2 又可按其遗传标记不同分为 A2 m(1)和 A2 m(2)。IgA 可以单体、双体或三聚体的形式存在,但双体或三聚体中的单体轻链都是相同的。人血清中 IgA1 与 IgA2 的比例约为 9∶1。

(四)免疫球蛋白同种异型的检测

1.凝集抑制试验

在微量板中将被检血清与抗 Gm、Am 或 Km 混合后,加入 0.2% 的抗-D 致敏红细胞作为试验的指示细胞,4 ℃过夜或 1 小时室温反应后离心,若被检血清中同种异型抗体存在,则致敏红细胞不凝集。

2.被动血凝试验

将标准化的血清蛋白抗原包被至载体上(红细胞常在该试验中作为载体),通过特定的试剂处理红细胞(如氯化铬),将蛋白"非特异地"结合到红细胞上。如果所检测的血清中存在同种异型抗体,则红细胞会被凝集。通常该类型的试验是采用 U 型孔底或 V 型孔底的微量板进行。试验可通过离心以增强凝集。

(五)临床意义与评估

在选择性 IgA 缺乏(IgA 水平低于 0.05 g/L)的患者中有 30%～50% 的人血清中有抗 IgA 抗体。如果受血者血清中存在的是抗 A2 m 抗体,而供血者血浆中存在相应的 IgA 抗原,则在临床上可发生输血反应,通常表现为过敏症状的出现。输注洗涤红细胞和 IgA 缺乏的血浆对这类患者是有意义的。

(朱书照)

第二节　ABO 血型鉴定

一、ABO 血型鉴定原理

根据红细胞上有或无 A 抗原和/或 B 抗原,将血型分为 A 型、B 型、AB 型和 O 型 4 种。可利用红细胞凝集试验,通过正、反定型准确鉴定 ABO 血型。所谓正定型,是用已知抗-A 和抗-B 分型血清来测定红细胞上有无相应的 A 抗原和/或 B 抗原;所谓反定型,是用已知 A 红细胞、B 红细胞来测定血清中有无相应的抗-A 和/或抗-B。

二、试剂和材料

抗-A(B 型血)、抗-B(A 型血)及抗-A＋B(O 型血)分型血清,5％A、B 及 O 型试剂红细胞盐水悬液,受检者血清,受检者 5％红细胞悬液(制备方法同标准红细胞悬液)。

三、方法

(一)试管法

1.正定型

取试管 3 支做好标记,分别加入抗 A、抗 B 和抗 A＋B 标准血清各 1 滴。每管加入被检者 5％红细胞悬液各 1 滴,混匀后在室温放置 5 分钟。

2.反定型

取清洁小试管 3 支分别标明 A、B、O 细胞。用滴管分别加入被检者血清各 1 滴,A、B 和 O 型 5％标准红细胞悬液各 1 滴,再加入被检者血清各 1 滴,混合,立即以 1 000 r/min 离心 1 分钟。轻弹试管,观察红细胞有无凝集。对结果可疑标本,应以显微镜观察。

(二)玻片法

1.正定型

取清洁玻片 1 张(或白瓷板用蜡笔画格),依次标明抗 A、抗 B、抗 A＋B。按标记滴加相应的标准分型血清 1 滴,分别滴加被检者 5％红细胞悬液各 1 滴,转动玻片混合。

2.反定型

另取玻片 1 张(或白瓷板 1 块,用蜡笔画格),做好标记,分别加入被检者血清各 1 滴,再加入标准 A、B 和 O 型红细胞悬液各 1 滴,转动玻片混匀。室温放置 10～15 分钟,转动玻片观察结果,结果见表 5-1。

表 5-1　ABO 血型鉴定的结果观察

标准血清＋被检者红细胞			血检者血型	标准红细胞＋被检者血清		
抗 A	抗 B	抗 A＋B		A 细胞	B 细胞	O 细胞
＋	－	＋	A	－	＋	－
－	＋	＋	B	＋	－	－

续表

标准血清＋被检者红细胞			血检者血型	标准红细胞＋被检者血清		
抗 A	抗 B	抗 A+B		A 细胞	B 细胞	O 细胞
－	－	－	O	+	+	－
+	+	+	AB	－	－	－

注:(＋)凝集,(－)不凝集。

四、注意事项

标准血清质量应符合要求,用毕后应放置冰箱保存,以免细菌污染。试剂红细胞以 3 个健康者同型新鲜红细胞混合,用生理盐水洗涤 3 次,以除去存在于血清中的抗体及可溶性抗原。试管、滴管和玻片必须清洁干燥,防止溶血。操作方法应按规定,一般应先加血清,然后再加红细胞悬液,以便容易核实是否漏加血清。离心时间不宜过长或过短,速度不宜过快或过慢,以防假阳性或假阴性结果。观察时应注意区别真假凝集。判断结果后应仔细核对、记录,避免笔误。

五、临床意义

输血已成为临床上必不可少的治疗手段,输血必须输入 ABO 同型血,如输入异型血,输入的红细胞可能被迅速破坏,导致严重的溶血反应,常威胁生命甚至造成死亡。

（朱书照）

第三节　交叉配血试验

一、概述

受血者在输血前,需将其血样本与供血者血样本进行交叉配血试验。交叉配血试验(配合性试验)的目的是要使受血者和供血者的血液之间不存在相应的抗原抗体,在交叉配血中无凝集和溶血结果,即达到免疫学上的"相容",确保受血者和供血者血液是相合的。

交叉配血是在输血前必做的试验,其做法系使供血者红细胞与受血者血清反应(主侧交叉配血)和受血者红细胞与供血者血清反应(次侧交叉配血),观察两者是否出现凝集的试验。其目的是检查受血者与供血者是否存在血型抗原与抗体不合的情况。

交叉配血中最重要的是 ABO 血型配合,必需 ABO 血型相同,且交叉配血无凝集才能输血。多年来一直沿用室温盐水配血法,这种方法的主要缺点是只能检出不相配合的完全抗体,而不能检出不相配合的不完全抗体,所以仅可以满足大部分输血者 ABO 血型配血要求。而除 ABO 系统以外的其他血型系统的抗体或多次接受输血患者及多次妊娠的妇女产生的抗体绝大多数为IgG,在盐水介质中不能凝集红细胞。为检出不完全抗体,常用方法有抗人球蛋白法、蛋白酶法及胶体介质法等,这些方法也还存在某些缺点。为了输血安全及操作方便,必须改良配血方法。最近提出的用聚凝胺配制的试剂可以检出 IgM 与 IgG 两种性质的抗体,发现可引起溶血性输血反应的绝大多数抗体。

聚凝胺配血法的原理认为聚凝胺是带有高价阳离子的多聚季胺盐($C_{13}H_{30}Br_2N_2$),溶解后能产生很多正电荷,可以中和红细胞表面的负电荷,减少细胞间排斥力,缩小其间距离,有利于红细胞产生凝集。用此法可以检出能引起溶血性输血反应的几乎所有规则与不规则抗体。此法已在实践中逐渐推广。

二、临床准备工作

医师出具输血申请,写明受血者姓名、性别、年龄、病案号、病区床号、诊断等,还要写明既往输血史、妊娠史、输血异常反应等情况。

三、受血者(供血者)血样本要求

(1)受血者一般需采血3~5 mL,采集抗凝血或不抗凝血均可,最好是不抗凝血。

(2)受血者血标本一般要求在输血前3天采集,反复输血的受血者应尽量采集最新的血样本进行交叉配血。

(3)采血样本前确认受血者,采血后及时对试管标记,并再次核实被采血者姓名。

(4)从血袋上预留的配血"小辫"留取供血者血样本并放入试管,核对试管与血袋标记,确保一致。

(5)交叉配血后,受血者和供血者血样本均不能马上丢弃,须在2~6 ℃至少保存7天,输血后血袋至少保存1天,以便需要时复检。

四、技术要点

(1)分别分离及制备受血者、供血者血清(血浆)和3%~5%红细胞悬液备用。

(2)交叉配血除采用盐水试验法外,至少还要采用凝聚胺试验法。有条件也可按需要增加酶技术、抗球蛋白试验和微柱凝集技术等,以检出具有临床意义的抗原抗体反应。

(3)交叉配血通常应包括:①受血者血清或血浆对供血者红细胞(主侧配血)。②受血者红细胞对供血者血清或血浆(次侧配血)。③受血者血清或血浆对受血者红细胞(自身对照)。

五、注意事项

(1)缗钱状凝集:交叉配血试验中,在室温条件下出现凝集结果,但在37 ℃条件下凝集消失或减弱,镜下呈现细胞集聚呈缗钱状,用盐水技术处理假凝集可散开。该现象常见于多发性骨髓瘤、巨球蛋白血症及表现血沉加快的疾病。

(2)交叉配血时主侧或次侧配血出现凝集,而自身对照阴性,提示存在某种同种抗体。

(3)交叉配血时主侧或次侧出现凝集,自身对照出现同等或更强程度的凝集,而受血者无近期输血史,提示存在自身抗体。应避免输血,必要时输用同型洗涤红细胞。

(4)交叉配血出现主侧及自身对照凝集,自身对照凝集较主侧配血凝集弱,提示可能存在自身抗体伴同种抗体的情况或患者存在输血反应。应进一步鉴定,并积极联系血站或血液中心予以特殊配血服务。

(5)抗体筛检试验阴性而交叉配血试验阳性时,提示可能存在未检出的抗体。

(6)交叉配血中应严格掌握离心条件要求,离心速度或离心力不当,易造成假阴性或假阳性结果。

(7)交叉配血前,红细胞不正确的洗涤、悬浮,悬液红细胞浓度过低或过高,可能干扰试验结果。

(8)交叉配血中出现溶血为阳性结果,其相应红细胞可能被溶解而非凝集,应引起重视。

(朱书照)

第四节 供血者血液标本检验

供血者健康标准和医学检验必须以确保输血安全、可靠、高质量为出发点,以不损害供血者健康为基础,严格按卫生行政主管部门颁发献血体检标准进行。

年满18～55岁的健康公民,符合献血条件,可自愿申请献血。要求献血时,填写"献血健康状况征询表",对自身健康状况进行评估并签名存档。

一、血样本的采集要求

(1)采供血机构必须经省级以上卫生行政部门批准设置并提供整齐洁净、温度适宜、空气清新、明亮舒适的采血环境,配备相应设备、仪器、试剂和卫生技术管理。

(2)由具备上岗资格的医师、护士和检验人员认真核对供血者身份后,严格按国务院卫生行政部门制定的《献血者健康检查标准》免费给予健康体检,并留取相关资料和标本。

(3)供血者献血前一天晚餐及献血当日早餐不吃油腻食物。

(4)采血前核对献血表单与献血者姓名无误后方可采血。

(5)献血前快速检测用血样本一般采用一次性采血针或激光采血设备,按标准操作规程采集耳垂血或指尖血,并迅速完成献血前的血型鉴定、血色素(或血比重)、转氨酶、乙肝表面抗原等项目检测,结果合格后采集血液。

(6)采血时利用血袋导管留取复检和配血标本,常规血液检测血样本采集留取要求如下:①当采血达到一定要求时,在献血采血结束时留取3～4 mL抗凝血。②应采用坚固、防水并带有旋盖的塑料标本试管存放血样本,应及时贴上献血编码标签。③采血结束后,在距血袋20 cm处用止血钳夹紧采血管,由专人封口并热合数段分别用于血样本保存和临床输血前检查用。④将供血者的试管血样本和采血导管及时送检验科。

二、血样本处置

每次采集血样本和采集血液结束后,认真核对体检表、血样标本管数和标签是否完整,填写记录,以2～8 ℃冷链方式保存、运输和移交检验科。

(1)血样本接收人员核查血样本标签是否与要求相符,并记录血样本的来源和接收日期等,4 ℃妥善存放。

(2)进行血液检测前将血样本离心备用,依次进行各项。

(3)检查血样本有否溶血、足量,不符合要求的血样本须再留取采血导管。

(4)试验后,血样本须在2～8 ℃保存7天,以备复检用。血清样本须在−20 ℃保存半年以上。

(5)检验科在标准操作规程指导下,利用不同人员、不同试剂对艾滋病毒抗体、梅毒抗体、丙型肝炎抗体、乙型肝炎表面抗原、转氨酶、血型正反定型等规定项目进行两遍检验,均合格后方可向临床发血。

(朱书照)

第五节　受血者血液标本检验

一、检验项目

输血前免疫学检验(输血前检验)是输血科的主要工作。目的是通过检验为受血者选择输注后能在受血者体内有效存活的血液产品。要使受血者和供血者的血液在免疫血液学方面达到"相容",输血前免疫学检验程序如下。

(1)认真审核输血申请单并做好受血者血样本和病史的收集、核对、检查,主要包括确认受血者信息和受血者血样本。

(2)受血者、供血者 ABO 血型鉴定。

(3)受血者 Rh 血型鉴定。

(4)受血者红细胞抗体筛查和鉴定。

(5)用受血者血样本与供血者血样本做交叉配血试验。

(6)有条件的实验室可进行白细胞抗体检查、血小板输血前检查和配血。

二、申请输血准备工作

(一)申请输血

申请输血时,医师需填写输血申请单应一式两份,以使检验人员尽可能多地了解受血者的相关病史资料和需要输用的血液成分品种,并存档。输血申请单应包括以下内容:①受血者姓名、年龄、性别、民族。②科室、床号、临床诊断。③既往输血史、妊娠史、用药史。④申请输血品种和数量。⑤受血者输血前血常规和传染病相关检查结果。⑥医师签名。

这些受血者病史信息,有助于解决临床输血检查中出现的问题,也可协助分析输血不良反应和制订较安全的输血方案。

(二)阅读输血申请单内容

输血科工作人员应仔细阅读输血申请单内容。凡资料不全的输血申请单,特别是缺少输血史、已婚女患者缺少妊娠史、无医师签名、不准确或填写潦草的输血申请单和血液标本,输血科(血库)不应接收,应退回科室让医师将相关内容补齐。

三、血液标本采集要求

(一)对受血者的要求

(1)受血者血标本一般要求在输血前 3 天采集,以代表受血者当前的免疫状况。

（2）对近期反复输血患者应尽量采集最新的血样本进行检查，以避免输血导致的记忆性弱抗体漏检。

(二)对血标本要求

（1）一般需采集血样本 2～3 mL。抗凝血或不抗凝血均可用做检查，但若是抗凝血，应注意排除纤维蛋白原和补体的干扰。如果患者使用肝素治疗，采出的血样本不凝集，应用鱼精蛋白处理血样本；治疗中使用右旋糖酐、聚乙酰吡咯烷酮等药物的患者血样本应将红细胞洗涤后使用或在用药前采集血样本。

（2）血液标本在采集前要反复核对输血申请单受血者姓名是否与实际受血者一致，确证无误后采血。

（3）采集血样本后立即在试管上贴好标有姓名、编号、采血日期的标签，并与被采血患者本人核对，采集后的血液标本须与输血申请单上的内容核对和确认。血标本应在 2～8 ℃冰箱内妥善存放，能代表受血者当前的免疫学状况，避免溶血和稀释。

（4）血样本用于血型鉴定和配合性试验前，应对血样本外观和标签上的所有内容再次核对，若有不符或疑问，须重新抽取血样本。

（5）输血后血样本在 2～8 ℃冰箱内保存至少 7 天，不能马上丢弃，若受血者发生输血反应，可对存留的血样本进行血型和交叉配血等试验复查。

（6）尽量不从输液静脉采集血样本，以免血清被稀释，如果患者正在输液，允许从输液管中抽血，但要用生理盐水冲洗管道并弃去最初抽出的 5 mL 血液后再采血。

（朱书照）

第六章　红细胞检验

第一节　红细胞形态学检验

不同病因作用于红细胞发育成熟过程不同阶段,可致红细胞发生相应病理变化及形态学改变(大小、形状、染色及结构)。红细胞形态学检查结合 RBC、Hb 和 Hct 及其他参数综合分析,可为贫血等疾病诊断和鉴别诊断提供进一步检查线索。

一、检验原理

外周血涂片经瑞特-吉姆萨染色后,不同形态红细胞可显示各自形态学特点。选择红细胞分布均匀、染色良好、排列紧密但不重叠的区域,在显微镜下观察红细胞形态。

二、操作步骤

(1)采血、制备血涂片与染色。

(2)低倍镜观察:观察血涂片细胞分布和染色情况,找到红细胞分布均匀、染色效果好、排列紧密,但不重叠区域(一般在血涂片体尾交界处),转油镜观察。

(3)油镜观察:仔细观察红细胞形态(大小、形状、染色及结构)是否异常,同时浏览全片是否存在其他异常细胞或寄生虫。

三、方法评价

显微镜检查可直观识别红细胞形态,发现红细胞形态病理变化,目前仍无仪器可完全取代,也是仪器校准和检测复核方法。

四、质量管理

(1)血涂片制备及染色:应保证血涂片制备和染色效果良好。操作引起的常见红细胞形态异常的人为因素如下。①涂片不当:可形成棘形红细胞、皱缩红细胞、红细胞缗钱状聚集;②玻片有油脂:可见口形红细胞;③EDTA 抗凝剂浓度过高或血液长时间放置:可形成锯齿状红细胞;④涂片干燥过慢或固定液混有少许水分:可形成面包圈形、口形、靶形红细胞;⑤涂片末端附近:可形成与长轴方向一致假椭圆形红细胞;⑥染色不当:可形成嗜多色性红细胞。

（2）检验人员：必须有能力、有资格能识别血液细胞形态。

（3）油镜观察：应注意浏览全片，尤其是血涂片边缘，观察是否存在其他异常细胞。

五、临床应用

（一）参考范围

正常成熟红细胞形态呈双凹圆盘状，大小均一，平均直径 7.2 μm（6.7～7.7 μm）；瑞特-吉姆萨染色为淡粉红色，呈正色素性；向心性淡染，中央 1/3 为生理性淡染区；胞质内无异常结构；无核；可见少量变形或破碎红细胞。

（二）临床意义

正常形态红细胞（图 6-1）：除了见于健康人，也可见于急性失血性贫血、部分再生障碍性贫血（aplastic anemia，AA）。

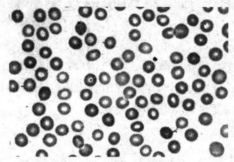

图 6-1　正常红细胞形态（瑞特-吉姆萨染色）

形态异常红细胞：如发现数量较多形态异常红细胞，在排除人为因素后，提示为病理改变。红细胞形态异常可分为大小、形状、染色（血红蛋白）、结构和排列等五大类。

1.红细胞大小异常

（1）小红细胞：指直径＜6 μm 红细胞，出现较多染色浅、淡染区扩大的小红细胞（图 6-2），提示血红蛋白合成障碍。见于缺铁性贫血（iron deficiency anemia，IDA）、珠蛋白生成障碍性贫血。遗传性球形红细胞增多症（hereditary spherocytosis，HS）的小红细胞内血红蛋白充盈度良好，甚至深染，中心淡染区消失。长期慢性感染性贫血为单纯小细胞性，即红细胞体积偏小，无淡染区扩大（小细胞正色素红细胞）。

（2）大红细胞：指直径大于 10 μm 红细胞（图 6-3），呈圆形（圆形大红细胞）或卵圆形（卵圆形大红细胞）。见于叶酸、维生素 B_{12} 缺乏所致巨幼细胞贫血（megaloblastic anemia，MA），为幼红细胞内 DNA 合成不足，不能按时分裂，脱核后形成大成熟的红细胞。也可见于溶血性贫血（hemolytic anemia，HA）和骨髓增生异常综合征（myelodysplastic syndrome，MDS）等。

（3）巨红细胞：指直径＞15 μm 红细胞（图 6-4）。见于 MA、MDS 血细胞发育不良时，后者甚至可见直径＞20 μm 超巨红细胞。

（4）红细胞大小不均：指同一血涂片上红细胞之间直径相差 1 倍以上，由红细胞体积分布宽度（RDW）反映。见于贫血，MA 时尤为明显，与骨髓造血功能紊乱或造血监控功能减弱有关。

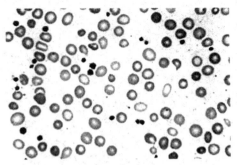

图 6-2 小细胞低色素红细胞

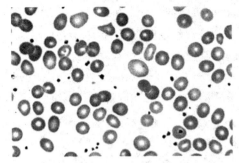

图 6-3 大红细胞和红细胞大小不均

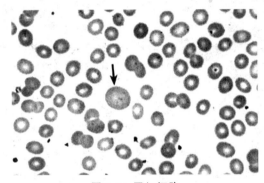

图 6-4 巨红细胞

2.红细胞形状异常

(1)球形红细胞:红细胞直径<6 μm,厚度>2.6 μm,小球形,着色深,无中心淡染区,直径与厚度之比(正常为 3.4∶1)可减少至 2.4∶1 或更小(图 6-5),与红细胞膜结构异常致膜部分丢失有关,此类红细胞易于破坏或溶解。见于遗传性球形红细胞增多症(常大于 20%)、自身免疫性溶血性贫血和新生儿溶血病等。

(2)椭圆形红细胞:也称卵圆形红细胞,红细胞呈椭圆形、杆形或卵圆形,长度可大于宽度3 倍,可达5∶1(图 6-6),形成与膜基因异常致细胞膜骨架蛋白异常有关,且只有成熟后才呈椭圆形,因此,仅在外周血见到,正常人外周血约占 1%。见于遗传性椭圆形红细胞增多症(hereditary elliptocytosis,HE)(常大于 25%,甚至达 75%)和巨幼细胞贫血(可达 25%)。

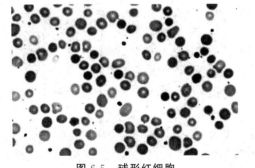

图 6-5 球形红细胞

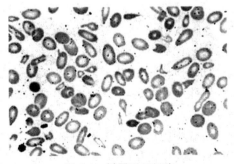

图 6-6 椭圆形红细胞

(3)泪滴形红细胞:红细胞泪滴样或梨状(图 6-7),可能因细胞内含 Heinz 小体或包涵体,或红细胞膜某一点被粘连而拉长,或制片不当所致。正常人偶见。见于骨髓纤维化、溶血性贫血和珠蛋白生成障碍性贫血等。

(4)口形红细胞：红细胞中心苍白区呈张口形(图 6-8)，因膜异常使 Na^+ 通透性增加，细胞膜变硬，细胞脆性增加，生存时间缩短。正常人偶见(小于 4%)。见于遗传性口形红细胞增多症(hereditary stomatocytosis，HST)(常大于 10%)、小儿消化系统疾病所致的贫血、急性酒精中毒、某些溶血性贫血和肝病等。也可见于涂片不当，如血涂片干燥缓慢、玻片有油脂等。

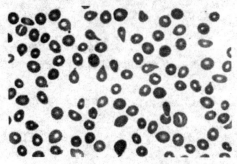 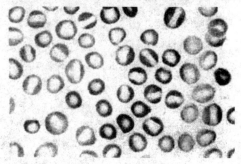

图 6-7　泪滴形红细胞　　　　　　　　　　　图 6-8　口形红细胞

(5)镰状红细胞：红细胞呈镰刀状、线条状或呈"L""S""V"形等(图 6-9)，可能为缺氧使红细胞内 HbS 溶解度降低，形成长形或尖形结晶体，使胞膜变形。见于镰状红细胞病。血涂片中出现可能是脾、骨髓或其他脏器毛细血管缺氧所致。在新鲜血液内加入还原剂，如偏亚硫酸钠，然后制作涂片有利于镰状红细胞检查。

(6)靶形红细胞：比正常红细胞稍大且薄，中心染色较深，外围苍白，边缘又深染，呈靶状(图 6-10)。有的红细胞边缘深染区向中央延伸或相连成半岛状或柄状，形成不典型靶形红细胞。可能与红细胞内血红蛋白组合、结构变异及含量不足、分布不均有关，其生存时间仅为正常红细胞的 1/2 或更短。见于珠蛋白生成障碍性贫血(常大于 20%)、严重缺铁性贫血、某些血红蛋白病、肝病、阻塞性黄疸和脾切除后，也可见于血涂片制作后未及时干燥固定、EDTA 抗凝过量等。

(7)棘形红细胞：红细胞表面有多个不规则针状或指状突起，突起长宽不一、外端钝圆、间距不等(图 6-11)。见于遗传性或获得性无 β-脂蛋白血症(可为 70%～80%)、脾切除后、酒精中毒性肝病、神经性厌食和甲状腺功能减退症等。

(8)刺红细胞：也称锯齿形红细胞，红细胞表面呈钝锯齿状，突起排列均匀、大小一致、外端较尖(图 6-12)。见于制片不当、高渗和红细胞内低钾等，也可见于尿毒症、丙酮酸激酶缺乏症、胃癌和出血性溃疡。

(9)裂红细胞：也称为红细胞碎片或破碎红细胞。指红细胞大小不一，外形不规则，可呈盔形、三角形、扭转形(图 6-13)，为红细胞通过管腔狭小的微血管所致。正常人血片中小于 2%。见于弥散性血管内凝血、创伤性心源性溶血性贫血、肾功能不全、微血管病性溶血性贫血、血栓性血小板减少性紫癜、严重烧伤和肾移植排斥时。

(10)红细胞形态不整：指红细胞形态发生无规律变化，出现各种不规则的形状，如豆状、梨形、蝌蚪状、麦粒状和棍棒形等(图 6-14)，可能与化学因素(如磷脂酰胆碱、胆固醇和丙氨酸)或物理因素有关。见于某些感染、严重贫血，尤其是 MA。

3.红细胞染色异常

(1)低色素性：红细胞生理性中心淡染区扩大，染色淡薄，为正细胞低色素红细胞或小细胞低色素红细胞,甚至仅细胞周边着色为环形红细胞(图 6-15),提示红细胞血红蛋白含量明显减少。见于缺铁性贫血、珠蛋白生成障碍性贫血、铁粒幼细胞性贫血(sideroblastic anemia,SA)和某些血红蛋白病等。

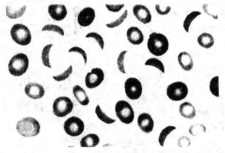

图 6-9　镰状红细胞

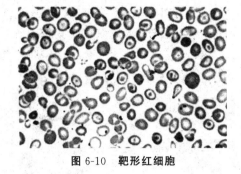

图 6-10　靶形红细胞

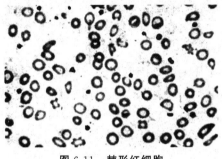

图 6-11　棘形红细胞

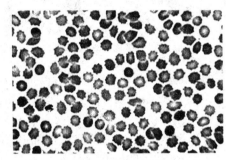

图 6-12　刺红细胞

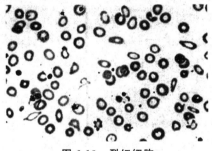

图 6-13　裂红细胞

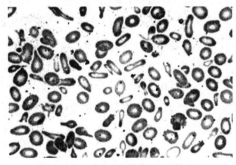

图 6-14　红细胞形态不整

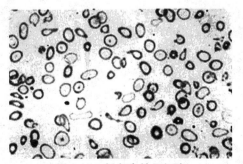

图 6-15　低色素性红细胞

(2)高色素性:红细胞生理性中心淡染区消失,整个细胞染成红色,胞体大(图 6-16),提示红细胞血红蛋白含量增高,故 MCH 增高,见于 MA 和遗传性球形红细胞增多症。球形红细胞因厚度增加,也可呈高色素,其胞体小,故 MCH 不增高。

(3)嗜多色性:红细胞淡灰蓝色或灰红色,胞体偏大,属尚未完全成熟红细胞(图 6-17),因胞质内尚存少量嗜碱性物质 RNA,又有血红蛋白,故嗜多色性。正常人血片中为 0.5%～1.5%。见于骨髓红细胞造血功能活跃时,如溶血性贫血和急性失血。

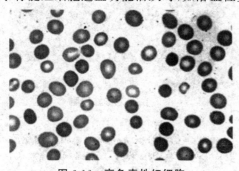

图 6-16　高色素性红细胞

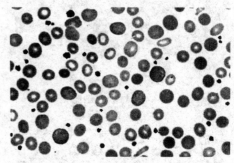

图 6-17　嗜多色性红细胞

(4)双相形红细胞:又称双形性红细胞。指同一血涂片上红细胞着色不一,出现 2 种或 2 种以上染色不一致红细胞,如同时出现小细胞低色素、正细胞正色素或大细胞高色素红细胞等,为血红蛋白充盈度偏离较大所致。见于铁粒幼细胞性贫血、输血后、营养性贫血、骨髓增生异常综合征。可通过血红蛋白分布宽度(hemoglobin distribution width,HDW)反映出来。

4.红细胞内出现异常结构

(1)嗜碱点彩红细胞:简称点彩红细胞(图 6-18),指在瑞特-吉姆萨染色条件下,红细胞胞质内出现大小形态不一、数量不等蓝色颗粒(变性核糖核酸)。其形成原因如下:①重金属损伤细胞膜使嗜碱性物质凝集;②嗜碱性物质变性;③某些原因致血红蛋白合成过程中原卟啉与亚铁结合受阻。正常人甚少见(约 1/10 000)。见于铅中毒,为筛检指标;常作为慢性重金属中毒指标;也可见于贫血,表示骨髓造血功能旺盛。

(2)豪焦小体(Howell-Jolly body):又称染色质小体(图 6-19)。指红细胞胞质内含有 1 个或多个直径为 1～2 μm 暗紫红色圆形小体,可能为核碎裂或溶解后残余部分。见于脾切除后、无脾症、脾萎缩、脾功能低下、红白血病和某些贫血,尤其是 MA。

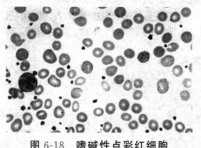

图 6-18　嗜碱性点彩红细胞

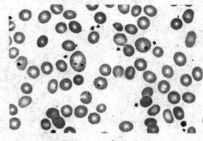

图 6-19　豪焦小体

(3)卡伯特环:指红细胞胞质中含紫红色细线圈状结构,环形或"8"字形(图 6-20),可能为:①核膜残余物,表示核分裂异常;②纺锤体残余物;③胞质中脂蛋白变性,多出现在嗜多色性或嗜碱性点彩红细胞中,常伴豪焦小体。见于白血病、MA、铅中毒和脾切除后。

(4)帕彭海姆小体(Pappenheimer body):指红细胞内铁颗粒,在瑞特-吉姆萨染色下呈蓝黑色颗粒,直径<1 μm。见于脾切除后和骨髓铁负荷过度等。

(5)寄生虫:感染疟原虫、微丝蚴、巴贝球虫和锥虫时,红细胞胞质内可见相应病原体(图6-21)。

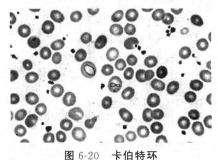

图6-20 卡伯特环

图6-21 红细胞内疟原虫

5.红细胞排列异常

(1)缗钱状红细胞:当血浆中纤维蛋白原、球蛋白含量增高时,红细胞表面负电荷减低,红细胞间排斥力削弱,红细胞互相连接呈缗钱状(图6-22)。见于多发性骨髓瘤等。

(2)红细胞凝集:红细胞出现聚集或凝集现象(图6-23)。见于冷凝集素综合征和自身免疫性溶血性贫血等。

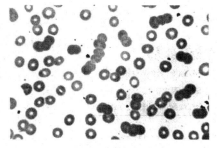
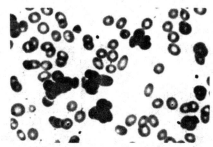

图6-22 缗钱状红细胞

图6-23 红细胞凝集

6.有核红细胞(nucleated erythrocyte,nucleated red blood cell,NRBC)

有核红细胞指血涂片中出现有核红细胞(图6-24)。正常时,出生1周内新生儿外周血可见少量有核红细胞。如成年人出现,为病理现象,见于溶血性贫血(因骨髓红系代偿性增生和提前释放所致)、造血系统恶性肿瘤(如急、慢性白血病)或骨髓转移癌(因骨髓大量异常细胞排挤释放增多所致)、骨髓纤维化(因髓外造血所致)和脾切除后(因滤血监视功能丧失所致)。血涂片检查有助于发现和诊断疾病(表6-1)。

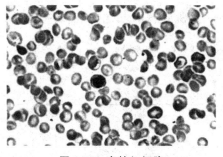

图6-24 有核红细胞

表 6-1　血涂片检查有助于发现和诊断的疾病

血涂片发现	疾病
球形红细胞、多色素红细胞、红细胞凝集、吞噬红细胞增多	免疫性溶血性贫血
球形红细胞、多色素红细胞	遗传性球形红细胞增多症
椭圆形红细胞	遗传性椭圆形红细胞增多症
卵圆形红细胞	遗传性卵圆形红细胞增多症
靶形红细胞、球形红细胞	血红蛋白 C 病
镰状红细胞	血红蛋白 S 病
靶形红细胞、镰状红细胞	血红蛋白 SC 病
小红细胞、靶形红细胞、泪滴状红细胞、嗜碱点彩红细胞、其他异形红细胞	轻型珠蛋白生成障碍性贫血(地中海贫血)
小红细胞、靶形红细胞、嗜碱点彩红细胞、泪滴状红细胞、其他异形红细胞	重型珠蛋白生成障碍性贫血(地中海贫血)
小红细胞、低色素红细胞、无嗜碱点彩红细胞	缺铁性贫血
嗜碱点彩红细胞	铅中毒
大红细胞、卵圆形大红细胞、中性粒细胞分叶过多	叶酸或 B_{12} 缺乏症

（于　　泳）

第二节　红细胞计数检验

　　红细胞计数是测定单位容积血液中红细胞数量,是血液一般检验基本项目之一。检验方法有显微镜计数法和血液分析仪法,本节介绍显微镜计数法。

一、检测原理

　　采用红细胞稀释液将血液稀释后,充入改良牛鲍计数板,在高倍镜下计数中间大方格内四角及中央共 5 个中方格内红细胞数,再换算成单位体积血液中红细胞数。

　　红细胞计数常用稀释液有 3 种,其组成及作用见表 6-2。

表 6-2　红细胞稀释液组成及作用

稀释液	组成	作用	备注
Hayem 液	氯化钠,硫酸钠,氯化汞	维持等渗,提高比密,防止细胞粘连,防腐	高球蛋白血症时,易造成蛋白质沉淀而使红细胞凝集
甲醛枸橼酸钠盐水	氯化钠,枸橼酸钠,甲醛	维持等渗,抗凝,固定红细胞和防腐	
枸橼酸钠盐水	31.3 g/L 枸橼酸钠		遇自身凝集素高者,可使凝集的红细胞分散

二、操作步骤

　　显微镜计数法:①准备稀释液,在试管中加入红细胞稀释液;②采血和加血,准确采集末梢血或吸取新鲜静脉抗凝血加至稀释液中,立即混匀;③充池,准备计数板、充分混匀红细胞悬液、充池、室温静置一定时间待细胞下沉;④计数,高倍镜下计数中间大方格内四角及中央中方格内红细胞总数;⑤计算,换算成单位体积血液中红细胞数。

三、方法评价

显微镜红细胞计数法是传统方法,设备简单、试剂易得、费用低廉,适用于基层医疗单位和分散检测;缺点是操作费时,受器材质量、细胞分布及检验人员水平等因素影响,不易质量控制,精密度低于仪器法,不适用于临床大批量标本筛查。在严格规范操作条件下,显微镜红细胞计数是参考方法,用于血液分析仪的校准、质量控制和异常检测结果复核。

四、质量管理

(一)检验前管理

(1)器材:必须清洁、干燥。真空采血系统、血细胞计数板、专用盖玻片、微量吸管及玻璃刻度吸管等规格应符合要求或经过校正。

(2)生理因素:红细胞计数一天内变化为4%,同一天上午7时最高,日间变化为5.8%,月间变化为5.0%。

(3)患者体位及状态:直立体位换成坐位15分钟后采血,较仰卧位15分钟后采血高5%～15%;剧烈运动后立即采血可使红细胞计数值增高10%。

(4)采血:应规范、顺利、准确,否则应重新采血。毛细血管血采集部位不得有水肿、发绀、冻疮或炎症;采血应迅速,以免血液出现小凝块致细胞减少或分布不均;针刺深度应适当(2～3 mm);不能过度挤压,以免混入组织液。静脉采血时静脉压迫应小于1分钟,超过2分钟可使细胞计数值平均增高10%。

(5)抗凝剂:采用 EDTA-K2 作为抗凝剂,其浓度为 3.7～5.4 μmol/mL血 或 1.5～2.2 mg/mL血,血和抗凝剂量及比例应准确并充分混匀。标本应在采集后4小时内检测完毕。

(6)红细胞稀释液:应等渗、新鲜、无杂质微粒(应过滤),吸取量应准确。

(7)WHO 规定,如标本储存在冰箱内,检测前必须平衡至室温,并至少用手颠倒混匀20次。

(8)为避免稀释溶血和液体挥发浓缩,血液稀释后应在1小时内计数完毕。

(二)检验中管理

1.操作因素

(1)计数板使用:WHO推荐以"推式"法加盖玻片,以保证充液体积高度为0.10 mm。

(2)充池:充池前应充分混匀细胞悬液,可适当用力振荡,但应防止气泡产生及剧烈振荡破坏红细胞;必须一次性充满计数室(以充满但不超过计数室台面与盖玻片之间的矩形边缘为宜),不能断续充液、满溢、不足或产生气泡,充池后不能移动或触碰盖玻片。

(3)计数域:血细胞在充入计数室后呈随机分布或 Poisson 分布,由此造成计数误差称为计数域误差,是每次充池后血细胞在计数室内分布不可能完全相同所致,属于偶然误差。扩大血细胞计数范围或数量可缩小这种误差。根据下述公式推断,欲将红细胞计数误差(CV)控制在5%以内,至少需要计数400个红细胞。

(4)计数:应逐格计数,按一定方向进行,对压线细胞应遵循"数上不数下、数左不数右"原则。

(5)红细胞在计数池中如分布不均,每个中方格之间相差超过20个,应重新充池计数。在参考范围内,2次红细胞计数相差不得＞5％。

$$CV = \frac{s}{m} \times 100\% = \frac{1}{\sqrt{m}} \times 100\%$$

式中,s:标准差,m:红细胞多次计数的均值。

2.标本因素

(1)白细胞数量:WBC 在参考范围时,仅为红细胞的 1/1 000～1/500,对红细胞数量影响可忽略,但 WBC＞100×10^9/L 时,应校正计数结果:实际 RBC＝计数 RBC－WBC;或在高倍镜下计数时,不计白细胞(白细胞体积较成熟红细胞大,中央无凹陷,可隐约见到细胞核,无草黄色折光)。

(2)有核红细胞或网织红细胞:增生性贫血时,有核红细胞增多或网织红细胞提前大量释放时,可干扰红细胞计数。

(3)冷凝集素:可使红细胞凝集,造成红细胞计数假性减低。

3.室内质量控制(IQC)及室间质量评价(EQA)

血细胞显微镜计数法尚缺乏公认或成熟质量评价与考核方法,是根据误差理论设计的评价方法。

(1)双份计数标准差评价法:采用至少 10 个标本,每个均作双份计数,由每个标本双份计数之差计算标准差,差值如未超出 2 倍差值标准差范围,则认为结果可靠。

(2)国际通用评价法:可参考美国 1988 年临床实验室改进修正案(CLIA88)能力验证计划的允许总误差进行评价,通过计算靶值偏倚情况进行血细胞计数质量评价:质量标准＝靶值±允许总误差。允许总误差可以是百分数、固定值、组标准差(s)倍数。红细胞计数允许误差标准是计数结果在靶值±6％以内。

五、临床应用

(一)红细胞增多

(1)严重呕吐、腹泻、大面积烧伤及晚期消化道肿瘤患者。多为脱水血浓缩使血液中的有形成分相对地增多所致。

(2)心肺疾病:先天性心脏病、慢性肺脏疾病及慢性一氧化碳中毒等。因缺氧必须借助大量红细胞来维持供氧需要。

(3)干细胞疾病:真性红细胞增多症。

(二)红细胞减少

(1)急性或慢性失血。

(2)红细胞遭受物理、化学或生物因素破坏。

(3)缺乏造血因素、造血障碍和造血组织损伤。

(4)各种原因的血管内或血管外溶血。

(于　泳)

第三节 网织红细胞计数检验

网织红细胞(reticulocyte,RET)是介于晚幼红细胞和成熟红细胞之间的尚未完全成熟的红细胞,因胞质中残留一定量的嗜碱性物质核糖核酸(RNA),经新亚甲蓝或煌焦油蓝等碱性染料活体染色后,RNA凝聚呈蓝黑色或蓝紫色颗粒,颗粒多时可连成线状或网状结构(图6-25)。RET在骨髓停留一段时间后释放入血,整个成熟时间约48小时。RET较成熟红细胞大,直径为8.0～9.5 μm。随着红细胞发育成熟,RNA逐渐减少至消失;RET网状结构越多,表示细胞越幼稚。ICSH(国际血液血标准委员会)据此将其分为Ⅰ～Ⅳ型(表6-3)。

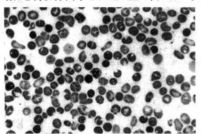

图6-25 网织红细胞

表6-3 网织红细胞分型及特征

分型	形态特征	正常存在部位
Ⅰ型(丝球型)	RNA呈线团样几乎充满红细胞	仅存在骨髓中
Ⅱ型(网型或花冠型)	RNA呈松散的线团样或网状	大量存在骨髓中,外周血很难见
Ⅲ型(破网型)	网状结构少,呈断线状或不规则枝状连接或排列	主要存在骨髓中,外周血可见少量
Ⅳ型(颗粒型或点粒型)	RNA呈分散的颗粒状或短丝状	主要存在外周血中

一、检测原理

RET检测方法有显微镜法、流式细胞术法和血液分析仪法。

(一)显微镜法

活体染料的碱性基团(带正电荷)可与网织红细胞嗜碱性物质RNA的磷酸基(带负电荷)结合,使RNA间负电荷减少而发生凝缩,形成蓝色颗粒状、线状甚至网状结构。在油镜下计数一定量红细胞中RET数,换算成百分率。如同时做RBC计数,则可计算出RET绝对值。

显微镜法RET活体染色染料有灿烂煌焦油蓝(brilliant cresyl blue,又称灿烂甲酚蓝)、新亚甲蓝(new methylene blue,又称新次甲基蓝)和中性红等,其评价见表6-4。

表6-4 显微镜法RET活体染色染料评价

染料	评价
煌焦油蓝	普遍应用,溶解度低,易形成沉渣附着于红细胞表面,影响计数;易受Heinz小体和HbH包涵体干扰
新亚甲蓝	对RNA着色强且稳定,Hb几乎不着色,利于计数。WHO推荐使用
中性红	浓度低、背景清晰,网织颗粒鲜明,不受Heinz小体和HbH包涵体干扰

(二)流式细胞术(flow cytometry,FCM)法

RET 内 RNA 与碱性荧光染料(如派洛宁 Y、吖啶橙、噻唑橙等)结合后,用流式细胞仪或专用自动网织红细胞计数仪进行荧光细胞(RET)计数,同时报告 RET 绝对值。仪器还可根据荧光强度(RNA 含量)将 RET 分为强荧光强度(HFR)、中荧光强度(MFR)和弱荧光强度(LFR),计算出 RET 成熟指数(reticulocyte maturation index,RMI)。

$$RMI\% = \frac{HFR+MFR}{LFR} \times 100\%$$

二、操作步骤

显微镜法(试管法):①加染液,在试管内加入染液数滴。②加血染色,加入新鲜全血数滴,立即混匀,室温放置一定时间[CLSI(美国临床和实验室标准协会)推荐 3～10 分钟]。③制备涂片,取混匀染色血滴制成薄片,自然干燥。④观察,低倍镜下观察并选择红细胞分布均匀、染色效果好的部位。⑤计数,常规法是油镜下计数至少 1 000 红细胞数量中 RET 数;Miller 窥盘法是将 Miller 窥盘置于目镜内,分别计数窥盘小方格(A 区)内成熟红细胞数和大格内(B 区)RET 数。⑥计算算式如下。

$$常规法:RET\% = \frac{计数 1\,000 个成熟红细胞中网织红细胞数}{1\,000} \times 100\%$$

$$Miller 窥盘法:RET\% = \frac{大方格内网织红细胞数}{小方格内红细胞数 \times 9} \times 100\%$$

$$RET 绝对值(个/L) = \frac{红细胞数}{L} \times RET(\%)$$

三、方法评价

网织红细胞计数的方法评价见表 6-5。

表 6-5　网织红细胞计数方法评价

方法	优点	缺点
显微镜法	操作简便、成本低、形态直观。试管法重复性较好、易复查,为参考方法。建议淘汰玻片法	影响因素多、重复性差、操作烦琐
流式细胞术法	灵敏度、精密度高,适合批量检测	仪器贵、成本高,成熟红细胞易被污染而影响结果
血液分析仪法	灵敏度、精密度高,易标准化,参数多,适合批量检测	影响因素多、H-J 小体、有核红细胞、镰状红细胞、巨大血小板、寄生虫等可致结果假性增高

四、质量管理

(一)检验前管理

1.染液

煌焦油蓝染液最佳浓度为 1%,在 100 mL 染液中加入 0.4 g 柠檬酸三钠,效果更好。应储存于棕色瓶,临用前过滤。WHO 推荐使用含 1.6% 草酸钾的 0.5% 新亚甲蓝染液。

2.标本因素

因 RET 在体外可继续成熟使数量逐渐减少,因此,标本采集后应及时处理。

3.器材和标本采集等要求

同红细胞计数。

(二)检验中管理

1.操作因素

(1)染色时间:室温低于 25 ℃时应适当延长染色时间或放置 37 ℃温箱内染色8~10分钟。标本染色后应及时检测,避免染料吸附增多致 RET 计数增高。

(2)染液与血液比例以 1:1 为宜,严重贫血者可适当增加血液量。

(3)使用 Miller 窥盘(ICSH 推荐):以缩小分布误差,提高计数精密度、准确度和速度。

(4)计数 RBC 数量:为控制 CV 为 10%,ICSH 建议根据 RET 数量确定所应计数 RBC 数量(表 6-6)。

表 6-6 ICSH:RET 计数 CV=10%时需镜检计数 RBC 数量

RET(%)	计数 Miller 窥盘小方格内 RBC 数量	相当于缩视野法计数 RBC 数量
1~2	1 000	9 000
3~5	500	4 500
6~10	200	1 800
11~20	100	900

(5)CLSI 规定计数时应遵循"边缘原则",即数上不数下、数左不数右。如忽视此原则对同一样本计数时,常规法计数结果可比窥盘法高 30%。

2.标本因素

(1)ICSH 和 NCCLS(美国临床实验室标准委员会)规定:以新亚甲蓝染液染色后,胞质内凡含有 2 个以上网织颗粒的无核红细胞计为 RET。

(2)注意与非特异干扰物鉴别:RET 为点状或网状结构,分布不均;HbH 包涵体为圆形小体,均匀散布在整个红细胞中,一般在孵育 10~60 分钟后出现;Howell-Jolly 小体为规则、淡蓝色小体;Heinz 小体为不规则突起状、淡蓝色小体。

3.质控物

目前,多采用富含 RET 抗凝脐带血制备的质控品,通过定期考核检验人员对 RET 辨认水平进行 RET 手工法质量控制,但此法无法考核染色、制片等环节。CLSI 推荐 CPD 抗凝全血用于 RET 自动检测的质量控制物。

五、临床应用

(一)参考范围

参考范围见表 6-7。

表 6-7 网织红细胞参考范围

方法	人群	相对值(%)	绝对值(×10⁹/L)	LFR(%)	MFR(%)	HFR(%)
手工法	成年人、儿童	0.5~1.5	24~84			
	新生儿	3.0~6.0				
FCM	成年人	0.7±0.5	43.6±19.0	78.8±6.6	18.7±5.1	2.3±1.9

(二)临床意义

外周血网织红细胞检测是反映骨髓红系造血功能的重要指标。临床应用主要如下。

1.评价骨髓增生能力与判断贫血类型

(1)增高:表示骨髓红细胞造血功能旺盛,见于各种增生性贫血,尤其是溶血性贫血,RET 可为 6%～8% 或以上,急性溶血时可为 20%～50% 或以上;红系无效造血时,骨髓红系增生活跃,外周血 RET 则正常或轻度增高。

(2)减低:见于各种再生障碍性贫血、单纯红细胞再生障碍性贫血等。RET<1% 或绝对值 <15×10⁹/L 为急性再生障碍性贫血的诊断指标。

通常,骨髓释放入外周血 RET 主要为Ⅳ型,在血液中 24 小时后成为成熟红细胞。增生性贫血时,幼稚 RET 提早进入外周血,需 2～3 天后才成熟,即在血液停留时间延长,使 RET 计数结果高于实际水平,不能客观反映骨髓实际造血能力。因 RET 计数结果与贫血严重程度(Hct 水平)和 RET 成熟时间有关,采用网织红细胞生成指数(reticulocyte production index,RPI)可校正 RET 计数结果。

$$RPI = \frac{患者\,Hct}{正常\,Hct(0.45)} \times \frac{患者\,RET(\%)}{RET\,成熟时间(d)}$$

HcT/RET 成熟时间(d)关系为:(0.39～0.45)/1,(0.34～0.38)/1.5,(0.24～0.33)/2.0,(0.15～0.23)/2.5 和<0.15/3.0。正常人 RPI 为 1;RPI<1 提示贫血为骨髓增生低下或红系成熟障碍所致;RPI＞3 提示贫血为溶血或失血,骨髓代偿能力良好。

2.观察贫血疗效

缺铁性贫血或巨幼细胞贫血分别给予铁剂、维生素 B₁₂ 或叶酸治疗,2～3 天后 RET 开始增高,7～10 天达最高(10% 左右),表明治疗有效,骨髓造血功能良好。反之,表明治疗无效,提示骨髓造血功能障碍。EPO 治疗后 RET 也可增高达 2 倍之多,8～10 天后恢复正常。

3.放疗、化疗监测

放疗和化疗后造血恢复时,可见 RET 迅速、短暂增高。检测幼稚 RET 变化是监测骨髓恢复较敏感的指标,出现骨髓抑制时,HFR 和 MFR 首先降低,然后出现 RET 降低。停止放疗、化疗,如骨髓开始恢复造血功能,上述指标依次上升,可同时采用 RMI 监测,以适时调整治疗方案,避免造成骨髓严重抑制。

4.骨髓移植后监测骨髓造血功能恢复

骨髓移植后第 21 天,如 RET>15×10⁹/L,常表示无移植并发症。如 RET<15×10⁹/L 伴中性粒细胞和血小板增高,提示骨髓移植失败可能,此可作为反映骨髓移植功能良好指标,且不受感染影响。

(于 泳)

第四节 血细胞比容检验

血细胞比容(hematocrit,Hct,HCT)又称红细胞压积(packed cell volume,PCV),是在规定条件下离心沉淀压紧红细胞在全血中所占体积比值。

一、原理

(一)微量法

一定量抗凝血液,经一定速度和时间离心沉淀后,计算压紧红细胞体积占全血容积的比例,即为血细胞比容。

(二)温氏法(Wintrobe 法)

温氏法与微量法同属离心沉淀法,微量法用高速离心,温氏法则为常量、中速离心。

(三)电阻抗法

电阻抗法为专用微量血细胞比容测定仪。根据血细胞相对于血浆为不良导体的特性,先用仪器测定标准红细胞含量的全血电阻抗值,再以参考方法测定其 HCT,计算出 HCT 与电阻抗值之间的数量关系(校正值),再利用待测标本测定电阻抗值间接算出标本 HCT。

(四)其他方法

放射性核素法、比重计法、折射仪法和黏度计法等。

二、操作步骤

微量法:①采血,常规采集静脉 EDTA-K2 抗凝血;②吸血,用虹吸法将血液吸入专用毛细管;③封口,将毛细管吸血端垂直插入密封胶封口;④离心,毛细管置于离心机,以一定相对离心力(relative centrifugal force,RCF)离心数分钟;⑤读数,取出毛细管,置于专用读数板中读数,或用刻度尺测量红细胞柱(以还原红细胞层表层的红细胞高度为准)、全血柱长度,计算两者比值即为血细胞比容。如 Hct>0.5 时,须再离心 5 分钟。

三、方法评价

临床常用 Hct 检测方法评价见表 6-8。

表 6-8 常用 Hct 检测方法评价

方法	优点	缺点
微量法	快速(5 分钟)、标本用量小、结果准确、重复性好,可批量检测。WHO 推荐参考方法	血浆残留少,需微量血液离心机
微量法(计算法)	ICSH 推荐为候选参考方法,可常规用于 Hct 测定校准,Hct=(离心 Hct-1.011 9)/0.973 6	需用参考方法测定全血 Hb 和压积红细胞 Hb 浓度。Hct=全血 Hb/压积红细胞 Hb
温氏法	操作简单,无须特殊仪器,广泛应用	不能完全排除残留血浆,需单独采血,用血量大
血液分析仪法	简便、快速、精密度高,无须单独采血	需定期校正仪器
放射性核素法	准确性最高,曾被 ICSH 推荐为参考方法	操作烦琐,不适用于临床批量标本常规检测

四、质量管理

(一)检验前管理

(1)器材:应清洁干燥。CLSI 规定专用毛细管规格应符合要求(长为 75 mm±0.5 mm,内径为 1.155 mm±0.085 mm,管壁厚度为 0.20 mm,允许误差为 0.18~0.23 mm,刻度清晰)。密封端口底必须平滑、整齐。离心机离心半径应＞8.0 cm,能在30秒内加速到最大转速,在转动圆周边RCF为10 000～15 000 g时,转动5分钟,转盘温度不超过45 ℃。

(2)采血:空腹采血,以肝素或EDTA-K2干粉抗凝,以免影响红细胞形态和改变血容量。采血应顺利,静脉压迫时间超过2分钟可致血液淤积和浓缩,最好不使用压脉带。应防止组织液渗入、溶血或血液凝固。

(3)CLSI规定标本应储存在22 ℃±4 ℃,并在6小时内检测。

(二)检验中管理

1.操作因素

(1)注血:抗凝血在注入离心管前应反复轻微振荡,使Hb与氧充分接触;注入时应防止气泡产生。吸入血量在管长2/3处为宜;用优质橡皮泥封固(烧融封固法会破坏红细胞),确保密封。

(2)离心速度和时间:CLSI和WHO建议微量法RCF为10 000～15 000 g,RCF(g)＝1.118×有效离心半径(cm)×(r/min)²。

(3)放置毛细管的沟槽应平坦,胶垫应富有弹性。一旦发生血液漏出,应清洁离心盘后重新测定。

(4)结果读取与分析:应将毛细管底部红细胞基底层与标准读数板基线(0刻度线)重合,读取自还原红细胞层以下红细胞高度。同一标本2次测定结果之差不可＞0.015。

2.标本因素

(1)红细胞增多(症)、红细胞形态异常时(如小红细胞、椭圆形红细胞或镰状红细胞)可致血浆残留量增加,Hct假性增高,WHO建议这类标本离心时间应至少延长3分钟。

(2)溶血和红细胞自身凝集可使Hct假性降低。

(三)检验后管理

如离心后上层血浆有黄疸或溶血现象应予以报告,以便临床分析。必要时可参考RBC、Hb测定结果,以核对Hct测定值的可靠性。

五、临床应用

(一)参考范围

微量法:成年男性0.380～0.508,成年女性0.335～0.450。

(二)临床意义

(1)Hct增高或降低:其临床意义见表6-9。Hct与RBC、MCV和血浆量有关。红细胞数量增多、血浆量降低或两者兼有可致Hct增高;反之Hct降低。

表6-9 Hct测定临床意义

Hct	原因
增高	血浆量减少:液体摄入不足、大量出汗、严重腹泻或呕吐、多尿、大面积烧伤
	红细胞增多:真性红细胞增多症、缺氧、肿瘤、EPO增多
降低	血浆量增多:竞技运动员、妊娠、原发性醛固酮增多症、补液过多
	红细胞减少:各种原因的贫血、出血

(2)作为临床补液量参考:各种原因致机体脱水,Hct均增高,补液时应监测Hct,当Hct恢复正常时表示血容量得到纠正。

（3）用于贫血的形态学分类：计算红细胞平均体积和红细胞平均血红蛋白浓度。

（4）作为真性红细胞增多症的诊断指标：当 Hct＞0.7，RBC 为（7～10）×10^{12}/L 和 Hb＞180 g/L时即可诊断。

（5）作为血液流变学指标：增高表明红细胞数量偏高，全血黏度增加。严重者表现为高黏滞综合征，易致微循环障碍、组织缺氧，故可辅助监测血栓前状态。

RBC、Hb、Hct 每个参数均可作为贫血或红细胞增多的初筛指标，由于临床产生贫血的原因不同，其红细胞数量、大小和形态改变各有特征，因此，必须联合检测和综合分析，才可获得更有价值的临床信息。

（于　泳）

第五节　红细胞平均指数检验

红细胞平均指数（值）包括平均红细胞体积、平均红细胞血红蛋白含量、平均红细胞血红蛋白浓度3项指标，是依据 RBC、Hb、Hct 三个参数间接计算出来的，能较深入地反映红细胞内在特征，为贫血鉴别诊断提供更多线索。

一、检测原理

对同一抗凝血标本同时进行 RBC、Hb 和 Hct 测定，再按下列公式计算3种红细胞平均指数。

（一）平均红细胞体积

平均红细胞体积（mean corpuscular volume，MCV）是指红细胞群体中单个红细胞体积的平均值。单位：飞升（fL，1 fL＝10^{-15} L）。

$$MCV = \frac{Hct}{RBC} \times 10^{15} (fL)$$

（二）平均红细胞血红蛋白含量

平均红细胞血红蛋白含量（mean corpuscular hemoglobin，MCH）是指红细胞群体中单个红细胞血红蛋白含量的平均值。单位：皮克（pg，1 pg＝10^{-12} g）。

$$MCH = \frac{Hb}{RBC} \times 10^{12} (pg)$$

（三）平均红细胞血红蛋白浓度

平均红细胞血红蛋白浓度（mean corpuscular hemoglobin concentration，MCHC）是指红细胞群体中单个（全部）红细胞血红蛋白含量的平均值。单位：g/L。

$$MCHC = \frac{Hb}{Hct} (g/L)$$

二、操作步骤

红细胞计数、血红蛋白和血细胞比容测定参见相关内容。

三、方法评价

手工法红细胞平均指数测定不需特殊仪器,但计算费时,又易出错。

四、质量管理

红细胞平均指数是根据 RBC、Hb、Hct 结果演算而来,其准确性受此三个参数的影响,因此,必须采用同一抗凝血标本同时测定 RBC、Hb 和 Hct。此外,红细胞平均值只表示红细胞总体平均值,"正常"并不意味着红细胞无改变,如溶血性贫血、白血病性贫血属正细胞性贫血,但红细胞可有明显大小不均和异形,须观察血涂片才能得出较为准确的诊断。

五、临床应用

(一)参考范围

MCV、MCH、MCHC 参考范围见表 6-10。

表 6-10　MCV、MCH、MCHC 参考范围

人群	MCV(fL)	MCH(pg)	MCHC(g/L)
成年人	80～100	26～34	320～360
1～3 岁	79～104	25～32	280～350
新生儿	86～120	27～36	250～370

(二)临床意义

依据 MCV、MCH、MCHC 3 项指标有助于贫血观察,对贫血的形态学分类有鉴别作用(表 6-11)。如缺铁性贫血和珠蛋白生成障碍性贫血都表现为小细胞低色素性贫血,但前者在血涂片上可见红细胞明显大小不均。如缺铁性贫血合并巨幼细胞贫血表现为小红细胞和大红细胞明显增多,但 MCV、MCH 正常。

表 6-11　MCV、MCH、MCHC 在贫血分类中的意义

指数	临床应用		
	正常	增高	减低
MCV	大部分贫血:如慢性炎症、慢性肝肾疾病、内分泌疾病、消化不良、吸收不良、恶性肿瘤所致贫血、急性失血和溶血性贫血、部分再生障碍性贫血	巨幼细胞贫血、吸烟、肝硬化、酒精中毒;同时出现小红细胞和大红细胞病,如缺铁性贫血合并巨幼细胞贫血,免疫性溶血性贫血、微血管病性溶血性贫血	铁、铜、维生素 B_6 缺乏性贫血,铁缺乏最常见
MCH	同上	叶酸、维生素 B_{12} 缺乏等所致大细胞性贫血	铁、铜、维生素 B_6 缺乏性贫血
MCHC	同上,大多数都正常	遗传性球形红细胞增多症、高滴度冷凝集素	铁、铜、维生素 B_6 缺乏性贫血,Hb 假性降低或 Hct 假性增高

(于　泳)

第六节 红细胞沉降率检验

红细胞沉降率(erythrocyte sedimentation rate,ESR)简称血沉,是指在一定条件下,离体抗凝血在静置过程中,红细胞自然下沉的速率。红细胞膜表面唾液酸带负电荷,可在红细胞表面形成 zeta 电位,彼此相互排斥,形成 25 nm 间距,因此,具有一定悬浮流动性,下沉缓慢。红细胞下沉过程分为 3 个时段。①红细胞缗钱状聚集期:约需 10 分钟;②红细胞快速沉降期:约 40 分钟;③红细胞堆积期:约需 10 分钟。此期红细胞下降缓慢,逐渐紧密堆积于容器底部。

一、检测原理

(一)魏氏(Westergren)法

将枸橼酸钠抗凝血置于特制刻度血沉管内,垂直立于室温中,因红细胞比重大于血浆,在离体抗凝血中能克服血浆阻力下沉。1 小时时读取红细胞上层血浆的高度值(mm/h),即代表红细胞沉降率。

(二)自动血沉仪法

根据红细胞下沉过程中血浆浊度的改变,采用光电比浊、红外线扫描或摄影法动态检测红细胞下沉各个时段红细胞与血浆界面处血浆的透光度。微电脑显示并自动打印血沉结果以及红细胞下沉高度(H)与对应时间(t)的 H-t 曲线。

二、操作步骤

(一)魏氏法

1.采血

采集 1∶4 枸橼酸钠抗凝静脉血。

2.吸血

用魏氏血沉管吸取充分混匀的抗凝血。

3.直立血沉管

将血沉管垂直立于血沉架,室温静置。

4.读数

1 小时时准确读取红细胞下沉后上层血浆的高度值(mm/h),即为 ESR。

(二)自动血沉仪法

目前临床广泛应用的自动血沉仪主要有两种类型。

1.温氏法血沉仪

采用温氏法塑料血沉管测定 1∶4 枸橼酸钠抗凝静脉血。仪器每 45 秒扫描 1 次,30 分钟后报告温氏法和换算后的魏氏法两种结果;并打印 H-t 曲线。

2.魏氏法血沉仪

1∶4 枸橼酸钠抗凝静脉血放入测定室后,仪器自动定时摄像或用红外线扫描。将红细胞下沉过程中血浆浊度变化进行数字转换,1 小时后根据成像情况及数字改变计算血浆段高度,经数据处理报告魏氏法血沉结果(mm/h)。

三、方法评价

(一)魏氏法

魏氏法为传统手工法,也是 ICSH 推荐的参考方法。ICSH、CLSI 以及 WHO 均有血沉检测标准化文件。ICSH 以魏氏法为基础,对血沉测定参考方法或标准化方法制定操作规程,对血沉管规格、抗凝剂使用、血液标本制备和检测方法等重新做了严格规定。魏氏法操作简便,只反映血沉终点变化,耗时、易造成污染、缺乏特异性,一次性血沉测定器材成本高、质量难以保证。温氏法则按 Hct 测定方法要求采血,通过血沉方程 K 值计算,克服了贫血对结果影响,多用于血液流变学检查。

(二)自动血沉仪法

操作简单,可动态检测血沉全过程,且自动、微量、快速、重复性好、不受环境温度影响,适于急诊患者。温氏法血沉仪测试时将血沉管倾斜,势必造成人为误差。CLSI 建议血沉仪法可采用 EDTA 抗凝血,即可与血液分析仪共用 1 份抗凝血标本,并采用密闭式采血系统,但尚未广泛应用。

四、质量管理

(一)检验前

1.生理因素

患者检查前应控制饮食,避免一过性高脂血症使 ESR 加快。

2.药物影响

输注葡萄糖、白明胶和聚乙烯吡咯烷酮等,2 天内不宜做 ESR 检验。

3.标本因素

静脉采血应在 30 秒内完成,不得有凝血、溶血、气泡,不能混入消毒液;枸橼酸钠(0.109 mmol/L,AR 级)应新鲜配制(4 ℃保存 1 周),与血液之比为 1∶4,混匀充分;标本室温下放置小于 4 小时,4 ℃保存小于 12 小时,测定前应置室温平衡至少 15 分钟(CLSI 建议)。

4.器材

应清洁干燥。魏氏血沉管应符合 ICSH 规定标准,即:管长(300.0±1.5)mm;两端相通,端口平滑;表面自上而下刻有规范的 0～200 mm 刻度,最小分度值为 1 mm(误差≤0.02 mm);管内径为(2.55±0.15)mm,内径均匀误差≤0.05 mm。

(二)检验中

1.操作因素

(1)吸血:吸血量应准确,避免产生气泡。

(2)血沉管装置:严格垂直(CLSI 规定倾斜不能超过 2°)、平稳放置,并防止血液外漏。如血沉管倾斜,血浆沿一侧管壁上升,红细胞则沿另一侧管壁下沉,受到血浆逆阻力减小,下沉加快(倾斜 3°,ESR 可增加 30%)。

(3)测定温度:要求为 18～25 ℃,室温过高应查血沉温度表校正结果,室温低于 18 ℃应放置 20 ℃恒温箱内测定。

(4)测定环境:血沉架应避免直接光照、移动和振动。

(5)测定时间:严格控制在(60±1)分钟读数。

(6)质控方法:ICSH 规定 ESR 测定参考方法的质控标本为 EDTA 抗凝静脉血,Hct≤0.35,血沉值在 15~105 mm/h,测定前至少颠倒混匀 12 次(CLSI 推荐),按"常规工作方法"同时进行测定。用参考方法测定其 95% 置信区间应控制在误差小于±0.5 mm/h。

2.标本因素

(1)血浆因素:与血浆蛋白质成分及比例有关,使血沉加快的主要因素是带正电荷大分子蛋白质,其削弱红细胞表面所带负电荷,使红细胞发生缗钱状聚集,红细胞总表面积减少,受到血浆逆阻力减小,且成团红细胞质量超过了血浆阻力,因而下沉。带负电荷小分子蛋白质作用则相反。

(2)红细胞因素:包括红细胞数量、大小、厚度和形态等。总之,血浆因素对血沉影响较大,红细胞因素影响较小。影响血沉的因素见表 6-12。

表 6-12 影响血沉测定结果血浆和红细胞因素

内在因素		影响因素
血浆		
	ESR 增快	①纤维蛋白原(作用最强),异常克隆性免疫球蛋白,γ、α、β 球蛋白和急性时相反应蛋白(α1-AT、α₂-M、Fg)等;②胆固醇和甘油三酯等;③某些病毒、细菌、代谢产物、药物(输注葡萄糖、白明胶、聚乙烯吡咯烷酮等)和抗原抗体复合物
	ESR 减慢	清蛋白、磷脂酰胆碱和糖蛋白等
红细胞		
	数量减少	表面积减少,血浆阻力减小,ESR 增快
	数量增多	表面积增多,血浆阻力增大,ESR 减慢
	形态异常	①球形、镰状红细胞增多或大小不均,不易形成缗钱状,表面积增大,ESR 减慢;②靶形红细胞增多,红细胞直径大、薄,易形成缗钱状,表面积减小,ESR 增快

(三)检验后

因血沉变化大多数由血浆蛋白质变化所致,这种变化对血沉影响持续。因此,复查血沉的时间至少应间隔 1 周。

五、临床应用

(一)参考范围

魏氏法:成年男性<15 mm/h,成年女性<20 mm/h。

(二)临床意义

ESR 用于疾病诊断缺乏特异性,也不能作为健康人群筛检指标,但用于某些疾病活动情况监测、疗效判断和鉴别诊断具有一定参考价值。

1.生理性加快

(1)年龄与性别:新生儿因纤维蛋白原含量低而红细胞数量较高,血沉较慢(≤2 mm/h)。12 岁以下儿童因生理性贫血血沉稍快,但无性别差异。成年人,尤其 50 岁后,纤维蛋白原含量逐渐升高,血沉增快,且女性高于男性(女性平均 5 年递增 2.8 mm/h,男性递增 0.85 mm/h)。

(2)女性月经期:子宫内膜损伤及出血,纤维蛋白原增加,血沉较平时略快。

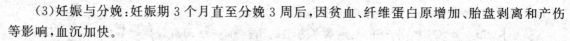

（3）妊娠与分娩：妊娠期3个月直至分娩3周后，因贫血、纤维蛋白原增加、胎盘剥离和产伤等影响，血沉加快。

2.病理性加快

病理性血沉加快临床意义见表6-13。因白细胞直接受细菌毒素、组织分解产物等影响，其变化出现早，对急性炎症诊断及疗效观察更有临床价值。血沉多继发于急性时相反应蛋白增多的影响，出现相对较晚，故 ESR 用于慢性炎症观察，如结核病、风湿病活动性动态观察或疗效判断更有价值。

表 6-13　病理性血沉加快临床意义

疾病	临床意义
感染及炎症	急性炎症，血液中急性时相反应蛋白（α_1-AT、α_2-M、CRP、Tf、Fg 等）增高所致，为最常见原因。慢性炎症（结核病、风湿病、结缔组织炎症等）活动期增高，病情好转时减慢，非活动期正常，ESR 监测可动态观察病情
组织损伤	严重创伤和大手术、心肌梗死（为发病早期特征之一），与组织损伤所产生蛋白质分解产物增多和心肌梗死后3～4天急性时相反应蛋白增多有关
恶性肿瘤	与 α_2-巨球蛋白、纤维蛋白原、肿瘤组织坏死、感染和贫血有关
自身免疫病	与热休克蛋白增多有关。ESR 与 CRP、RF 和 ANA 测定具有相似灵敏度
高球蛋白血症	与免疫球蛋白增多有关，如多发性骨髓瘤、肝硬化、巨球蛋白血症、系统性红斑狼疮、慢性肾炎等
高脂血症	与甘油三酯、胆固醇增多有关，如动脉粥样硬化、糖尿病和黏液水肿等
贫血	与红细胞减少受血浆阻力减小有关

3.血沉减慢

血沉减慢一般无临床意义。见于低纤维蛋白原血症、充血性心力衰竭、真性红细胞增多症和红细胞形态异常（如红细胞球形、镰状和异形）。

（于　泳）

第七章　白细胞检验

第一节　白细胞形态学检验

一、检测原理

血涂片经染色后,在普通光学显微镜下作白细胞形态学观察和分析。常用的染色方法有瑞氏染色法、吉姆萨染色法、May-Grünwald 法、Jenner 法、Leishman 染色法等。

二、方法学评价

(一)显微镜分析法
对血液细胞形态的识别,特别是异常形态,推荐采用人工方法。

(二)血液分析仪法
不能直接提供血细胞质量(形态)改变的确切信息,需进一步用显微镜分析法进行核实。

三、临床意义

(一)正常白细胞形态
瑞氏染色正常白细胞的细胞大小、核和质的特征见表 7-1。

表 7-1　外周血 5 种白细胞形态特征

细胞类型	大小(μm)	外形	细胞核		细胞质	
			核形	染色质	着色	颗粒
中性杆状核粒细胞	10～15	圆形	弯曲呈腊肠样,两端钝圆	深紫红色,粗糙	淡橘红色	量多,细小,均匀布满胞质,浅紫红色
中性分叶核粒细胞	10～15	圆形	分为 2～5 叶,以 3 叶为多	深紫红色,粗糙	淡橘红色	量多,细小,均匀布满胞质,浅紫红色
嗜酸性粒细胞	11～16	圆形	分为 2 叶,呈眼镜样	深紫红色,粗糙	淡橘红色	量多粗大,圆而均匀,充满胞质,鲜橘红色

续表

细胞类型	大小(μm)	外形	细胞核			细胞质	
			核形	染色质	着色		颗粒
嗜碱性粒细胞	10～12	圆形	核结构不清,分叶不明显	粗而不均	淡橘红色	量少,大小和分布不均,常覆盖核上,蓝黑色	
淋巴细胞	6～15	圆形或椭圆形	圆形或椭圆形,着边	深紫红色,粗块状	透明淡蓝色	小淋巴细胞一般无颗粒,大淋巴细胞可有少量粗大不均匀、深紫红色颗粒	
单核细胞	10～20	圆形或不规则形	不规则形,肾形,马蹄形,或扭曲折叠	淡紫红色,细致疏松呈网状	淡灰蓝色	量多,细小,灰尘样紫红色颗粒弥散分布于胞质中	

(二)异常白细胞形态

1.中性粒细胞

(1)毒性变化:在严重传染病、化脓性感染、中毒、恶性肿瘤、大面积烧伤等情况下,中性粒细胞有下列形态改变:大小不均(中性粒细胞大小相差悬殊)、中毒颗粒(比正常中性颗粒粗大、大小不等、分布不均匀、染色较深、呈黑色或紫黑色)、空泡(单个或多个,大小不等)、Döhle 体(是中性粒细胞胞质因毒性变而保留的嗜碱性区域,呈圆形、梨形或云雾状,界限不清,染成灰蓝色,直径 1～2 μm,亦可见于单核细胞)、退行性变(胞体肿大、结构模糊、边缘不清晰、核固缩、核肿胀、核溶解等)。上述变化反映细胞损伤的程度,可以单独出现,也可同时出现。

毒性指数:计算中毒颗粒所占中性粒细胞(100 个或 200 个)的百分率。1 为极度,0.75 为重度,0.5 为中度,<0.25 为轻度。

(2)巨多分叶核中性粒细胞:细胞体积较大,直径 16～25 μm,核分叶常在 5 叶以上,甚至在 10 叶以上,核染色质疏松。见于巨幼细胞贫血、抗代谢药物治疗后。

(3)棒状小体(Auer 小体):细胞质中出现呈紫红色细杆状物质,长 1～6 μm,一条或数条,见于急性白血病,尤其是颗粒增多型早幼粒细胞白血病(M3 型),可见数条到数十条呈束棒状小体。急性单核细胞白血病可见一条细长的棒状小体,而急性淋巴细胞白血病则不出现棒状小体。

(4)Pelger-Hüet 畸形:细胞核为杆状或分 2 叶,呈肾形或哑铃形,染色质聚集成块或条索网状。为常染色体显性遗传性异常,也可继发于某些严重感染、白血病、骨髓增生异常综合征、肿瘤转移、某些药物(如秋水仙胺、磺基二甲基异噁唑)治疗后。

(5)Chediak-Higashi 畸形:细胞质内含有数个至数十个包涵体,直径为 2～5 μm,呈紫蓝、紫红色。见于 Chediak-Higashi 综合征,为常染色体隐性遗传。

(6)Alder-Reilly 畸形:细胞质内含有巨大的、深染的、嗜天青颗粒,染深紫色,见于脂肪软骨营养不良、遗传性黏多糖代谢障碍,为常染色体隐性遗传。

(7)May-Hegglin 畸形:细胞质内含有淡蓝色包涵体。为常染色体显性遗传。

2.淋巴细胞

(1)异型淋巴细胞:在淋巴细胞性白血病、病毒感染(如传染性单核细胞增多症、病毒性肺炎、病毒性肝炎、传染性淋巴细胞增多症、流行性腮腺炎、水痘、巨细胞病毒感染)、百日咳、布鲁菌病、梅毒、弓形虫感染、药物反应等情况下,淋巴细胞增生,出现某些形态学变化,称为异型淋巴细胞。

分为三型。①Ⅰ型(空泡型,浆细胞型):胞体比正常淋巴细胞稍大,多为圆形、椭圆形、不规则形。核圆形、肾形、分叶状,常偏位。染色质粗糙,呈粗网状或小块状,排列不规则。胞质丰富,染深蓝色,含空泡或呈泡沫状。②Ⅱ型(不规则型,单核细胞型):胞体较大,外形常不规则,可有多个伪足。核形状及结构与Ⅰ型相同或更不规则,染色质较粗糙致密。胞质丰富,染淡蓝或灰蓝色,有透明感,边缘处着色较深,一般无空泡,可有少数嗜天青颗粒。③Ⅲ型(幼稚型):胞体较大,核圆形、卵圆形。染色质细致呈网状排列,可见1~2个核仁。胞质深蓝色,可有少数空泡。

(2)放射线损伤后淋巴细胞形态变化:淋巴细胞受电离辐射后出现形态学改变,如核固缩、核破碎、双核、卫星核淋巴细胞(胞质中主核旁出现小核)。

(3)淋巴细胞性白血病时形态学变化:在急、慢性淋巴细胞白血病,出现各阶段原幼细胞,并有形态学变化。

3.浆细胞

正常浆细胞直径8~9 μm,胞核圆、偏位,染色质粗块状,呈车轮状或龟背状排列;胞质灰蓝色、紫浆色,有泡沫状空泡,无颗粒。如外周血出现浆细胞,见于传染性单核细胞增多症、流行性出血热、弓形体病、梅毒、结核病等。异常形态浆细胞有以下3种。

(1)Mott细胞:浆细胞内充满大小不等、直径2~3 μm蓝紫色球体,呈桑葚样。见于反应性浆细胞增多症、疟疾、黑热病、多发性骨髓瘤。

(2)火焰状浆细胞:浆细胞体积大,胞质红染,边缘呈火焰状。见于IgA型骨髓瘤。

(3)Russell小体:浆细胞内有数目不等、大小不一、直径2~3 μm红色小圆球。见于多发性骨髓瘤、伤寒、疟疾、黑热病等。

(于　泳)

第二节　单核细胞计数检验

单核细胞占白细胞总数的3%~8%,骨髓多能造血干细胞分化为髓系干细胞和粒-单系祖细胞之后进而发育为原单核细胞、幼单核细胞及单核细胞,后者逐渐可释放至外周血中。循环血内的单核细胞并非终末细胞,它在血中的停留只是暂时的,3~6天后进入组织或体腔内,可转变为幼噬细胞,再成熟为巨细胞。因此单核细胞与组织中的巨噬细胞构成单核巨噬细胞系统,而发挥防御功能。

一、原理

单核细胞具有强烈的非特异性酯酶活性,在酸性条件下,可将稀释液中 α-醋酸萘酯水解,产生 α-萘酚,并与六偶氮副品红结合成稳定的红色化合物,沉积于单核细胞内,可与其他白细胞区别。因此将血液稀释一定倍数,然后滴入计数盘,计数一定范围内单核细胞数,即可直接求得每升血液中单核细胞数。

二、参考值

参考值为$(0.196\pm0.129)\times10^9$/L。

三、临床意义

(一)单核细胞增多

1.生理性增多

正常儿童外周血中的单核细胞较成人稍多,平均为 9%,出生后 2 周的婴儿可呈生理性单核细胞增多,可达 15%或更多。

2.病理性增多

单核-巨噬细胞系统的防御作用是通过以下 3 个环节来完成的。

(1)对某些病原体如 EB 病毒、结核杆菌、麻风杆菌、沙门菌、布鲁斯菌、疟原虫和弓形体等,均有吞噬和杀灭的作用。

(2)能清除损伤或已死亡的细胞,在炎症组织中迅速出现多数中性粒细胞与单核细胞,前三天中性粒细胞占优势,以后或更晚则以单核细胞为主,由于单核细胞和巨噬吞噬残余的细菌和已凋亡的粒细胞,使炎症得以净化。

(3)处理抗原,在免疫反应的某些阶段协助淋巴细胞发挥其免疫作用等。

临床上单核细胞增多常见于:①某些感染,如亚急生感染性心内膜炎、疟疾、黑热病等;急性感染的恢复期可见单核细胞增多;在活动性肺结核如严重的浸润性的粒性结核时,可致血中单核细胞明显增多,甚至呈单核细胞类白血病反应,白细胞数常达 $20 \times 10^9/L$,分类时单核细胞可达 30%,以成熟型为主,但亦可见少数连续单核细胞。②某些血液病,粒细胞缺乏症的恢复期,常见单核细胞一过性增多,恶性组织细胞病、淋巴瘤时可见幼单核细胞增多,成熟型亦见增多。骨髓增生异常综合征时除贫血、白细胞数减少之外,白细胞分类时常见单核细胞数增多。

(二)单核细胞减少

单核细胞减少的意义不大。

(于　泳)

第三节　嗜酸性粒细胞计数检验

嗜酸性粒细胞起源于骨髓内 CFU-S。经过单向嗜酸性祖细胞(CFU-EO)阶段,在有关生成素诱导下逐步分化,成熟为嗜酸性粒细胞,在正常人外周血中少见,仅为 0.5%~5%。

嗜酸性粒细胞有微弱的吞噬作用,但基本上无杀菌力,它的主要作用是抑制嗜碱性粒细胞和肥大细胞合成与释放其活性物质,吞噬其释出颗粒,并分泌组胺酶破坏组胺,从而起到限制变态反应的作用。此外,实验证明它还参加与对蠕虫的免疫反应。嗜酸性粒细胞的趋化因子至少有六大来源:①从肥大细胞或嗜碱性粒细胞而来的组胺;②由补体而来的 C3a、C5a、C567,其中以C5a 最为重要;③从致敏淋巴细胞而来的嗜酸性粒细胞趋化因子;④从寄生虫而来的嗜酸性粒细胞趋化因子;⑤从某些细菌而的嗜酸性粒细胞趋化因子(如乙型溶血性链球菌等);⑥从肿瘤细胞而来的嗜酸性粒细胞趋化因子。以上因素均可引起的嗜酸性粒细胞增多。由于嗜酸性粒细胞在外周血中百分率很低,故经白细胞总数和嗜酸性粒细胞百分率换算而来的绝对值误差较大,因此,在临床上需在了解嗜酸性粒细胞的变化时,应采用直接计数法。

一、原理

用嗜酸性粒细胞稀释液将血液稀释一定倍数,同时破坏红细胞和大部分其他白细胞,并将嗜酸性粒细胞着色,然后滴入细胞计数盘中,计数一定范围内嗜酸性粒细胞数,即可求得每升血液中嗜酸性粒细胞数。嗜酸性粒细胞稀释液种类繁多,但作用大同小异。分为保护嗜酸性粒细胞而破坏其他细胞的物质和着染嗜酸性粒细胞的物质(如溴甲酚紫、伊红、石楠红等),可根据本实验室的条件选择配制。

二、参考值

嗜酸性粒细胞参考值为$(0.05～0.5)×10^9/L$。

三、临床意义

(一)生理变化

在劳动、寒冷、饥饿、精神刺激等情况下,交感神经兴奋,通过下丘脑刺激垂体前叶,产生促肾上腺皮质激素(ACTH)使肾上腺皮质产生肾上腺皮质激素。肾上腺皮质激素可阻止骨髓释放嗜酸性粒细胞,并促使血中嗜酸性粒细胞向组织浸润,从而导致外周血中嗜酸性粒细胞减少。因此正常人嗜酸性粒细胞白天较低,夜间较高。上午波动较大,下午比较恒定。

(二)嗜酸性粒细胞增多

嗜酸性粒细胞增多可见于以下疾病。

1.过敏性疾病

如在支气管哮喘、血管神经性水肿、食物过敏、血清病时均可见血中嗜酸性粒细胞增多。肠寄生虫抗原与肠壁内结合 IgE 的肥大细胞接触时,使后者脱颗粒而稀放组胺,导致嗜酸性粒细胞增多。在某些钩虫病患者,在某些钩虫病患者,其血中嗜酸性粒细胞明显增多,白细胞总数高达数万,分类中 90% 以上为嗜酸性粒细胞,而呈嗜酸性粒细胞型类白血病反应,但其嗜酸性粒细胞均属成熟型,随驱虫及感染消除而血常规逐渐恢复正常。

2.某些传染病

一般急性传染病时,血中嗜酸性粒细胞均减少,唯猩红热时反而增高,现已知这可能因该病病原菌(乙型溶血性链球菌)所产生的酶能活化补体成分,继而引起嗜酸性粒细胞增多所致。

3.慢性粒细胞性白血病

此时嗜酸性粒细胞常可高达 10%,并可见有幼稚型。罕见的嗜酸性粒细胞性白血病时其白血病性嗜酸性粒细胞可达 90%,以幼稚型居多,且其嗜性颗粒大小不均,着色不一,分布紊乱,并见空泡等形态学改变。某些恶性肿瘤,特别是淋巴系统恶性疾病,如霍奇金病及某些上皮系肿瘤如肺癌时,均可见嗜酸性粒细胞增多,一般在 10% 左右。

(三)嗜酸性粒细胞减少

见于伤寒、副伤寒、手术后严重组织损伤以及应用肾上腺皮质激素或促肾上腺此质激素后。

(四)嗜酸性粒细胞计数的其他应用

1.观察急性传染病的预后

肾上腺皮质有促进抗感染的能力,因此当急性感染(如伤寒)时,肾上腺皮质激素分泌增加,嗜酸性粒细胞随之减少,恢复期嗜酸性粒细胞又逐渐增多。若临床症状严重,而嗜酸性粒细胞不

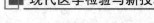

减少,说明肾上腺皮质功能衰竭;如嗜酸性粒细胞持续下降,甚至完全消失,说明病情严惩反之,嗜酸性粒细胞重新出现,甚至暂时增多,则为恢复的表现。

2.观察手术和烧伤患者的预后

手术后 4 小时嗜酸性粒细胞显著减少,甚至消失,24～48 小时后逐渐增多,增多速度与病情变化基本一致。大面积烧伤患者,数小时后嗜酸性粒细胞完全消失,且持续时间较长,若大手术或面积烧伤后,患者嗜酸性粒细胞不下降或下降很少,均表明预后不良。

3.测定肾上腺皮同功能

ACTH 可使肾上腺皮质产生肾上腺皮质激素,造成嗜酸性粒细胞减少。嗜酸性粒细胞直接计数后,随即肌内注射或静脉滴注 ACTH 25 mg,直接刺激肾上腺皮质,或注射 0.1% 肾上腺素 0.5 mL,刺激垂体前叶分泌 ACTH,间接刺激肾上腺皮质。肌内注射后 4 小时或静脉滴注开始后8 小时,再用嗜酸性粒细胞计数。结果判断:①在正常情况下,注射 ACTH 或肾上腺素后,嗜酸性粒细胞比注射前应减少 50%;②肾上腺皮质功能正常,而垂体前叶功能不良者,则直接刺激时下降 50% 以上,间接刺激时不下降或下降很少;③垂体功能亢进时,直接和间接刺激均可下降 80%～100%;④垂体前叶功能正常,而肾上腺皮质功能不良者则直接间接刺激下降均不到 50%。艾迪生病,一般下降不到 20%,平均仅下降 4%。

（于　泳）

第八章 凝 血 检 验

第一节 血小板检验

血小板由骨髓巨核细胞膜延伸而裂解生成并释放入血,健康成人以每天 $40 \times 10^9/L$ 的速度更新,寿命为 $7 \sim 11$ 天,浓度水平为 $(125 \sim 350) \times 10^9/L$。血小板主要参与人体止血、炎症和免疫反应等多种生理病理过程,其生成受到血小板生成素、生长因子、炎性因子等因素调控,衰老的血小板主要在脾脏和肝脏网状内皮系统被破坏。在一期止血过程中,血小板通过其表面糖蛋白 $Ib/IX/V$($GPIb/IX/V$)复合物与血管性血友病因子(von willebrand factor,vWF)结合,介导高剪切力下血小板黏附到受损的血管内皮下结构;而 $GPIIb/IIIa$ 则通过与纤维蛋白原或 vWF 结合实现血小板聚集,同时血小板还通过脱颗粒释放胞内促凝物质放大活化效应。血小板质量和数量的异常均可导致出血性或血栓性疾病,因此血小板数量和功能的检测对临床出血性疾病诊断,以及评估临床抗血小板治疗的效果具有重要的临床价值。然而由于血小板相关检测复杂且费时费力,到目前为止仍没有统一的检测标准及结果解释。

血小板数减少是临床常见的出血性疾病的病因,根据减少的机制可分为血小板生成不足和血小板破坏增加两类。血小板计数是目前最常采用且最简单的检测方法,主要采用自动化血细胞计数仪,对于难以解释的血小板减少症患者应采用显微镜直接计数法,并进行外周血涂片观察血小板形态及大小,以排除操作不当或先天性血小板病引起的血小板数减少。为明确血小板数减少的病因,通过骨髓检查明确血小板生成减少性疾病及排除血小板破坏增加性疾病;网织血小板比例测定可辅助诊断血小板破坏增加引起的血小板减少;血小板相关抗体及血小板特异性抗体的检测对免疫性血小板减少症的诊断有重要的辅助价值。

出血时间(Duke法)是最早采用的评价血小板功能的方法,该法简单易行,但试验结果易受到操作者主观影响及受试者状况的影响且具有创伤性,已不推荐使用。目前在临床及研究领域中应用最多的检测方法是 20 世纪 60 年代起开始的比浊法检测血小板聚集功能,是血小板聚集功能分析的“金标准”,但由于耗时、技术要求较高等缺点限制了其在临床的广泛应用,主要在经验丰富的实验室开展。20 世纪 80 年代发展的全血检测血小板功能法(电阻抗法)能简单且快速地用于血小板功能筛查,但并没有被广泛应用。采用全血检测的 PFA-100 能模拟人体内的高剪切力状态并具有需血量小等优点,在血小板功能的筛查方面已得到了认可。流式细胞仪用于检测血小板膜糖蛋白质量缺陷具有无可比拟的优势。血小板释放功能检测最常用的指标是三磷酸腺苷(adenosine triphosphate,ATP),亦可采用酶标法检测血小板内其他内容物。

一、血小板计数

血小板计数(platelet count,Plt)是指计量单位体积血液中血小板的数量。正常情况下,循环血液中血小板的数量相对稳定。但在某些生理或病理情况下,血小板计数可增多或减少,因此血小板计数是反映血小板生成与消耗(破坏)之间平衡的试验。由于血小板体积小,容易发生黏附、聚集和变性破坏,常对计数的准确性产生影响,目前血小板计数的主要方法包括:血细胞分析仪法和目视显微镜计数法。

(一)试验方法

血细胞分析仪可直接检测血小板数目并提供血小板直方图来反应血小板体积大小的分布情况。仪器法检测血小板数目具有高精密度的优势,但不能完全将血小板与其他体积类似的物质(如细胞碎片或杂质)区别开来,尤其血小板直方图异常时仍需采用显微镜计数加以校正,因此显微镜计数(特别是相差显微镜)仍然是公认的参考方法。

(二)参考区间

仪器法中国汉族人群成人 Plt 的参考区间为$(125\sim350)\times10^9/L$。由于 Plt 结果受到地域、人群、年龄、标本类型和检测方法等多方面因素的影响,各实验室引用参考区间时应进行验证,必要时建立本实验室的参考区间。

(三)临床意义

1.生理变异

健康人的血小板数量比较稳定,在一天之间没有大的波动,亦无性别与年龄的明显差别。应激状态下,血小板数量可短暂增高。

2.血小板计数减少

血小板计数减少常见于血小板破坏过多,如免疫性血小板减少症(immune thrombocytepenia,ITP)、脾功能亢进及体外循环等;血小板消耗过多如弥散性血管内凝血(disseminated inravascular coagulation,DIC)、血栓性血小板减少性紫癜、溶血性尿毒症综合征、败血症及粟粒性结核等;血小板生成障碍,如白血病、再生障碍性贫血、溶血性贫血、骨髓增生异常综合征、骨髓纤维化等;亦可见于遗传性血小板减少症,如湿疹血小板减少伴免疫缺陷综合征(Wiskott-Aldich syndrome,WAS)、MYH9 相关性血小板减少症、灰色血小板综合征、巨血小板综合征、地中海血小板减少症、植物固醇血症及先天性无巨核细胞血小板减少症等。

3.血小板计数显著增多

血小板计数显著增多主要见于骨髓增殖能力增强,如原发性血小板增多症、真性红细胞增多症、慢性粒细胞白血病以及肿瘤骨髓转移(有溶骨性变化时)等。在脾切除术后,血小板计数也能呈现一过性增多。反应性血小板增多症,常见于急慢性炎症、缺铁性贫血、癌症、缺氧及创伤后,尤其儿童急性感染后常见。原发病经治疗情况改善后,血小板数量会很快下降至正常水平。

(四)结果分析及影响因素

1.采血方面的影响

必须一针见血,标本采集后与抗凝剂迅速混匀。末梢血采集时针刺深度至少 2 mm,使血液自然流出,不要过度挤压。

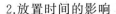

2.放置时间的影响

静脉血在放置24小时后,血小板多发生黏附聚集并形成较大聚集团块,可造成血细胞分析仪计数误差,数量假性降低,因此应尽量缩短运输和储存的时间。

3.血小板形态异常

血小板体积过大或过小均会影响检测结果。形态异常可使血小板直方图有不规则峰型出现,体积分布低而宽,部分图形尾巴上翘,此时应采用显微镜直接计数法检测。

4.EDTA诱导的血小板减少现象

乙二胺四乙酸(EDTA)可使一些血标本中的血小板发生聚集,造成"假性血小板减少"现象,可采用血涂片观察并使用其他抗凝剂(枸橼酸钠)进行鉴别。

5.其他干扰因素

某些溶血性疾病时发生血管内溶血,血液标本中出现红细胞碎片,这些碎片易被血细胞分析仪误识别为血小板。慢性粒细胞性白血病经过治疗后,血液中出现大量白细胞碎片,可干扰血小板计数。严重缺铁性贫血患者,如血小板平均体积(meam platelet volume,MPV)<60 fL 时,一些完整的小型红细胞体积可<30 fL,也会影响血小板计数的准确性。

二、网织血小板检测

网织血小板(reticulated platelets,RP)是从骨髓中释放入血的新生血小板,与成熟血小板相比,网织血小板体积更大,RNA 含量多,蛋白质合成能力强。随着血小板的成熟,胞浆内 mRNA逐渐消失,体积逐渐变小。网织血小板计数可以比较精确地反映骨髓内血小板生成情况。目前主要通过流式细胞仪和血细胞分析仪两种方法进行测定。

(一)试验原理与方法

网织血小板中含有丰富的 RNA,荧光染料噻唑橙(thiazole orange,TO)具有透过活细胞膜特异性结合 DNA/RNA 的特性,当其与 DNA 或 RNA 结合后,发射荧光的能力可增大 3 000 倍。采用荧光标记的血小板膜糖蛋白单克隆抗体标记血小板,通过流式细胞仪检测 TO 阳性血小板的百分率和荧光强度。荧光强度可反映血小板内部的 RNA 含量,即网织血小板成熟情况。

全自动血细胞分析仪检测网织血小板是在流式分析的基础上,通过设门构建网织红细胞和网织血小板的检测通道,并利用分析软件对网织血小板进行识别和计量,从而得到网织血小板的比例和绝对值,并在散点图上标以不同颜色以便区分。

(二)参考区间

采用血细胞全自动分析仪 Sysmex XE-2100 建立的网织血小板计数的参考区间如下。①网织血小板百分比:男性为 1.07%～6.90%,女性为 0.58%～6.00%;②网织血小板绝对值:男性为(2.60～13.00)×10^9/L,女性为(1.55～11.85)×10^9/L。不同检测系统间存在差异,建议每个实验室制定自己的健康人参考区间或对制造商提供的参考区间进行充分验证。采用流式细胞术检测,因影响因素较多,每个实验室需建立各自的参考区间。

(三)临床意义

网织血小板计数增高见于免疫性血小板减少症、血栓性血小板减少性紫癜和溶血性尿毒症综合征等血小板破坏与消耗增加类的疾病;网织血小板计数降低见于再生障碍性贫血、骨髓增生异常综合征和白血病等血小板生成减少类疾病。

1.鉴别血小板减少症

在血小板破坏增多或生成不足所致的疾病中，网织血小板的比例会有显著变化，并可与其他血小板生成不足性疾病（如脾功能亢进等）相鉴别。研究发现 ITP 患者血小板破坏增加，骨髓生成血小板加快，外周血中新生血小板增多，使网织血小板比例升高，而在有些患者中可为50%～60%，在临床上可作为 ITP 诊断的重要指标。脾功能亢进虽有血小板减少，但网织血小板比例接近正常。

2.反映骨髓抑制后血小板生成能力的恢复

再生障碍性贫血、白血病及肿瘤浸润等患者由于骨髓增殖受抑，血小板总数减少，而网织血小板比例基本正常。化疗后，在血小板计数上升前4～5天，网织血小板比例即开始明显增高。因此网织血小板比血小板计数能更敏感地反映血小板再生情况。

3.原发性血小板增多症(primary thrombocytosis,PT)

PT 未并发血栓形成时，网织血小板比例与健康人水平相当；PT 并发血栓形成时，网织血小板比例显著高于健康人，可能是与网织血小板对凝血酶原受体激动肽等多种活化诱导剂的刺激有较强反应性有关。

(四)结果分析及影响因素

标本放置时间不宜过长，应尽量使用新鲜标本进行检测。利用流式细胞仪进行检测时，在孵育过程中，网织血小板随 TO 浓度的增加和/或孵育时间的增加呈非饱和性增加，其原因可能与 TO 的亲脂性有关，各个实验室应该建立自己的标准操作流程及参考区间，以达到对临床的辅助诊断目的。

三、血小板形态学检查

(一)试验原理与方法

血小板的形态与功能密切相关，通过血小板形态检查，有助于对疾病进行鉴别及发病机制的研究。血液分析仪作为一种筛查手段，当细胞数量、比例、分布参数或直方图等发生异常或为临床疑似血液系统疾病时，有必要进行血涂片检查。在某些病理情况下，分析软件不能拟合血小板分布状态时，亦须通过血涂片和人工显微镜血小板计数以明确诊断。

正常血小板体积小，呈圆、椭圆或不规则形，直径 $1.5\sim3.0~\mu m$，胞质呈灰蓝或粉红色，内含较多紫红色颗粒，中心有颗粒区，周围透明的胞质称透明区，无细胞核。血小板可散在，亦可呈聚集状态，聚集的血小板数量不等。在血涂片中血小板由于被激活，使颗粒易集中在胞体中央并可见伪足伸出，活化的血小板则呈不规则形，表面有大量星芒状突起，彼此间常发生黏附和聚集。

(二)临床意义

1.大小的变化

病理情况下，血小板可出现明显体积变化，大血小板直径可大于 $3.3~\mu m$，主要见于 MYH9相关性血小板减少症、灰色血小板综合征、巨血小板综合征、地中海血小板减少症、植物固醇血症。在 ITP、慢性粒细胞白血病及某些反应性骨髓增生旺盛的疾病可偶见畸形且偏大的血小板。小血小板常见于 Wiskott-Aldich 综合征。

2.形态的变化

正常人外周血中的血小板多为成熟型，也可见少量形态不规则或畸形血小板，但所占比值一般较低。当骨髓巨核细胞增生旺盛时，尤其是重症 ITP 或慢性粒细胞白血病时，可以见到大量蓝色的、巨大的血小板。巨血小板综合征患者的血小板计数常轻度减少,伴巨大血小板,直径可达 8 μm,其嗜天青颗粒集中在血小板中央,形成假核状或淋巴细胞样,为本病的形态学特征。急性 ITP 患者血小板形态大致正常,慢性患者可见异形、巨大血小板等改变。血栓性血小板减少性紫癜患者血小板计数减少,亦可见大血小板,并可见较多的红细胞碎片,呈盔形、新月形、小球形等。植物固醇血症患者血小板计数常轻度减少,同时伴偏大至巨大血小板,血小板内容物被周边一圈空泡包围,且口型及靶型红细胞也多见。灰色血小板综合征患者可见血小板内颗粒缺乏、呈苍白状。

3.血小板分布情况

功能正常的血小板在外周血涂片上可聚集成小团或成簇。原发性血小板增多症,血小板聚集成团甚至占满整个油镜视野,其中可见小型、大型、巨型及畸形血小板,偶见巨核细胞碎片。再生障碍性贫血时,涂片中血小板数量明显减少。EDTA 诱导的血小板数减少可见 EDTA 抗凝静脉血涂片中血小板聚集成团,而指尖血涂片血小板分布正常。血小板无力症患者血涂片中的血小板形态与数量未见异常,但血小板散在分布,几乎见不到聚集的血小板。

四、血小板功能检测

体外血小板功能检测包括血小板黏附功能、血小板聚集功能、血小板释放功能试验等。在抗凝血标本中加入血小板聚集诱导剂,如胶原、二磷酸腺苷(adenosine diphosphate,ADP)等,模拟体内环境以间接判断体内血小板功能状态。由于试验结果受到取血、操作、设备、试剂等多种因素影响,各项血小板功能试验结果在室内和室间均存在较大差异,国内尚未建立完善的标准操作规范。因而在解释试验结果时需注意排除相关干扰因素,各实验室需建立自己的操作流程和参考区间。多种整体反应血小板功能状态的试验方法已逐步应用于临床,在出血性疾病筛查和抗血小板治疗监测中得到推广。

(一)血小板聚集试验

血小板聚集试验是被广泛应用的血小板功能检测方法,有比浊法、阻抗法(全血法)、光散射法等,目前仍以比浊法最常用。血小板聚集诱导剂主要包括 ADP、胶原、花生四烯酸(arachidonic acid,AA)和瑞斯托霉素(ristocetin,R)等。虽然比浊法简便易行且应用更广泛,但易受患者采血前状态、血液采集过程、富血小板血浆(platelet rich plasma,PRP)制备过程、检测和分析过程等多种因素的影响,至今仍未标准化。2013 年,国际血栓与止血学会公布了比浊法检测血小板聚集功能操作指南。

1.试验原理与方法

(1)试验原理:PRP 在连续搅拌条件下,加入血小板聚集诱导剂,诱导剂与血小板膜上相应的受体结合,使血小板活化并导致血小板发生聚集,PRP 悬液的浊度减低、透光度增加。光电系统将光浊度的变化转换为电讯号的变化,在记录仪上予以记录,根据描记曲线计算出血小板聚集的速率。由于在血小板聚集过程中需要血小板膜糖蛋白、纤维蛋白原与 Ca^{2+} 的参与,因而血小板聚集率可反映血小板数量和功能状态、血浆纤维蛋白原含量和 vWF 水平等。

(2)检测方法如下。①标本采集:从肘静脉顺利取血 4.5 mL,注入含 0.5 mL 枸橼酸钠(0.129 mol/L)的硅化或塑料试管中。②标本处理及检测:以 200 g 离心 10 分钟,取出上层血浆即为 PRP,将剩余血液以 1 500 g 离心 15 分钟,上层较为透明的液体即为乏血小板血浆(platelet pool plasma,PPP)。将 PRP 及 PPP 分别加入两支比浊管内,以 PPP 管调零,并加搅拌磁棒

(1 000 r/min),在 37 ℃预热 3 分钟。将小于 1/10 体积的诱导剂加入 PRP 中,同时开始搅拌(1 000 r/min),记录至少 5 分钟聚集波型。测量最大聚集距 PRP 基线的高度(h_1)及 PPP 基线之间的高度(h_0),通过公式 $MAR = h_1/h_0 \times 100\%$ 获得最大血小板聚集率。③诱导剂的选择:不同的诱导剂检测不同种类的血小板异常,初始检测时不必使用全部的诱导剂,可应用常规诱导剂在标准剂量下检测血小板聚集情况,有异常时再进一步检测。一般情况下,如果低浓度的诱导剂不聚集,再进行高浓度的诱导剂检测;而对于怀疑 2B 型或血小板型血管性血友病(von Willebrand disease,vWD)的患者在常规 1.2 mg/mL 瑞斯托霉素聚集正常时,需进行低浓度(0.5～0.7 mg/mL)瑞斯托霉素检测;如果花生四烯酸聚集降低,需采用血栓素 A_2 的稳类似物 U46619 来区分阿司匹林样缺陷还是血栓烷受体缺陷。

2.参考区间

使用不同种类、不同浓度的血小板聚集诱导剂,最大血小板聚集率的参考区间有显著差别,多在 50%～100%,各实验室需建立自己的健康人参考区间。

3.临床意义

(1)血小板聚集率减低:见于血小板无力症、巨大血小板综合征、贮藏池病、低(无)纤维蛋白原血症、尿毒症、肝硬化、维生素 B_{12} 缺乏症和服用血小板抑制药等。

(2)血小板聚集率增高:见于高凝状态和血栓性疾病,如急性心肌梗死、心绞痛、糖尿病、脑血管疾病、深静脉血栓形成、先天性心脏病、高 β 脂蛋白血症、抗原-抗体复合物反应、人工瓣膜置换、口服避孕药和吸烟等。

4.结果分析及影响因素

血小板聚集试验最易受到采血及制备过程等多种因素的影响,在结果分析时需注意排除各种影响因素,必要时重新采集标本重复测定。

(1)药物的影响:阿司匹林、氯吡格雷、替罗非班、替格瑞洛、双嘧达莫、肝素和部分口服抗凝剂均可抑制血小板聚集。各种药物间的机制、半衰期均存在差异,因此监测时间也不同,如100 mg阿司匹林作用可持续 1 周,停药 7 天以上,血小板聚集试验才可能恢复至正常水平。

(2)标本采集的影响:采血过程应顺利,避免反复穿刺而将组织液混入血液或混入气泡。前3～4 mL 血液不能用于聚集实验,采集血标本应放入塑料试管或硅化的玻璃管中避免血小板活化。标本应在室温下静置 15 分钟,且采血后 4 小时内完成试验,时间过长会降低血小板的聚集强度和速度。采血后,标本应放在 15～25 ℃室温下为宜,低温会致使血小板激活。

(3)标本 pH 的影响:血浆标本 pH 处于 6.8～8.5 时可获得最佳聚集效果。

(4)标本制备的影响:PRP 在制备过程中不应采用带制动的离心机,对于巨大血小板患者可采用自然沉降法获取 PRP。PRP 中如混有红细胞或标本溶血,以及血脂过高等因素均可降低透光度,影响血小板聚集率,应在报告中注明。血小板数量过低亦可影响血小板聚集,应在报告中注明。

(5)诱导剂影响:诱导剂应妥善保存,ADP 配制成溶液后宜在 −20 ℃冰箱贮藏,一般半年内不会降低活性;肾上腺素的存储和使用过程应避光。

(二)血小板三磷酸腺苷释放功能检测

1.试验原理与方法

(1)试验原理:血小板中多数腺嘌呤核苷酸储存在致密颗粒中,其中 ATP 的储存率为 40%,ADP 的储存率为 60%。血小板受诱导剂刺激活化时,致密颗粒中 ATP、ADP 被释放至细胞外,诱导剂刺激后血小板细胞外液中 ATP 含量变化可反映血小板的释放功能。荧光素-荧光素酶和 ATP 同时存在情况下会发射荧光,光强度与 ATP 浓度平行。血小板释放反应中产生的 ADP 在磷酸烯醇丙酮酸作用下转变为 ATP,通过荧光强度的测定可计算出血小板释放的 ATP 和 ADP 总量。

(2)检测方法:以 Chrono-log 血小板聚集仪为例,利用荧光法与血小板聚集同步测定。①标本采集与处理:以 0.129 mol/L 枸橼酸钠抗凝全血制备 PRP。②绘制标准曲线:在调零后,反应杯中加入不同浓度的 ATP 标准品,检测并将测定结果绘制成反应曲线。③样本检测:在基底液调零后,加入相应的诱导剂(如 ADP),进行检测并保存检测结果,软件记录释放曲线,根据峰值与 ATP 标准品曲线计算 ATP 释放量。

2.参考区间

每个实验室需建立各自的参考区间,以 ADP(浓度为 3.6 μmol/L)作为诱导剂时,ATP 释放量为$(1.8\pm0.8)\mu$mol/10^{11}个血小板。

3.临床意义

常规检测时,需同时测定正常人血小板 ATP 释放量作为参照。血小板 ATP 释放量减少见于骨髓增生异常综合征、ITP、多发性骨髓瘤、霍奇金病及服用抗血小板药物。贮存池病时,ATP 释放减少,血小板聚集二相波消失,为贮存池病最为突出的特征。

4.结果分析及影响因素

采血及制备 PRP 的过程是否规范化、对照样本的选择、环境因素刺激血小板活化等均可干扰检测结果。

(三)血小板功能分析仪

PFA-100 型血小板功能分析仪可用于快速和准确评估血小板功能。该检测仪可模拟体内初期止血过程,敏感反映高剪切力下血小板的止血功能,既可用于检测与血小板黏附、聚集、血小板栓子形成相关的初期止血障碍疾病(如 vWD 和血小板病的筛选),也可用于评估抗血小板药物疗效(如抗血小板药物治疗监测和外科手术前初期止血功能的评价)。而对于凝血因子缺乏性疾病如血友病 A、血友病 B 及无纤维蛋白原血症,PFA-100 测定结果正常。该试验用血量少,耗时短(3～5 分钟),可代替出血时间测定作为筛选试验。由于仍属于功能筛选试验,且 PFA-100 的仪器与配套试剂较贵,该试验提供的信息有限。

1.试验原理与方法

(1)试验原理:该装置使抗凝全血按一定速率通过涂有胶原和肾上腺素或 ADP 的小孔,使血小板暴露在剪切力及相关诱导剂环境下,血小板发生聚集逐步填充并堵塞小孔,血流停止。中央小孔完全被血小板栓子阻塞所需要的时间即为闭合时间(closure time,CT)。

(2)检测方法:取枸橼酸钠抗凝血 0.8 mL 加到装有一次性试管的槽内(要求采集 4 小时内的血样),预温至 37 ℃,然后利用真空吸力使血样通过直径 200 μm 的不锈钢毛细管和直径为 150 μm 的硝酸纤维膜微孔,膜上包被胶原蛋白和肾上腺素或 ADP。在 5 000～6 000/秒的高切变和诱导剂的作用下,血小板产生聚集,形成栓子,阻碍血流。检测堵塞微孔所需的时间。

2.临床意义

(1)血小板数目及 vWF 含量的异常:CT 与血小板数目呈负相关,当血小板数<50×10^9/L 时,CT 通常延长,当血小板数<10×10^9/L 时,CT 明显延长甚至不闭合。CT 与血浆 vWF 的水平呈负相关,O 型血人群由于血中 vWF 含量较其他血型低,因此 CT 延长 10%～20%。

(2)血小板质量异常:胶原/肾上腺素(C/EPI)和胶原/二磷酸腺苷(C/ADP)诱导的 CT 均延长,除血小板减少的因素外,遗传性血小板病(如血小板无力症、Bernard-Soulier 综合征、灰色血小板综合征)、血管性血友病也是常见原因。C/EPI 的 CT 延长也见于其他遗传性血小板病(如WAS、MYH9 相关疾病)。

(3)抗血小板药物的影响:拮抗血小板膜糖蛋白 aⅡbβ3 类药物,如阿昔单抗、依替巴肽、替罗非班,该类药物应用后 C/EPI 和 C/ADP 的 CT 明显延长,与血小板无力症相似。阿昔单抗停药12 小时后,依替巴肽停药 4~6 小时后,CT 方可恢复正常。应用抑制 COX-1 活性类的非甾体抗炎药(阿司匹林等),95%的健康人应用后 C/EPI 的 CT 延长,而 C/ADP 的 CT 无变化。而冠脉及外周动脉病变的患者服药后,只有 20%~50%患者表现为 C/EPI 的 CT 延长。阿司匹林停药6 天后,CT 才能恢复正常,布洛芬停药 24 小时即可恢复正常。

(4)监测 DDAVP(去氨升压素)的疗效:1 型 vWD 患者应用 DDAVP 治疗后可明显缩短C/ADP 和 C/EPI 的 CT,且随血浆 vWF 水平的升高而缩短,因此可用于监测 1 型 vWD 患者对DDAVP 的反应。

(5)其他:CT 反映血小板及其他参与止血过程的成分的整体功能状态,因此当测定结果高于参考区间时,需要行进一步实验室检查以明确原因,同时结合病史、用药史、临床表现和其他实验室检查。

3.结果分析及影响因素

分析前多种因素会影响检测结果,应注意控制和排除,如:①多种药物可影响血小板功能,因此应询问患者用药史。②食物中脂肪或脂肪酸可能抑制血小板功能,检测前提醒患者清淡饮食。③标本溶血会降低血细胞比容,释放 ADP,影响闭合时间。检测过程中的注意事项包括:血沉较快的患者可能会发生血细胞分层,需充分混匀抗凝全血或需多次重复;在检测过程中应注意是否有微血栓或气泡混入,微血栓和气泡会对检测结果产生影响。

五、血小板膜糖蛋白检测

血小板膜糖蛋白分为质膜糖蛋白和颗粒膜糖蛋白,前者主要包括 GPⅠb/Ⅸ/Ⅴ、GPⅡb/Ⅲa、GPⅠa/Ⅱa 等,后者主要包括 CD62p 和 CD63。CD62p 又称 P-选择素或 GMP140,仅表达于未活化的血小板颗粒膜上;血小板活化后,CD62p 分子在质膜呈高表达。CD63 在静止血小板仅分布于溶酶体膜,血小板活化后随颗粒脱落而表达在血小板膜表面。因此 CD62P 和CD63 在质膜上高表达被视为血小板活化的分子标志物。过去常采用放射免疫法及 SDS-聚丙烯酰胺凝胶电泳法测定,费时费力。目前多使用流式细胞术测定血小板膜糖蛋白表达情况,操作简单方便,对诊断遗传性血小板病有较高价值。

(一)试验原理与方法

1.试验原理

采用荧光素标记的抗血小板膜糖蛋白特异性单克隆抗体作为探针,与血小板膜糖蛋白特异性结合,结合的量与血小板膜糖蛋白含量成正比。

2.检测方法

(1)采集 EDTA 或枸橼酸钠抗凝的全血,准备荧光素标记的血小板 CD62p、CD63、CD42、CD41 和 CD61 等待测指标的抗体。

(2)加样步骤:①向样本管 1 中依次加入 10 μL 荧光素标记的抗体(具体见抗体说明)、100 μL 磷酸盐缓冲液(phosphate buffer solution,PBS)和 5 μL 待测全血;②向样本管 2 中依次加入 10 μL 荧光素标记的抗体、100 μL PBS 和 5 μL 正常人全血;③向对照管中依次加入 10 μL 荧光素标记的同型对照抗体、100 μL PBS 和 5 μL 待测全血;④轻轻混匀,室温避光孵育 15 分钟。

(3)加入 1 mL PBS(含 1.0％多聚甲醛)终止反应,用流式细胞仪进行分析。

(4)根据前向角散射(FS-LOG)与侧向角散射(SS-LOG)圈定血小板。以对照管设定阳性阈值,测定 5 000～10 000 个血小板的荧光阳性百分率及平均荧光强度(mean flourscence indensity,MFI)。

(二)参考区间

设定健康人标本平行对照,不同检测体系血小板荧光表达率及 MFI 不同,每个实验室需建立各自的标准。

(三)临床意义

1.血小板功能缺陷

GP I b 缺乏,见于巨大血小板综合征;GP II b/III a 缺乏,见于血小板无力症;活化后 CD62p 表达减低或缺乏,见于血小板贮存池缺陷病。

2.血栓前或血栓性疾病

CD62p、CD63 表达增加是血小板活化的特异性标志。急性冠脉综合征、急性脑卒中、糖尿病、高血压、外周动脉血管病均可见血小板活化显著增加。

(四)结果分析及影响因素

血液标本采集与样本处理过程中可能导致血小板的体外激活,引起糖蛋白表达增高,出现假阳性结果。

六、血小板自身抗体检测

血小板自身抗体是机体免疫系统所产生的针对血小板膜糖蛋白 GP I b/IX、GP II b、GP III a 和 GP I a/II a 等抗原的自身抗体,这些抗体与血小板膜上的相应抗原结合后使血小板被单核巨噬系统大量破坏,表现为血小板数量减少和皮肤黏膜出血。目前血小板自身抗体检测主要包括血小板相关抗体检测及血小板特异性自身抗体检测,前者敏感性可达 90％,但特异性较差,不能区分真正的抗血小板抗体与血小板表面非特异性吸附的抗体。血小板抗原单克隆抗体固相化法(MAIPA 法)与改良抗原捕获 ELISA 法可特异性检测抗血小板自身抗体,但其灵敏度较低,操作复杂烦琐,限制了其在临床的普及应用。

(一)血小板相关抗体检测

1.试验原理与方法

(1)试验原理:血小板相关抗体大多数为 IgG,荧光素标记的抗人 IgG 能够与血小板相关抗体特异性结合,血小板表面 IgG 越多,结合的荧光标记抗体越多,通过检测荧光强度能够定量检测血小板相关抗体。

(2)检测方法如下:①血小板样本的制备,取正常人 EDTA 抗凝静脉血离心 5 分钟,取 PRP,用血小板洗涤液 TEN 洗涤 3 次,调整血小板浓度至 1×10^8/mL 备用。取待测血浆 50 μL,加入洗涤血小板 50 μL,室温孵育 60 分钟,用 TEN 洗涤 3 次。②血小板相关抗体标记测定,向上述制备的样本中加入 10 μL FITC 标记的羊抗人 IgG 工作液,在室温下避光孵育 15 分钟,加入 800 μL PBS 进行流式检测。选择波长 488 nm 氩离子激发光,以 FSC-SSC 调整前向角和侧向角

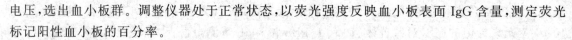

电压,选出血小板群。调整仪器处于正常状态,以荧光强度反映血小板表面 IgG 含量,测定荧光标记阳性血小板的百分率。

2.参考区间

不同实验室应建立各自血小板表面 IgG 百分率及荧光强度的参考区间。

3.临床意义

(1)血小板相关抗体增加见于各种原因的免疫性血小板减少症,对疾病的诊断、疗效及预后有一定价值。本法虽较敏感,但特异性差,对区分原发性或继发性免疫性血小板减少症无意义。

(2)血小板生成减少的患者(如再生障碍性贫血)该指标不增高。皮质类固醇可影响结果,在停药 2 周后检测更具有准确性。

(二)血小板特异性自身抗体检测(MAIPA 法)

1.试验原理与方法

(1)试验原理:洗涤过的正常人血小板与患者血浆孵育,患者自身抗体与正常人血小板糖蛋白结合。裂解血小板,将上清液加入预先包被抗鼠 IgG 和被捕获的相应特异性抗体的高吸附板上,用过氧化物酶标记的抗人 IgG 检测结合在糖蛋白上的自身抗体,用显色剂显色。

(2)检测方法如下:①试验用酶标板制备,用碳酸盐缓冲液稀释羊抗鼠 IgG,包被酶标板每孔 100 μL,4 ℃过夜。次日用含 2% 牛血清蛋白的 PBS 封闭,4 ℃过夜。第三天取出甩干后放置冰箱,待用。将不同的鼠源抗血小板膜糖蛋白单克隆抗体分别加入上述已准备的酶标板中,每孔 50 μL,置于 37 ℃条件下孵育 60 分钟,用洗涤液(含 0.01 mol/L Tween-20 的 PBS)洗板 3 次。②标本检测,收集 O 型正常人洗涤血小板,调整血小板浓度为 1×10^9/mL,每管加入约 1×10^8 个血小板及 110 μL ITP 患者血浆,混匀后,置于室温条件下孵育 60 分钟。用含 0.5% 乙二胺四乙酸钙二钠(EDTA-Na₂)的 PBS 洗涤血小板 3 次,加入血小板裂解液每管 110 μL,震荡混匀,置于 4 ℃条件下孵育 30 分钟。10 000 转/分钟,离心 30 分钟,取上清稀释,加入已制备酶标板中,置于 37 ℃条件下孵育 60 分钟,用洗涤液洗板 3 次。每孔加入辣根过氧化物酶(horse radish peroxidase,HRP)标记的抗人酶标二抗 100 μL,置于 37 ℃条件下孵育 60 分钟后,用洗涤液洗涤 6 次。加入四甲基联苯胺显色,用 3mol/L H_2SO_4 终止,在 490 nm 波长条件下测定吸光度。

2.参考区间

每次检测需设立 4 例健康人血浆作为正常对照,并计算其检测结果(OD 值)的均值和标准差,以均值+3 倍标准差为参考区间上限,OD 值大于上限者为阳性。

3.临床意义

(1)TP 辅助诊断:正常人抗血小板自身抗体检测阴性,ITP 患者常呈阳性,且为针对单个或多个血小板膜糖蛋白自身抗体阳性。该方法虽特异性较高,但敏感性不足,是诊断 ITP 的主要参考指标。

(2)ITP 患者的疗效与预后判断:如 ITP 患者抗 GP Ⅰb/Ⅸ自身抗体阳性,则疗效相对较差或易复发。发病半年内抗血小板自身抗体不能转阴者,多数易转为慢性 ITP。

(3)血小板同种抗体的辅助诊断:血小板同种抗原 PLA、Yuk 及 Bak 系统均位于 GP Ⅱb/Ⅲa 上,故此法亦适用于血小板同种抗体的检测,是诊断新生儿同种免疫性血小板减少症与输血后紫癜的主要指标。

(杨丽萍)

第二节　抗凝蛋白检验

对抗凝蛋白研究的历史比凝血因子更为悠久,早在 20 世纪初,研究者们就已经开始了对凝血酶生成抑制的观察,直至目前,关于抗凝蛋白及其作用机制仍在不断深入探索之中。在各种病生理因素的影响下,抗凝血系统通过多种抗凝途径实现对凝血因子的灭活和抑制,以有效防止血栓形成。当抗凝血系统出现先天性或获得性抗凝蛋白缺陷时,可导致血栓风险或静、动脉血栓形成。抗凝血系统的组成成分包括抗凝血酶(antithrombin,AT)、蛋白 C(protein C,PC)、蛋白 S(protein S,PS)、蛋白 C 抑制物、凝血酶调节蛋白(thrombomodulin,TM)、组织因子途径抑制物(tissue factor pathway inhibitor,TFPI)、内皮细胞蛋白 C 受体(endothelial protein C receptor,EPCR)、蛋白 Z 和依赖蛋白 Z 的蛋白酶抑制剂、肝素和肝素辅因子 II、α_1-抗胰蛋白酶、α_2-巨球蛋白、C_1 酯酶抑制物和蛋白酶连接素 I 等。近年来,抗凝血系统在抗炎、抗凋亡、细胞保护和免疫调节等领域的研究逐步深入,对抗凝蛋白的认知已经从基础的病理生理机制逐渐拓展至新型药物的研发,因此预期未来相关的实验室检测将在多种慢性疾病的病情监测和疗效评估中产生积极意义。

一、抗凝血酶检测

AT 是血浆中重要的生理性抗凝蛋白质,主要由肝脏合成,在血管内皮细胞、巨核细胞及其他脏器(如心、脑、脾、肺、肾和肠)也可少量生成。AT 不但是凝血酶的主要抑制物,还可以中和凝血途径中的其他丝氨酸蛋白酶,如凝血因子 IXa、Xa、XIa 和 XIIa 等。AT 的抗凝机制是其活性位点被丝氨酸蛋白酶裂解,使 AT 构象发生改变并与丝氨酸蛋白酶以共价结合形式形成不可逆的 1:1 复合物。肝素可与 AT 的赖氨酸残基结合,改变其蛋白质构象,使其更易与凝血因子结合。肝素-抗凝血酶复合物对 FIIa 有缓慢的抑制作用,对 FIIa-Ca^{2+}-TF 复合物的抑制速度则显著加快。

(一)检测指征

AT 检测主要用于获得性或遗传性缺陷的诊断、早期 DIC 的监测、静脉血栓高风险人群的筛查、抗凝血酶替代疗法的监测、肝素类药物和磺达肝癸钠等耐药原因的确认、感染性和变应性炎症的病情监测。

(二)试验原理与方法

AT 检测应采用 0.105 mol/L 枸橼酸钠抗凝的血浆标本,血清标本在血凝块形成的过程中可使 AT 降低约 30%。

1.抗凝血酶活性检测(AT:A,发色底物法)

(1)方法 1:在待检血浆中加入过量的凝血酶,凝血酶与血浆中的 AT 形成1:1的复合物,剩余的凝血酶(或 FXa)作用于发色底物显色肽 S2238,裂解出显色基团对硝基苯胺(paranitroaniline,pNA),显色程度与剩余凝血酶的量呈正相关,而与血浆 AT:A 呈负相关。

(2)方法 2:在有过量肝素的条件下,将 FXa 试剂与待测血浆混合孵育。剩余 FXa 作用于发色底物,裂解出显色基团 pNA,在 405 nm 波长下检测,显色程度与血浆 AT:A 呈负相关。

2.抗凝血酶抗原含量检测(AT:Ag,ELISA法)

将抗 AT 抗体包被在固相板上,标本中的 AT 与固相的抗 AT 抗体特异性结合,再加入酶标记的抗 AT 抗体,形成抗体-抗原-酶标记抗体复合物,加入显色基质后,根据显色深浅判断标本中 AT 的含量,显色强度与标本中的 AT 含量呈正相关。

(三)参考区间

健康人 AT:A 参考区间在不同检测系统间存在差异,多为 80%～128%。新生儿和小于1 岁的幼儿的 AT:A 低于成人,16 岁前可略高于成人。近年来国内的相关研究显示,AT:A 在女性人群随年龄增长而逐步增加,在 50 岁后男性人群明显下降。目前临床上主要的检测系统均提供健康人群参考区间,但由于人体止凝血功能受到地域、人群、年龄和饮食结构等多方面因素的影响,因此建议每个实验室制定自己的健康人参考区间或对制造商提供的参考区间进行充分验证。

(四)临床意义

1.遗传性抗凝血酶缺乏症

Lane 等在 1997 年将遗传性抗凝血酶缺乏症分为两个类型,其中Ⅰ型特征为 AT 抗原含量(AT:Ag)和 AT 蛋白功能平行下降,Ⅱ型特征为 AT:Ag 正常,但 AT 蛋白功能异常。根据蛋白功能异常的不同特点,Ⅱ型缺乏症又进一步分为 RS、HBS 和 PE 等三个亚型。

遗传性 AT 缺陷患者常在手术、创伤、感染、妊娠期或产褥期发生或反复发生静脉血栓。临床表现主要为静脉血栓形成,部位多在下肢深部静脉,其次为髂静脉、肠系膜静脉,其中约有半数患者发生肺栓塞,少数患者发生缺血性脑卒中,偶见其他类型动脉血栓(如腹主动脉血栓)。明确诊断需要进行实验室检测,一般在尚未进行抗凝、溶栓治疗或在抗凝治疗停止后半个月检查适宜。

2.获得性抗凝血酶缺乏症

(1)合成减少:由于肝脏是合成 AT 的主要器官,因此肝硬化、重症肝炎、肝癌晚期、急性肝衰竭及营养不良时,抗凝血酶活性与含量均减低,其异常程度通常与疾病严重程度相关,可在伴有或不伴有其他风险因素的情况下诱发静、动脉血栓形成。

(2)消耗性减少:高凝状态和血栓性疾病时,凝血系统的过度活化可大量消耗血浆中的 AT,常见于脓毒症、弥散性血管内凝血(disseminated intravascular coagulation,DIC)、急性静脉血栓形成、恶性肿瘤、普外科手术和骨科大手术后、重度子痫前期、产后和口服避孕药时。脓毒症合并DIC 患者的血浆中 AT:A 持续处于低水平提示不良预后,AT:A 越低,病死率越高。采用抗凝血酶替代治疗,可缓解患者 AT 持续下降的状态,也能降低脓毒症和中毒性休克患者的病死率,但同时出血风险会有不同程度的增加。

(3)丢失过多:肾病综合征时,由于 AT 的分子量较小,易从尿液中随清蛋白流失,患者尿中清蛋白排出量越大,血浆中 AT 丢失越多,故可成为促进肾静脉和深静脉血栓形成的重要风险。渗出性胃肠疾病、高血压所致慢性肾功能不全、大面积烧伤和多发性创伤失血等原因也会造成血浆中 AT 经由不同途径的大量丢失,进而导致严重的高凝状态或血栓形成。

(4)生理性减低:在出生后的最初几日,AT:A 会出现生理性下降,约为正常水平的 30%。早产儿肝脏合成 AT 能力不足,降低更为显著。

(5)药物引发的减少:门冬酰胺酶、肝素类药物和磺达肝癸钠、口服避孕药和雌激素、部分抗肿瘤药物(如环磷酰胺、甲氨蝶呤、丝裂霉素、贝伐单抗、沙利度胺和来那度胺)等均可因不同机制降低血浆 AT:A 水平。

(6)肝素耐药:肝素是 AT 的辅因子,可提高 AT 灭活凝血酶速率 1 000～2 000 倍,当体内 AT:A 降低时,中等剂量肝素治疗的效果将受到明显影响,并且 APTT 的监测效果也会随之变差。因此在普通肝素抗凝治疗过程中出现疑似"肝素抵抗"现象时应进行 AT:A 的检测。当 AT:A>80%,肝素可发挥正常的抗凝功能,APTT 可实现有效监测;当血浆 AT:A 为 50%～60% 时,肝素抗凝效果减低,APTT 与肝素用量之间的相关性显著降低;AT:A<30% 时,肝素无法发挥抗凝效果,APTT 与肝素用量之间几乎无相关性。此外,由于低分子肝素、磺达肝癸钠选择性结合于 AT,增强 AT 对凝血因子 Ⅹa 的灭活作用,因此其抗凝效果也会受到 AT 缺陷的影响。

3.AT:A 增高

在变应性哮喘、血友病 A、血友病 B、胆汁淤积和使用黄体酮类药物时,可见 AT:A 增高。

(五)结果分析及影响因素

1.AT 缺陷与止凝血失衡

AT:A 处于 50%～70% 的水平,就可以引起凝血-抗凝血平衡一定程度的失调,血栓形成风险增加。由于 AT 的消耗比生成更快,所以 AT 的消耗性减低或凝血酶-抗凝血酶复合物浓度的增高是凝血异常活化的标志。更重要的是,AT 缺陷不仅导致血栓风险增加,还可对病程发展产生重要影响。

2.AT 与 DIC

DIC 多继发于脓毒症、创伤或产科并发症,常出现 AT 显著减低或快速进行性下降的现象,其机制包括抗凝血酶消耗过度、被弹性蛋白酶水解、合成减少、血管壁漏出和肾脏丢失等。在 DIC 时,AT:A 持续处于低水平提示病情未得到有效控制。由于 AT:A 水平与脓毒症患者病死率明显相关,因此被认为是预测脓毒症患者临床结局的独立评价指标。此外,大面积烧伤患者血浆 AT:A 显著减低是提示 28 天内死亡风险增加的重要指标。

3.AT 检测的影响因素

AT:A 检测可受到获得性因素的影响,如某些生理性因素或急性炎症(感染性炎症或变应性炎症)等,出现一过性减低或增高。因此不应仅凭一次检测结果作为 AT 缺陷的诊断依据。在静脉血栓事件的急性期,血浆 AT:A 可因消耗出现短暂降低,此时的检测结果不宜作为鉴别遗传性 AT 缺陷的依据。肝素类药物抗凝治疗可能会干扰 AT:A 的检测结果,建议停用肝素类药物至少 24 小时后进行检测。

二、蛋白 C 检测

Stenflo 在 1976 年从牛血浆中分离出了一种维生素 K 依赖的蛋白质,由于属于离子交换层析中的第三洗脱峰,故称为蛋白 C(protein C,PC)。PC 是一种由肝脏合成的血浆糖蛋白,以双链无活性的酶原形式存在于血浆中。在 Ca^{2+} 存在的情况下,凝血酶-凝血酶调节蛋白复合物在微血管和小血管的内皮细胞表面,将重链氨基末端裂解一段小肽,使 PC 快速激活。在大血管的内皮细胞表面,内皮细胞蛋白 C 受体(endothelial protein C receptor,EPCR)在 Ca^{2+} 和 Gla 区的参与下,使 PC 的活化得到加强。由于 EPCR 主要在大血管表面高水平表达,而在毛细血管上低表达甚至缺如,因此大血管中 PC 的活化更大程度上与 EPCR 有关。活化蛋白 C(activated protein C,APC)具有 3 种主要抗血栓功能,包括对 FⅤa 和 FⅧa 产生水解作用,通过灭活血小板表面 FⅤa 进而抑制 FⅩa 的凝血酶原活化作用,刺激组织型纤溶酶原激活物(tissue plasminogen activator,t-PA)的释放,以及中和纤溶酶原活化抑制物(plasminogen activator inhibitor,PAI)。PC 缺陷合并其他血栓风险因素时,可使静脉血栓栓塞风险明显增加。此外,APC 还被认为具有独立于抗凝血机制的细胞保护和抗炎功能。临床上,血浆 PC 活性降低可见于多种慢性疾病中(如 2 型糖尿病、动脉粥样硬化、心肌梗死、慢性肠道炎性疾病、慢性肾病和尿毒症等),目前许多研究正在探索基因重组 APC 对慢性疾病进行治疗,由于前期研究中 APC 引发的出血风险较高,因此如何将 APC 的抗凝特性与细胞保护功能进行剥离已经成为亟待解决的问题。

(一)检测指征

PC 检测主要用于获得性或遗传性缺陷的诊断、静脉血栓高风险人群的筛查、口服香豆素类抗凝剂引起的皮肤坏死原因确认、雌激素替代治疗和口服避孕药时血栓风险的监测、PC 替代治疗的监测、感染性和变应性炎症的监测。

(二)试验原理与方法

1.蛋白 C 活性检测(PC:A)

(1)发色底物法:从蝮蛇毒液中提取的 Protac 为 PC 特异性的激活剂。将血浆与激活剂进行混合孵育,激活后的 PC(APC)作用于特异性发色底物 Chromozym-PCA,释放出对硝基苯胺(pNA)而显色,405 nm 波长下进行动态检测,颜色深浅与 PC:A 呈线性正相关。

(2)凝固法:为基于 APTT 的试验方法,主要是测定 PC 对 FⅤa 和 FⅧa 的灭活能力。由于 FⅤ和 FⅧ 的激活可被 APC 抑制,因此 PC 的抗凝活性能使 APTT 延长。为避免干扰,标本需要稀释并与缺乏 PC 的血浆混合,加入 APTT 试剂后,再加入一种来源自铜头蝮蛇毒素的提取酶进行孵育以激活 PC,测定凝固时间,从抗凝时间标准曲线上读取结果。

2.蛋白 C 抗原含量检测(PC:Ag)

(1)ELISA 法:将抗 PC 抗体包被在固相板上,标本中的 PC 与固相的抗 PC 抗体特异性结合,再加入酶标记的抗 PC 抗体,形成抗体-抗原-酶标记抗体复合物,加入显色基质后,显色强度与标本中的 PC:Ag 呈正相关。

(2)免疫火箭电泳法:将待检血浆在含有抗人 PC 抗体的琼脂糖凝胶中电泳,血浆中的 PC 抗原与相应的抗体形成特异性的火箭电泳样免疫沉淀峰,该峰与血浆中 PC:Ag 浓度成正比。

(三)参考区间

健康人 PC:A 参考区间在不同检测系统间存在差异,多为 70%~140%。新生儿和小于 1 岁幼儿的 PC:A 低于成人,青少年阶段达到成人水平。近年来国内的相关研究显示,女性血浆 PC:A 低于男性,在不同性别人群均随年龄增长而增加,在 50 岁后男性人群呈下降趋势。目前临床上主要的检测系统均提供健康人群参考区间,但由于人体止凝血功能受到地域、人群、年龄和饮食结构等多方面因素的影响,因此建议每个实验室制定自己的健康人参考区间或对制造商提供的参考区间进行充分验证。

(四)临床意义

1.遗传性蛋白 C 缺乏症

根据 PC 的功能和水平的异常特征,遗传性蛋白 C 缺乏症可分为两个类型,其中Ⅰ型的特征为血浆 PC 活性与含量平行下降;Ⅱ型特征为 PC:Ag 正常,但 PC:A 异常。根据不同活性检测方法,Ⅱ型缺乏症又进一步分为Ⅱa 和Ⅱb 两个亚型。

遗传性蛋白 C 缺乏症与静脉血栓发生和再发生密切相关。遗传性蛋白 C 缺陷合并其他血栓风险诱因(如恶性肿瘤、大手术、妊娠晚期、口服避孕药、肝病、炎性肠病或甲状腺功能亢进等)或年龄增加时,患者血栓形成风险显著增加。

2.获得性蛋白 C 缺乏症

各类型肝脏疾病时,PC 合成减少。DIC 时由于微循环中凝血活性增强及血管内皮损伤,PC:A 显著降低。由脓毒症或肿瘤引起的急性呼吸窘迫综合征时,PC 活性和浓度降低。口服华法林可引起不同程度的 PC 缺陷,导致患者发生皮肤坏死。

3.PC:A 增高

可见于变应性哮喘及慢性疾病时的代偿性增加。

(五)结果分析及影响因素

1.PC 的其他生物功能

除抗凝机制外,APC 还具有抗炎、抗凋亡和稳定内皮屏障的作用。近年来的研究显示,PC 系统的功能状态与变应性哮喘病生理发展过程相关。轻度变应性哮喘患者支气管肺泡表面的 APC 水平在支气管过敏发作 4 小时后显著低于健康对照组。在气道表面 APC 减低的同时,哮喘患者血浆中 PC 的活性反而显著增高,该现象被推测可能是机体的代偿反应,有助于减轻患者气道的变应性炎症。国内近期的研究发现,不同病情阶段哮喘患者血浆中的 PC 活性普遍增高,其变化趋势与疾病控制水平相关。

2.PC 检测的影响因素

PC:A 检测可受到获得性因素的影响,如某些生理性因素或急性炎症(感染性炎症或变应性炎症)等,出现一过性减低或增高,因此不应仅凭一次检测结果作为 PC 缺陷的诊断依据。在静脉血栓事件的急性期,血浆 PC:A 可因消耗出现短暂降低,此时的检测结果不宜作为鉴别遗传性 PC 缺陷的依据。口服华法林抗凝治疗可导致血浆 PC 活性水平降低,如需要了解患者 PC:A 的真实水平,应在停药至少 2 周后进行检测。

三、蛋白 S 检测

蛋白 S(protein S,PS)是 1977 年在美国西雅图(Seattle)被研究人员发现并成功分离的,故以该城市名称的第一个字母"S"命名。PS 是由肝细胞和血管内皮细胞合成的依赖维生素 K 的蛋白质,是 PC 的辅因子。男性血浆含量较女性高 10%~15%。PS 是经过一系列转译修饰后的复杂蛋白质分子,抗凝血功能是其生物学作用的核心。PS 本身不能灭活 FⅤa 和 FⅧa,但可加速 APC 对 FⅤa 和 FⅧa 的灭活作用。PS 也可以与 FⅤa 和 FⅩa 可逆性结合,从而直接抑制凝血酶原激活物的活性。在凝血因子Ⅴa 的三个剪切位点(Arg306、Arg506 和 Arg679)中,APC 对 Arg306 的作用更依赖于蛋白 S 的存在。在血浆中,60% 的 PS 与 C_4 结合蛋白(C_4bp)结合并失去了 APC 辅因子活性,其余 40% 为游离型蛋白 S(free protein S,FPS),具备 APC 辅因子功能。蛋白 S 缺陷与静脉血栓栓塞密切相关,在亚洲人群中,遗传性 PS 缺陷是发病率较高的易栓症类型。除抗凝血功能外,PS 还参与损伤应答过程的调节,包括凋亡细胞吞噬的调节、细胞保护和激活先天免疫。由于 PS 兼具抗凝和抗炎两种功能,目前正被作为独立于 APC 抗凝机制的新型药物进行深入研发,且颇具临床应用前景。

(一)检测指征

PS 检测主要用于获得性或遗传性缺陷的检测、口服香豆素类抗凝剂引起的皮肤坏死原因的确认、雌激素替代治疗和口服避孕药时血栓风险的监测。

(二)试验原理与方法

1.蛋白 S 活性检测(PS:A,凝固法)

采用血浆中 FPS 增强外源性 APC 抗凝作用的原理,通过延长 APTT、PT 或 Russell 蝰蛇毒时间反映 FPS 的功能活性。标本需稀释并与缺乏 PS 的血浆混合。测定加入凝血激活物和 APC 后的血浆凝固时间。

2.蛋白 S 抗原含量检测(PS:Ag,免疫火箭电泳法)

血浆中总 PS 包括 FPS 和与 C_4bp 结合的 $PS(C_4bp-PS)$。在待检血浆中加入一定量的聚乙二醇 6 000,将 C_4bp-PS 沉淀下来,上清液中含 FPS。免疫火箭电泳法在琼脂糖凝胶板上可同时检测总 PS 和 FPS。

3.游离型蛋白 S 抗原含量检测(FPS:Ag,乳胶免疫分析)

FPS:Ag 的测定基于对两种乳胶试剂聚集所产生的浑浊度进行分析。其中一种是 C_4bp 包被的乳胶试剂,在 Ca^{2+} 存在的条件下,与待检血浆中的 FPS 有高度的亲和反应;与 C_4bp 包被乳胶试剂结合的 FPS 再次与包被了直接抗人 FPS 单克隆抗体的乳胶试剂发生聚集,聚集程度与样本中的 FPS:Ag 直接相关。

(三)参考区间

健康人参考区间在不同检测系统间存在差异,性别和年龄对 PS 有显著影响。女性的总 PS 和 FPS 水平低于男性,女性 PS:A 多为 $60\%\sim140\%$,男性多为 $75\%\sim150\%$;女性 FPS:Ag 多为 $95.0\%\pm15.4\%$,男性多为 $111.0\%\pm19.4\%$。近年来国内的相关研究显示,血浆 PS:A 在 50 岁前的人群中随年龄变化不明显;50 岁后男性呈下降趋势,女性呈上升趋势,男女性之间 PS:A 水平逐步接近。因此在制定参考区间时应注意年龄和性别差异。建议每个实验室制定自己的健康人参考区间或对制造商提供的参考区间进行充分验证。

(四)临床意义

1.遗传性蛋白 S 缺乏症

遗传性蛋白 S 缺乏症的病因是由 FPS 含量和活性降低所致。根据血浆中总 PS 含量、FPS 含量和活性的不同异常特征,本症可分为三个类型(表 8-1)。

表 8-1　遗传性蛋白 S 缺乏症分型(Bertina 分型)

类型	PS 抗原含量		FPS 活性
	总 PS	FPS	
Ⅰ	↓	↓	↓
Ⅱ	正常	正常	↓
Ⅲ	正常	↓	↓

遗传性蛋白 S 缺乏症可导致静脉血栓发生,在<40 岁的年轻患者群中,也常见动脉血栓形成,如心肌梗死、脑梗死和肠系膜动脉血栓等,严重缺陷患者可同时并发多部位动、静脉血栓。

2.获得性蛋白 S 缺乏症

(1)合成减少:肝脏疾病、肠梗阻可引起 PS 降低。

(2)消耗性减少:DIC 时 PS 可降低或正常。急性呼吸窘迫综合征时 FPS 降低。消耗性 PS 缺陷亦可见于自身免疫病或 HIV 感染。

（3）丢失过多：PS 缺陷还被发现与肾病综合征相关，与 C_4bp 结合的 PS 不能从肾小球滤过，而 FPS 可从尿中大量丢失，导致血浆中具有活化功能的 PS 水平显著降低，使肾病综合征患者血栓风险显著增加。

（4）生理性减低：新生儿的 PS 处于低水平。在妊娠期，血浆 PS:A 和 FPS:Ag 降低，妊娠晚期时甚至接近遗传性 PS 缺陷患者的水平。

（5）药物引发的减少由于 PS 也是维生素 K 依赖性蛋白质，所以口服双香豆素类抗凝药物时，可见 PS 不同程度的降低。应用雌激素可使 PS 释放减少，口服避孕药可引起 PS 活性显著降低，绝经前妇女有生理性降低。

（五）结果分析及影响因素

1.PS 与 C_4bp

PS 与 C_4bp 相互间作用具有非常高的亲和力，FPS 相当于 PS 超过 $C_4bp\beta+$ 的剩余摩尔浓度，PS 与 C_4bp 结合后将丧失作为 APC 辅因子的活性，因此建议对特定患者 PS 的分析，应同时进行 FPS:Ag 的检测。

2.PS 与哮喘

病情未控制的变应性哮喘患者的 PS:A 增高，其病理机制与患者气道的变应性炎症相关，与血浆抗凝血功能无关。

3.PS 检测的影响因素

PS:A 和 FPS:Ag 测定可受到获得性因素的影响，如某些生理性因素或急性炎症（感染性炎症或变应性炎症）等，出现一过性减低或增高。因此不应仅凭一次检测结果作为 PS 缺陷的诊断依据。在静脉血栓事件的急性期，血浆 PS:A 和 FPS:Ag 可因消耗出现短暂降低，此时的检测结果不宜作为鉴别遗传性 PS 缺陷的依据。口服华法林抗凝治疗可导致血浆 PS:A 水平降低，如需要检测患者 PS:A，应在停药至少 2 周后进行。血小板可引起 PS:A 假性降低，因此检测时应采用乏血小板血浆。此外，体内雌激素水平可对 PS:A 产生影响。

四、组织因子途径抑制物检测

组织因子途径抑制物（tissue factor pathway inhibitor，TFPI）是体内控制凝血启动阶段的一种天然抗凝蛋白质，它对组织因子途径（即外源性凝血途径）具有特异性抑制作用，由于血浆中大部分 TFPI 存在于脂蛋白组分中，故早期曾称为外源途径抑制物（extrinsic pathway inhibitor，EPI）或脂蛋白相关的凝血抑制物（lipoprotein associated coagulation inhibitor，LACI）。TFPI 主要由血管内皮细胞合成，平滑肌细胞和巨核细胞亦可少量合成。大多数的 TFPI（50%～80%）结合在内皮细胞表面，在肝素化后释放入血循环中。TFPI 在血浆中有两种形式，其中 80% 为脂蛋白结合 TFPI，20% 为游离 TFPI，只有游离 TFPI 与抗凝活性相关。TFPI 也被发现存在于血小板（占总 TFPI 的 5%～10%），在血小板活化过程中释放。成熟的 TFPI 有氨基末端酸性区域、3 个 Kunitz 结构域及一个羧基末端碱性区域。TFPI 通过截短形式的 Kunitz1 和 3 结构域与 FXa、$FⅦa$ 和 TF 在 Ca^{2+} 的参与下形成四联复合物以抑制外源性凝血途径的活性。尽管 FXa 不是必需的，但如无 FXa 的参与，TFPI 对 $FⅦa$-TF 的抑制则需要更大的浓度。此外 TFPI 可直接抑制 FXa，对凝血酶原酶复合物中的 FXa 作用更强。

（一）检测指征

TFPI 检测主要用于大手术或创伤后的血栓风险评估、妊娠晚期血栓风险评估、先兆子痫病

125

情监测、脓毒症合并 DIC 风险监测和预后评估。

(二)试验原理与方法

1.TFPI 活性检测(发色底物法)

血浆标本与定量 TF-FⅦa 和 FⅩa 进行孵育,剩余 TF-FⅦa-FⅩa 作用于高特异性的发色底物,裂解出发色基团对硝基苯胺(pNA),在 405 nm 波长下进行吸光度测定,并与 TFPI 活性标准曲线比较。

2.总 TFPI 抗原检测(ELISA)

将抗人 TFPI 单克隆抗体作为捕获抗体包被于微孔内壁,将血浆标本和过氧化物酶标记的抗总 TFPI 单克隆抗体加入包被的微孔中。被测血浆中总 TFPI 在被包被于微孔的单克隆抗体捕获的同时,也与标记过氧化物酶的单克隆抗体结合,在一步反应中形成夹心复合物。过氧化物酶与底物邻苯二胺结合,在规定时间内显示过氧化尿素的存在。用强酸终止反应,产生的颜色强度与血浆标本中总 TFPI 浓度呈正相关。

3.游离 TFPI 抗原检测(ELISA)

将抗人 TFPI 单克隆抗体作为捕获抗体包被于微孔内壁,将血浆标本和过氧化物酶标记的抗游离 TFPI 单克隆抗体加入包被的微孔中。被测血浆中游离 TFPI 在被包被微孔的单克隆抗体捕获的同时,也与标记过氧化物酶的单克隆抗体结合,在一步反应中形成夹心复合物。过氧化物酶与底物邻苯二胺结合,在规定时间内显示过氧化尿素的存在。用强酸终止反应,产生的颜色强度与血浆标本中游离 TFPI 浓度呈正相关。

4.TFPI 截短形式抗原检测

将稀释的血浆标本加入包被有捕获抗体(抗 Kunitz 1 结构域单克隆抗体)的微孔中进行孵育,加入抗 Kunitz 1 或 Kunitz 3 结构域多克隆抗体,与各种形式的 TFPI 进行反应。以辣根过氧化物酶标记抗体催化底物四甲基联苯胺反应,溶液最初呈蓝色,加入 0.5 mol/L 硫酸增加灵敏度,反应液最终呈黄色。在 450 nm 波长下进行吸光度测定,根据全长形式 TFPI 标准曲线求得标本中 TFPI 浓度。

(三)参考区间

男性血浆 TFPI 水平高于女性,游离 TFPI 的差异更为显著。在正常血浆中,截短形式 TFPI 约为总 TFPI 的 40%。女性总 TFPI 为(76.0±25.0)ng/mL,男性为(86.0±31.6)ng/mL,平均为(81.2±30.4)ng/mL。女性游离 TFPI 为(8.0±3.8)ng/mL;男性为(11.4±4.2)ng/mL;平均为(10.0±4.8)ng/mL。年龄增加对血浆 TFPI 含量有影响(水平增高),因此老年人群需制定相应的参考区间和医学决定水平。由于 TFPI 水平受到地域、人群、年龄、代谢和饮食结构等多方面因素的影响,因此建议每个实验室制定自己的健康人参考区间或对制造商提供的参考区间进行充分验证。

(四)临床意义

遗传性的 TFPI 缺陷可导致血栓风险增加。创伤、手术或脓毒症合并 DIC 时,血浆 TFPI 含量减低,但其水平的突发性上升与病死率增加相关。慢性肾衰竭时,血浆 TFPI 水平增高。恶性实体肿瘤患者应用普通肝素或低分子肝素后,血浆 TPFI 含量与活性增高。

(五)结果分析及影响因素

TFPI 是血液凝固初始阶段重要的天然抗凝蛋白,而 PS 可作为 TFPI 的辅酶,使 TFPI 介导的 FⅩa 抑制率提高 10 倍;此外由于 PS 与带负电荷的磷脂有高亲和力,可增加 TFPI 与活化血小板表面的亲和力,提高 TFPI 的局部浓度,因此有助于将形成的血栓凝块局限于血管损伤部位。TFPI 水平与总胆固醇和 LDL 胆固醇水平密切相关,近 80% 的 TFPI 与 LDL 呈结合状态。他汀类药物已被发现可以降低高脂血症和冠状动脉疾病患者总 TFPI 水平(并不降低游离 TFPI),但总体数据显示,这种影响是相对轻微的。

(杨丽萍)

第三节　纤维蛋白溶解功能检验

纤维蛋白溶解系统简称纤溶系统,是指纤溶酶原(plasminogen,PLG)在纤溶酶原激活物(plasminogen activator,PA)作用下转变为纤溶酶(plasmin,PL),进而降解纤维蛋白(原)及其他蛋白的系统,也是维持人体正常生理功能的保护性系统。纤溶活性亢进易发生出血,减低则可导致血栓形成。因此,了解纤溶系统的调节机制对相关疾病诊疗与研究具有重要的临床意义和科研价值。

一、纤溶酶原检测

纤溶酶原是一种存在于血浆中的单链糖蛋白,在肝脏合成。PLG 的主要功能是在各种纤溶酶原激活剂的激活下,在精氨酸、缬氨酸处裂解形成具有活性的纤溶酶,纤溶酶的底物是纤维蛋白原及纤维蛋白。降解后形成纤维蛋白(原)降解产物(fibrinogen/fibrin degragation products,FDP),FDP 中具有交联的 D 碎片二聚体的部分称为 D-二聚体。

纤溶酶的主要功能:降解纤维蛋白和纤维蛋白原、水解多种凝血因子(Ⅱ、Ⅴ、Ⅶ、Ⅷ、Ⅹ 和 Ⅺ)及水解补体等。

(一)检测指征
主要用于疑似原发纤溶或继发纤溶亢进(如有出血表现和/或 FDP、D-二聚体、Fbg 减低)的鉴别和诊断。

(二)试验原理与方法
1.纤溶酶原活性检测(PLG:A,发色底物法)

纤溶酶原在过量的链激酶作用下转变为纤溶酶,纤溶酶作用于发色底物 S2251 的酰胺键,使发色底物释出对硝基苯胺(paranitroaniline,pNA)而显色,在 405 nm 波长处有吸收峰,显色深浅与 PLG:A 呈正相关,以百分比(%)报告活性。

2.纤溶酶原抗原检测(PLG:Ag,ELISA 法)

根据双抗体夹心原理,将纯化的 PLG 单克隆抗体包被在固相载体上,然后加含有抗原的标本。标本中的 PLG 抗原与固相载体上的抗体形成复合物。此复合物与辣根过氧化物酶标记的 PLG 单克隆抗体发生反应,形成双抗体夹心免疫复合物,其中辣根过氧化物酶可使邻苯二胺底物液呈棕色反应,在 492 nm 波长处测得吸光度值,其颜色深浅与标本中的 PLG 含量成正比关系,以 mg/L 报告抗原含量。

(三)参考区间
不同检测系统参考区间有差异,纤溶酶原活性的参考区间通常为 75%～140%(发色底物法），纤溶酶原抗原含量的参考区间通常为 180～250 mg/L（ELISA）。

（四）临床意义

1.纤溶酶原抗原或活性降低

可见于纤溶酶原过度消耗或缺乏，包括以下疾病。

（1）原发性纤溶疾病：如先天性纤溶酶原缺乏症。

（2）继发性纤溶疾病：如 DIC、前置胎盘、胎盘早剥、羊水栓塞、恶性肿瘤、白血病、肝硬化、重症肝炎、门静脉高压和肝叶切除手术等。

2.纤溶酶原升高

见于纤溶激活能力不足，如血栓前状态和血栓性疾病。

（五）结果分析及影响因素

抗原检测方法是利用 PLG 抗血清进行检测，可能包括了不具有纤溶活性的富组氨酸糖蛋白结合位，因此与功能活性检测结果比较可能会高估纤溶酶原水平。当两者出现差异时，可进一步借助交叉免疫电泳进行纤溶酶原变异分析。

二、组织型纤溶酶原激活物检测

组织型纤溶酶原激活物是一种糖蛋白，属于丝氨酸蛋白酶类，是人体纤溶系统的生理性激动剂，在纤溶和凝血的平衡调节中发挥关键性作用。近年来，随着血栓性疾病发病率的上升，基因重组的 rt-PA 作为一种新型的血栓溶解药物在溶栓治疗中的价值日益凸显，临床需求量也逐年增加。目前关于溶栓药物的各项研究正成为热点，其中又以对 t-PA 及其突变体、嵌合体的研究最多。

（一）检测指征

主要用于鉴别可能存在的纤溶活性异常（增强或减低）和检测溶栓治疗效果。

（二）试验原理与方法

1.t-PA 活性检测（t-PA：A，发色底物法）

（1）方法 1：血浆优球蛋白部分含有 t-PA 和全部凝血因子（但不含 PAI）。加入过量的纤溶酶原与纤维蛋白的共价物，样品中 t-PA 易吸附于纤维蛋白，并将纤溶酶原转化为纤溶酶，后者使发色底物显色，血浆 t-PA 与显色深浅成正相关。以 U/mL 报告活性。

（2）方法 2：在 t-PA 及加速剂作用下，纤溶酶原转化为纤溶酶，后者使发色底物 S-2390 释放出发色基团 pNA，pNA 显色的深浅与纤溶酶原和 t-PA 成正相关。以 U/mL 报告活性。

2.t-PA 抗原检测（t-PA：Ag，ELISA 法）

根据双抗体夹心原理，将纯化的 t-PA 单克隆抗体包被在固相载体上，然后加含有抗原的标本。标本中的 t-PA 抗原与固相载体上的抗体形成复合物。此复合物与辣根过氧化物酶标记的 t-PA 单克隆抗体发生反应，形成双抗体夹心免疫复合物，其中辣根过氧化物酶可使邻苯二胺底物液呈棕色反应，在 492 nm 波长处测得吸光度值，其颜色深浅与标本中的 t-PA 含量呈正比关系。以 ng/mL 报告抗原含量。

（三）参考区间

不同检测系统参考区间有差异，t-PA：A 的参考区间通常为 0.3～2.6 U/mL（发色底物法），t-PA：Ag 的参考区间通常为 1～12 ng/mL。

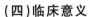

(四)临床意义

1.获得性因素

(1)t-PA:A增高表明纤溶活性亢进,见于原发性纤溶亢进(如某些泌尿生殖系统外科术后)及继发性纤溶症(如急性早幼粒细胞白血病、DIC后期)等。t-PA:A减低表明纤溶活性减弱,见于高凝状态和血栓性疾病(如DIC早期、冠状动脉粥样硬化性心脏病、缺血性卒中)。

(2)肝细胞坏死常伴有纤溶活性的异常,血浆t-PA:A可因由于肝脏清除障碍导致水平增高。

(3)t-PA:Ag随年龄、剧烈运动和应激反应而增高。

(4)静脉留置针致t-PA:Ag增加。

(5)高血脂、肥胖症和口服避孕药时,t-PA:Ag减低。

2.先天性因素

(1)先天性t-PA:A增强已有报道,为常染色体隐性遗传,可无出血表现,或手术及拔牙后出血。

(2)遗传性t-PA:A缺乏为常染色体显性遗传。患者可表现为多发性静脉血栓形成。

(五)结果分析及影响因素

(1)血浆中肝素浓度超过1.5 U/mL对本试验有影响。

(2)采血时最好不用止血带,加压后会引起t-PA:A过度释放入血。

(3)为了避免PAI的影响,根据试剂说明书的要求,必要时对样本进行酸化处理。

三、纤溶酶原激活物抑制物-1检测

纤溶酶原激活物抑制物-1是丝氨酸蛋白酶抑制家族成员,是一种分子量为52 kDa的单链糖蛋白。生理情况下,PAI-1是循环血液中t-PA和其他纤溶酶原激活物的主要抑制剂。PAI-1主要是由内皮细胞产生,脂肪组织也可合成。PAI-1水平升高显示与动脉粥样硬化的风险因素相关。在胰岛素抵抗患者中,由于脂肪组织产生PAI-1,可观察到血浆PAI-1水平升高。此外,胰岛素和前胰岛素均可促进PAI-1的合成与表达,代谢综合征和2型糖尿病患者有PAI-1水平增高的倾向,而减肥和降低甘油三酯和/或胆固醇水平也可降低血浆PAI-1的水平。

(一)检测指征

主要用于评估可能存在的纤溶活性异常、代谢性疾病、高凝状态或血栓风险。

(二)试验原理与方法

1.PAI-1活性检测(PAI-1:A,发色底物法)

将定量t-PA加入待测血浆中,与血浆中PAI-1作用,形成无活性的复合物。剩余的t-PA作用于纤溶酶原,使其转化为纤溶酶,后者水解产色底物S2251,释放出发色基团pNA,pNA在波长405 nm处有强吸收峰,颜色深浅与t-PA活性呈正相关,而间接与PAI-1呈负相关。以U/mL报告活性。

2.PAI-1抗原检测(PAI-1:Ag,ELISA法)

根据双抗体夹心原理,将纯化的PAI-1单克隆抗体包被在固相载体上,然后加含有抗原的标本。标本中的PAI-1抗原与固相载体上的抗体形成复合物。此复合物与酶标记的抗体形成双抗体夹心免疫复合物,复合物的标记酶与特异性产色底物作用呈显色反应,在492 nm波长处测得吸光度值,其颜色深浅与标本中的PAI-1含量呈正比关系。以ng/mL报告抗原含量。

（三）参考区间

不同检测系统参考区间有差异，PAI-1:A 的参考区间通常为 0.1～1.0 U/mL（发色底物法），PAI-1:Ag 的参考区间通常为 4～34 ng/mL（ELISA）。

（四）临床意义

PAI-1 活性增高多见于高凝状态和血栓性疾病，PAI-1 活性降低多见于原发性或继发性纤溶症，但单独检测 PAI-1:A 和/或 PAI-1:Ag 的临床意义有局限性，应与 t-PA 同时检测，通过观察 PAI-1 与 t-PA 之间的比例可以了解体内纤溶系统调节的状态和能力。

（五）结果分析及影响因素

采血过程最好不使用止血带，因为血管阻塞引发的血流淤滞可刺激内皮细胞对 PAI 的释放，影响检测结果。

四、凝血酶激活的纤溶抑制物检测

凝血酶激活的纤溶抑制物是近年来发现的一种新的凝血和纤溶调控因子，具有下调纤溶系统功能的作用，活化的 TAFI（凝血酶激活的纤溶抑制物）能通过使纤溶酶失去与纤维蛋白的作用位点，发挥纤溶抑制作用，从而促进血栓形成。1995 年，Bajzar 等发现凝血酶的抗纤溶作用源于激活了一种酶原，这种酶原在凝血和纤溶之间起调节作用，称之为"凝血酶激活的纤溶抑制物"。TAFI 是肝脏合成的单链糖蛋白，与血浆羧肽酶原 B、羧肽酶原 U、羧肽酶原 R 为同一类物质，属于金属锌羧基肽酶家族。最近发现血小板 α 颗粒中也存在 TAFI，表明 TAFI 不仅在肝脏合成，也可能在巨核细胞中合成。

（一）检测指征

主要用于监测纤溶系统异常。

（二）试验原理与方法

1.TAFI 活性检测（TAFI:A,发色底物法）

患者血浆与特异性 TAFI 的发色底物作用，显色强度与 TAFI 浓度相关。以百分比（％）报告活性。

2.TAFI 抗原检测（TAFI:Ag,ELISA 法）

采用双抗体夹心 ELISA 法进行检测，以鼠抗人 TAFI 单克隆抗体包被酶标板，加入标准品或样品后，加入辣根过氧化物酶标记的抗人 TAFI 抗体，充分作用后加入邻苯二胺使之显色，颜色深浅与样本 TAFI 含量成正比。以 μg/mL 报告抗原含量。

（三）参考区间

血浆浓度报道不一，各报道差别较大，为 4～15 μg/mL，或是 41％～259％，或是 73～275 nmol/L。

（四）临床意义

（1）TAFI:Ag 和 TAFI:A 增高，会降低纤溶活性，增加血栓形成的风险。TAFI:Ag 和 TAFI:A 减低，导致纤溶活性增强，容易导致出血性风险。

（2）下肢深静脉血栓形成患者的 TAFI:Ag 水平升高，纤溶活性减低。

（3）冠状动脉粥样硬化性心脏病患者 TAFI:Ag 和 TAFI:A 均高于对照组，表明患者纤溶活性减低。

（4）DIC 患者 TAFI:Ag 和 TAFI:A 明显低于对照组时表明纤溶活性明显增高。

(5)TAFI 水平升高还可见于感染、炎症及凝血因子减少(如血友病 A、血友病 B 和 FⅪ 缺乏症)。

(6)急性早幼粒细胞性白血病患者血浆 TAFI 的抗原水平正常,但 TAFI 的活性减低。

(五)结果分析及影响因素

抽血后标本应及时检测,避免凝血酶活化,另外抗凝治疗使结果减低。

五、优球蛋白溶解时间检测

在各类型纤溶系统试验中,能够判断总纤溶活性的实验较少,优球蛋白溶解时间(euglobulin lysis time,ELT)不是监测具体某个纤溶因子的浓度,而是通过纤维蛋白溶解功能监测判断总纤溶活性。

(一)检测指征

主要用于在止凝血情况复杂时,总体纤维蛋白溶解活性的评估。

(二)试验原理与方法

血浆优球蛋白组分中含纤维蛋白原、纤溶酶原和纤溶酶原激活剂等,可在酸化(醋酸)条件下沉淀析出,离心去除纤溶抑制物,并用缓冲液重悬,加入凝血酶使优球蛋白组分中的纤维蛋白原转化为纤维蛋白而凝固,同时形成的纤维蛋白辅助其中的纤溶酶原激活剂以激活纤溶酶原,促进凝块的快速溶解。

报告凝块完全溶解的时间。若凝块在 1 小时内未完全溶解,可报告为"≥60 分钟",也可报告具体时间。阳性质控品的结果应≤35 分钟,正常人血浆结果应≥60 分钟。

(三)参考区间

血浆优球蛋白溶解时间参考区间通常为 88～336 分钟。

(四)临床意义

ELT 缩短(<60 分钟)提示纤溶活性增强,见于原发性和继发性纤溶亢进。ELT 延长,提示纤溶活性减低,见于血栓前状态和/或血栓性疾病,对于高凝状态有一定的提示价值,但由于敏感性和特异性均不高,因此在临床上较少应用。

(五)结果分析及影响因素

使用不同的缓冲体系,检测结果有所不同,各实验室应建立自己的参考区间。当血浆纤维蛋白原<0.8 g/L 时,优球蛋白凝块较小,ELT 假性缩短,因此待测血浆应使用正常血浆倍比稀释后再进行检测。纤维蛋白原浓度>6.0 g/L 时,优球蛋白凝块较大,ELT 假性延长。血浆中血小板因具有一定抗纤溶活性而对检测结果有一定影响,因此在吸取血浆时要注意吸样尖不要太靠近红细胞层上端的白色絮状带。当患者的纤溶酶原含量过低时,ELT 明显延长,其纤溶活性亦很难检测。因子 ⅩⅢ 缺乏时,优球蛋白凝块不稳定,ELT 假性缩短。妊娠期纤溶活性增强,ELT 缩短。

六、纤维蛋白(原)降解产物检测

纤溶酶原活化并转变为纤溶酶,降解纤维蛋白原及交联的纤维蛋白,形成不同长度片段的混合物。根据切割纤维蛋白(原)位点的不同,可以形成长度不等的 DD 片段、DDE 片段和 DED 片段,这些片段的混合物称为纤维蛋白(原)降解产物,代表总体纤溶产物;FDP 中含 DD 片段的部分为 D-二聚体,代表交联的纤维蛋白的降解产物。

(一)检测指征

主要用于判断纤溶系统功能状态,包括原发性及继发性纤溶亢进。

(二)试验原理与方法

1.乳胶凝集法

以 FDP 特异性抗体标记乳胶颗粒,后者与待测标本(血清、血浆或尿液)混合后。当 FDP 含量大于一定浓度(血清或尿液标本 FDP 浓度>2 μg/mL,血浆标本 FDP 浓度>2.5 μg/mL)时,标记的乳胶颗粒则发生凝集,呈现阳性反应。根据凝集程度,可以进行半定量检测。

2.乳胶比浊法

使用乳胶颗粒,在自动凝血分析仪上进行比浊法检测,可以定量检测。

3.酶联免疫吸附法

包被于固相的抗 FDP 抗体与待测标本中的 FDP 结合,加入酶标抗体后形成夹心复合物,复合物中的标记酶与其特异性底物作用呈显色反应。492 nm 波长处测得的吸光度值与待测血清 FDP 含量呈正相关。

(三)参考区间

1.定性试验

(1)阴性:相当于血清 FDP 含量<10 μg/mL,尿液 FDP 含量<2 μg/mL,血浆 FDP 含量<5 μg/mL。

(2)阳性:相当于血清 FDP 含量≥10 μg/mL,尿液 FDP 含量≥2 μg/mL,血浆 FDP 含量≥5 μg/mL。

2.定量试验

血清 FDP 含量<10 μg/mL(阴性);尿液 FDP 含量<2 μg/mL(阴性);血浆 FDP 含量<5 μg/mL(阴性)。

(四)临床意义

1.血清或血浆 FDP 含量升高

FDP 升高是 DIC 诊断的重要标志。此外,VTE(静脉血栓栓塞症)、休克、恶性肿瘤、白血病及各种类型的原(继)发性纤溶亢进等疾病时,FDP 均可显著升高。

2.尿液 FDP 含量升高

可见于肾病、糖尿病、烧伤及高血压等疾病。

(五)结果分析及影响因素

血清检测应采用 FDP 检测专用管收集标本并尽快分离。乏血小板血浆标本可用 EDTA-Na_2、枸橼酸钠或肝素抗凝。待测标本应于 48 小时内完成检测。检测环境温度应高于 20 ℃,低温环境下进行定性试验应延长 1~2 分钟观察结果。试剂盒应置于 2~8 ℃保存,切勿冻结。血清与尿液标本共用一种试剂盒,而不能用于血浆标本的检测。

七、纤溶酶-抗纤溶酶复合物检测

纤溶酶是纤溶系统的关键因子,其本身不被激活,在血液中半衰期又极短,故不能被直接检测。肝脏产生的 α_2-抗纤溶酶是纤溶酶最重要的抑制因子,也称为 α_2-纤溶酶抑制物(α_2-plasmin inhibitor,α_2-PI)。α_2-AP 与血液中存在的纤溶酶以 1:1 迅速结合,形成纤溶酶-抗纤溶酶复合物(plasmin-antiplasmin,PAP)实现对纤溶系统的抑制。因此,PAP 是客观反映纤溶状态的分子

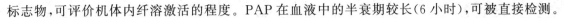

标志物,可评价机体内纤溶激活的程度。PAP 在血液中的半衰期较长(6 小时),可被直接检测。

(一)检测指征

主要用于检测可能存在的纤溶活性异常、代谢性疾病、高凝状态、血栓风险或 DIC 基础疾病等。

(二)试验原理与方法

PAP 抗原检测(高敏免疫化学发光法)采用两步夹心法原理,生物素化抗纤溶酶原单克隆抗体与被检样本中的 PAP 发生特异性反应,再与链霉亲和素磁微粒结合,去除未反应物质后,添加碱性磷酸酶(alkaline phosphatase,ALP)标记的抗 α_2 纤溶酶抑制剂单克隆抗体,再次去除未反应物质后,添加缓冲液和发光底物 CDP-Star,经磁微粒上的 ALP 分解并发光,检测其发光强度。发光强度随被检样本中 PAP 浓度的增加而增加。事先检测已知浓度的 PAP 校准品,制作标准曲线,可求出被检样本中 PAP 的浓度,以 $\mu g/mL$ 报告抗原含量。

(三)参考区间

不同检测系统参考区间有差异,PAP 的参考区间通常<0.8 $\mu g/mL$。

(四)临床意义

PAP 升高见于 DIC 和 DIC 前状态;深静脉血栓症、肺栓塞等血栓性疾病的早期诊断。还用于心肌梗死等患者的血栓再发生的监测、进行纤溶治疗(t-PA、尿激酶)时的疗效监测等。

(五)结果分析及影响因素

(1)空腹时静脉采血,防止气泡、泡沫、溶血及组织凝血活酶混入样本中。

(2)使用新鲜的枸橼酸钠血浆作为样本,避免反复冻融。

八、凝血酶-抗凝血酶复合物检测

凝血酶作用于纤维蛋白原并使之转变成纤维蛋白,其中凝血酶的产生量与凝血激活的程度密切相关。由于凝血酶在血液中的半衰期极短(几秒钟),很快会被抗凝物质中和,故直接检测凝血酶非常困难,而检测凝血酶和抗凝血酶以 1:1 结合的凝血酶-抗凝血酶复合物(thrombinantithrombin complex,TAT)则成为有效的替代方法。由于 TAT 的产生直接证实了凝血系统的启动,凝血系统的激活和抗凝系统的消耗又往往是血栓形成的早期变化,因此 TAT 检测可对预测血栓的形成和复发具有一定临床价值。

(一)检测指征

主要用于检测可能存在的凝血系统异常、代谢性疾病、高凝状态、血栓风险或 DIC 基础疾病。

(二)试验原理与方法

TAT 抗原检测(高敏免疫化学发光法)采用两步夹心法原理,生物素化凝血酶单克隆抗体与被检样本中的 TAT 发生特异性反应,再与链霉亲和素磁微粒结合。去除未反应物质后,添加 ALP 标记的抗凝血酶Ⅲ单克隆抗体,其与磁微粒上的 TAT 发生特异性反应。再次去除未反应物质后,添加缓冲液和发光底物 CDP-Star,经磁微粒上的 ALP 分解并发光,检测其发光强度。发光强度随被检样本中 TAT 浓度的增加而增加。事先检测已知浓度的 TAT 校准品,制作标准曲线,可求出被检样本中 TAT 的浓度,以 ng/mL 来报告抗原含量。

(三)参考区间

不同检测系统参考区间有差异,TAT 的参考区间通常为<4.0 ng/mL,各实验室引用参考区间时应进行验证,必要时建立本实验室的参考区间。

(四)临床意义

TAT升高提示血栓风险,见于DIC和DIC前状态;深静脉血栓形成、肺栓塞、部分心房颤动、二尖瓣狭窄症合并心房颤动、其他凝血激活状态等。用华法林进行抗凝治疗时,TAT有时会降至参考区间下限。

有大量胸腔积液及大量腹水的患者,FDP及D-二聚体增高,有时难以判定是否是DIC。此时如患者血浆TAT水平正常,可考虑排除DIC。

(五)结果分析及影响因素

(1)采血极为困难的患者、采血花费时间长的标本,有时出现TAT水平的假性增高。

(2)使用新鲜的枸橼酸钠血浆作为样本,避免反复冻融。

九、凝血酶调节蛋白检测

凝血酶调节蛋白(thrombomodulin,TM)是主要存在于血管内皮细胞上的高亲和性凝血酶受体,当血管内皮细胞受到损害时,TM从内皮细胞游离出来并产生各种生物学效能。一方面,TM可通过捕获凝血酶发挥抗凝血作用,而被TM捕获的凝血酶会丧失凝血活性(如将纤维蛋白原转化为纤维蛋白的作用、激活血小板的作用等);另一方面,这种凝血酶-凝血酶调节蛋白复合物能激活蛋白C并使其转化为活化的蛋白C,从而灭活活化的V因子(FVa)及Ⅷ因子(FⅧa)。因此,TM不仅是反映内皮细胞损伤的分子标志物,同时还能发挥重要的抗凝血作用。

(一)检测指征

主要用于检测可能存在的血管内皮系统损伤(合并血管炎的胶原病)、代谢性疾病(合并呼吸衰竭)、血栓风险、肾功能损伤或DIC基础疾病等。

(二)试验原理与方法

TM抗原检测(高敏免疫化学发光法)采用两步夹心法原理,生物素化抗TM单克隆抗体与被检样本中的TM发生特异性反应,再与链霉亲和素磁微粒结合。去除未反应物质后,添加ALP标记的抗TM单克隆抗体,其与磁微粒上的TM发生特异性反应。再次去除未反应物质后,添加缓冲液和发光底物CDP-Star,经磁微粒上的ALP分解并发光,检测其发光强度。发光强度随被检样本中TM浓度的增加而增加。事先检测已知浓度的TM校准品,制作标准曲线,可求出被检样本中TM的浓度,以TU/mL报告其抗原含量。

(三)参考区间

不同检测系统参考区间有差异,TM的参考区间通常为$3.8\sim13.3$ TU/mL,各实验室引用参考区间时应进行验证,必要时建立本实验室的参考区间。

(四)临床意义

TM升高见于自身免疫病,如系统性红斑狼疮、DIC、急性呼吸窘迫综合征等。TM升高不仅能反映血管内皮损伤,当肾功能低下时也会增高。

TM分布在全身脏器的血管,而脑部血管的TM含量较低,这一生物学特点可能与脑出血和脑卒中间的风险差异有某种关联。

(五)结果分析及影响因素

(1)应空腹静脉采血,防止气泡、泡沫、溶血及组织凝血活酶混入样本中。

(2)使用新鲜的枸橼酸钠血浆作为样本,避免反复冻融。

(杨丽萍)

第九章 排泄物检验

第一节 粪便检验

一、颜色

颜色可根据观察所见报告,如黄色、灰白色、绿色、红色和柏油样等。

正常粪便因粪胆素而呈棕黄色,但可因饮食、药物或疾病影响而改变粪便颜色。灰白色见于钡餐后、服硅酸铝、阻塞性黄疸、胆汁减少或缺乏。绿色见于食用含叶绿素的蔬菜后及含胆绿素时。红色见于下消化道出血、食用西红柿、西瓜等。柏油样便见于上消化道出血等。酱色便常见于阿米巴痢疾、食用大量咖啡和巧克力等。

二、性状

性状可报告为软、硬、糊状、泡沫样、稀汁样、血水样、血样、黏液血样、黏液脓样、米泔水样和有不消化食物等。

正常时为有形软便。球形硬便可见于便秘。黏液稀便可见于肠壁受刺激或发炎时,如肠炎、痢疾和急性血吸虫病等。黏液脓性血便多见于细菌痢疾。酱色黏液(可带脓)便多见于阿米巴痢疾。稀汁样便可见于急性肠胃炎,大量时见于假膜性肠炎及隐孢子虫感染等。米泔水样便并有大量肠黏膜脱落,见于霍乱、副霍乱等。扁平带状便可能因直肠或肛门狭窄所致,如直肠癌和直肠息肉等。

三、粪便潜血试验

消化道少量出血(<5 mL),粪便无可见血液,显微镜检查也未查见红细胞,而用免疫法、化学法等其他检查方法能证实粪便有潜血的试验,称为粪便潜血试验。目前,FOBT(粪便隐血试验)方法主要有两类:免疫(化学)法和化学法。

(一)检验原理

1.免疫法

粪便免疫化学潜血试验(fecal immunochemical test,FIT)或粪便免疫法潜血试验(immuno-logical fecal occult blood test,iFOBT)均以抗人完整血红蛋白和球蛋白抗体为原理检测潜血。

曾有许多免疫法 FOBT,如免疫单向扩散法、对流免疫电泳、酶联免疫吸附试验、免疫斑点法、放射免疫扩散法、反向间接血凝法等。此外,还有半自动、全自动的仪器检测 FOBT。

单克隆抗体免疫胶体金法检测原理:胶体金是由氯化金和枸橼酸合成的胶体物质,呈紫红色。胶体金与羊抗人血红蛋白单克隆抗体(羊抗人 Hb 单抗)吸附在特制的乙酸纤维膜上,形成一种有标记抗体的胶体金物质,再在试带的上端涂上包被抗体(羊抗人 Hb 多抗)和羊抗鼠 IgG 抗体。检测时,将试带浸入粪悬液中,悬液通过层析作用,沿着试带上行。如粪便中含有血红蛋白(Hb),则在上行过程中与胶体金标记羊抗人 Hb 单抗结合,待行至羊抗人 Hb 多抗体线时,形成金标记抗人 Hb 单抗-粪 Hb 羊抗人 Hb 多抗复合物,在试带上显现一条紫红色线;试带上无关的金标记鼠 IgG 随粪悬液上行至羊抗鼠 IgG 处时,与之结合形成另一条紫红色线,为阴性对照线(质控线)。

2.化学法

常用 FOBT 有邻甲联苯胺法、愈创木酯法、四甲基联苯胺等,基本检测原理相似,传统手工操作繁琐的 FOBT 化学法已被目前简便快速的化学试带法所替代。

化学法检测原理:血红蛋白中的亚铁血红素有类似过氧化物酶的活性,能催化过氧化氢作为电子受体,使无色的受体氧化为有色的复合物(如邻甲联苯胺法:邻甲偶氮苯显蓝色)。

(二)检验方法学

1.免疫法

以单克隆抗体免疫胶体金法为例,操作如下。

(1)器材和试剂:配套免疫法 FOBT 试剂盒。

(2)操作:主要步骤如下。①取粪便标本:用采便容器上的采便棒从 6 个不同部位的粪便标本处取样,达到所取粪便全部覆盖采便棒远端螺旋状槽沟。②制备粪便混悬液:将盖拧紧,动采便容器,使粪便与溶液成均匀悬液状。③取出试条:撕开铝锚袋,取出试带。④加试剂:折断采便器尖端,在样品孔中滴 3 滴(或取 1 mL 滴到盛有蒸馏水的小试管内),将试带箭头所指端插入试管内,1~5 分钟内判断结果。⑤判断结果:阳性时在阅读窗口,可见控制线(C)、反应线(T)区均出现紫红色带。阴性时在阅读窗口,紫红色带只出现于控制线区(C),而未出现于反应线区(T)。无效时控制线(C)和反应线(T)均无未出现紫红色带,提示试带可能失效,应找出原因重新测试。

2.化学法

(1)以手工邻联甲苯胺法为例,具体如下。①器材和试剂。10 g/L 邻联甲苯胺(注意不是用于血糖测定的邻甲苯胺)溶液:取邻联甲苯胺 1 g,溶于冰醋酸及无水酒精各 50 mL 混合液,置棕色瓶中,于 4 ℃冰箱保存(可达 12 周)。3%过氧化氢液、竹签、消毒棉签(或滤纸、或白瓷板)。②操作主要步骤有取粪便标本:用竹签取少量粪便,涂于消毒棉签上或白瓷板上。加邻甲苯胺冰醋酸溶液 2 滴于粪便上,再加过氧化氢液 2 滴。阴性时加试剂 2 分钟后仍不显色。阳性时加试剂 2 分钟内显色;1+时加试剂 10 秒后,由浅蓝色渐变蓝;2+时加试剂后,初显浅蓝褐色,渐呈明显蓝褐色;3+时加试剂后,即呈蓝褐色;4+时加试剂后,即呈蓝黑褐色。

(2)以手工愈创木酯法(guaiac fecal occult blood test,gFOBT)为例,具体如下。①器材和试剂:愈创木酯饱和溶液(取愈创木酶粉末 2 g,溶于 95%乙醇 100 mL 内),冰醋酸,3%过氧化氢。②操作主要步骤如下:取将少量粪便涂于白瓷板或玻片上,滴加愈创木酯饱和溶液、冰醋酸及过氧化氢各 1 滴。阳性时 30 秒内,显蓝色或蓝绿色;阴性时 30 秒后,显色或显其他颜色。

(三)方法学评价

1.免疫法

灵敏度和特异性:灵敏度高,为 0.2 mg Hb/g 粪便,对大肠出血敏感性好。免疫法潜血试验只对人血红蛋白敏感,不受饮食、动物(如鸡、牛、马、猪、羊、兔等)血红蛋白(500 μg/mL)、辣根过氧化物酶(200 μg/mL)和药物的干扰。目前认为,免疫法特异性等于或好于愈创木酯法,且无须禁食。免疫法最适用筛检下消化道大肠癌(潜血),而对上消化道出血不敏感。

干扰因素如下。

(1)生理因素:生理性胃肠道排出血液 0.5~1.5 mL/d,马拉松长跑运动员可达 4 mL/d,故试验可阳性。

(2)药物因素:如阿司匹林(2.5 g)可使消化道出血达 2~5 mL/d,故试验可阳性。其他试验阳性的药物,如皮质类固醇、非甾体抗炎药如吲哚美辛、布洛芬、舒林酸,引起肠炎药物如甲基多巴和多种抗生素。

(3)标本因素:造成试验假阴性的因素,可见于患者消化道大量出血(粪便血红蛋白浓度过高,即抗原过剩)时,虽粪便外观已明显呈柏油样,而免疫法潜血试验结果呈阴性或弱阳性,出现后带(postzone)现象。假阴性还见于上消化道出血血红蛋白经肠道消化酶降解变性、丧失免疫原性、或单克隆抗体与血红蛋白抗原不匹配所致。此外,不推荐采集直肠指检或便池标本作FOBT。

(4)器材和试剂因素:多见于 FOBT 试剂盒失效而使试验呈假阴性。

(5)操作因素:直接用低温(<15 ℃)保存的标本做试验,结果可呈假阴性。

2.化学法

检测灵敏度和特异性:各种化学法 FOBT 的检测灵敏度、特异性和临床应用特点不一。化学法适用于诊断上消化道出血,结果更可靠。

干扰因素如下。

(1)标本因素:假阴性,因粪便标本中 Hb 破坏。假阳性,粪便中非消化道出血如齿龈、鼻、月经出血等。

(2)食物因素:假阳性,来自含血红蛋白的动物血、鱼、肉、肝,含过氧化物酶的新鲜蔬菜(萝卜、西红柿、菠菜、韭菜、芹菜、油菜、木耳、花菜、黄瓜、辣根、苹果、柑橘、香蕉、白菜等)。

(3)药物因素:假阳性,因使用铁剂、铋剂,药物如阿司匹林、皮质类固醇、非甾体抗炎药、甲基多巴、华法林、多种抗生素、秋水仙素、萝芙木碱、中药。假阴性,因服用大量维生素 C 或其他具有还原作用的药物,及食用柑橘类(250 mg/d)食物。

(4)器材和试剂因素:假阳性,因器材(试管、玻片、滴管等)污染铜离子、铁离子、消毒剂(氯、碘)、溴、硼酸、过氧化物酶。假阴性,因过氧化氢浓度低或过氧化氢陈旧失效、试剂保存温度和湿度不当,如冷冻、受光、受热和受潮。

(5)操作过程因素:假阴性,因试验反应时间不足、显色判断不准。

3.其他方法

其他方法如下。①血红蛋白卟啉荧光定量试验法:优点是无化学法受外源过氧化物酶、免疫法受血红蛋白降解影响检测结果的缺点,检测可自动化;但仍受外源性肉类血红素、卟啉类物质和服用阿司匹林的干扰,且试验方法复杂、需在实验室进行分析而应用有限。②核素铬(^{51}Cr)法:灵敏度和特异性高于化学法,但费时、价高、有放射性,不适宜对人群筛检;与其他检查技术共用,可定位出血来源。灵敏度＞5 mL/d血。③转铁蛋白(transferrin,Tf)法:灵敏度2 mg/L,稳定性比潜血试验Hb测定高,如联合检测Tf和Hb,则假阴性减低。

FOBT是临床上减低结直肠癌死亡率、普遍可行的非侵入性筛检方法,但灵敏度和特异性有限。目前,已用灵敏度和特异性较高的分子生物学方法筛检粪便DNA,来反映结直肠癌的基因突变(主要与*APC*、*p53*、*K-ras*等基因有关)。

(四)质量保证

1.分析前

因息肉和癌症均可间歇性出血,如用化学法FOBT,患者必须在试验前3天和试验当天停用引起消化道出血的药物,禁食含动物血的肉、鱼、肝和大量含过氧化物酶的蔬菜,禁用造成FOBT阴性的维生素C和柑橘类(250 mg/d)食物。连续3天(每天2份标本)检测FOBT,可减少因肿瘤间歇性出血、做1次检查造成试验假阴性的概率。如临床上可行,试验前7天和试验当天,应避免服用非甾体抗炎药、华法林等药物。

粪便标本应新鲜,1小时内检查完毕。避免使用过多或过少粪便标本量,避免化学物质污染和非消化道的齿龈出血、鼻出血、月经血等混入标本。因消化道出血常间歇性,血液常隐藏于粪便内,故须指导患者从同1份标本的几个不同部位取样,混匀后做FOBT,达到最大限度地阳性检出率。注意FOBT试剂盒有效期。

2.分析中

按试剂盒说明书强调规范操作,做好质量控制。如加热器材破坏过氧化物酶,做阴性、阳性质控对照试验,判断化学法使用过氧化氢试剂的有效性(将过氧化氢滴血片上,产生泡沫或滴加于重铬酸钾硫酸液显褐色,均表示有效,否则必须重新配制),避免试剂因失效造成假阴性,保证试验反应温度。因尚无自动gFOBT分析方法,故解释阳性结果的色泽变化常较困难,尤其对缺乏经验者而言。

3.分析后

与临床沟通,应核实FOBT结果与临床诊断的符合率,提高FOBT的临床诊断性能。

(五)参考范围

化学法或免疫法:阴性。

(六)临床意义

FOBT主要用于消化道出血、消化道肿瘤的筛检和辅助鉴别诊断。

1.FOBT阳性常见疾病

消化道恶性肿瘤(特别是结直肠癌),消化性溃疡、胃炎(特别与酒精、阿司匹林或吲哚美辛相关)、胆道出血、肠结核、憩室病、消化道息肉、缺血性肠病、马-韦食管黏膜撕裂症,肠道炎症性损害如溃疡性结肠炎、克罗恩病、志贺菌病、阿米巴病、伤寒、肠套叠、食管裂孔疝、回归热、钩虫病;创伤、急性白血病、血友病、遗传性毛细血管扩张症、维生素C缺乏症、弹性假黄瘤、结节性多动脉炎、过敏性紫癜、淀粉样病、特纳综合征、尿毒症、放射疗法、神经纤维瘤、多发性特发性出血性肉瘤、静脉曲张出血。粪便表面如见少量鲜血,常因痔疮、肛裂、肛瘘、直肠炎、直肠息肉所致,此标本FOBT显然呈阳性。

2.结直肠癌(colorectal cancer,CRC)的早期筛检

FOBT是较好的提示早期结直肠癌恶性肿瘤的简便筛检方法。有试验表明,筛检结肠癌($n=24$):诊断灵敏度,FIT法87.5%,gFOBT法54.2%;筛检腺瘤($n=61$),诊断灵敏度,FIT法

42.6%,gFOBT 法 23.0%;阳性预测值,FIT 法 41.9%,gFOBT 法 40.4%。

目前,临床医学和检验医学界以循证检验医学的原则,对 FOBT 的临床意义进行了评价。主要内容有以下几方面。①筛检对象:年龄为 50～75 岁;②筛检方法:推荐首选筛检结直肠癌的方法是用高灵敏度的免疫法(FIT)或高灵敏度的愈创木酯法(gFOBT)潜血试验;③筛检时间:每年 1 次。

美国癌症学会(ACS)、美国胃肠病协会(AGA)建议对年龄>50 岁男女选用以下方法之一筛检结直肠癌:每年 1 次 FOBT,每 5 年 1 次乙状结肠镜检查,每年 1 次 FOBT 加每 5 年 1 次乙状结肠镜检查,每 5 年 1 次对比钡剂灌肠检查,每10 年1 次结肠镜检查。

《美国胃肠病学会(ACG)结直肠癌筛查指南》首推用 FIT 法每年 1 次筛检早期结直肠癌。对于一级亲属有腺瘤家族史或年龄≥60 岁时发生结肠癌或进展性腺瘤的人群,要求:①只有 1 个一级亲属在≥60 岁时发生结直肠癌或进展性腺瘤(腺瘤≥1 cm 或高度异常增生或有绒毛成分),推荐筛查频率与普通危险人群相同(从 50 岁开始,每 10 年 1 次)。②只有 1 个一级亲属年龄<60 岁时被诊断为结直肠癌或进展性腺瘤,或者 2 个一级亲属患结直肠癌或进展性腺瘤,推荐从 40 岁开始筛查,或比家族中最早确诊结直肠癌的年龄提前 10 年开始,每 5 年进行 1 次结肠镜检查。③仅患有小管状腺瘤的单个一级亲属,并不增加结直肠癌风险,故筛检方式与普通危险群类似。

粪便 DNA 检测以发现肿瘤和进行性息肉为主要目的,灵敏度 52%～91%,特异性为93%～97%,均优于粪便潜血检查;同时无须多次留取标本,避免非特异性干扰因素和间断出血对检查结果的影响。然而,因其检测费用显著高于粪便潜血试验。

对 FOBT 的最新评价是:检查和治疗结直肠癌的金标准是"结肠镜检查加癌前期息肉切除",结直肠癌筛检项目包括 FOBT 检查、乙状结肠镜或 FOBT 单独检查、结合双对比钡剂灌肠检查、粪便 DNA 检测、CT 结肠镜检查等。目前认为,现有结直肠癌检查项目和方法虽不足以最有效筛检结直肠癌,且各权威组织的建议和指南也不一致,但均认为 FOBT 仍是一个有价值筛检方法。《美国结直肠癌筛查指南》建议无论是 gFOBT 法或免疫化学法,均应首选高灵敏度的 FOBT 法,推荐对无症状人群做 gFOBT 筛查。《英国临床循证指南》建议对有症状的患者不必做 gFOBT 试验,而应提醒临床医师让患者直接做肠镜直视检查。

关于 gFOBT。①传统 gFOBT 优点:价廉,有阴、阳性对照,Cochrane 综述表明 gFOBT 筛检结直肠癌可减少结直肠癌病死率相对危险性的 16%。gFOBT 缺点:灵敏度低、非人血液、食用过氧化酶活性高的蔬菜可致试验假阳性。②新 gFOBT 试验如 HemoccultⅡ灵敏度 80%,特异性94%。③gFOBT 筛检结直肠癌总灵敏度 51%～100%,特异性 90%～97%,阳性预测值2.4%～17.0%。④gFOBT 阳性并不一定是结直肠癌,也可由上消化道出血所致。

关于 FIT 法 FOBT:①美国、欧洲等多种指南提倡用 FIT 法筛检结直肠癌,有定性法和定量法两种。②FIT 定性分析优点:比 gFOBT 检出更多结直肠肿瘤;检测粪便标本只需 1～2 份,提高了患者接受试验的依从性;无饮食干扰问题;对下消化道出血更特异,检测简便可靠,有阳性质控;有自动 FIT 定性检测系统,荷兰大规模(研究 20 623 例)随机对照粪便潜血试验显示,自动 FIT 法筛检结直肠癌的阳性检出率(5.5%)高于 gFOBT 法(2.4%);高精密度、高检测量有助于大规模筛查结直肠癌;可设置检测血红蛋白浓度临界值,满足临床筛检结直肠癌最适阳性率的需求(血红蛋白检测临界值增高,临床筛检结直肠癌特异性增高,而灵敏度减低;血红蛋白检测临界值减低,则筛检晚期腺瘤性息肉的能力增强);肠镜检查证实 FIT 法能发现更多腺瘤和癌症患者。③FIT 定性分析缺点:费用高,分析时间比 gFOBT 长,FIT 筛检出的假阳性可使大批患者继续不必要、有一定风险的结肠镜检查。

我国临床研究表明：50 岁以上成人应为 FOBT 筛检对象，采用连续性 FOBT，对早期检测结直肠癌可靠。孙建珍等认为，联合化学法和免疫法检测粪便潜血，既可消除化学法的假阳性问题，又可筛出化学法假阴性；FOBT 组合检测的结果如下。①免疫化学法（＋）、化学法（＋）：提示消化道出血。②免疫化学法（＋）、化学法（－）：提示消化道少量出血，大部分为下消化道出血。③免疫化学法（－）、化学法（＋）：主要提示上消化道少量出血，但应了解患者的饮食情况和服药情况，以便排除假阳性反应。④免疫化学法（－）、化学法（－）：仅凭任何 1 次检测结果不能排除消化道出血。

3.消化性溃疡与肿瘤出血的鉴别

通常消化道溃疡阳性率可为 50％～77％，多呈间歇性阳性；消化道溃疡治疗后，粪便颜色趋正常，但潜血试验可持续阳性 5～7 天，故临床判断出血是否完全停止，以 FOBT 结果为最可靠指标。消化道癌肿（胃癌、结肠癌等）阳性率可为 87％～95％，出血量虽少常呈持续性阳性。

4.寻找贫血原因

FOBT 也用于临床探查贫血原因。有贫血症状、血红蛋白和血细胞比容减低者，可做 FOBT 有助于发现消化道溃疡出血所致的贫血原因。

四、脂肪检查

正常人普通膳食时，粪便中的脂肪主要来源于食物，少部分来源于胃肠道分泌、细胞脱落和细菌代谢。粪便脂肪包括结合脂肪、游离脂肪酸和中性脂肪。摄入的脂肪 95％以上被吸收，从粪便中排出的脂肪甚少。不同病因粪便脂肪增加的种类不尽一致，如胰腺分泌障碍时，中性脂肪增加，而肠吸收障碍时为脂肪酸增加。

粪便脂肪测定分为定性测定和定量测定两类。脂肪定量可分为重量法及滴定法两种。以下介绍滴定法卡梅粪便脂肪定量（kamer method of fecal fat quantitation）。

（一）检验方法学

1.原理

用中性乙醇提取粪便中脂肪酸，以麝香草酚蓝为指示剂，用已知浓度的碱溶液滴定，测定后用氢氧化钠异丁醇溶液，将脂肪皂化，再用盐酸滴定皂化后剩余的碱量，计算粪便内中性脂肪含量。

2.器材和试剂

（1）器材：三角烧瓶、蒸发皿等。

（2）试剂：①（6.8 mol/L）250 mg/L 盐酸溶液，2.5％盐酸（比重 1.013）1 L 中加入氯化钠 250 g。②96％乙醇，含有 0.4％异戊醇。③96％乙醇，中性对麝香草酚蓝指示剂（麝香草酚蓝 2 g 溶于 50％乙醇 100 mL 中）。④石油醚，沸点 40～60 ℃。⑤0.1 mol/L 氢氧化钾异丁醇溶液。

3.操作

（1）加盐酸：取粪便 5 g，置三角烧瓶内，加入盐酸溶液 22 mL，煮沸 1 分钟后静置冷却。

（2）蒸发石油醚层：加入含异戊醇的乙醚 40 mL，石油醚 50 mL，加橡皮塞用力振荡 1 分钟。

（3）留取脂肪：取石油醚层 25 mL，置于蒸发皿内，将石油醚蒸发至干。

（4）加碱滴定：加 2 mL 96％中性乙醇，溶解脂肪酸，再加麝香草酚蓝数滴，用 0.1 mol/L 氢氧化钾异丁醇溶液滴定，用去量为 A。

（5）加液混合：加入 0.1 mol/L 氢氧化钾异丁醇溶液 10 mL，轻轻煮沸 15 分钟，加入加热的 96％中性乙醇 10 mL，混匀。

（6）加酸滴定：用 0.1 mol/L 盐酸溶液滴定过量的碱，用去量为 C。空白，滴定 0.1 mol/L 氢氧化钾异丁醇溶液 10 mL，所需 0.1 mol/L 盐酸溶液量为 B。

（7）计算：公式如下。

$$脂肪酸/100 g 粪便 = (A \times 284 \times 1.04 \times 2 \times 100)/1.0000Q = 5.907A/Q$$

$$中性脂肪/100 g 粪便 = [(B\text{-}C) \times 297 \times 1.01 \times 2 \times 100]/1.0000Q = 5.999(B\text{-}C)/Q$$

（Q：为检测用粪便量克数；1.01、1.04：为矫正石油醚量；284：为脂肪酸相对分子质量；297：为中性脂肪相对分子质量）

（二）方法学评价

粪便脂肪常用的检查方法有粪便脂肪定量测定和显微镜定性检查法，后者虽简单易行，但准确率低，只能用作消化吸收不良的筛检试验，而不作为诊断的依据。粪便脂肪定量测定虽是脂肪泻的确定性试验，但也不能鉴别脂肪泻的原因。

1.检测方法

（1）称量法：是用乙醚从粪便中提取脂肪，将乙醚蒸发后称其重量；其优点是方法简便，缺点为粪便中如存在矿物油类和其他可溶于乙醚的物质，也被同时合并测量。

（2）滴定法：是先加强碱使脂肪皂化（结合脂肪酸），经酸水解后，用乙醚提取脂肪酸，再用碱滴定，或根据脂肪皂化所需要的碱量计算脂肪量；其缺点是用固定的硬脂肪酸相对分子质量进行计算，而实际摄入食物中所含脂肪酸，是由种种相对分子质量构成的。利用脂肪定量还能计算脂肪吸收率，估计消化吸收功能，要求在测定前 2～3 天给予脂肪含量为 100 g/d 的标准膳食，自测定日起，仍继续给予标准膳食连续 3 天，收集 24 小时粪便，测定总脂肪量。

$$脂肪吸收率（\%）= [(膳食总脂肪量 - 粪便总脂肪量)/膳食总脂量] \times 100\%$$

2.干扰因素

（1）标本因素：粪便中脂肪测定标本的计算，分为湿式标本重量计算及干燥标本重量计算，无论用哪种计算法，若为随机取样检查是不标准的，因而必须收集 3～5 天的粪便，混匀后（因脂肪在粪便中分布不均匀）取样测定。留取标本过程中，应将粪便标本置于冰箱中保存。避免使用灌肠、泻剂和含有矿物油的粪便标本。

（2）食物因素：进食脂肪量过少时，即便消化吸收障碍，排出粪便中的脂肪量也可在 5 g 以下。进食无脂肪时，因肠黏膜上皮细胞脱落及肠内细菌的存在，每天也从粪便中排出脂肪约 2 g。故定量检查时，患者须按标准脂肪餐进食。

（三）质量保证

分析前留全部粪便，且 3 天中粪便总量应≥300 g。因脂肪在粪便中分布不均匀，故必须混匀后留取标本。

（四）参考范围

每天试验餐中含脂肪 80～100 g 时，粪便内脂肪排出量＜6 g。成人或儿童（年龄＞3 岁）脂肪吸收率≥95％。

（五）临床意义

粪便脂肪测定主要了解人体的消化或吸收功能，间接诊断消化道疾病。健康人脂肪吸收率达 95％，每天进食含脂肪 100 g 的试验餐后，粪便排出脂肪量应＜6 g/d，若＞6 g 提示吸收异常，称为脂肪泻。粪便脂肪定量检查用以证实脂肪泻,是诊断吸收不良的前提。粪便脂肪增加的原因:肝、胆道疾病,如肝内外胆道梗阻则胆汁缺乏、病毒性肝炎、肝硬化等,使脂肪乳化能力降低。胰腺疾病,如慢性胰腺炎、胰腺癌、胰腺囊性纤维化,因胰脂酶缺乏,使脂肪消化能力降低。肠道疾病,如乳糜泻等,使脂肪吸收能力减低。乳糜泻时粪内脂肪每天排出量可为 10～30 g,胰腺功能不全和空肠旁路术后可达 50 g。

五、检验方法学

(一)直接涂片

粪便直接涂片显微镜检查,是粪便检查中最重要、最常用的检查法。其目的主要是观察虫卵、原虫等;各种消化产物如结缔组织与弹力纤维、淀粉颗粒、肌肉纤维等;各种体细胞如上皮细胞、白细胞、红细胞等。

1.原理

将粪便标本悬液制成涂片,在普通光学显微镜下观察判断是否有过多的细胞、食物残渣、结晶及病原体等。

2.器材和试剂

普通载玻片、玻璃盖片、竹签、普通光学显微镜、生理盐水。

3.操作

(1)制备涂片:在干净载玻片上,加生理盐水 1～2 滴,用竹签取外观带病理成分(含黏液、脓、血部分的粪便)或从成形便表面、深处及多处取粪便适量,混匀,涂成面积占载玻片 2/3、厚度以能透视辨认出涂片下字迹为佳的涂片标本。

(2)加盖玻片:加合适的盖玻片 1 张。

(3)镜下观察:在镜下按"从上至下、从左至右"的有序视野(一个视野挨着一个视野,既不重复、也不遗漏)观察标本中各种细胞等有形成分,共 10 个视野。先低倍镜观察寄生虫卵、原虫和食物残渣;再高倍镜观察细胞、确认寄生虫卵、结晶等。①虫卵、原虫检查:如发现疑似包囊,则在涂片的盖玻片边缘处加 1 滴碘液,在高倍下仔细识别,如仍不能确定,再另取标本作标本浓缩法检查。虫卵报告方式:未找到时报告"未找到虫卵",找到时,报告所见虫卵名称并注明数量,以低倍或高倍视野计算,现建议逐步实施定量化报告。②细胞检查:注意红细胞、白细胞、上皮细胞、巨噬细胞等。而嗜酸性粒细胞须直接涂片干后瑞氏染色可见。③植物细胞检查:须与寄生虫、人体细胞相鉴别,并应注意有无肌纤维、结缔组织、弹力纤维、淀粉颗粒、脂肪小滴球(后者须染色检查)等。④结晶检查:须特别注意有无夏科-雷登结晶(Charcot-Leyden crystal)。⑤细菌检查:正常菌群消失或比例失调可因大量应用抗生素所致,除涂片染色找细菌外,应用细菌培养和鉴定法检查。

(二)脂肪染色

定性检查粪便脂肪由结合脂肪酸、游离脂肪酸和中性脂肪组成。常用粪便脂肪定性检查(qualitative assessment of fecal fat)如下。

1.原理

苏丹Ⅲ饱和溶液能将中性脂肪染上红色。

2.器材和试剂

基本同粪便"直接涂片显微镜检查"。苏丹Ⅲ饱和染液(将苏丹Ⅲ 1～2 g,溶于 100 mL 的

70％乙醇溶液中）。

3.操作

取少量粪便涂于载玻片上,滴苏丹Ⅲ饱和溶液 1～2 滴,混匀,加盖玻片镜检。结果判断:中性脂肪呈橘红色或红色球状脂肪小滴,脂肪酸结晶与结合脂肪酸不着色。

4.鉴别粪便脂肪

可用 2 张玻片定性鉴别粪便脂肪。

(1)第 1 张玻片检查中性脂肪:在玻片粪便悬液中加 95％乙醇数滴,加染液后,观察脂肪滴。用苏丹Ⅲ染色,粪便悬液的中性脂肪(甘油三酯)呈橘红～红色而易于识别。

(2)第 2 张玻片检查总脂肪量:粪便悬液用乙酸酸化(使皂盐水解呈脂肪酸)并加热(加热使脂肪酸吸收染料),估计总脂肪成分(中性脂肪、脂肪酸和脂酸盐,即皂盐)。

(3)鉴别:正常粪便中性脂肪滴少于 60 个/HP。总脂肪成分包括中性脂肪、脂肪酸和脂酸盐(皂盐),因正常粪便也存在脂肪酸及其盐类,故与第 1 张玻片相比,在第 2 张玻片上可见染成橘红色的脂肪滴。出现脂肪滴的数量和直径很重要,正常粪便脂肪滴直径<4 μm(约 1/2 红细胞直径);脂肪滴数量增多或直径增大(40～80 μm)常见于脂肪泻。

鉴别:如第 1 张玻片中性脂肪量正常,第 2 张玻片总脂肪量增加,则表明肠吸收不良,即增加的脂肪就是不被小肠吸收的脂肪酸和皂盐;如第 1 张玻片中性脂肪增加,就表明吸收不良。

六、方法学评价

(1)灵敏度和特异性脂肪定性与定量相关性良好,但仍应作化学法定量确证脂肪泻。

(2)干扰因素:涂片时应注意标本的选择。成形粪便,应分别从粪便的深部和表面多部位取材,若粪便含有黏液、血液等病理成分时,则应取异常部分涂片检查。用竹签挑取粪便少许,混悬于载玻片上的生理盐水内,根据检查目的的不同,更可加入碘液等染料。涂片须厚度适宜,覆以盖玻片后,将全片有系统的镜检。通常先用低倍镜观察,必要时再以高倍镜详细检查。

在测定粪便脂肪前,患者应正常饮食,注意避免使用轻泻药、矿物油、铋剂、镁剂及尿液污染的粪便标本,否则会干扰检查。

七、质量保证

(一)分析前

应按不同粪便检验目的的各自要求采集标本,共同的原则是不能污染粪便标本以外的其他任何物质,保证检验的真实性。

(二)分析中

为提高阳性检出率,制备涂片时,除了规范操作之外,应提倡制备数张涂片进行镜检;镜检时,至少每张涂片观察 10 个视野,并保证有序移动视野,不遗漏、不重复;为提高镜检时对细胞等形态的识别力,还可作瑞氏染色。应特别注意检查寄生虫虫卵等病原体,如阳性结果即为临床诊断最直接的可靠证据。

(杨丽萍)

第二节 尿液检验

一、尿液理学检验

(一)尿量

使用量筒或其他带刻度的容器直接测定尿量。

个体尿量随气候、出汗量、饮水量等不同而异。一般健康成人为$(1.0\sim1.5)$L$/24$ h,即 1 mL$/($h·kg$)$;小儿如按体重$($kg$)$计算尿量,则较成人多 $3\sim4$ 倍。

1.增多

(1)生理性:饮水过多,饮浓茶、咖啡、酒精类或精神紧张等。

(2)病理性:常见于糖尿病、尿崩症、慢性肾炎和神经性多尿等。

2.减少

(1)生理性:饮水少和出汗多等。

(2)病理性:常见于休克、脱水、严重烧伤、急慢性肾炎、心功能不全、肝硬化腹水、流行性出血热少尿期、尿毒症和急慢性肾衰竭等。

(二)尿液颜色

根据观察到的尿颜色进行报告。

1.正常尿颜色

因尿含尿色素可呈淡黄色。尿液浓缩时,颜色可呈深黄色,并受某些食物及药物的影响。

2.病理性尿颜色

凡观察到尿液呈无色、深黄色、浓茶色、红色、紫红色、棕黑色、绿蓝色、乳白色等,均应报告。浓茶样深红色尿可见于胆红素尿;红色尿见于血尿、血红蛋白尿;紫红色尿见于卟啉尿;棕黑色尿见于高铁血红蛋白尿、黑色素尿;绿蓝色尿见于胆绿素尿和尿蓝母;乳白色尿可能为乳糜尿、脓尿。

(三)尿液透明度

根据尿的外观理学性状,将尿液透明度分为"清晰透明、微浑、浑浊、明显浑浊"4 个等级。

浑浊尿的鉴别步骤如下。①加热:浑浊消失,为尿酸盐结晶;②加入醋酸数滴:浑浊消失且产生气泡,为碳酸盐结晶;浑浊消失但无气泡,为磷酸盐结晶;③加入 2%盐酸数滴:浑浊消失,为草酸盐结晶;④加入 10%氢氧化钠数滴:浑浊消失,为尿酸结晶;呈现胶状,为脓尿;⑤在 1 份尿液中,加入乙醚 1 份和酒精 2 份,振荡,浑浊消失,为脂肪尿;⑥尿液经上述处理方法后:仍呈浑浊,多为菌尿。

二、尿液干化学分析

(一)尿液干化学分析仪

尿液干化学分析仪由机械系统、光学系统和电路系统 3 个部分组成。采用反射光度法原理对配套尿干化学试带进行检测,发生化学反应产生颜色变化的试带,被波长不同的发光二极管照射后,产生反射光,反射光由光电管接受,光信号转化成为电讯号,电讯号传送至模拟数字转换器,转换成数值,经微处理控制器处理,自动显示结果。

使用尿液干化学分析仪应注意如下问题。

1.检验人员有合格的能力

检验人员必须经规范培训合格才能上岗,上岗前必须仔细阅读仪器说明书,了解仪器的测定原理,熟悉操作方法、校正方法、仪器日常维修和保养要求等。

2.仪器校正带校准

部分仪器开机后虽会自动校正,但应每天用仪器自带的校正带进行测定,观察测定结果与校正带标示结果是否一致,只有完全一致才能证明仪器处于正常运转状态,同时记录测定结果。

3.保持仪器洁净

如尿液污染,应立即进行清除。

4.执行日常保养

按厂商规定,定期对仪器光学部分和机械部分进行保养。

5.使用配套专用试带

不同型号仪器应使用各自相应的尿试带。

6.操作温度

检测时,仪器、尿干化学试带和标本的最佳温度为 20～25 ℃。

(二)尿液干化学分析试带

1.试带法常用检验项目

(1)原理:尿液干化学试带是以滤纸为载体,将各种试剂成分浸渍后干燥,作为试剂层,固定在塑料底层上,并在表面覆盖一层起保护作用的尼龙膜,通常能检测8～11项尿化学试验。

(2)注意事项:①标本要求,测定尿 pH、葡萄糖、酮体、潜血、胆红素、亚硝酸盐时,标本必须新鲜。②试带保存,尿葡萄糖、胆红素试带易失效,应避光保存于室温干燥处。③尿蛋白质,通常,试带法检测结果为阴性时,应再用加热醋酸法或磺基水杨酸法复查,以免漏诊阳性结果。④尿潜血,由于红细胞易于沉淀,所以测试前标本必须混匀。⑤为防止强氧化剂或某些产过氧化物酶细菌的干扰,可将尿液煮沸2分钟,再用试带进行检测。

(3)临床意义:①尿酸碱度,肉食者多为酸性,食用蔬菜水果可致碱性。久置腐败尿或泌尿道感染、脓血尿均可呈碱性。磷酸盐、碳酸盐结晶多见于碱性尿;尿酸盐、草酸盐、胱氨酸结晶多见于酸性尿。酸中毒及服用氯化铵等酸性药物时尿可呈酸性。②尿蛋白质分为短暂性蛋白尿,如功能性(发热、运动、充血性心力衰竭和癫痫发作等)和体位性(仅见于直立性体位),或持续性蛋白尿,如肾前性(免疫球蛋白重链和轻链分泌、肌红蛋白尿和血红蛋白尿等)、肾性(IgA 肾病、肾毒性药物所致小分子蛋白尿和进展性肾病等)和肾后性(如尿路感染、前列腺或膀胱疾病和阴道分泌物污染等)。③尿葡萄糖,阳性见于糖尿病、肾性糖尿病、甲状腺功能亢进等。内服或注射大量葡萄糖及精神激动等也可致阳性反应。④尿酮体,阳性见于妊娠剧吐、长期饥饿、营养不良、剧烈运动后。严重未治疗的糖尿病酸中毒患者,酮体可呈强阳性反应。⑤尿潜血,尿潜血来自两种情况。尿红细胞,无论试验前红细胞是否破坏,只要红细胞达到一定浓度,试带检测时均可出现潜血阳性。主要见于肾小球肾炎、尿路结石、泌尿系统肿瘤、感染等。尿血红蛋白,即含游离血红蛋白的血红蛋白尿。正常人尿液中无游离血红蛋白。当体内大量溶血,尤其是血管内溶血,血液中游离血红蛋白可大量增加。当为 1.00～1.35 g/L 时,即出现血红蛋白尿。此种情况常见于血型不合输血、阵发性睡眠性血红蛋白尿、寒冷性血红蛋白尿症、急性溶血性疾病等。还可见于各种病毒感染、链球菌败血症、疟疾、大面积烧伤、体外循环、肾透析、手术后所致的红细胞大量破坏等。⑥尿胆红素阳性见于肝实质性及阻塞性黄疸。溶血性黄疸时,一般尿胆红素阴性。⑦尿胆原,阴性见于完全阻塞性黄疸。阳性增强见于溶血性疾病及肝实质性病变如肝炎。⑧尿亚硝酸,阳性见于尿路细菌感染,如大肠埃希菌属、克雷伯菌属、变形杆菌属和假单胞菌属感染。注意,亚硝酸盐结果阳性与致病菌数量没有直接关系。⑨尿比密增高见于少尿、急性肾炎、高热、心功能不全、脱水等;尿比密增高同时伴尿量增多,常见于糖尿病。尿比密减低见于慢性肾小球肾炎、肾功能不全、尿崩症等。连续测定尿比密比一次测定更有价值,慢性肾功能不全呈现持续性低比密尿。如临床怀疑肾小管疾病时建议采用冰点渗透压法测定尿渗量以明确诊断。⑩尿白细胞酯酶阳性提示尿路炎症,如肾脏或下尿道炎症,表明尿液中白细胞数量>20 个$/\mu L$;阳性也可见于前列腺炎。⑪尿维生素 C 主要用于排除维生素 C 对干化学分析结果的干扰,阳性提示试带尿液潜血、胆红素、亚硝酸盐和葡萄糖检测结果可能为假阴性。

(4)注意事项:①注意尿干化学分析试带测定结果与手工法化学试验测定结果的差异。如尿蛋白质试带测定的是清蛋白,对球蛋白不敏感;用葡萄糖氧化酶测定尿葡萄糖的灵敏度比班氏法高,但高浓度仅测到"3＋"为止;尿胆红素试带法结果比 Harrison 法灵敏度低;尿白细胞酯酶测白细胞只能测出有无粒细胞,而不与淋巴细胞发生反应等。②尿干化学分析试带结果的确认检验。通常采用相同或更高灵敏度或特异度的相同或不同方法来检测同一物质。但是,采用相同干化学分析试带重复检测不能作为确证试验。③试带法检测结果宜采用显微镜检查法来加以确认。国际上普遍认为,宜采用显微镜检查法来加以确认试带法检测结果。试带法白细胞酯酶和亚硝酸盐阳性时,宜采用病原生物学检查来排除尿路感染可能,采用显微镜检查法来确认菌尿或白细胞尿。当显微镜检查提示存在异常上皮细胞时,宜做细胞病理学检查来确认结果。疑为膀胱移行上皮细胞癌时,宜采用图像流式细胞分析法和 DNA 分析法来确证。

2.常用确证试验

目前,国内常用的试带法确认试验介绍如下,包括磺基水杨酸法测定尿蛋白质、Harrison 法测定尿胆红素和显微镜法检查尿红细胞和白细胞。

(1)磺基水杨酸法尿蛋白质测定。①原理:磺基水杨酸为生物碱试剂,在酸性环境下,其阴离子可与带正电荷的蛋白质结合成不溶性蛋白盐而沉淀。②试剂:100 g/L 磺基水杨酸乙醇溶液(取磺基水杨酸 20 g,加水至 100 mL,取此液与等量 95％乙醇或甲醇液混合),200 g/L 磺基水杨酸溶液(取磺基水杨酸 20 g,加水至 100 mL)。③操作步骤是取小试管加尿液 3～5 mL。加 100 g/L 磺基水杨酸乙醇溶液 3～4 滴或 200 g/L 磺基水杨酸溶液 1～2 滴,形成界面。如尿显浑浊,表示存在尿蛋白,浑浊深浅与尿蛋白量成正比。阴性时尿液不显浑浊,外观仍清晰透明;可疑(±)时轻微浑浊,隐约可见,含蛋白量为 0.05～0.20 g/L;阳性(＋)时明显白色浑浊,但无颗粒出现,含蛋白量约为 0.3 g/L;(2＋)时稀薄乳样浑浊,出现颗粒,含蛋白量约为 1 g/L;(3＋)时乳浊,有絮片状沉淀,含蛋白量约为 3 g/L;(4＋)时絮状浑浊,有大凝块下沉,含蛋白量≥5 g/L。④注意事项。磺基水杨酸法灵敏度,0.05～0.10 g/L 尿。浑浊尿处理时应先离心或过滤。强碱性尿处理时应加 5％醋酸溶液数滴酸化后再作试验,否则可出现假阴性。假阳性结果可见于有机碘造影剂、超大剂量使用青霉素;尿含高浓度尿酸或尿酸盐(出现阳性反应与尿蛋白阳性结果不同,前者加试剂 1～2 分钟后出现白色点状物,向周围呈毛刺状突起,并慢慢形成雾状)。

(2)Harrison 法尿胆红素测定。①原理:用硫酸钡吸附尿液中胆红素后,滴加酸性三氯化铁试剂,使胆红素氧化成胆绿素而呈绿色反应。②试剂:酸性三氯化铁试剂(Fouchet 试剂),称取三氯乙酸 25 g,加蒸馏水少许溶解,再加入三氯化铁 0.9 g,溶解后加蒸馏水至 100 mL。100 g/L 氯化钡溶液。氯化钡试纸,将优质滤纸裁成 10 mm×80 mm 大小纸条,浸入饱和氯化钡溶液内(氯化钡 30 g,加蒸馏水 100 mL)数分钟后,放置室温或 37 ℃温箱内待干,贮于有塞瓶中备用。③操作:试管法是取尿液 5 mL,加入 100 g/L 氯化钡溶液约 2.5 mL,混匀,此时出现白色的硫酸钡沉淀。离心后弃去上清液,向沉淀物加入酸性三氯化铁试剂数滴。若显现绿色或蓝绿色者为阳性结果。氯化钡试纸法是将氯化钡试纸条的一端浸入尿中,浸入部分至少 50 mm 长,5～10 秒后,取出试条,平铺于吸水纸上。在浸没尿液的部位上滴加酸性三氯化铁试剂 2～3 滴,呈绿、蓝色为阳性,色泽深浅与胆红素含量成正比。④注意事项:本法灵敏度是 0.9 μmol/L 或 0.5 mg/L胆红素。胆红素在阳光照射下易分解,留尿后应及时检查。假阳性见于尿含水杨酸盐、阿司匹林(与 Fouchet 试剂反应)。假阴性是加入 Fouchet 试剂过多,反应呈黄色而不显绿色。

三、尿肌红蛋白定性试验

(一)原理

肌红蛋白(Mb)和血红蛋白(Hb)一样,分子中含有血红素基团,具有过氧化物酶样活性,能催化 H_2O_2 作为电子受体使色原(常用的有邻联甲苯胺、氨基比林)氧化呈色,色泽深浅与肌红蛋白或血红蛋白含量成正比。Mb 能溶于 80%饱和度的硫酸铵溶液中,而 Hb 则不能,两者由此可予以区别。

(二)试剂

1.10 g/L 邻联甲苯胺(o-tolidine)

冰醋酸溶液取邻联甲苯胺 1 g,溶于冰醋酸和无水乙醇各 50 mL 的混合液中,置棕色瓶中,冷藏保存,可用 8～12 周,若溶液变暗色,应重新配制。

2.过氧化氢溶液

冰醋酸 1 份,加 3%过氧化氢溶液 2 份。

3.硫酸铵粉末

用化学纯制品。

(三)操作

1.测试尿标本是否存在血红素

依次在试管中加入新鲜尿液 4 滴,邻联甲苯胺(或四甲基联苯胺)溶液 2 滴,混合后,加入过氧化氢溶液 3 滴,如出现蓝色或蓝绿色,表示尿中存在 Hb 和/或 Mb。

2.尿硫酸铵沉淀反应

尿液离心或过滤使其透明;吸取上清液 5 mL,加入硫酸铵粉末 2.8 g,使之溶解混合(饱和度达 80%),静置 5 分钟,用滤纸过滤;取滤液按上述操作步骤"1"重复测试是否存在血红素,如呈蓝色,则表示尿 Mb 阳性,如不显蓝色,则表示血红素已被硫酸铵沉淀,为尿 Hb 阳性。

(四)注意事项

1.邻联甲苯胺

邻联甲苯胺亦称邻甲联苯胺,即英文 o-tolidine[3,3'-dimethyl-(1,1'-biphenyl)4,4'-diamine,$C_{14}H_{16}N_2$,MW 212.3]。邻甲苯胺,英文 o-toluidine(2-aminotoluene,C_7H_9N,MW 107.2),可用

于血糖测定。两者应予区别。

2.尿标本

尿标本必须新鲜,并避免剧烈搅拌。

3.本法为过筛试验

如少部分健康人出现假阳性,应进一步选用超滤检查法、电泳法、分光光度检查法和免疫化学鉴定法等加以鉴别。

(五)临床意义

肌红蛋白尿症可见于下列疾病。

1.遗传性肌红蛋白尿

磷酸化酶缺乏、未知的代谢缺陷,可伴有肌营养不良、皮肌炎或多发性肌炎等。

2.散发性肌红蛋白尿

当在某些病理过程中发生肌肉组织变性、炎症、广泛性损伤及代谢紊乱时,大量肌红蛋白自受损伤的肌肉组织中渗出,从肾小球滤出而成肌红蛋白尿。

四、尿乳糜定性试验

尿液混有脂肪即为脂肪尿。乳糜微粒与蛋白质混合使尿液呈乳化状态浑浊即为乳糜尿。

(一)原理

脂肪可溶解于乙醚中,而脂肪小滴可通过染色识别。

(二)试剂

(1)乙醚(AR)。

(2)苏丹Ⅲ醋酸乙醇染色液:5%乙醇 10 mL,冰醋酸 90 mL,苏丹Ⅲ粉末一药匙,先将乙醇与冰醋酸混合,再倾入苏丹Ⅲ粉末,使之充分溶解。

(3)猩红染色液:先配 70%乙醇和丙酮 1:1 溶液,然后将猩红染色液加入至饱和为止。

(三)操作

1.取尿液加乙醚

取尿 5～10 mL,加乙醚 2～3 mL,混合振摇后,使脂肪溶于乙醚。静置数分钟后,2 000 r/min离心5分钟。

2.涂片加液

吸取乙醚与尿液的界面层涂片,加苏丹Ⅲ醋酸乙醇染色液或猩红染色液 1 滴。

3.镜检观察

是否查见红色脂肪小滴。

4.结果判断

(1)浑浊尿液:加乙醚后而澄清,则为脂肪或乳糜尿。

(2)镜检涂片:脂肪滴呈红色。

(四)注意事项

(1)尿液中加少量饱和氢氧化钠,再加乙醚,有助于澄清。

(2)将分离的乙醚层隔水蒸干,若留有油状沉淀,也可加苏丹Ⅲ,镜检证实有无脂肪小滴。

(五)临床意义

(1)正常人为阴性。

(2)因丝虫或其他原因阻塞淋巴管,使尿路淋巴管破裂而形成乳糜尿。丝虫病患者的乳糜尿的沉渣中常见红细胞,并可找到微丝蚴。

五、尿苯丙酮酸定性试验

(一)原理

尿中的苯丙酮酸在酸性条件下与三氯化铁作用,生成 Fe^{3+} 和苯丙酮酸烯醇基的蓝绿色螯合物,磷酸盐对本试验有干扰,应先将其改变成磷酸铵镁沉淀后除去。

(二)试剂

1.100 g/L 三氯化铁溶液

称取三氯化铁 10 g,加入蒸馏水至 100 mL。

2.磷酸盐沉淀剂

氧化镁 2.2 g、氯化铵 1.4 g、280 g/L 氢氧化铵液 2.0 mL,加水至 100 mL。

(三)操作

1.加液过滤

尿液 4 mL 加磷酸盐沉淀剂 1 mL,混匀,静置 3 分钟,如出现沉淀,可用滤纸过滤或离心除去。

2.加试剂

滤液中加入浓盐酸 2～3 滴和 100 g/L 三氯化铁溶液 2～3 滴,每加 1 滴立即观察颜色变化。

3.结果判断

如尿滤液显蓝绿色并持续 2～4 分钟,即为阳性。如绿色很快消失,提示可能有尿黑酸,可报告苯丙酮酸阴性。本法灵敏度约为 100 mg/L,尿液作系列稀释后再测定,可粗略定量。

(四)注意事项

1.尿标本

一定要新鲜,尿中若含酚类药物(如水杨酸制剂)及氯丙嗪,也可与氯化铁结合显色,试验前应停用此类药物。胆红素也可造成假阳性。

2.用 2,4-二硝基苯肼溶液(与赖氏法测定转氨酶试剂同)试验

试剂与尿液等量混合,如显黄色浑浊为苯丙酮酸阳性。本法灵敏度为 200 mg/L。

3.儿童年龄

小儿出生后 6 周内不易查出,故宜出生 6 周后检查。

(五)临床意义

(1)正常人为阴性。

(2)大多数苯丙酮尿症患者的尿液可出现阳性,有 1/4～1/2 病例可能会漏检。

六、尿液有形成分分析仪

目前,在国内外已推出了能对部分尿液有形成分进行自动筛检分析的仪器,称尿液有形成分分析仪,这些系统多数采用电阻抗、光散射(包括对有形成分进行各种染色,如荧光染色后的流式细胞术检测)或数字影像分析术的原理,识别或分类红细胞、白细胞、上皮细胞、小圆上皮细胞、管型、细菌、精子、黏液丝、结晶等有形成分,已逐步成为尿液显微镜检查的首选筛检方法。

（一）原理

1.筛检方法一

采用流式细胞术和电阻抗法原理。先用荧光染料对尿中各类有形成分进行染色,然后经激光照射每一有形成分发出的荧光强度、散射光强度及电阻抗大小进行综合分析,得出红细胞、白细胞、上皮细胞、管型和细菌定量数据,以及各种有形成分的散射图和红细胞、白细胞直方图,尿中红、白细胞信息和病理性管型、小圆上皮细胞、结晶、酵母样细胞等信息。

2.筛检方法二

采用影像分析术和自动粒子识别系统原理。先用 CCD 数字摄像机自动捕获数百幅图像,然后进行数字化图像分析,用自动粒子识别软件进行比较,最后定量报告尿中多种有形成分的数量,包括红细胞、白细胞、白细胞聚集、透明管型、未分类管型、鳞状上皮细胞、非鳞状上皮细胞、细菌、酵母菌、结晶、黏液和精子等。

（二）试剂

按仪器分析所需试剂的说明书准备试剂。

（三）操作

各种仪器操作步骤不尽相同,操作前应首先仔细阅读仪器操作说明书。简单步骤如下。

1.准备标本

充分混匀收集的全部新鲜尿液,倒入洁净的试管中(标本量约 10 mL)。

2.启动仪器

打开仪器电源,待仪器动核查通过后,进入样本分析界面。

3.进行质控

如质控通过,则可继续下一步操作;如失控,则分析并解决原因后,才能继续患者标本检测。

4.检测标本

在仪器上输入样本号,按开始键手工进样,或由自动进样架自动进样。

5.复核结果

根据实验室设定的仪器分析结果复检规则(包括显微镜复核),确认仪器分析结果。

6.发送报告

在确认仪器和复核结果的基础上,可发送检验结果报告。

（四）注意事项

1.尿标本

自动化仪器检测常采用不离心新鲜尿液标本。

2.尿容器

应确保尿容器的洁净,避免存在任何污染物。

3.干扰结果的自身因素

尿中存在大量黏液、结晶、真菌、精子、隐形红细胞等会使管型、红细胞、细菌等项目计数结果假性增高或减低。

七、尿液有形成分显微镜检查

（一）尿沉渣显微镜检查

1.试验方法

(1)尿沉渣未染色检查法。①器材:离心试管可用塑料或玻璃制成;须足够长,防止离心时尿

液标本溢出;须干净、透明,便于尿液外观检查;须带体积刻度(精确到 0.1 mL);容积须>12 mL
而<15 mL;试管底部应为锥形,便于浓缩沉渣;无化学物质污染;试管须有盖,可防止试管内液
体溅出及气溶胶形成;建议使用一次性离心试管。移液管必须洁净,使用一次性移液管。尿沉渣
板须标准化,具有可定量沉渣液的计数池,并一次性使用。如采用在普通玻片上滴加尿沉渣液后
加盖玻片的检查方法,则不能提供标准化、可重复的结果。显微镜应使用内置光源的双筒显微
镜;载物台能机械移动玻片;物镜能放大 10 倍、40 倍,目镜能放大 10 倍;同一实验室使用多台显
微镜,其物镜及目镜的放大倍数应一致。离心机应使用水平式有盖离心机;离心时须上盖,以确
保安全。离心时的相对离心力应稳定在 400 g。应每 12 个月对离心机进行一次校正。②操作步
骤:应准确取尿 10 mL。如标本量<10 mL,应在结果报告单中注明。在相对离心力 400 g 条件下离心
5 分钟。离心后,一次性倾倒或吸弃上清尿液,留取离心管底部液体 0.2 mL。充分混匀尿沉渣液,取
适量滴入尿沉渣板;或取 20 μL,滴入载玻片,加盖玻片(18 mm×18 mm)后镜检。方法 1 以每
微升(μL)单位体积各尿沉渣成分数量报告结果;方法 2 为管型,以低倍(10×10)镜视野全片至
少 20 个视野所见的平均值报告;细胞,以高倍(40×10)镜视野至少 10 个视野所见的最低至最高
数的范围报告;尿结晶等,以每高倍镜视野所见数换算为半定量的"－、±、1＋、2＋、3＋"等级
报告

(2)尿沉渣染色检查法:有时,活体染色(如 Sternheimer-Malbin 染色或 0.5％甲苯胺蓝染
色)有助于细胞和管型的鉴别。但也不足以鉴别或确认尿沉渣中所有成分,如在检查下列有形成
分时,可采用一种或多种特殊染色。①脂肪和卵圆脂肪小体:采用油红 O 染色和苏丹Ⅲ染色。
②细菌:采用革兰染色和巴氏染色。③嗜酸性粒细胞:采用 Hansel 染色、瑞氏染色、吉姆萨染色、
瑞-吉染色和巴氏染色。④含铁血黄素颗粒:采用普鲁士蓝染色。

通常,特殊染色需要制备特定涂片,如浓缩涂片、印片或细胞离心涂片。巴氏染色常用于肾
小管上皮细胞、异常尿路上皮细胞、腺上皮细胞和鳞状上皮细胞的鉴别。Hansel 染色用于检测
嗜酸性粒细胞尿。

2.参考区间

因各实验室所用尿标本量、离心力、尿沉渣液量、观察尿沉渣用量、尿沉渣计数板规格等均不
尽相同,尿沉渣检查参考区间应由实验室通过必要的验证或评估来确定。

3.注意事项

实验室应统一尿液有形成分形态的鉴别标准和报告方式。

4.临床意义

(1)白细胞:增多表示泌尿系统有化脓性炎症。

(2)红细胞:增多常见于肾小球肾炎、泌尿系统结石、结核或恶性肿瘤。

(3)透明管型:可偶见于正常人清晨浓缩尿中,透明管型在轻度或暂时性肾或循环功能改变
时可增多。

(4)颗粒管型:可见于肾实质性病变,如肾小球肾炎。

(5)红细胞管型:常见于急性肾小球肾炎等。

(6)白细胞管型:常见于急性肾盂肾炎等。

(7)脂肪管型:可见于慢性肾炎肾病型及类脂性肾病。

(8)宽形管型:可见于慢性肾衰竭,提示预后不良。

(9)蜡样管型:提示肾脏有长期而严重病变,见于慢性肾小球肾炎晚期和肾淀粉样变。

(二)1 小时尿沉渣计数

目前,12 小时尿沉渣计数(Addis 计数)因影响结果准确性的因素很多,故在临床上已很少应用。现常采用 1 小时尿沉渣计数。

1.操作

(1)患者先排尿弃去,准确收集 3 小时尿液于清洁干燥容器内送检(如:标本留取时间5:30~8:30)。

(2)准确测量 3 小时尿量,充分混合。取混匀尿液 10 mL,置刻度离心管中,1 500 r/min 离心 5 分钟,用吸管吸弃上层尿液 9 mL,留下 1 mL,充分混匀。吸取混匀尿液 1 滴,注入血细胞计数板内。细胞计数 10 个大方格,管型计数 20 个大方格。

2.参考区间

(1)红细胞男性<3 万/小时,女性<4 万/小时。

(2)白细胞男性<7 万/小时,女性<14 万/小时。

(3)管型<3 400 个/小时。

3.注意事项

(1)尿液应新鲜检查,pH 应在 6 以下,若为碱性尿,则血细胞和管型易溶解。

(2)被检尿液比密最好在 1.026 以上,如<1.016 为低渗尿,细胞易破坏。

(3)如尿中含多量磷酸盐时,应加入少量稀醋酸液,使其溶解;但切勿加酸过多,以免红细胞及管型溶解;含大量尿酸盐时,应加温使其溶解,以便观察。

4.临床意义

(1)急性肾炎患者红细胞增加。

(2)肾盂肾炎患者白细胞可明显增加。

(三)尿液有形成分检查的推荐参考方法

国际实验血液学学会(ISLH)提出了尿中有形成分计数的推荐参考方法,用于自动化尿液有形成分分析仪中红细胞、白细胞、透明管型和鳞状上皮细胞参考计数。

1.试剂

(1)染色储存液:①2%阿辛蓝溶液,阿辛蓝 1 mg 溶解于 50 mL 蒸馏水中。②1.5%派洛宁 B 溶液,派洛宁 B 0.75 mg 溶解于 50 mL 蒸馏水中。溶液用磁力搅拌器充分搅拌,混匀 2~4 小时,在 20 ℃过夜后过滤。并用分光光度计核查吸光度,阿辛蓝溶液的最大吸光度为662 nm,派洛宁 B 溶液的最大吸光度为 553 nm。贮存液在 20 ℃能保存 3 个月以上。

(2)染色应用液:使用时,将 2 种储存液按 1:1 比例混合。应用液在 20 ℃能保存 2~4 周。

2.操作

(1)器材准备:使用前,先用流水,再用酒精冲洗并干燥计数盘和盖玻片。将 Fuchs-Rosenthal 计数盘放在显微镜载物台上,加盖玻片。

(2)尿标本染色:于试管中,将 1 份染色应用液和 9 份尿标本混匀,染色5 分钟。

(3)混匀混合液:将试管内染色尿标本颠倒混匀20~40 次。

(4)计数盘充液:用移液管吸取尿液,以 45°角充入计数池中。充池量 15~16 μL。充池后,静置5 分钟。

(5)显微镜计数:先用低倍镜(10×10 倍)扫描整个计数盘,保证颗粒分布均匀。然后,用高倍镜(10×40 倍)计数颗粒数量。大型颗粒(管型和鳞状上皮细胞)可在低倍镜下观察并计数。

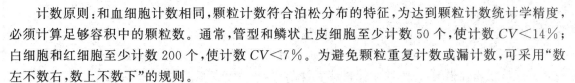

计数原则:和血细胞计数相同,颗粒计数符合泊松分布的特征,为达到颗粒计数统计学精度,必须计算足够容积中的颗粒数。通常,管型和鳞状上皮细胞至少计数 50 个,使计数 $CV<14\%$;白细胞和红细胞至少计数 200 个,使计数 $CV<7\%$。为避免颗粒重复计数或漏计数,可采用"数左不数右,数上不数下"的规则。

(6)结果报告:计数结果以"个/μL"报告。

3.注意事项

(1)计数推荐方法:使用相差显微镜和活体染色技术。

(2)尿标本:尿液有形成分检查参考方法采用不离心新鲜尿液标本。

(3)器材:标本容器须使用塑料或硅化玻璃,避免颗粒黏附;容量为 5～12 mL。使用塑料或硅化玻璃移液管,避免尿中颗粒黏附,容量误差应<5%;盖玻片须适用于在相差显微镜下观察,边角应呈圆形,边缘光滑。不能使用薄盖玻片(<0.4 mm)。盖玻片用 25 mm(长)×22 mm(宽),允许误差±1 mm。盖玻片置于计数盘上如能见衍射光环,则表示平整。

(4)充池要求:速度不能太快;凡充池液太多、计数区域充池不全、有气泡或有碎片等异常,均必须重新充池。

(5)计数时间:应于 1 小时内完成计数;计数时如发现计数池液体干涸,须清洗后重新充池。

八、尿乳糜定性试验

尿液中混有脂肪小滴时称为脂肪尿(lipiduria),尿中含有淋巴液,外观呈牛奶样乳白色称乳糜尿(chyluria)。乳糜尿由呈胶体状的乳糜微粒和蛋白质组成,若其中含有血液则称为乳糜血尿(hematochyluria)。

乳糜尿的形成:从肠道吸收的乳糜液未经正常的淋巴道引流入血而逆流至泌尿系统淋巴管中,引起该处淋巴管内压力增高、曲张破裂,乳糜液流入尿中所致。乳糜尿主要含卵磷脂、胆固醇、脂肪酸盐及少量纤维蛋白原、清蛋白等。若合并泌尿道感染,则可出现乳糜脓尿。

(一)检验方法学

1.乙醚萃取-苏丹Ⅲ染色法

(1)原理:根据脂肪特性,用乙醚等有机溶剂抽提、萃取乳糜微粒(chylomicron)脂肪小滴,使乳白色尿液澄清,是其特征之一。再用脂肪性染料苏丹Ⅲ对乙醚提取物进行染色,根据较大的脂肪粒在显微镜下呈球状,易被苏丹Ⅲ染料染成橘红色为特征。

(2)器材和试剂:玻璃试管、试管盖、光学显微镜、载玻片、乙醚、饱和苏丹Ⅲ酒精染料(将苏丹Ⅲ置于 70%酒精中,使其呈饱和状态)。

(3)操作:①取 5 mL 尿液置于玻璃试管内,加入乙醚约 2.5 mL,试管加盖后用力振摇 1～2 分钟。②将标本静置 5 分钟,观察乳白色的尿液是否被澄清。若如乳浊程度明显减轻或变为澄清可确认为乳糜尿。③取尿标本和乙醚分界面处的标本少许,滴于载玻片上,显微镜下观察,如见到大小不等的脂肪球后,加苏丹Ⅲ染料 1 滴,可见到被染成橘红色中性脂肪小滴,即可确认为乳糜试验阳性结果。

2.甘油三酯酶法

(1)原理:乳糜尿是乳糜微粒分散于尿液中而形成的乳浊状尿液,而乳糜微粒的主要化学成分甘油三酯占 80%～95%,因此采用临床生化检验中甘油三酯酶法测定试剂中酶应用液进行鉴定,具有极好的效果。

（2）器材和试剂：甘油三酯酶法测定试剂盒、玻璃试管、水浴箱、分光光度计。

（3）操作：取小试管一个，加入甘油三酯酶法测定应用液 0.5 mL，加入尿液标本 1 滴。置于 37 ℃水浴中 5～10 分钟，取出后观察，如反应出现红色为阳性，不显色为阴性。甚至可根据反应颜色深浅确认阳性强弱，如阴性为无色或者淡粉色，＋为浅红色，＋＋为深红色，＋＋＋为紫红色。如需定量分析，可按照血清甘油三酯测定中的要求的样品与试剂的比值，确定尿液加入量，使用分光光度计在 550 nm 处比色，根据预先标定的标准曲线或公式，根据测定标本的吸光度得到定量分析结果。

（二）方法学评价

1.灵敏度和特异性

（1）离心沉淀法：简便，实用；可初步区分乳糜尿、脓尿、高浓度结晶尿。脓尿、高浓度结晶尿经离心沉淀后，上清液澄清，用显微镜检查沉渣可见大量白细胞、脓细胞或无定形磷酸盐结晶；乳糜尿经离心沉淀后，外观不变，而沉渣镜检只见少量红细胞及淋巴细胞等。

（2）有机溶剂抽提法：用乙醚抽提尿液后，如乳浊程度明显减轻或变为澄清可确诊为乳糜尿；将乙醚提取物经苏丹Ⅲ染色、置镜下观察，如见大小不等、橘红色脂肪球为乙醚试验阳性。该方法为定性实验，不需要专用设备，操作略为繁琐、需要接触挥发性化学试剂乙醚，需要经验且缺乏灵敏度和特异性，但是作为传统方法仍被广泛使用和介绍。该方法也可用于胸腔积液、腹水的乳糜定性试验。

（3）甘油三酯酶法：此方法具有灵敏度高、特异性强、操作简便，同时适用于胸腔积液、腹水标本，可定量分析等优点，应该是尿乳糜定性和定量试验的良好方法。但试验步骤和所用器材略为复杂，成本略高。

2.干扰因素

（1）标本因素：乳糜尿的外观可初步判断尿中淋巴液含量的多少，从轻度乳白、乳白到乳糜脓样，甚至血性乳糜样。

乳糜尿中含有足够的淋巴液时可出现如下典型的特征：①排出体外的乳糜尿，易于凝集成白色透明胶状凝块，标本静置后有凝块浮于尿液表面。②静置时间较长后可分为 3 层，上层为脂肪层，可出现乳酪样薄层；中层为乳白色或色泽较清的液体，并可见小凝块漂浮其中；下层为少量红色沉淀物，可见到红细胞、白细胞或病原体（如微丝蚴）等。③与脂肪尿的区别。乳糜尿中的乳糜微粒如未发生球状结合，显微镜下不能见到，而脂肪尿中的脂肪小滴可见到，呈圆形并具有很强的折光性；在偏振光显微镜下中性脂肪小滴（如甘油三酯）不能引起光的偏振，但能被脂溶性染料着色，胆固醇酯能引起光的偏振，产生双折射，镜下可见到十字交叉（马耳他十字）的小球形体，但不被脂溶性染料着色。

（2）器材和试剂因素：必须使用玻璃试管，塑料试管有可能被乙醚试剂溶解。标本加乙醚澄清后，用玻璃吸管吸取两液交界处标本，不要再次将标本重新混合。

（三）质量控制

尿中出现大量非晶形磷酸盐或尿酸盐时，外观也可呈现乳白色，易被误认为乳糜尿。可通过加热或加醋酸的方法进行排除，如果结晶体被溶解，则浑浊会消失。脓尿外观也与乳糜尿有相似的外观，通过显微镜检查可以鉴别。尽管加乙醚后标本已经澄清，但最好经苏丹Ⅲ染色后，在显微镜下来确认阳性结果。

(四)参考值

阴性。

(五)临床意义

(1)累及淋巴循环系统疾病辅助诊断:如先天性淋巴管畸形、腹腔结核、肿瘤压迫、阻塞腹腔淋巴管或胸导管,胸腹创伤或手术损伤腹腔淋巴管或胸导管。

(2)丝虫病诊断:丝虫在淋巴系统中引起炎症反复发作,大量纤维组织增生,使腹部淋巴管或胸导管广泛阻塞,致使较为脆弱的肾盂及输尿管处淋巴管破裂,出现乳糜尿。

(3)其他:过度疲劳、妊娠及分娩后、糖尿病脂血症、肾盂肾炎、棘球蚴病、疟疾等。

九、尿苯丙酮定性试验

苯丙氨酸是人体必需的氨基酸之一,苯丙酮酸是苯丙氨酸的代谢产物。当肝脏中的苯丙氨酸羟化酶缺乏或不足,可使得代谢中苯丙氨酸不能氧化成酪氨酸,大量的苯丙氨酸在体内积聚,少部分由尿排出;而大部分苯丙氨酸可在转氨酶的作用下转变为苯丙酮酸后由尿排出。大量的苯丙酮酸在体内积聚,可损及神经系统和影响体内色素代谢。尿苯丙酮酸测定有助于新生儿苯丙酮酸尿症(PKU)的筛查。

(一)检验方法学

1.原理

尿中的苯丙酮酸在酸性条件下与三氯化铁作用,生成铁离子(Fe^{3+})与苯丙酮酸烯醇基的蓝绿色螯合物。该试验也称三氯化铁试验。

2.器材和试剂

试管、离心机、滤纸。①三氯化铁溶液:三氯化铁($FeCl_3 \cdot 6H_2O$)10.0 g,加水至100 mL,充分溶解后备用。②磷酸盐沉淀剂:氯化镁($MgCl_2 \cdot 6H_2O$)2.20 g,氯化铵(NH_4Cl)1.40 g,浓氨液2.0 mL,加蒸馏水至1 000 mL,溶解后备用。③浓盐酸。

3.操作

(1)取新鲜尿液4 mL于试管中,加磷酸盐沉淀剂1 mL,充分混匀。

(2)静置离心:静置3分钟后如出现沉淀,可用滤纸过滤或经离心除去沉淀物。

(3)滤液中加入浓盐酸2～3滴,再加三氯化铁溶液2～3滴。每加1滴三氯化铁液时均应立即观察溶液的颜色变化。

(4)结果观察:1～90秒如尿液显示灰绿色或蓝绿色并持续2～4分钟即为阳性,颜色的深浅与尿中苯丙酮酸含量成正比。超出观察时间后颜色会逐渐褪色。

(二)方法学评价

1.灵敏度和特异性

本试验为定性试验,对苯丙酮酸的敏感度为50 g/L。由于苯丙酮尿症患者白天排出的苯丙酮酸一般在100～300 g/L,因此对苯丙酮尿症患者比较敏感。某些药物或尿中的某些成分可对本试验产生影响,造成假阳性,如含有酚类药物(如水杨酸制剂)、氯丙嗪类物质,尿黑酸、乙酰乙酸、丙酮酸、氨基比林等可与三氯化铁发生呈色反应,因此在试验前应禁止用此类药物。

本试验方法是苯丙酮酸尿症的过筛试验,必要时应进行血清苯丙氨酸定量测定可确诊。

2.干扰因素

除上述的药物和尿中的某些物质可干扰试验外,尿中磷酸盐对本试验也有干扰,试验操作中的第1、2步骤其目的在于将无形的磷酸盐成分转变成有形的磷酸胺镁后,通过过滤或沉淀法除去。尿中胆红素增高可导致假阳性结果。在判读结果时,如绿色很快消失提示可能有尿黑酸存在,可报告苯丙酮酸定性试验阴性。

3.其他方法

国外有干化学试纸法,浸入尿液后,通过比色板判读结果。操作简单快速,携带方便,是一种较好的过筛方法。

(三)质量保证

(1)采用新鲜尿液标本:因苯丙酮酸在室温条件下不稳定,故留取标本后应立即测定。如不能及时检查应加少许硫酸防腐,并置于冰箱冷藏保存,试验前将标本恢复到室温后再行检验。

(2)滤液中加入浓盐酸可调整样本的pH,本试验最佳pH为2～3。

(3)每次试验前,应取正常人尿液一份做阴性对照。

(4)新生儿出生后30～60天内进行苯丙酮酸检查比较适宜。

(四)参考值

阴性。

(五)临床意义

阳性结果见于苯丙酮尿症,常用于新生儿苯丙酮尿症的筛查,这种病可导致新生儿发生先天性痴呆。此外,还见于酪氨酸血症,苯丙氨酸代谢的其他缺陷如暂时性苯丙酮尿症、新生儿高苯丙氨酸血症等。对评估母亲苯丙酮尿症或高苯丙氨酸血症的程度对胎儿所受影响,以及妊娠期治疗、控制、防止和预防对胎儿的损害有一定价值。

十、尿胱氨酸定性试验

用于胱氨酸尿症的筛查试验。胱氨酸尿症(sulfocysteinuria)又称亚硫酸盐氧化酶缺乏(sulfite oxidase deficiency),为由于亚硫酸盐氧化酶(sulphite oxidase)缺乏,造成体内黄嘌呤代谢成尿酸、亚硫酸转变成硫酸盐及其他的代谢过程受阻的一种疾病。尿中胱氨酸增加还可因肾小管的遗传性缺陷造成,由于肾小管重吸收胱氨酸能力减低,从而引起尿中胱氨酸浓度增加,胱氨酸于酸性尿中很少溶解,当它的浓度超过其溶解度时就发生沉淀,形成结晶或结石。

(一)检验方法学

1.原理

尿中胱氨酸被碱性氰化物还原为半胱氨酸,半胱氨酸可与硝普钠作用生成一种紫红色的化合物,根据颜色变化,判断结果。

2.器材和试剂

玻璃试管、吸管、滴管。试剂:①1.50 g/L氰化钠水溶液;②2.50 g/L硝普钠水溶液。

3.操作

(1)取新鲜尿液5 mL于玻璃试管中,加入浓度为50 g/L的氰化钠水溶液2 mL,充分混匀后静置10分钟。

(2)用滴管逐渐滴加浓度为50 g/L的亚硝基氰化钠水溶液10～20滴,边加边摇,并观察尿液颜色变化。

(3)判断结果,尿液出红色改变为阳性结果。

(二)方法学评价

(1)灵敏度和特异性:本法对胱氨酸检查的灵敏度为>250 mg/L,而正常人尿液中胱氨酸含量为40~80 mg/24 h,胱氨酸尿症患者尿胱氨酸含量为700~1 500 mg/24 h。本试验是确认胱氨酸尿症的一种常规定性试验方法,简单易行,其尿液显色后颜色的深浅与尿中胱氨酸含量成正比。

(2)干扰因素:尿酮体对本试验有干扰。

(3)除本法外,尿胱氨酸定性检查方法还有乙酸铅法。定量方法有色谱分析法和磷钨酸还原反应法,定量法的敏感度和特异性强于定性法。

(三)质量保证

(1)应采用新鲜尿液标本。

(2)两试剂有剧毒,应采取必要的安全防护措施,并按照剧毒药品试剂管理办法安全保管、配制和应用试剂。操作过程中要注意个人安全,防止污染。

(四)参考值

阴性。

(五)临床意义

胱氨酸尿症、胱氨酸性肾结石可呈阳性反应。

十一、尿本-周蛋白定性试验

本-周蛋白(Bence-Jones protein,BJP)是游离免疫球蛋白轻链,能通过肾小球滤过膜,当浓度增高超过近曲小管重吸收的极限时,可从尿液中排出。BJP 在 pH 4.9±0.1 条件下,加热至 40~60 ℃时可发生凝固,温度升至 90~100 ℃时可再溶解,而温度降低到 56 ℃左右,又可重新凝固,故又称为凝溶蛋白,此特点是 BJP 的重要特性之一。免疫球蛋白的轻链单体相对分子质量为2.3 万,二聚体相对分子质量为 4.6 万,乙酸纤维素蛋白电泳时可在 α_2 至 γ 球蛋白区带间出现"M"带,大多位于 γ 区带及 β-γ 区带之间;SDS-PAGE 蛋白电泳可见到突出的低相对分子质量蛋白区带。BJP 不能与抗重链或抗 Ig 的抗血清起反应,但能与抗 κ(Kappa)和抗 λ(Lambda)抗血清起反应,据此可将其进一步分型。BJP 主要通过两种机制损伤肾功能:肾小管对 BJP 具有重吸收及异化作用,当 BJP 通过肾脏排泄时可在肾小管内沉淀,进而引起肾小管阻塞,抑制肾小管对其他蛋白成分的重吸收,损害近曲、远曲小管,因而导致肾功能障碍及形成本-周蛋白尿;其次,κ 轻链相对分子质量小,且具有肾毒性,可直接损害肾小管细胞。

(一)检验方法学

1.原理

该试验检验方法众多,原理各异,本小节对目前常用方法进行适当的介绍。

(1)热沉淀-溶解法:基于 BJP 在 56 ℃凝固,100 ℃溶解的特性。

(2)对-甲苯磺酸法对-甲苯磺酸法(p-toluene sulfonic acid,TSA):基于对-甲苯磺酸法能沉淀相对分子质量较小的 BJP,而与相对分子质量较大的清蛋白和球蛋白不起反应原理而测定。

(3)蛋白电泳法:基于蛋白电泳的基本检测原理。

(4)免疫电泳(immunoelectrophoresis,IEP):基于区带电泳原理和免疫学特异性抗原抗体反应的原理。首先将待检标本经琼脂或琼脂糖电泳,进行初步区带分离,然后在琼脂或琼脂糖板上沿电泳方向挖一个与之平行的小槽,加入与抗原相应的抗血清,作双向免疫扩散。已分离成区带的各抗原成分与抗体在琼脂板上相遇,在两者比例恰当的位置形成免疫结合沉淀弧。

(5)免疫固定电泳(immunofixation electrophoresis,IFE):基于区带电泳原理和特异性抗原抗体反应的原理。与免疫电泳不同之处是将抗血清直接加于电泳后蛋白质区带表面,或将浸有抗血清的滤纸贴于其上,抗原与对应抗体直接发生沉淀反应,形成的复合物嵌于固相支持物中。将未结合的游离抗原或抗体洗去,则出现被结合固定的某种蛋白。

(6)免疫速率散射浊度法(immune rate nephelometry,IRN):基于可溶性抗原-抗体反应,形成不溶性抗原-抗体复合物的免疫学原理。光沿着水平轴照射,遇到小颗粒的免疫复合物时将导致光散射,散射光的强度与复合物的含量成正比,即待测抗原越多,形成复合物越多,散射光强度越强。

2.器材和试剂

以对-甲苯磺酸测定法为例,介绍其试剂、测定方法和结果判断。器材是 13 mm×150 mm 玻璃试管、刻度吸管、离心机。试剂是 120 g/L 对-甲苯磺酸溶液(120 g 对甲-苯磺酸溶于 1 000 mL 蒸馏水中),冰醋酸。

3.操作(对-甲苯磺酸测定法)

操作步骤:①两支试管分别标记为测定管和对照管。在测定管和对照管内各加入离心后的澄清尿液 1 mL。②测定管内加入 120 g/L 对-甲苯磺酸溶液 0.5 mL,对照管内加入冰醋酸 0.5 mL。将两支试管混匀并静置 5 分钟。③结果观察。BJP 阳性:测定管浑浊加重或出现沉淀,对照管清晰透明或轻度浑浊;BJP 阴性:测定管清晰透明,或与对照管相似。

(二)方法学评价

目前检测尿 BJP 有很多方法可以使用,传统的测定方法当属热沉淀-凝固法(又称 Putnum 法),而电泳法或免疫固定电泳法被认为是最佳的 BJP 检测方法。下面是对不同检测方法的评价。

1.热沉淀-溶解法

热沉淀-溶解法灵敏度不高,一般尿中 BJP>0.3 g/L,有时甚至高达 2 g/L 方可检出,因此假阴性率高。此法检测需具备 3 个条件:①标本新鲜;②尿液浑浊时需离心取上清液;③若为蛋白尿,须先用加热乙酸法沉淀普通蛋白质,然后趁热过滤,取上清液检查。本方法标本用量较大。

2.对甲苯磺酸法

对甲苯磺酸法操作简便、灵敏度高,BJP>3 mg/L 时即可检出,是较敏感的筛选试验方法,对多发性骨髓瘤诊断阳性率可达 100%。尿中存在清蛋白时不会产生沉淀反应,但若球蛋白>5 g/L,可出现假阳性,是 BJP 常用的筛检试验方法。

3.SDS-PAGE 和乙酸纤维膜电泳法

SDS-PAGE 和乙酸纤维膜电泳法对 BJP 的阳性检出率高达 90%。SDS-PAGE 电泳以相对分子质量大小来区分蛋白质,因此可见到突出的低分子质量蛋白区带,经乙酸纤维膜电泳,BJP 可在 α_2 至 γ 球蛋白区带间出现"M"带,但如尿中 BJP 含量较低,需预先浓缩 10～50 倍。为便于分析,常需要做患者及正常人血清蛋白电泳及浓缩后的尿液电泳。肌红蛋白、溶菌酶、游离重链、转铁蛋白、脂蛋白或多量细菌沉淀物等也可出现类似于"M"的区带,因此当乙酸纤维素膜上出现波峰或怀疑有相关疾病时,应进行免疫电泳。

4.免疫电泳法

免疫电泳法是电泳技术与双向免疫扩散技术的组合,方法简单易行、样品用量少分辨率高、特异性强;但不同抗原物质在溶液中含量差异较大时,不能全部显现出来,需预测抗原与抗体的最适比;电泳条件可直接影响沉淀线的分辨率;结果判断需积累一定的经验。

5.免疫固定电泳法

采用特异抗体为鉴别同区带电泳分离出的蛋白,比区带电泳和免疫电泳更敏感。

6.免疫速率散射浊度法

在抗原-抗体反应的最高峰测定其复合物形成量,该方法具有测试速度快、灵敏度高、精确度高、稳定好的优点,是目前免疫学分析中比较先进的方法,能定量分析 κ 和 Λ 轻链的浓度,测定结果可靠。

(三)质量保证

充分了解各种不同检测方法的特异性和敏感性,根据情况选择试验方法和应用试验结果。

标本需要新鲜或低温保存,除去其他蛋白质的干扰。其他蛋白质分解变性可导致结果出现假阳性。尿中球蛋白>5.0 g/L 时,可出现假阳性,需要用确证试验鉴别,如免疫速率散射浊度法。

电泳法或免疫法测定时,如果尿中 BJP 含量低,需要预先进行浓缩标本。为便于分析常需要做患者和正常人血清蛋白电泳机浓缩尿电泳对比。

服用利福平类抗结核药的患者,可导致尿 BJP 出现假阳性,需要引起临床医师注意。

尿免疫电泳或免疫固定电泳可发现 50%~80% 的患者尿 BJP 阳性,而用干化学试带法筛检蛋白尿时可漏检 BJP。

(四)参考值

阴性。

(五)临床意义

尿 BJP 检测主要用于多发性骨髓瘤(MM)、原发性淀粉样变性、巨球蛋白血症及其他恶性淋巴增殖性疾病的诊断和鉴别诊断。

1.多发性骨髓瘤

患者尿中可出现 BJP 单克隆轻链。κ/Λ 的比率为 2 : 1。99% 的多发性骨髓瘤患者在诊断时有血清 M-蛋白或尿 M-蛋白。早期尿 BJP 可呈间歇性排出,50% 病例每天排出量>4 g,最多可达 90 g。

2.巨球蛋白血症

80% 的患者尿中有单克隆轻链。

3.原发性淀粉样变性

70% 以上的患者血和尿中发现单克隆蛋白,89% 患者诊断时血或尿中有单克隆蛋白。

4.其他疾病

μ 重链病 2/3 病例会出现 BJP 尿。此外,恶性淋巴瘤、慢性淋巴细胞白血病、转移癌、慢性肾炎、肾盂肾炎、肾癌等患者尿中偶见 BJP。20% 的"良性"单克隆免疫球蛋白血症病例可查出BJP,但尿中含量低,多数<60 mg/L;经长期观察即使是稳定数年的良性 BJP 患者,仍有发展为多发性骨髓瘤或淀粉样变性病的可能性。也有良性 BJP 尿个例。例如,一些患者有稳定的血清M 蛋白和尿 BJP,长达 15 年也未发展为多发性骨髓瘤或有关疾病。

十二、尿肌红蛋白定性试验

肌红蛋白(myoglobin,Mb)是横纹肌、心肌细胞内的一种含亚铁血红素单链的蛋白质,相对分子质量为1.6万～1.8万,其结构及特性与血红蛋白相似。当肌肉组织受损伤时,肌红蛋白可大量释放至细胞外进入血液循环,因其相对分子质量较小,可迅速通过肾小球滤过而由肾脏排出。尿中肌红蛋白检查阳性,称肌红蛋白尿,其外观呈深红、不透明的酱油色、深褐色等,镜检无红细胞,但潜血试验阳性。

(一)检验方法学

饱和硫酸铵溶解试验如下。

1.原理

肌红蛋白在80%饱和硫酸铵浓度作用下可被溶解,而血红蛋白和其他蛋白被沉淀。在尿液中加入80%饱和硫酸铵试剂可分离出肌红蛋白再进行潜血试验,若呈阳性则为肌红蛋白尿。

2.器材和试剂

玻璃试管,离心机;硫酸铵(CP),化学法所用隐血试剂。

3.操作

操作步骤:①取约5 mL新鲜尿液放于试管内,缓慢加入约2.8 g的硫酸铵,振摇后使其溶解,此时硫酸铵的浓度约为80%,基本呈饱和状态。②静止5分钟后离心沉淀,除掉血红蛋白和其他蛋白质成分。③用一次性吸管将上清液取出,用化学法(如氨基比林法、邻联甲苯铵法或愈创木树脂法)测定上清液的血红蛋白,出现阳性反应即为尿肌红蛋白阳性。

(二)方法学评价

1.灵敏度和特异性

硫酸铵肌红蛋白溶解试验,方法简单但操作较麻烦。可利用正铁血红蛋白与正铁肌红蛋白的氧化物在580～600 nm处吸收光谱完全不同的特点,对肌红蛋白与血红蛋白并存的尿液加以区别,但灵敏度较差。目前,多采用抗肌红蛋白的单克隆抗体进行酶联免疫吸附或放射免疫法测定,其灵敏度、特异性均较好。

2.干扰因素

标本因素:标本必须新鲜,以免氧合肌红蛋白被还原而被沉淀;防止肌红蛋白变性。若沉淀后的上清液和沉淀物同时出现阳性,表明该标本同时含有血红蛋白和肌红蛋白。

(三)质量保证

氧合肌红蛋白久置后可被还原,在应用硫酸铵肌红蛋白溶解试验时可被沉淀而引起假阴性,因此应使用新鲜尿标本。

认真询问病史、血清(浆)生化检查、尿液理学检查、尿液化学检查和尿沉渣检查等,有助于区别血尿、血红蛋白尿和肌红蛋白尿。国外学者曾经提出通过比较血液和血浆的颜色来进行区分,如果尿液和血浆同为红色,可能为血红蛋白尿;而尿液红色,血浆颜色正常则可疑为肌红蛋白尿。而通过血尿、血红蛋白尿和肌红蛋白尿的其他特点也可对其进行初步鉴别。

(四)参考值

阴性。

(五)临床意义

肌红蛋白尿检测主要用于鉴别机体是否发生肌肉损伤。常见于以下疾病。

(1)阵发性肌红蛋白尿:易见于剧烈运动后,如马拉松长跑、空手道等,典型者有肌肉疼痛或痉挛,1～2天排出棕红色尿,试带法血红蛋白测定即可呈阳性,并可出现尿蛋白、少量红细胞,血清清晰,但肌酸激酶增高。

（2）创伤：挤压综合征、子弹伤、烧伤、电击伤、手术创伤等。

（3）组织局部缺血：心肌梗死早期、动脉阻塞缺血。

（4）代谢性肌红蛋白尿：酒精中毒、砷化氢、一氧化碳中毒、巴比妥中毒、肌糖原积累等。

（5）原发性（遗传性）肌肉疾病：皮肌炎、多发性肌炎、肌肉营养不良等。

十三、尿酪氨酸定性试验

酪氨酸代谢病是一种罕见的遗传性疾病。由于缺乏对羟基苯丙酮酸氧化酶和酪氨酸转氨酶，尿中对羟基苯丙酮酸和酪氨酸显著增加，临床表现为结节性肝硬化、腹部膨大、脾大、多发性肾小管功能障碍等。该试验是一种尿中酪氨酸定性检查的过筛性试验。

（一）检验方法学

1.原理

尿中酪氨酸与硝酸亚汞和硝酸汞反应，生成一种红色的沉淀物。根据颜色变化判断结果。

2.器材和试剂

器材：酒精灯、试管和试管夹。试剂：汞 1 mL，浓硝酸 9 mL，混合加热助溶后，再加入蒸馏水 10 mL，静置数小时，备用。

3.操作

操作步骤如下：①取尿液 2 mL 加入试管内，再加入等量的试剂，混合均匀。②在酒精灯上加热煮沸，并观察颜色改变情况。③观察结果。出现红色沉淀物即为阳性结果。

（二）方法学评价

该方法为简单的定性试验，其应用价值有限。目前已经出现具有定量分析的尿酪氨酸检测方法，如分光光度法、化学发光法、荧光分析法、气相色谱法及专用尿液酪氨酸检测试剂盒等，应该是此项检查最好的检查法。

（三）质量保证

（1）应采用新鲜尿液进行测定。

（2）尿蛋白增高可导致本试验出现假阳性结果，因此蛋白尿患者不适宜此项检查。

（3）巴比妥、水杨酸可导致黄色沉淀出现，对结果的判断产生干扰。

（四）参考值

阴性。

（五）临床意义

酪氨酸代谢病是一种罕见的遗传性疾病，由于缺乏酪氨酸转氨酶和对羟基苯丙酮酸氧化酶，使尿中酪氨酸和对羟基苯丙酮酸显著增加，出现酪氨酸尿症，本试验可呈阳性反应。当酪氨酸尿症合并肾功能不全时，尿中酪氨酸排泄发生障碍，可导致本试验出现阴性结果。

急性磷、氯仿或四氯化碳中毒，暴发性肝衰竭或重症肝硬化、白血病、糖尿病性昏迷或伤寒等可出现阳性结果。

此外，尿酪氨酸检查有助于癌症的早期筛查和诊断。

（李燕秀）

第十章　分泌物与体液检验

第一节　脑脊液检验

一、颜色检查

(一)适应证
用于中枢神经系统疾病的辅助诊断、鉴别诊断和监测。

(二)参考区间
无色、透明的液体。

(三)临床意义
病理状态下脑脊液颜色可能发生变化,不同颜色常反映一定的疾病。但是脑脊液颜色正常不能排除神经系统疾病。脑脊液可有如下颜色改变。

1.红色

因出血引起,主要见于穿刺损伤、蛛网膜下腔或脑室出血。前者在留取 3 管标本时,第 1 管为血性,以后 2 管颜色逐渐变浅,离心后红细胞全部沉至管底,上清液则无色透明。如为蛛网膜下腔或脑室出血,3 管均呈血性,离心后上清液为淡红色或黄色。

2.黄色

常因脑脊液中含有变性血红蛋白、胆红素或蛋白量异常增高引起,见于蛛网膜下腔出血,进入脑脊液中的红细胞溶解、血红蛋白破坏、释放氧合血红蛋白而呈现黄变;血清中胆红素超过 $256\ \mu mol/L$ 或脑脊液中胆红素超过 $8.6\ \mu mol/L$ 时,可使脑脊液黄染;椎管阻塞(如髓外肿瘤)、多神经炎和脑膜炎时,由于脑脊液中蛋白质含量升高($>1.5\ g/L$)而呈黄变症。

3.乳白色

因白细胞增多所致,常见于各种化脓性菌引起的化脓性脑膜炎。

4.微绿色

见于铜绿假单胞菌、肺炎链球菌、甲型链球菌引起的脑膜炎等。

5.褐色或黑色

见于脑膜黑色素瘤等。

二、透明度检查

(一)适应证

用于中枢神经系统疾病的辅助诊断、鉴别诊断和监测。

(二)参考区间

正常脑脊液清晰透明。

(三)临床意义

病毒性脑膜炎、流行性乙型脑膜炎、中枢神经系统梅毒等由于脑脊液中细胞数仅轻度增加，脑脊液仍清晰透明或微浊；结核性脑膜炎时细胞数中度增加，呈毛玻璃样浑浊；化脓性脑膜炎时，脑脊液中细胞数极度增加，呈乳白色浑浊。

三、凝块或薄膜检查

(一)适应证

用于中枢神经系统疾病的辅助诊断、鉴别诊断和监测。

(二)参考区间

放置 24 小时后不形成薄膜及凝块。

(三)临床意义

当有炎症渗出时，因纤维蛋白原及细胞数增加，可使脑脊液形成薄膜及凝块。急性化脓性脑膜炎时，脑脊液静置 1~2 小时即可出现凝块或沉淀物；结核性脑膜炎的脑脊液静置 12~24 小时后，可见液面有纤细的薄膜形成，取此膜涂片检查结核分枝杆菌阳性率极高。蛛网膜下腔阻塞时，由于阻塞远端脑脊液蛋白质含量常高达 15 g/L，使脑脊液呈黄色胶冻状。

四、蛋白质测定

(一)适应证

用于中枢神经系统疾病的辅助诊断、鉴别诊断和监测。

(二)参考区间

(1)Pandy 试验：阴性或弱阳性。

(2)定量测定腰椎穿刺：0.20~0.45 g/L。小脑延髓池穿刺：0.10~0.25 g/L。脑室穿刺：0.05~0.15 g/L。

(三)临床意义

在生理状态下，由于血-脑屏障的作用，脑脊液中蛋白含量甚微，不到血浆蛋白含量的 1%，主要为清蛋白。病理情况下脑脊液中蛋白质含量增加，通过对脑脊液中蛋白质的测定，有助于对神经系统疾病的诊断。

蛋白含量增高见于脑膜炎(化脓性脑膜炎时显著增加，结核性脑膜炎时中度增加，病毒性脑膜炎时轻度增加)、出血(蛛网膜下腔出血和脑出血等)、内分泌或代谢性疾病(糖尿病性神经病变，甲状腺及甲状旁腺功能减退，尿毒症及脱水等)、药物中毒(乙醇、吩噻嗪、苯妥英中毒等)、脑部肿瘤或椎管内梗阻(脊髓肿瘤、蛛网膜下腔粘连等)、鞘内免疫球蛋白合成增加伴血-脑屏障通透性增加(如格林-巴利综合征、胶原血管疾病、慢性炎症性脱髓鞘性多发性神经根病等)。

五、葡萄糖测定

(一)适应证

用于中枢神经系统疾病的辅助诊断、鉴别诊断和监测。

(二)参考区间

(1)成年人:2.8～4.5 mmol/L。

(2)儿童:3.1～4.4 mmol/1。

(3)婴儿:3.9～5.0 mmol/L。

(三)临床意义

脑脊液中葡萄糖主要来自血糖,其含量约为血糖的60%,它受血糖浓度、血-脑屏障通透性及脑脊液中糖酵解速度的影响。较理想的脑脊液中糖检测应在禁食4小时后作腰穿检查。

1.降低

见于化脓性脑膜炎、结核性脑膜炎、脑膜的肿瘤(如脑膜白血病)、结节病、梅毒性脑膜炎、风湿性脑膜炎、症状性低血糖等。

2.增高

见于病毒性神经系统感染、脑出血、下丘脑损害、糖尿病等。

六、氯化物测定

(一)适应证

用于中枢神经系统疾病的辅助诊断、鉴别诊断和监测。

(二)参考区间

(1)成人:120～130 mmol/L。

(2)儿童:111～123 mmol/L。

(3)婴儿:110～122 mmol/L。

(三)临床意义

由于正常脑脊液中的蛋白质含量较少,为了维持脑脊液和血液渗透的平衡,脑脊液中氯化物的含量较血浆高20%左右。病理情况下脑脊液中氯化物含量可发生变化。

1.降低

见于结核性脑膜炎(脑脊液中氯化物明显减少,可降至102 mmol/L以下)、化脓性脑膜炎(减少不如结核性脑膜炎明显,多为102～116 mmol/L)、非中枢系统疾病(如大量呕吐、腹泻、脱水等造成血氯降低时,脑脊液中氯化物亦可减少)。

2.增高

见于慢性肾功能不全、肾炎、尿毒症、呼吸性碱中毒等。

七、蛋白电泳

(一)适应证

用于中枢神经系统疾病的辅助诊断、鉴别诊断和监测。

(二)参考区间

(1)前清蛋白:0.02～0.07(2%～7%)。

(2)清蛋白:0.56～0.76(56%～76%)。

(3)α$_1$球蛋白:0.02～0.07(2%～7%)。

(4)α$_2$球蛋白:0.04～0.12(4%～12%)。

(5)β球蛋白:0.08～0.18(8%～18%)。

(6)γ-球蛋白:0.03～0.12(3%～12%)。

(三)临床意义

1.前清蛋白增加

见于脑积水、脑萎缩及中枢神经系统变性疾病。

2.清蛋白增加

见于脑血管病变、椎管阻塞及脑肿瘤等。

3.α$_1$-球蛋白和 α$_2$-球蛋白增加

见于急性化脓性脑膜炎、结核性脑膜炎急性期、脊髓灰质炎等。

4.β-球蛋白增加

见于动脉硬化、脑血栓等脂肪代谢障碍性疾病,若同时伴有 α$_1$-球蛋白明显减少或消失,多见于中枢神经系统退行性变,如小脑萎缩或脊髓变性等。

5.γ-球蛋白增加

见于脱髓鞘病,尤其是多发性硬化症。寡克隆蛋白带大多见于多发性硬化症、亚急性硬化性全脑炎、病毒性脑炎等。

八、谷氨酰胺定量测定

(一)适应证

用于中枢神经系统疾病的辅助诊断、鉴别诊断和监测。

(二)参考区间

谷氨酰胺定量测定参考区间为 0.4～0.96 mmol/L。

(三)临床意义

增高见于肝硬化晚期,进入肝昏迷期时可高达 3.4 mmol/L,出血性脑膜炎患者呈轻度增高。

九、乳酸脱氢酶测定

(一)适应证

用于中枢神经系统疾病的辅助诊断、鉴别诊断和监测。

(二)参考区间

成年人乳酸脱氢酶参考区间为 3～40 U/L。

(三)临床意义

LDH 活性增高见于细菌性脑膜炎、脑血管病、脑瘤及脱髓鞘病等有脑组织坏死时。

十、细胞总数检查

(一)适应证

用于中枢神经系统疾病的辅助诊断、鉴别诊断和监测。

（二）参考区间

(1)成年人：$(0\sim8)\times10^6/L$。

(2)儿童：$(0\sim15)\times10^6/L$。

(3)新生儿：$(0\sim30)\times10^6/L$。

（三）临床意义

正常脑脊液中无红细胞,仅有少量白细胞,当穿刺损伤引起血性脑脊液时,白细胞计数须经校正后才有价值。

1.细胞数明显增高（$>200\times10^6/L$）

见于化脓性脑膜炎、流行性脑脊髓膜炎。

2.中度增高（$<200\times10^6/L$）

见于结核性脑膜炎。

3.正常或轻度增高

见于浆液性脑膜炎、流行性脑炎（病毒性脑炎）、脑水肿等。

十一、白细胞计数

（一）适应证

用于中枢神经系统疾病的辅助诊断、鉴别诊断和监测。

（二）参考区间

(1)成年人：$(0\sim8)\times10^6/L$。

(2)儿童：$(0\sim15)\times10^6/L$。

(3)新生儿：$(0\sim30)\times10^6/L$。

（三）临床意义

1.各种脑膜炎、脑炎

化脓性脑膜炎细胞数显著增加,白细胞总数常为$(1\,000\sim20\,000)\times10^6/L$,以中性粒细胞为主;结核性和真菌性脑膜炎时亦增高,但多不超过$500\times10^6/L$,早期以中性粒细胞为主,后期以淋巴细胞为主;病毒性脑膜炎细胞数仅轻度增加,一般不超过$100\times10^6/L$,以淋巴细胞为主,其中流行性乙型脑炎的早期以中性粒细胞为主。

2.脑出血或蛛网膜下腔出血

亦见白细胞增多,但其来源于血液。对于血性脑脊液,白细胞计数须经校正后才有价值。

3.中枢神经系统肿瘤性疾病

细胞数可正常或稍高,以淋巴细胞为主,脑脊液中找到白血病细胞,可诊断为脑膜白血病。

4.脑寄生虫病或过敏性疾病

脑脊液中细胞数可升高,以嗜酸性粒细胞增高为主。脑脊液离心沉淀镜检可发现血吸虫卵、阿米巴原虫、弓形体、旋毛虫的幼虫等。

十二、细胞分类计数

（一）适应证

用于中枢神经系统疾病的辅助诊断、鉴别诊断和监测。

(二)参考区间

(1)红细胞:无或少量。

(2)淋巴及单核细胞:少量。

(3)间皮细胞:偶见。其他细胞:无。

(三)临床意义

(1)红细胞增多:见于脑出血、蛛网膜下腔出血、脑血栓、硬膜下血肿等。

(2)淋巴细胞增多:见于结核性脑膜炎、真菌性脑膜炎、病毒性脑膜炎、乙型脑炎后期、脊髓灰质炎、脑肿瘤、脑出血、多发性神经炎等。

(3)中性粒细胞增多:见于化脓性脑膜炎、流行性脑脊髓膜炎、流行性脑炎、脑出血、脑脓肿、结核性脑膜炎早期。

(4)嗜酸性粒细胞增多:见于寄生虫性脑病等。

(5)单核细胞增多:见于浆液性脑膜炎。

(6)吞噬细胞:见于麻痹性痴呆、脑膜炎。

(7)肿瘤细胞:见于脑、脊髓肿瘤。

(8)白血病细胞:见于中枢神经系统白血病。

十三、肿瘤细胞检查

(一)适应证

用于中枢神经系统肿瘤性疾病的辅助诊断、鉴别诊断和监测。

(二)参考区间

肿瘤细胞检查参考区间为阴性。

(三)临床意义

脑脊液中发现肿瘤细胞,对诊断中枢神经系统肿瘤或转移性肿瘤有重要临床价值。

十四、细菌及真菌检查

(一)适应证

用于中枢神经系统疾病的辅助诊断、鉴别诊断和监测。

(二)参考区间

细菌及真菌检查参考区间为阴性。

(三)临床意义

脑脊液中有细菌,可引起细菌性脑膜炎。如急性化脓性脑膜炎常由脑膜炎奈瑟菌、肺炎链球菌、溶血性链球菌、葡萄球菌等引起;病程较慢的脑膜炎常由结核分枝杆菌、新型隐球菌等引起。

十五、寄生虫检查

(一)适应证

用于中枢神经系统寄生虫疾病的辅助诊断、鉴别诊断和监测。

(二)参考区间

寄生虫检查参考区间为阴性。

（三）临床意义

脑脊液中若发现血吸虫卵或肺吸虫卵等,可诊断为脑型血吸虫病或脑型肺吸虫病等。

（杨丽萍）

第二节 痰液检验

一、量测定

（一）适应证

用于呼吸系统疾病的辅助诊断和监测。

（二）参考区间

无痰或仅有少量泡沫痰。

（三）临床意义

当呼吸道有病变时痰量增多,见于慢性支气管炎、支气管扩张、肺脓肿、肺结核等。在疾病过程中如痰量逐渐减少,表示病情好转;反之,则表示病情有所发展。痰量突然增加并呈脓性,见于肺脓肿或脓胸破入支气管腔。

二、颜色检查

（一）适应证

用于呼吸系统疾病的辅助诊断和监测。

（二）参考区间

无色或灰白色。

（三）临床意义

病理情况下痰色改变如下。

1.红色或棕红色

红色或棕红色是由于痰液中含有血液或血红蛋白。血性痰见于肺癌、肺结核、支气管扩张等;粉红色泡沫样痰见于急性肺水肿;铁锈色痰是由于血红蛋白变性所致,见于大叶性肺炎、肺梗死等。

2.黄色或黄绿色

黄痰见于呼吸道化脓性感染,如化脓性支气管炎、金黄色葡萄球菌肺炎、支气管扩张、肺脓肿及肺结核等。黄绿色见于铜绿假单胞菌感染或干酪性肺炎时。

3.棕褐色

见于阿米巴肺脓肿及慢性充血性心力衰竭肺淤血时。

4.灰色、黑色

见于矿工及长期吸烟者。

三、黏稠度检查

(一)适应证

用于呼吸系统疾病的辅助诊断和监测。

(二)参考区间

无色或灰白色黏液痰。

(三)临床意义

1.黏液性痰

黏稠外观呈灰白色,见于支气管炎、支气管哮喘和早期肺炎等。

2.浆液性痰

稀薄而有泡沫,是肺水肿的特征,或因血浆由毛细血管渗入肺泡内致痰液略带淡红色,见于肺淤血。

3.脓性痰

将痰液静置,分为三层,上层为泡沫和黏液,中层为浆液,下层为脓细胞及坏死组织。见于呼吸系统化脓性感染,如支气管扩张、肺脓肿及脓胸向肺组织溃破等。

4.血性痰

痰中混有血丝或血块。如咳出纯粹的血液或血块称为咯血,外观多为鲜红色泡沫状,陈旧性痰呈暗红色凝块。血性痰常提示肺组织有破坏或肺内血管高度充血,见于肺结核、支气管扩张、肺癌、肺吸虫病等。

四、气味检查

(一)适应证

用于呼吸系统疾病的辅助诊断和监测。

(二)参考区间

无特殊气味。

(三)临床意义

血性痰可带有血腥气味,见于各种原因所致的呼吸道出血。肺脓肿、支气管扩张合并厌氧菌感染时痰液有恶臭,晚期肺癌的痰液有特殊臭味。

五、异物检查

(一)适应证

用于呼吸系统疾病的辅助诊断和监测。

(二)参考区间

异物检查无参考区间。

(三)临床意义

痰中可见的异物主要如下所示。

(1)支气管管型:见于支气管炎、纤维蛋白性支气管炎、大叶性肺炎等。

(2)干酪样小块:见于肺结核、肺坏疽等。

(3)硫磺样颗粒:见于放线菌感染。

(4)虫卵或滋养体:可见相应的寄生虫感染。

六、结石检查

(一)适应证

用于呼吸系统疾病的辅助诊断和监测。

(二)参考区间

结石检查正常人为阴性。

(三)临床意义

阳性:见于肺石。肺石为淡黄色或白色的碳酸钙或磷酸钙结石小块,表面不规则,呈丘状突起。可能为肺结核干酪样物质的钙化产生,亦可由侵入肺内的异物钙化而成。

七、白细胞检查

(一)适应证

用于呼吸系统疾病的辅助诊断和监测。

(二)参考区间

白细胞检查正常值为 $0\sim5/HP$。

(三)临床意义

(1)中性粒细胞增多:见于呼吸系统有细菌感染时,常成堆存在。

(2)淋巴细胞增多:见于肺结核时。

(3)嗜酸性粒细胞增多:见于支气管哮喘、过敏性支气管炎、肺吸虫病时。

八、红细胞检查

(一)适应证

用于呼吸系统疾病的辅助诊断和监测。

(二)参考区间

红细胞检查无参考区间。

(三)临床意义

红细胞增多见于支气管扩张、肺癌及肺结核时。

九、上皮细胞检查

(一)适应证

用于呼吸系统疾病的辅助诊断和监测。

(二)参考区间

偶见。

(三)临床意义

急性喉炎、咽炎和支气管黏膜发炎时可有大量上皮细胞混入痰液;当肺组织遭到严重破坏时还可出现肺泡上皮细胞。

十、肿瘤细胞检查

(一)适应证

用于呼吸系统恶性肿瘤的诊断、鉴别诊断和监测。

(二)参考区间

肿瘤细胞检查无参考区间。

(三)临床意义

肺癌及其他肺部转移性肿瘤时可检出肿瘤细胞。

十一、吞噬细胞检查

(一)适应证

用于呼吸系统疾病的辅助诊断和监测。

(二)参考区间

吞噬细胞检查无参考区间。

(三)临床意义

吞噬细胞增多可见于肺炎、肺梗死及肺出血等。

十二、结晶检查

(一)适应证

用于呼吸系统疾病的辅助诊断和监测。

(二)参考区间

结晶检查无参考区间。

(三)临床意义

1.夏科-雷登结晶

见于支气管哮喘、肺吸虫病时。

2.胆固醇结晶

见于肺结核、肺脓肿、肺部肿瘤时。

十三、病原体检查

(一)适应证

用于呼吸系统感染性疾病的辅助诊断和监测。

(二)参考区间

病原体检查无参考区间。

(三)临床意义

相应病原体感染时,可在显微镜下观察到相应病原体,如金黄色葡萄球菌、链球菌、放线菌、结核分枝杆菌、寄生虫等。

(高　勇)

第三节 胃液检验

一、量测定

(一)适应证

用于胃、十二指肠等疾病的辅助诊断、鉴别诊断和监测。

(二)参考区间

正常空腹 12 小时后胃液残余量约为 50 mL。

(三)临床意义

1.增多

胃液大于 100 mL,多见于十二指肠溃疡、卓-艾综合征、胃蠕动功能减退及幽门梗阻。

2.减少

胃液量少于 10 mL,主要见于胃蠕动功能亢进、萎缩性胃炎等。

二、颜色检查

(一)适应证

用于胃、十二指肠等疾病的辅助诊断、鉴别诊断和监测。

(二)参考区间

无色透明液体。

(三)临床意义

胃液如有大量黏液,则呈浑浊灰白色。如有鲜红血丝,多系抽胃液时伤及胃黏液所致。病理性出血时,血液与胃液均匀混合,且多因胃酸作用及出血量多少而呈深浅不同的棕褐色,可见于胃炎、溃疡、胃癌等。咖啡残渣样外观提示胃内有大量陈旧性出血,常见于胃癌,可用隐血试验证实。插管时引起恶心呕吐、幽门闭锁不全、十二指肠狭窄等均可引起胆汁逆流。胃液混有新鲜胆汁呈现黄色,放置后则变为绿色。

三、黏液检查

(一)适应证

用于胃、十二指肠等疾病的辅助诊断、鉴别诊断和监测。

(二)参考区间

正常胃液含有少量分布均匀的黏液。

(三)临床意义

黏液增多提示胃可能有炎症。

四、食物残渣检查

(一)适应证
用于胃、十二指肠等疾病的辅助诊断、鉴别诊断和监测。

(二)参考区间
无食物残渣及微粒。

(三)临床意义
空腹胃液中出现食物残渣及微粒,提示胃蠕动功能不足,如胃下垂、幽门梗阻、胃扩张等。

五、酸碱度测定

(一)适应证
用于胃、十二指肠等疾病的辅助诊断、鉴别诊断和监测。

(二)参考区间
pH 为 0.9~1.8。

(三)临床意义
胃液 pH 3.5~7.0 时,见于萎缩性胃炎、胃癌、继发性缺铁性贫血、胃扩张、甲状腺功能亢进等。pH>7 时,见于十二指肠壶腹部溃疡、胃泌素瘤、幽门梗阻、慢性胆囊炎、十二指肠液反流等。

六、组织碎片检查

(一)适应证
用于胃、十二指肠等疾病的辅助诊断、鉴别诊断和监测。

(二)参考区间
组织碎片检查正常人为阴性。

(三)临床意义
胃癌、胃溃疡患者胃液中可见多少不等的组织碎片。

七、胃酸分泌量测定

(一)适应证
用于胃、十二指肠等疾病的辅助诊断、鉴别诊断和监测。

(二)参考区间
(1)基础胃酸排泌量(BAO):(3.9±2.0)mmol/h,很少超过 5 mmol/h。

(2)最大胃酸分泌量(MAO):3~23 mmol/L,女性略低。

(3)高峰胃酸分泌量(PAO):(20.6±8.4)mmol/h。

(4)BAO/MAO 比值:0.2。

(三)临床意义
1.胃酸分泌增加

见于十二指肠溃疡。高酸是十二指肠溃疡的临床特征,其 BAO 与 MAO 多明显增高。BAO 超过 40 mmol/h 时对十二指肠溃疡有诊断意义。胃泌素瘤或称卓-艾综合征以 BAO 升高

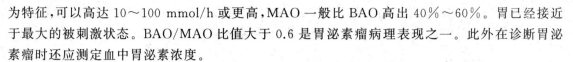

为特征,可以高达 10～100 mmol/h 或更高,MAO 一般比 BAO 高出 40%～60%。胃已经接近于最大的被刺激状态。BAO/MAO 比值大于 0.6 是胃泌素瘤病理表现之一。此外在诊断胃泌素瘤时还应测定血中胃泌素浓度。

2.胃酸分泌减少

与胃黏膜受损害的程度及范围有关。胃炎时 MAO 轻度降低,萎缩性胃炎时可明显下降,严重者可无酸,部分胃溃疡患者胃酸分泌也可降低。胃癌时胃酸分泌减少或缺如,但胃酸测定对鉴别良性溃疡或胃癌意义不大。胃酸减少还可见于恶性贫血。

八、乳酸测定

(一)适应证

用于胃、十二指肠等疾病的辅助诊断、鉴别诊断和监测。

(二)参考区间

乳酸测定参考区间为 <5 g/L。

(三)临床意义

增高见于胃癌、幽门梗阻、萎缩性胃炎、慢性胃炎、慢性胃扩张等。

九、隐血试验

(一)适应证

用于胃、十二指肠等疾病的辅助诊断、鉴别诊断和监测。

(二)参考区间

隐血试验参考区间为阴性。

(三)临床意义

胃炎、胃溃疡、胃癌时可因不同程度的出血而使隐血试验呈阳性。

十、胆汁检查

(一)适应证

用于胃、十二指肠等疾病的辅助诊断、鉴别诊断和监测。

(二)参考区间

胆汁检查参考区间为阴性。

(三)临床意义

阳性:见于幽门闭锁不全、十二指肠乳头以下梗阻等。

十一、尿素检查

(一)适应证

用于胃幽门螺杆菌感染的辅助诊断、鉴别诊断和监测。

(二)参考区间

尿素检查参考区间为 >1 mmol/L。

(三)临床意义

幽门螺杆菌是人胃内唯一产生大量尿素酶的细菌。利用尿素酶可以分解尿素的原理,测定胃液中尿素浓度可以判断是否感染幽门螺杆菌。感染幽门螺杆菌的患者胃液中尿素浓度明显降低。如胃液中尿素浓度低于 1 mmol/L 提示有感染,尿素浓度为"0"时可以确诊。

十二、红细胞检查

(一)适应证
用于胃、十二指肠等疾病的辅助诊断、鉴别诊断和监测。

(二)参考区间
红细胞检查参考区间为阴性。

(三)临床意义
出现大量红细胞时,提示胃部可能有溃疡、恶性肿瘤等。

十三、白细胞检查

(一)适应证
用于胃、十二指肠等疾病的辅助诊断、鉴别诊断和监测。

(二)参考区间
少量(每微升 100～1 000 个),多属中性粒细胞。

(三)临床意义
胃液白细胞数增加,每微升>1 000 个时多属病理现象,见于胃黏膜各种炎症时。鼻咽部分泌物和痰液混入时可见成堆白细胞,同时还可见柱状上皮细胞,无临床意义。胃酸高时细胞质被消化只剩裸核,低酸或无酸时其白细胞形态完整。

十四、上皮细胞检查

(一)适应证
用于胃、十二指肠等疾病的辅助诊断、鉴别诊断和监测。

(二)参考区间
可见少量鳞状上皮细胞,不见或偶见柱状上皮细胞。

(三)临床意义
胃中鳞状上皮细胞来自口腔、咽喉、食管黏膜,无临床意义。柱状上皮细胞来自胃黏膜,胃炎时增多。胃酸高时上皮细胞仅见裸核。

十五、肿瘤细胞检查

(一)适应证
用于胃恶性肿瘤的诊断、鉴别诊断和监测。

(二)参考区间
肿瘤细胞检查参考区间为阴性。

(三)临床意义
镜检时如发现有成堆的大小不均、形态不规则、核大、多核的细胞时,应该高度怀疑是癌细胞,需做染色等进一步检查。

十六、细菌检查

(一)适应证

用于胃、十二指肠等疾病的辅助诊断、鉴别诊断和监测。

(二)参考区间

细菌检查参考区间为阴性。

(三)临床意义

胃液有高酸性不利于细菌生长,正常胃液中检不出确定的菌群。胃液中能培养出的细菌,通常反映是吞咽的唾液或鼻咽分泌物中的细菌,无临床意义。在低酸、有食物滞留时可出现一些有意义的细菌,如八叠球菌可见于消化性溃疡及幽门梗阻时;博-奥杆菌可见于胃酸缺乏合并幽门梗阻时,对胃癌的诊断的一定的参考价值;抗酸杆菌多见于肺结核患者;化脓性球菌培养阳性,若同时伴有胃黏膜柱状上皮细胞增多时,提示胃黏膜有化脓性感染;若伴有胆道上皮细胞则可能有胆道炎症。

(高　勇)

第四节　精液检验

一、量测定

(一)适应证

用于男性不育症、生殖系统疾病的诊断、鉴别诊断和监测。

(二)参考区间

一次射精量为 2～5 mL。

(三)临床意义

1.减少

(1)精液减少:数天未射精而精液量少于 1.5 mL 者。可致不育,但不能肯定为男性不育症的原因。

(2)无精液症:精液量减少至 1～2 滴,甚至排不出。精液量减少常见于睾丸功能不全、睾丸炎、精囊炎、淋病、前列腺切除等。

2.增多

一次射精的精液量超过 8 mL,称为精液过多。精液过多可导致精子数量相对减少,影响生育。常由于垂体促性腺激素分泌功能亢进,雄激素水平增高所致,也可见于长时间禁欲者。

二、外观检查

(一)适应证

用于男性不育症、生殖系统疾病的诊断、鉴别诊断和监测。

（二）参考区间

灰白色或乳白色黏稠状,久未射精者可呈淡黄色。

（三）临床意义

(1)血性:见于前列腺和精囊的非特异性炎症、生殖系统结核、肿瘤、结石,也可见于生殖系统损伤等。

(2)脓性:呈黄色或棕色,常见于精囊炎、前列腺炎等。

三、液化时间检查

（一）适应证

(1)用于男性不育症、生殖系统疾病的诊断、鉴别诊断和监测。

(2)用于计划生育、科研、精子库筛选优质精子。

（二）参考区间

室温下<60分钟。

（三）临床意义

精液不液化见于前列腺炎。

四、黏稠度检查

（一）适应证

(1)用于男性不育症、生殖系统疾病的诊断、鉴别诊断和监测。

(2)用于计划生育、科研、精子库筛选优质精子。

（二）参考区间

精液拉丝长度不超过2 cm或在移液管口形成连续的小滴。

（三）临床意义

(1)增高:与附属性腺功能异常有关。见于前列腺炎、附睾炎。

(2)降低:刚射出的精液黏稠度低,似米汤,可能为先天性精囊缺如、精囊液流出受阻所致,也可见于生殖系统炎症所致的精子数量减少或无精子症。

五、酸碱度检查

(1)适应证:①用于男性不育症、生殖系统疾病的诊断、鉴别诊断和监测。②用于计划生育、科研、精子库筛选优质精子。

(2)参考区间:7.2～8.0。

(3)临床意义:弱碱性的精液射入阴道后可中和阴道分泌物中的有机酸,利于精子游动。当pH<7并伴少精子症,可能是由于输精管、精囊或附睾发育不全所致。当pH>8时,可能为急性附属性腺炎或附睾炎所致。

六、精子活动率检查

（一）适应证

(1)用于男性不育症、生殖系统疾病的诊断、鉴别诊断和监测。

(2)用于计划生育、科研、精子库筛选优质精子。

（二）参考区间

射精 30～60 分钟应＞60％。

（三）临床意义

精子活动率和精子活动力与受精关系密切。当精子活动率＜40％,可致不育。

精子活动率下降常见于精索静脉曲张、生殖系统感染(如淋病、梅毒等)、物理因素(如高温环境、放射线因素等)、化学因素(如应用某些抗代谢药物、抗疟药、雌激素、氧氮芥、乙醇等)、免疫因素(如存在抗精子抗体)等。

七、精子存活率检查

（一）适应证

(1)用于男性不育症、生殖系统疾病的诊断、鉴别诊断和监测。

(2)用于计划生育、科研、精子库筛选优质精子。

（二）参考区间

射精 30～60 分钟应＞50％。

（三）临床意义

精子存活率下降见于精索静脉曲张,生殖道非特异性感染以及使用某些抗代谢药、抗疟药、雌激素、氧氮芥时。

八、精子活动力检查

（一）适应证

(1)用于男性不育症、生殖系统疾病的诊断、鉴别诊断和监测。

(2)用于计划生育、科研、精子库筛选优质精子。

（二）参考区间

射精后 60 分钟内,精子总活动力(前向运动和非前向运动)≥40％,前向运动≥32％。

（三）临床意义

精子活动力减弱或死精子过多是导致不育的主要原因。精子活动力下降,主要见于以下几种情况。

(1)睾丸生精上皮不完全成熟或受损,产生的精子质量差,活动能力弱。

(2)精液量少。

(3)精浆变异,如附睾、精囊、前列腺等有炎症时,酸碱度、供氧、营养、代谢等均不利于精子的活动和存活;若存在抗精子抗体,可以使精子凝集,从而失去了活动能力。

九、精子数量检查

（一）适应证

(1)用于男性不育症、生殖系统疾病的诊断、鉴别诊断和监测。

(2)用于计划生育、科研、精子库筛选优质精子。

（二）参考区间

精子浓度：≥15×10^9/L。精子总数：每次≥39×10^6。

(三)临床意义

正常人的精子数量存在着明显的个体差异。精子浓度持续<15×10^9/L 时为少精子症,连续 3 次检查(离心沉淀物)无精子时为无精子症。少精子症、无精子症常见于精索静脉曲张,先天性或后天性睾丸疾病(如睾丸畸形、萎缩、结核、炎症、肿瘤等),理化因素损伤(如抗癌药、重金属、乙醇、放射线等损伤),输精管、精囊缺陷,长期食用棉酚等,内分泌疾病(如垂体、甲状腺、性腺功能亢进或减退、肾上腺病变等)。

十、精子形态检查

(一)适应证

(1)用于男性不育症、生殖系统疾病的诊断、鉴别诊断和监测。

(2)用于计划生育、科研、精子库筛选优质精子。

(二)参考区间

精子形态检查参考区间为>4%。

(三)临床意义

正常精子由头部、体部和尾部组成。凡是精子头部、体部和尾部任何部位出现变化,均为异常精子。正常形态精子低于 15% 时,体外受精率降低。

异常形态精子增多常见于精索静脉曲张,睾丸、附睾功能异常,生殖系统感染,应用某些化学药物(如卤素、乙二醇、重金属、雌激素等),放射线损伤等。

十一、非精子成分检查

(一)适应证

用于男性不育症、生殖系统疾病的诊断、鉴别诊断和监测。

(二)参考区间

(1)未成熟生殖细胞:<1%。

(2)红细胞:偶见。

(3)白细胞:少量(<5/HP)。

(4)上皮细胞:少量。

(三)临床意义

1.未成熟生殖细胞

即生精细胞。增多见于睾丸曲细精管受到某些药物或其他因素影响或损害时。

2.红细胞增多

常见于睾丸肿瘤、前列腺癌等,此时精液中还可出现肿瘤细胞。

3.白细胞

当白细胞大于 5/HP 时为异常,常见于前列腺炎、精囊炎和附睾炎等。当精液中白细胞大于 1×10^9/L,称为脓精症或白细胞精液症。白细胞通过直接吞噬作用或释放和分泌细胞因子、蛋白酶以及自由基等破坏精子,引起精子的活动率和活动力降低,导致男性不育。

十二、精子凝集检查

(一)适应证

用于男性不育症、生殖系统疾病的诊断、鉴别诊断和监测。

（二）参考区间

阴性。

（三）临床意义

凝集的精子数超过 10 个为阳性。阳性提示可能存在免疫性不育。

十三、精子低渗肿胀试验

（一）适应证

用于男性不育症、生殖系统疾病的诊断、鉴别诊断和监测。

（二）参考区间

精子低渗肿胀率＞60％。

（三）临床意义

精子低渗肿胀试验（HOS）可作为体外精子膜功能及完整性的评估指标，预测精子潜在的受精能力。精子尾部肿胀现象是精子膜功能的正常表现，不育症男性的精子肿胀试验肿胀率明显降低。

十四、病原微生物检查

（1）适应证：用于男性生殖系统感染性疾病的诊断、鉴别诊断和监测。

（2）参考区间：阴性。

（3）临床意义：阳性者提示存在生殖系统感染。

十五、精浆果糖测定

（1）适应证：用于精囊腺炎、无精子症的辅助诊断、鉴别诊断和监测。

（2）参考区间：9.11～17.67 mmol/L。

（3）临床意义：精液中的果糖由精囊产生，为精子的代谢提供营养，供给精子能量，维持精子的活动力。同时，它与雄性激素相平行，可间接反映睾酮水平。果糖阴性可见于先天性双输精管完全阻塞及精囊缺如时；精浆果糖含量降低，见于精囊腺炎时。

在无精子症和射精量少于 1 mL 者，若精浆中无果糖为精囊阻塞；有果糖，则为射精管阻塞。

十六、精浆 α-葡糖苷酶测定

（1）适应证：用于无精子症、远端输精管阻塞的辅助诊断、鉴别诊断和监测。

（2）参考区间：35.1～87.7 U/mL。

（3）临床意义：α-葡糖苷酶主要由附睾上皮细胞分泌，该酶对鉴别输精管阻塞和睾丸生精障碍所致的无精子症有一定意义。当输精管结扎后，该酶活力显著降低；阻塞性无精子症时，该酶活性下降。

十七、精浆游离左旋肉毒碱测定

（1）适应证：用于附睾功能评价和监测。

（2）参考区间：(461.56±191.63)nmol/L。

（3）临床意义：精浆肉毒碱是评价附睾功能的指标，精浆肉毒碱含量正常，表明附睾功能正常。精浆中肉毒碱含量下降,表示附睾功能发生障碍。若将精浆肉毒碱与果糖联合检测,对附睾和精囊腺功能判断更有价值。

十八、精浆乳酸脱氢酶同工酶 X(LDH-X)测定

(一)适应证

用于男性不育症、生殖系统疾病的诊断、鉴别诊断和监测。

(二)参考区间

(1)LDH-X1:248~1376 U/L。

(2)LDH-X2:10.96~32.36 mU/10^6精子。

(3)精浆/全精子 LDH-X 比值:0.21~0.56。

(三)临床意义

LDH-X 活性与精子浓度特别是活精子浓度呈良好的正相关,活性降低可致生育力下降,是评价睾丸生精功能的良好指标。

LDH-X 活性下降:见于睾丸萎缩、精子生成缺陷及少精或无精子症患者。精子发生障碍时,则无 LDH-X 形成。

十九、精浆酸性磷酸酶测定

(1)适应证:用于前列腺疾病的辅助诊断和监测。

(2)参考区间:48.8~208.6 U/mL。

(3)临床意义:①酸性磷酸酶(ACP)活性降低见于前列腺炎。另外,ACP 有促进精子活动的作用。精浆中 ACP 降低,精子活动力减弱,可使受孕率下降。②ACP 活性增高见于前列腺癌和前列腺肥大。

二十、精子顶体酶活性测定

(1)适应证:用于男性不育症的辅助诊断和监测。

(2)参考区间:48.2~218.7 μU/10^6精子。

(3)临床意义:顶体酶对于精子的运动和受精过程都是不可缺少的,顶体酶活力不足可导致男性不育。因此精子顶体酶活性测定可作为精子受精能力和诊断男性不育症的参考指标。

二十一、精浆锌测定

(一)适应证

用于男性不育症、睾丸萎缩等疾病的辅助诊断和监测。

(二)参考区间

一次射精≥2.4 μmol。

(三)临床意义

1.缺乏

可影响性腺的发育,使性功能减退,睾丸萎缩,精子数目减少、弱精、死精等。

2.严重缺乏

可使精子发生处于停顿状态,造成不育。

3.青春期缺锌

影响男性生殖器官和第二性征的发育。

此外,锌含量与前列腺液杀菌能力和抗菌机制有关,前列腺能合成具有抗菌作用的含锌多肽。

二十二、精浆抗精子抗体检查

(1)适应证:用于男性免疫性不育的辅助诊断和监测。

(2)参考区间:阴性。

(3)临床意义:抗精子抗体的出现及滴度升高无论在男性或女性,均可导致不育。因此,抗精子抗体的检测可以作为不育症患者临床治疗及预后判断的重要指标。阳性提示存在免疫性不育。

二十三、精浆免疫抑制物测定

(1)适应证:用于男性免疫性不育的辅助诊断和监测。

(2)参考区间:(430±62)U/mL。

(3)临床意义:精浆免疫抑制物活性降低与不育、习惯性流产、女性对配偶精液过敏的发生有密切关系。

二十四、精浆免疫球蛋白测定

(1)适应证:用于男性免疫性不育的辅助诊断和监测。

(2)参考区间:IgA(90.3±57.7)mg/L,IgG(28.6±16.7)mg/L,IgM(90.3±57.7)mg/L,IgA(2.3±1.9)mg/L,补体 C3、C4 无。

(3)临床意义:抗精子抗体浓度增高者,其精浆免疫球蛋白也升高,生殖系统感染者精浆免疫球蛋白升高。

（高　勇）

第五节　前列腺液检验

一、量测定

(1)适应证:用于前列腺疾病的辅助诊断。

(2)参考区间:数滴至 1 mL。

(3)临床意义:减少见于前列腺炎。多次按摩无前列腺液排出,提示前列腺分泌功能严重不足,见于前列腺的炎性纤维化和某些功能低下。

二、外观检查

(1)适应证:用于前列腺疾病的辅助诊断。

(2)参考区间:稀薄、不透明、乳白色液体。

(3)临床意义:①黄色浑浊,呈脓性或脓血性,见于严重的化脓性前列腺炎。②血性,见于精囊炎、前列腺炎、前列腺结核、结石和肿瘤等,也可为按摩前列腺用力过重所致。

三、酸碱度测定

(1)适应证:用于前列腺疾病的辅助诊断。

(2)参考区间:弱酸性,pH 6.3~6.5。

(3)临床意义:增高见于 50 岁以上者或混入较多精囊液时。

四、红细胞检查

(1)适应证:用于前列腺疾病的辅助诊断。

(2)参考区间:偶见($<$5/HP)。

(3)临床意义:增多见于前列腺结核、结石和恶性肿瘤等,也可为按摩前列腺用力过重所致。

五、白细胞检查

(1)适应证:用于前列腺疾病的辅助诊断。

(2)参考区间:$<$10/HP,散在。

(3)临床意义:增多见于前列腺炎。若 WBC$>$10/HP,成簇分布,即可诊断为前列腺炎。

六、磷脂酰胆碱小体检查

(1)适应证:用于前列腺疾病的辅助诊断。

(2)参考区间:数量较多,分布均匀。

(3)临床意义:前列腺炎时磷脂酰胆碱小体减少,分布不均,有成簇分布现象;严重者磷脂酰胆碱小体可消失。

七、前列腺颗粒细胞检查

(1)适应证:用于前列腺疾病的辅助诊断。

(2)参考区间:$<$1/HP。

(3)临床意义:增多见于老年人或前列腺炎。

八、淀粉样小体检查

(1)适应证:用于前列腺疾病的辅助诊断。

(2)参考区间:少量。

(3)临床意义:前列腺液中的淀粉样小体随年龄增长递增,一般无临床意义。

（高　勇）

第六节　阴道分泌物检验

一、外观检查

(一)适应证
用于女性生殖系统疾病的辅助诊断、鉴别诊断。

(二)参考区间
白色、糊状,无气味。近排卵期:清澈透明,稀薄似蛋清,量多。排卵期2～3天后:浑浊黏稠,量减少。经前:量增加。妊娠期:量较多。

(三)临床意义
阴道分泌物是女性生殖系统分泌的液体,又称为白带。

1.黄色脓性

见于滴虫性阴道炎、化脓性细菌感染、慢性子宫颈炎、老年性阴道炎、子宫内膜炎和阴道内有异物等。

2.红色血性

见于肿瘤、息肉、子宫黏膜下肌瘤、老年性阴道炎、严重的慢性子宫颈炎和子宫内节育器产生的不良反应等。

3.豆腐渣样

见于真菌性阴道炎。

4.黄色水样

见于子宫黏膜下肌瘤、子宫颈癌、子宫癌和输卵管癌等。

5.大量、无色透明

见于卵巢颗粒细胞瘤或女性激素分泌功能异常。

6.脓血样白带

为阿米巴性阴道炎的特征。

二、pH 测定

(1)适应证:用于女性生殖系统疾病的辅助诊断、鉴别诊断。

(2)参考区间:3.8～4.5。

(3)临床意义:增高见于以下情况。①阴道炎:由于病原生物消耗糖原,阴道杆菌酵解糖原减少所致。②幼女和绝经期女性:由于缺乏雌激素,阴道上皮变薄,且上皮细胞不含糖原,以及阴道内无阴道杆菌所致。

三、清洁度检查

(一)适应证

(1)用于女性生殖系统疾病的辅助诊断、鉴别诊断。

(2)用于雌激素水平的判断。

(二)参考区间

Ⅰ～Ⅱ度。

(三)临床意义

阴道清洁度是阴道炎症和生育期女性卵巢性激素分泌功能的判断指标。

当卵巢功能低下,雌激素水平降低时,阴道上皮细胞增生较差,阴道分泌物中的阴道杆菌减少,易感染杂菌,使阴道清洁度分度增高。当阴道分泌物清洁度为Ⅳ、Ⅲ度,且有大量病原生物,如细菌、真菌或寄生虫时,见于各种原因的阴道炎。

四、阴道毛滴虫检查

(1)适应证:①用于女性生殖系统疾病的辅助诊断、鉴别诊断。②用于性传播疾病的诊断和监测。

(2)参考区间阴性。

(3)临床意义阳性见于滴虫性阴道炎。

五、真菌检查

(1)适应证:①用于女性生殖系统疾病的辅助诊断、鉴别诊断。②用于性传播疾病的诊断和监测。

(2)参考区间:阴性。

(3)临床意义:阳性见于真菌性阴道炎。真菌性阴道炎的阴道分泌物呈凝乳状或"豆腐渣"样。

六、加德纳氏菌检查

(1)适应证:①用于女性生殖系统疾病的辅助诊断、鉴别诊断。②用于性传播疾病的诊断和监测。

(2)参考区间:阴性。

(3)临床意义阳性见于由阴道加德纳氏菌(GV)和某些厌氧菌共同引起的细菌性阴道病。除引起阴道病外,尚可引起早产、产褥热、新生儿败血症、绒毛膜羊膜炎、产后败血症和脓毒血症等。寻找阴道分泌物中的线索细胞,是诊断加德纳氏菌性阴道病的重要指标。

七、淋病奈瑟菌检查

(1)适应证:①用于女性生殖系统疾病的辅助诊断、鉴别诊断。②用于性传播疾病的诊断和监测。

(2)参考区间:阴性。

(3)临床意义:阳性见于淋病患者。

八、衣原体检查

(1)适应证:①用于女性生殖系统疾病的辅助诊断、鉴别诊断。②用于性传播疾病的诊断和监测。

(2)参考区间:阴性。

(3)临床意义:阳性见于沙眼衣原体感染引起的急性阴道炎和子宫颈炎。

九、病毒检查

(1)适应证:①用于女性生殖系统疾病的辅助诊断、鉴别诊断。②用于性传播疾病的诊断和监测。

(2)参考区间:阴性。

(3)临床意义:阳性见于由单纯疱疹病毒(HSV)、人巨细胞病毒(HCMV)、人乳头状病毒(HPV)引起的生殖道感染。

十、梅毒螺旋体检查

(1)适应证:①用于女性生殖系统疾病的辅助诊断、鉴别诊断。②用于性传播疾病的诊断和监测。

(2)参考区间:阴性。

(3)临床意义:阳性见于梅毒螺旋体感染所致的梅毒。可引起胎儿死亡或流产。

十一、阴道分泌物五联试验

(一)适应证

用于阴道炎性疾病的辅助诊断、鉴别诊断。

(二)参考区间

干化学酶法 pH 为 3.8～4.5。过氧化氢:阴性。白细胞酯酶:阴性。唾液酸苷酶:阴性。脯氨酸氨基肽酶:阴性。乙酰氨基葡糖糖苷酶:阴性。

(三)临床意义

1.pH

pH>4.5,提示细菌性阴道炎;pH>5,提示滴虫性阴道炎;pH 4.0～4.6,提示真菌性阴道炎。

2.过氧化氢

(1)阴性:表示乳酸杆菌多。

(2)阳性:提示阴道环境处于病理或亚健康状态。

3.白细胞酯酶

阳性表示白细胞多于 15/HP,提示有阴道炎。

4.唾液酸苷酶

阳性提示为细菌性阴道炎。

5.脯氨酸氨基肽酶

阳性提示为细菌性阴道炎。

6.乙酰氨基葡糖糖苷酶

阳性若同时 pH≥4.8,提示滴虫感染;若同时 pH≤4.6,提示真菌感染。

(高　勇)

第十一章 糖类及其代谢产物检验

第一节 血液葡萄糖测定

血液葡萄糖(glucose,Glu)测定在评估机体糖代谢状态、诊断糖代谢紊乱相关疾病,指导临床医师制订并适时调整治疗方案等方面具有重要价值。血液葡萄糖简称血糖,血糖测定包括空腹血糖和随机血糖测定。酶学方法是测定血糖的主要方法,主要包括己糖激酶法、葡萄糖氧化酶法和葡萄糖脱氢酶法。酶学方法特异度和敏感度较高,适用于全自动生化分析仪。

一、检测方法

(一)己糖激酶法

葡萄糖和三磷酸腺苷(ATP)在己糖激酶(HK)的催化作用下发生磷酸化反应,生成葡萄糖-6-磷酸(G-6-P)和二磷酸腺苷(ADP)。G-6-P 在葡萄糖-6-磷酸脱氢酶(G-6-PD)催化下脱氢,氧化生成 6-磷酸葡萄糖酸(6-PG),同时使烟酰胺腺嘌呤二核苷酸磷酸($NADP^+$)或烟酰胺腺嘌呤二核苷酸(NAD^+)分别还原成还原型烟酰胺腺嘌呤二核苷酸磷酸(NADPH)或还原型烟酰胺腺嘌呤二核苷酸(NADH)。

反应式中 NADPH 或 NADH 生成的速率与样本中葡萄糖浓度成正比,NADPH 或 NADH 均在波长 340 nm 有吸收峰,可用紫外可见分光光度计监测 340 nm 处吸光度升高速率,计算血葡萄糖浓度。

1.手工检测

(1)试剂:①酶混合试剂,反应混合液 pH 7.5,三酒精胺盐酸缓冲液(pH 7.5)50 mmol/L,$MgSO_4$ 2 mmol/L,ATP 2 mmol/L,NADP 2 mmol/L,HK $\geqslant$1 500 U/L,G-6-PD 2 500 U/L。②葡萄糖标准液 5 mmol/L

(2)操作:①速率法测定。将预温的混合试剂和样本混合,37 ℃反应,吸入自动分析仪,比色杯光径 1.0 cm,在 340 nm 处连续读取吸光度值,监测吸光度升高速率($\Delta A/min$)。②终点法测定。各管充分混匀,在 37 ℃水浴,放置 10 分钟后,紫外可见分光光度计波长 340 nm,比色杯光径 1.0 cm,用蒸馏水调零,分别读取各管吸光度(A_U、A_C、A_S 和 A_B)。

2.自动化分析仪检测

(1)试剂:主要活性成分包括 ATP、Mg^{2+}、NAD^+ 或 $NADP^+$、HK、G-6-PD、缓冲液、防腐剂、

葡萄糖定标品等。

（2）操作：参照各分析仪配套的用户指南及具体分析说明。不同实验室具体反应条件会因所使用的仪器和试剂而异，在保证方法可靠的前提下，应按仪器和试剂说明书设定测定条件，进行定标品、质控品和样品分析。

（3）定标：定标品可溯源至放射性核素稀释质谱法（ID-MS）或美国国家标准与技术研究院（NIST）标准参考物质（SRM）965。每个实验室应根据工作实际情况建立合适的定标频率。如下情况发生时应进行定标：①试剂批次改变；②质量控制方案要求时或质控值显著变化；③对分析仪进行了重要的维护保养，或更换了关键部件。

（4）质量控制：每个实验室应当建立合适的室内质控品的检测频率和质控评价规则。每次定标后或每天检验标本时，均应做室内质控品的测定，只有质控品在控，方可检测标本。

（5）样本上机检测。

（6）结果计算：全自动分析仪自动计算各样本的葡萄糖浓度。单位换算公式：$mg/dL \times 0.055\ 5 = mmol/L$。

3.注意事项

己糖激酶法是推荐的葡萄糖测定参考方法。虽然第 1 步反应非特异性，但第 2 步有较高的特异性，使总反应的特异性相对高于葡萄糖氧化酶法；试剂成本略高。轻度的溶血、黄疸、脂血症、维生素 C、肝素及 EDTA 等对此方法干扰较小或无干扰。但是严重溶血的样本，由于红细胞中释放出较多的有机磷酸酯和一些酶，可干扰样本中葡萄糖浓度和 $NAD(P)H$ 之间的成正比计算关系，从而影响测定结果。在非常罕见的丙种球蛋白血症的病例，特别是 IgM 型（Waldenstrom巨球蛋白血症）中，血液葡萄糖的测定结果可能不可靠。

全血葡萄糖浓度比血浆或血清低 12%～15%。取血后如全血放置室温，血细胞中的糖酵解会使葡萄糖浓度降低，因此标本采集后应尽快分离血浆或血清；用氟化钠-草酸盐抗凝可抑制糖酵解，稳定全血中的葡萄糖，但有文献报道用氟化钠-草酸盐抗凝的血标本，室温放置在 1 小时内仍有少量葡萄糖会酵解，之后葡萄糖水平可在至少 72 小时内保持相对稳定。

（二）葡萄糖氧化酶法

β-D-葡萄糖在葡萄糖氧化酶（GOD）的催化作用下氧化生成 D-葡萄糖酸，并产生过氧化氢（H_2O_2），在过氧化物酶（POD）的催化作用下，H_2O_2 氧化色原性氧受体（如联大茴香胺、4-氨基安替比林、联邻甲苯胺等），生成有色化合物，紫外可见分光光度计 505 nm 处读取吸光度值。

1.手工检测

（1）试剂：主要成分如下。①0.1 mol/L 磷酸盐缓冲液（pH 7.0）。②酶试剂，GOD 1 200 U，POD 1 200 U，4-氨基安替比林 10 mg，加上述磷酸盐缓冲液至 80 mL，调节至 pH 7.0，再加磷酸盐缓冲液至 100 mL，2～8 ℃保存，可稳定 3 个月。③酚溶液，重蒸馏酚 100 mg 溶于 100 mL 蒸馏水中，避光保存，2～8 ℃保存，可稳定 1 个月。④酶酚混合试剂，酶试剂及酚溶液等量混合，避光保存。⑤12 mmol/L 苯甲酸溶液。⑥葡萄糖标准液 5 mmol/L。

（2）操作：混匀，置 37 ℃水浴中，保温 15 分钟，紫外可见分光光度计波长 505 nm，比色杯直径 1.0 cm，以空白管调零，分别读取标准管和测定管的吸光度。

2.自动化分析仪检测

（1）试剂：试剂主要活性成分包括 GOD、POD、色原性氧受体或铁氰化物、缓冲液、葡萄糖定标品等。

（2）操作：参照各分析仪器配套的用户指南及具体分析说明。不同实验室具体反应条件会因所使用的仪器和试剂而异，在保证方法可靠的前提下，应按仪器和实际说明书设定测定条件，进行定标品、质控品和样品分析。

（3）定标：定标品可溯源至放射性核素稀释质谱法（ID-MS）或美国国家标准与技术研究院（NIST）标准参考物质（SRM）965。如下情况发生时应进行定标。①试剂批次改变；②质量控制方案要求时或质控值显著变化；③对分析仪进行了重要的维护保养，或更换了关键部件。

（4）质量控制：每个实验室应当建立合适的检测室内质控品的频率和质控评价规则。每次定标后或每天检验标本时，均应做室内质控品的测定，只有质控品在控，方可检测标本。

（5）标本上机检测。

（6）结果计算：全自动分析仪自动计算各样本的葡萄糖浓度。单位换算公式：$mg/dL \times 0.055\,5 = mmol/L$。

3.注意事项

（1）方法学特点：葡萄糖氧化酶法第1步反应有较高的特异性；第2步反应易受干扰，此方法的特异性低于己糖激酶法。该法仅对 β-D-葡萄糖高度特异，而葡萄糖 α 和 β 构型各占36%和64%，要使葡萄糖完全反应，必须使 α-葡萄糖变旋为 β-构型。某些商品试剂中含有葡萄糖变旋酶或通过延长孵育时间，促进 α-D-葡萄糖转变为 β-D-葡萄糖。

（2）干扰因素：尿素、胆红素、血红蛋白和谷胱甘肽；高浓度的尿酸、维生素 C、胆红素、肌酐、L-半胱氨酸、左旋二苯丙氨酸、多巴胺、甲基多巴、柠檬酸等可与色原性受体竞争 H_2O_2，产生竞争抑制作用，可抑制呈色反应。在非常罕见的丙种球蛋白血症的病例，特别是 IgM 型（Waldenstrom巨球蛋白血症）中，血液葡萄糖的测定结果可能不可靠。

二、参考区间

成人空腹血浆（清）葡萄糖：$3.9 \sim 6.1$ mmol/L（$70 \sim 110$ mg/dL）。

三、临床意义

（一）血糖升高

（1）生理性血糖升高：饭后1~2小时，摄入高糖食物，情绪激动或剧烈运动会导致生理性血糖升高。

（2）糖尿病：空腹血糖≥7.0 mmol/L，或口服糖耐量试验中2小时血糖≥11.1 mmol/L，或随机血糖≥11.1 mmol/L同时有糖尿病症状（其中任何一项有异常均应于另一天重复测定），三项中有一项超过即可诊断为糖尿病，血糖是糖尿病诊断的重要指标。

（3）内分泌疾病：嗜铬细胞瘤、甲状腺功能亢进症、皮质醇增多症、生长激素释放增多等空腹血糖水平亦升高。

（4）胰腺病变：急性或慢性胰腺炎、胰腺肿瘤、胰腺大部分切除术后等。

（5）严重的肝脏病变：肝功能障碍使葡萄糖向肝糖原转化能力下降，餐后血糖升高。

（6）应激性高血糖：颅脑损伤、脑卒中、心肌梗死等。

（7）药物影响：激素、噻嗪类利尿药、口服避孕药等。

（8）其他病理性血糖升高：妊娠呕吐、脱水、缺氧、窒息、麻醉等。

(二)血糖降低

(1)生理性低血糖：饥饿及剧烈运动后。

(2)胰岛素分泌过多：如胰岛 β 细胞增生或肿瘤、胰岛素瘤、口服降糖药等。

(3)升高血糖的激素分泌不足：如胰高血糖素、肾上腺素、生长激素等。

（高　勇）

第二节　糖化血红蛋白测定

成人的血红蛋白（Hb）通常由 HbA（97%）、HbA_2（2.5%）和 HbF（0.5%）组成。HbA 又可分为非糖化血红蛋白，即天然血红蛋白 HbA_0（94%）和糖化血红蛋白 HbA_1（6%）。根据糖化位点和反应参与物的不同，HbA_1 可进一步分为 HbA_{1a}、HbA_{1b} 和 HbA1c 等亚组分。其中血红蛋白 A_{1c}（hemoglobinA_{1c}，HbA1c）占 HbA_1 的 80%，化学结构为具有特定六肽结构的血红蛋白分子。其形成过程是血红蛋白 β 链 N 末端缬氨酸与葡萄糖的醛基首先发生快速加成反应形成不稳定的中间产物醛亚胺（西佛氏碱），继而经过 Amadori 转位，分子重排缓慢形成稳定不可逆的酮胺化合物，即 HbA1c。HbA1c 浓度相对恒定，故临床常用 HbA1c 代表总的糖化血红蛋白水平，能直接反映机体血糖水平，是临床监控糖尿病患者血糖控制水平的较好的检测指标。

糖化血红蛋白（glycated hemoglobin，GHb）测定方法多达 60 种，主要分为两大类：①基于电荷差异的检测方法，包括离子交换层析、高效液相色谱分析（HPLC）和电泳法等；②基于结构差异的检测方法，包括亲和层析法和免疫法等。21 世纪后，新酶法问世，果糖基缬氨酸氧化酶可作用于糖化的缬氨酸，产生过氧化氢与色原反应，从而测定 HbA1c。临床上多采用免疫比浊法和HPLC 法。其中 HPLC 法，是国际临床化学联合会（IFCC）推荐的测定糖化血红蛋白的参考方法。

一、检测方法

(一)HPLC 法

用偏酸性的缓冲液处理 Bio-Rex70 阳离子交换树脂，使之带负电荷，与带正电荷的 Hb 有亲和力。HbA 与 HbA_1 均带正电荷，但 HbA_1 的两个 β 链的 N 末端正电荷被糖基清除，正电荷较 HbA 少，造成两者对树脂的附着力不同。用 pH 6.7 的磷酸盐缓冲液可首先将带正电荷较少、吸附力较弱的 HbA_1 洗脱下来，用紫外可见分光光度计测定洗脱液中的 HbA_1 占总 Hb 的百分数。

HPLC 法是基于高效液相层析法原理，使用阳离子交换柱通过与不同带电离子作用来将血红蛋白组分分离。利用 3 种不同盐浓度所形成的梯度洗脱液使得包括 HbA1c 在内的血红蛋白中的多种成分很快被分离成 6 个部分，并用检测器对分离后的各种血红蛋白组分的吸光度进行检测。分析结束后，以百分率表示各种血红蛋白组分结果。

1.手工检测

(1)试剂：①0.2 mol/L 磷酸氢二钠溶液，称取无水 Na_2HPO_4 28.396 g，溶于蒸馏水并加至1 L（即试剂 1）。②0.2 mol/L 磷酸二氢钠溶液，称取 $NaH_2PO_4 \cdot 2H_2O$ 31.206 g，溶于蒸馏水并加至 1 L（即试剂 2）。③溶血剂，pH 4.62，取 25 mL 试剂 2，加 0.2 mL Triton X-100，加蒸馏水至

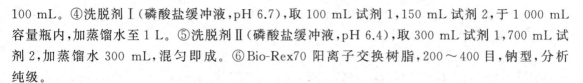

100 mL。④洗脱剂Ⅰ(磷酸盐缓冲液,pH 6.7),取 100 mL 试剂 1,150 mL 试剂 2,于 1 000 mL 容量瓶内,加蒸馏水至 1 L。⑤洗脱剂Ⅱ(磷酸盐缓冲液,pH 6.4),取 300 mL 试剂 1,700 mL 试剂 2,加蒸馏水 300 mL,混匀即成。⑥Bio-Rex70 阳离子交换树脂,200~400 目,钠型,分析纯级。

(2)操作步骤:①树脂处理,称取 Bio-Rex70 阳离子交换树脂 10 g,加 0.1 mol/L NaOH 溶液 30 mL,搅匀,置室温 30 分钟,其间搅拌 2~3 次。然后,加浓盐酸数滴,调至 pH 6.7,弃去上清液,用约 50 mL 蒸馏水洗 1 次,用洗脱剂Ⅱ洗 2 次,再用洗脱剂Ⅰ洗 4 次即可。②装柱,将上述处理过的树脂加洗脱剂Ⅰ,搅匀,用毛细滴管吸取树脂,加入塑料微柱内,使树脂床高度达到 30~40 mm 即可,树脂床填充应均匀,无气泡无断层即可。③溶血液的制备,将 EDTA 抗凝血或毛细管血 20 μL,加于 2 mL 生理盐水中,摇匀,离心,吸弃上清液,仅留下红细胞,加溶血剂 0.3 mL,摇匀,置 37 ℃水浴中 15 分钟,以除去不稳定的 HbA$_1$。④柱的准备,将微柱颠倒摇动,使树脂混悬,然后去掉上下盖,将柱插入 15 mm×150 mm 的大试管中,让柱内缓冲液完全流出。⑤上样,用微量加样器取 100 μL 溶血液,加于微柱内树脂床上,待溶血液完全进入树脂床后,将柱移入另一支 15 mm×150 mm 的空试管中。⑥层析洗脱,取 3 mL 洗脱剂Ⅰ,缓缓加于树脂床上,注意勿冲动树脂,收集流出物,此即为 HbA$_1$(测定管)。⑦对照管,取上述溶血液 50 μL,加蒸馏水 7.5 mL,摇匀,此即为总 Hb 管。⑧比色,用紫外可见分光光度计,波长 415 nm,比色杯光径 10 mm,以蒸馏水作空白,测定各管吸光度。⑨微柱的清洗和保存,用过的柱先加洗脱剂Ⅱ 3 mL,使 Hb 全部洗下,再用洗脱剂Ⅰ洗 3 次,每次 3 mL,最后加洗脱剂Ⅰ 3 mL,加上下盖,保存备用。

2.自动化分析仪检测

(1)试剂:试剂主要成分参阅手工试剂。各商品试剂组分及浓度存在一定差异。

(2)操作:不同实验室具体反应条件会因所使用的仪器和试剂而异,在保证方法可靠的前提下,应按仪器和实际说明书设定测定条件,进行定标品、质控品和样品分析。

(3)参考区间:成人糖化血红蛋白 HbA$_1$(%)5.0%~8.0%,HbA1c(%)3.6%~6.0%。

3.注意事项

(1)环境要求:层析时环境温度对结果有较大影响,规定的标准温度为 22 ℃,需要严格控制温度。

(2)标本类型及稳定性:抗凝剂 EDTA 和氟化物不影响测定结果,肝素可使结果增高。标本置于室温超过 24 小时,可使结果增高,于 4 ℃冰箱可稳定 5 天。

(3)干扰因素:溶血性贫血患者由于红细胞寿命短,HbA1c 可降低。HbF、HbH 及 Hb Bart's 可与 HbA$_1$一起洗脱下来,使结果假阳性;有 HbC 和 HbS 的患者,结果可偏低。

(二)亲和层析法

用于分离糖化和非糖化 Hb 的亲和层析凝胶柱,是交联间-氨基苯硼酸的琼脂糖珠。硼酸与结合在 Hb 分子上葡萄糖的顺位二醇基反应,形成可逆的五环化合物,使样本中的糖化 Hb 选择性地结合于柱上,而非糖化的 Hb 则被洗脱。再用山梨醇解离五环化合物以洗脱糖化 Hb,在波长 415 nm 处分别测定解析液的吸光度,计算糖化血红蛋白的百分率。

1.试剂

(1)洗涤缓冲剂(wash buffer,WB)含 250 mmol/L 醋酸铵,50 mmol/L 氯化镁,200 mg/L 叠氮钠,调节至 pH 8.0,储于室温。

(2)洗脱缓冲剂(elution buffer,EB)含 200 mmol/L 山梨醇,100 mmol/L Tris,200 mg/L 叠氮钠,调节至 pH 8.5,储于室温。

(3)0.1 mol/L 及 1 mol/L 盐酸溶液。

(4)HbA1c 测定试剂。①R1 试剂:0.025 mol/L MES(2-morpholino ethanesulfonic acid,2-吗啉乙基磺酸)缓冲液;0.015 mol/L Tris 缓冲液(pH 6.2);HbA$_{1c}$ 抗体(绵羊血清,≥0.5 mg/mL)和稳定剂。②R2 试剂:0.025 mol/L MES 缓冲液;0.015 mol/L Tris 缓冲液(pH 6.2);HbA1c 多聚半抗原(≥8 μg/mL)和稳定剂。③标准液:人血和绵羊血制备的溶血液,9 g/L TTAB 和稳定剂。

(5)Hb 测定试剂:0.02 mol/L 磷酸盐缓冲液(pH 7.4)和稳定剂。

(6)溶血试剂:9 g/L TTAB 溶液。

(7)质控物:正常值或异常值两种。

(8)0.9% NaCl。

2.操作

(1)标本:静脉采血,EDTA 或肝素抗凝,充分混匀,置 4 ℃可保存 1 周。

(2)溶血液制备:将抗凝全血离心,吸去血浆、白细胞及血小板层。吸 100 μL 压积红细胞至小试管中,加 2 mL 蒸馏水充分混匀,静置 5 分钟后,重新混匀,离心,上清液应清亮。

(3)层析柱准备:层析柱装 0.5 mL 固相凝胶(glyco-gel B),保存于 4 ℃,防止直射阳光。如凝胶变为紫红色应弃去。测定前取出置室温,拔去顶塞,倾去柱中液体,再除去底帽,将层析柱插入试管中,加 2 mL 洗涤缓冲剂(WB),让洗涤液自然流出并弃去。当液体水平面在凝胶面上成盘状时即停止。

(4)非结合部分(NB)的洗脱:将上述经平衡洗涤过的层析柱插入 15 mm×150 mm 标为"NB"的试管中。加 50 μL 清亮的溶血液至盘状液面的顶部,让其流出。加 0.5 mL WB 液,让其流出。此步应确保样品完全进入凝胶。加 5 mL WB 液,让其流出。以上洗脱液总体积为5.55 mL,混合。

(5)结合或糖化部分(B)的洗脱:将上述层析柱转入标为"B"的试管中。加 3 mL EB 液,让其流出,混匀。

(6)比色:紫外可见分光光度计,波长 415 nm,以蒸馏水调"0"点,分别测定 NB 及 B 管的吸光度。

(7)层析柱的再生:用过的层析柱应尽快再生。加 0.1 mol/L HCl 5 mL,让其流出并弃去;再加 1 mol/L HCl 3 mL,让其流出并弃去;最后加 1 mol/L HCl 3 mL,塞上顶塞,并盖上层析柱尖端的底帽。在层析柱上标注用过的次数,放置 4 ℃冰箱暗处保存。一般用 5 次后即弃去。

3.参考区间

成人糖化血红蛋白 5.0%～8.0%。

4.注意事项

(1)方法学特点:环境温度对本法影响很小。不受异常血红蛋白的影响。不稳定的 HbA$_1$ 的干扰可以忽略不计。

(2)标本类型及稳定性:抗凝剂选择 EDTA 和肝素均可,于 4 ℃冰箱可保存一周。

(三)免疫比浊法

利用 TTAB(tetradecyltrimethylammonium bromide,四癸基三甲铵溴化物)作为溶血剂,用来消除白细胞物质的干扰(TTAB 不溶解白细胞)。血液样本不需要去除不稳定 HbA1 的预处理,用浊度抑制免疫学方法测定。

先加入抗体缓冲液,样本中的糖化血红蛋白(HbA1c)和其抗体反应形成可溶性的抗原-抗体复合物,因为在 HbA1c 分子上只有一个特异性的 HbA1c 抗体结合位点,不能形成凝集反应。然后,加入多聚半抗原缓冲液,多聚半抗原和反应液中过剩的抗 HbA1c 抗体结合,生成不溶性的抗体-多聚半抗原复合物,再用比浊法测定。

同时在另一通道测定 Hb 浓度,溶血液中的血红蛋白转变成具有特征性吸收光谱的血红蛋白衍生物,用重铬酸盐标准参照物,进行比色测定 Hb 浓度。

根据 Hb 含量和 HbA1c 含量,计算出 HbA1c 的百分比。

1.试剂与操作

(1)于小试管中,加溶血试剂 1 mL,加入人 EDTA 或肝素抗凝血 10 μL,轻轻旋涡混匀,避免形成气泡,待溶血液的颜色由红色变为棕绿色后(1~2 分钟)即可使用。此溶血液于 15~25 ℃可稳定 4 小时,2~8 ℃可稳定 24 小时。

(2)根据不同型号生化分析仪及配套试剂设定参数,测定 HbA1c 浓度和测定 Hb 浓度。详细操作程序,必须根据仪器和配套试剂盒的说明书。

2.参考区间

(1)IFCC 计算方案:2.8%~3.8%。

(2)DCCT/NGSP(国家糖尿病标准化防控中心)计算方案:4.8%~6.0%。

3.注意事项

(1)定标:当更换试剂批号、更换比色杯和质控结果失控时需要重新定标。

(2)不需用溶血试剂预处理。

(3)干扰因素:胆红素浓度<855 μmol/L,甘油三酯<9.12 mmol/L,类风湿因子<750 U/L,抗坏血酸<2.84 mmol/L 时对本法无干扰。

(四)酶法

用直接酶法测定样本中 HbA1c 的百分比,而不需另外检测总血红蛋白,处理后的样本与氧化还原剂反应,去除小分子和高分子干扰物质,变性后的全血样本在蛋白酶作用下分解出氨基酸,其中包括糖化血红蛋白 β 链上的缬氨酸,糖化的缬氨酸作为果糖缬氨酸氧化酶(FVO)的底物,被特异地清除 N-末端缬氨酸,并且产生 H_2O_2,在过氧化物酶的作用下氧化色原底物而呈色,进行比色法测定。

1.试剂

试剂主要成分包括 CHES 缓冲剂、还原剂、蛋白酶、FVO 酶、辣根过氧化物酶、底物等。

2.操作

(1)EDTA 抗凝全血,2~8 ℃保存可稳定 24~36 小时,使用前混匀;将 20 μL 全血与 250 μL 溶血剂混合,避免产生泡沫,室温孵育 15~20 分钟,其间轻轻混匀几次,当其变为澄清的深红色液体时,证明全血已完全溶解,处理后的样本要于当天检测,室温可稳定 4 小时。

(2)参数如下:温度为 37 ℃。主波长为 700 nm。反应模式为二点终点法。

不同实验室具体反应条件会因所使用的仪器和试剂而异,在保证方法可靠的前提下,应按仪器和试剂说明书设定测定条件,进行定标品、质控样品和样品分析。

3.参考区间

成人 HbA1c 3.6%~6.0%(此参考区间引自《临床生物化学检验》第 5 版)。

4.注意事项

甘油三酯＜7.6 mmol/L,总胆红素＜450 μmol/L,血红蛋白＜200 g/L,葡萄糖＜75.2 mol/L时对本法无显著干扰,高 HbF(＞10％)可能致测定结果不准确。

二、临床意义

(1)HbA1c 与红细胞寿命和平均血糖水平相关,是评价糖尿病患者长期血糖控制较理想的指标,可反映过去 2～3 个月的平均血糖水平,不受每天血糖波动的影响。

(2)与微血管和大血管并发症的发生关系密切。HbA1c 水平升高,糖尿病视网膜病变、肾脏病变、神经病变、心血管事件发生风险均相应增加。

(3)HbA1c 对于糖尿病发生有较好的预测能力。

美国糖尿病协会(ADA)发布的糖尿病诊治指南中正式采纳以 HbA1c≥6.5％作为糖尿病的诊断标准之一。HbA1c 水平在 5.7％～6.4％为糖尿病高危人群,预示进展至糖尿病前期阶段,患糖尿病和心血管疾病风险均升高。世界卫生组织(WHO)也推荐 HbA1c≥6.5％作为糖尿病诊断切点。

(蔡新华)

第三节　糖化血清蛋白测定

血液中的葡萄糖可与血清蛋白的 N 末端发生非酶促的糖基化反应,形成高分子酮胺化合物,其结构类似果糖胺,总称为糖化血清蛋白。由于 70％以上的糖化血清蛋白是糖化清蛋白(其中也包含糖化球蛋白和微量糖化脂蛋白等混合物),因此测定糖化清蛋白更能准确反映血糖控制的水平。临床上,可以采用酶联免疫吸附法、高效液相色谱法、果糖胺法、酮胺氧化酶法来测定糖化血清蛋白或糖化清蛋白,其中用果糖胺法测定糖化血清蛋白和采用酮胺氧化酶法测定糖化清蛋白最为常用。

一、检测方法

(一)果糖胺法

血清中的葡萄糖与清蛋白及其他血清蛋白分子 N 末端的氨基酸可形成高分子酮胺结构,该酮胺结构能在碱性环境中与硝基四氮唑蓝(NBT)发生还原反应,生成有色物质甲臜,以 1-脱氧-1-吗啉果糖(DMF)为标准参照物,进行比色测定。

1.试剂

(1)0.1 mol/L 碳酸盐缓冲液(pH 10.8):无水碳酸钠 9.54 g,碳酸氢钠 0.84 g;溶于蒸馏水并稀释至 1 000 mL。

(2)0.11 mol/L NBT 试剂:称取氯化硝基四氮唑蓝 100 mg,用上述缓冲液溶解并稀释至 1 000 mL,置 4 ℃冰箱保存,至少可稳定 3 个月。

(3)4 mmol/L DMF 标准液:称取 DMF 99.6 mg,溶于 40 g/L 牛血清清蛋白溶液100 mL中。

2.操作

测定管加待检血清(血浆)0.1 mL,空白管加蒸馏水0.1 mL,各管加37 ℃预温的NBT试剂4 mL,混匀,置37 ℃水浴15分钟,立即取出,流水冷却(低于25 ℃)。冷却后15分钟内,用可见紫外分光光度计波长550 nm,比色杯光径1.0 cm,以空白管调零,读取测定管吸光度。从标准曲线查得测定结果。以果糖胺"mmol/L"报告。

3.结果计算

取4 mmol/L DMF标准液,用牛血清清蛋白溶液(40 g/L)稀释成1 mmol/L、2 mmol/L、3 mmol/L、4 mmol/L,并以牛血清清蛋白溶液(40 g/L)为空白,与测定管同样操作,读取各浓度DMF相应的吸光度。以DMF浓度为横坐标,吸光度为纵坐标,制成标准曲线。浓度在4 mmol/L以内与吸光度呈线性关系,从标准曲线查得测定结果。

4.参考区间

成人果糖胺1.65～2.15 mmol/L。

5.注意事项

(1)方法学特点:该法经济、快速,适用于自动生化分析仪,但pH、反应温度、反应时间,对本实验影响较大,必须严格予以控制。

(2)干扰因素:当血清清蛋白<30 g/L或尿蛋白>1 g/L时,该法结果不可靠。血液中的胆红素、乳糜和低分子物质会对测定造成干扰。因此该法不适用于肾病综合征、肝硬化、异常蛋白血症或急性时相反应后的患者。

(二)酮胺氧化酶法

糖化清蛋白的酮胺键能与酮胺氧化酶发生特异性的酶促反应,释放过氧化氢,在过氧化物酶作用下使色原底物基质发生呈色反应,用紫外可见分光光度计测定吸光度的变化,计算出糖化清蛋白的浓度。再测定出血清中清蛋白的浓度,将糖化清蛋白浓度除以血清清蛋白浓度算出糖化清蛋白的百分比值(%)。

1.试剂

自动生化分析仪试剂成分及其终浓度如下。

(1)糖化清蛋白试剂:①R1前处理液,酮胺氧化酶30 U/L。②TODB:2.0 mmol/L。③R2酶液,过氧化物酶40 KU/L。④4-AA:5.0 mmol/L。

(2)清蛋白试剂。①R1前处理液:琥珀酸120 mmol/L。②R2发色液:BCP 0.13 g/L。

目前各商品试剂与上述试剂相似,试剂组成及各成分浓度存在一定差异。

2.操作

测定过程为血清样品与R1混合,温育,加入R2,在添加R2前和添加后的5分钟,以蒸馏水为对照,在主波长为546 nm,副波长为700 nm时测定吸光度,计算出吸光度的变化。与定标品的值进行对照,计算出样本中的糖化清蛋白浓度。主要反应条件如下。①样品-试剂最终比例:1∶40。②反应温度:37.0 ℃。③温育时间:10分钟。④主波长:546 nm。⑤吸光度监测时间:10分钟。

不同实验室具体反应条件会因所使用的仪器和试剂而异,在保证方法可靠的前提下,应按仪器和试剂说明书设定测定条件,进行定标品、质控样品和血清样品分析。

3.参考区间

成人糖化清蛋白10.8%～17.1%。

4.注意事项

该法可用于自动化生化分析仪,精密度高、准确性好,胆红素对其干扰较小。

二、临床意义

测定糖化血清蛋白水平可以反映患者 2～3 周前的血糖控制情况,清蛋白的半衰期为 20 天左右,不受临时血糖浓度波动的影响,是判断糖尿病患者在一定时间内血糖控制水平的一个较好指标。同一患者前后连续检测结果的比较更有临床价值。一些特殊情况下,如透析性贫血、肝病、糖尿病合并妊娠、降糖药物调整期等,结合糖化清蛋白能更准确地反映短期内的平均血糖变化,特别是当患者体内有血红蛋白变异体(如 HbS 或 HbC)存在时,会使红细胞寿命缩短,此时糖化清蛋白检测则更有价值。

(高　勇)

第十二章　蛋白质检验

第一节　血清总蛋白检验

一、双缩脲常规法

(一)原理

凡分子中含有两个氨基甲酰基($-CONH_2$)的化合物都能与碱性铜溶液作用,形成紫色复合物,这种反应称双缩脲反应。蛋白质分子中有许多肽键都能起此反应,而且各种血浆蛋白显色程度基本相同,因此,在严格控制条件下,双缩脲反应可作为血浆蛋白总量测定的理想方法,从测定的吸光度值计算出蛋白含量。

(二)试剂

1.6 mol/L 氢氧化钠

溶解 240 g 优质纯氢氧化钠于新鲜制备的蒸馏水或刚煮沸冷却的去离子水中,稀释至 1 L,置聚乙烯瓶内盖紧保存。

2.双缩脲试剂

称取未风化没有丢失结晶水的硫酸铜($CuSO_4 \cdot 5H_2O$)3 g,溶于 500 mL 新鲜制备的蒸馏水或刚煮沸冷却的去离子水中,加酒石酸钾钠 9 g,碘化钾 5 g,待完全溶解后,加入 6 mol/L 氢氧化钠 100 mL,并用蒸馏水稀释至 1 L。置聚乙烯瓶内盖紧保存。

3.双缩脲空白试剂

溶解酒石酸钾钠 9 g,碘化钾 5 g,于新鲜制备的蒸馏水中。加 6 mol/L 氢氧化钠 100 mL,再加蒸馏水稀释至 1 L。

4.蛋白标准液

收集混合血清,用凯氏定氮法测定蛋白含量,亦可用定值参考血清或清蛋白标准血清。

(三)操作

见表 12-1。

表 12-1　血清总蛋白测定(mL)

加入物	测定管	标准管	空白管
待测血清	0.1	—	—
蛋白标准	—	0.1	—
蒸馏水	—	—	0.1
双缩脲试剂	5.0	5.0	5.0

混匀,置 25 ℃水浴中 30 分钟(或 37 ℃ 10 分钟),在波长 540 nm 处,以空白调零,读取各管的吸光度。

高脂血症、高胆红素血症及溶血标本,应做"标本空白管",即血清 0.1 mL 加双缩脲空白试剂 5 mL,以测定管吸光度减去标本空白管吸光度为测定管的标准吸光度。

$$血清总蛋白(g/L) = \frac{测定管(或校正)吸光度}{标准管吸光度} \times 标准蛋白液浓度(g/L)$$

(四)参考值

健康成人走动后血清总蛋白浓度为 64～83 g/L,静卧时血清总蛋白浓度为 60～78 g/L。

(五)附注

(1)血清蛋白质的含量一般用 g/L 表示,因为各种蛋白质的分子量不同,不能用 mol/L 表示。

(2)酚酞、溴磺肽钠在碱性溶液中呈色,影响双缩脲测定的结果,右旋糖酐可使测定管浑浊影响结果,理论上这些干扰均可用相应的标本空白管来消除,但如标本空白管吸光度太高,可影响结果准确度。

(3)含脂类极多的血清,呈色后浑浊不清,可用乙醚 3 mL 抽提后再进行比色。

二、双缩脲比吸光度法

(一)原理

按照 Doumas 方法所规定的配方配制双缩脲试剂、在控制反应条件和校准分光光度计的情况下,双缩脲反应的呈色强度是稳定的,可以根据蛋白质双缩脲复合物的比吸光度,直接计算血清总蛋白质浓度。

(二)试剂

同双缩脲法。

(三)操作

(1)取试管 2 支,标明"测定管"及"试剂空白管",各管准确加入双缩脲试剂 5.0 mL。

(2)于"测定管"中准确加入 100 μL 血清,于"试剂空白管"中加入蒸馏水 100 μL。

(3)另取第 3 支试管做"标本空白"管,加入双缩脲空白试剂 5.0 mL 及血清 100 μL。

(4)各管立即充分混匀后,置(25±1)℃水浴中保温 30 分钟。

(5)用经过校准的高级分光光度计,在波长 540 nm,比色杯光径 1.0 cm 处读取各管吸光度。读"测定管"及"试剂空白管"吸光度时,用蒸馏水调零点。读"标本空白管"吸光度时,用双缩脲空白试剂调零点。

(四)计算

校正吸光度(Ac) $= A_t - (A_r + A_s)$ 式中,A_t 为测定管吸光度;A_r 为试剂空白管吸光度;

A_s为标本空白管吸光度。

如测定所用的分光光度计波长准确,带宽≤2 nm、比色杯光径准确为1.0 cm时,血清总蛋白含量可以根据比吸光度直接计算:

$$血清总蛋白(g/L)=\frac{Ac}{0.298}\times\frac{5.1}{0.1}=\frac{Ac}{0.298}\times51$$

式中0.298为蛋白质双缩脲复合物的比吸光系数,是指按Doumas双缩脲试剂的标准配方,在上述规定的测定条件下,双缩脲反应溶液中蛋白质浓度为1.0 g/L时的吸光度。

检查比色杯的实际光径可按下述方法进行。

(1)每升含$(NH_4)_2Co(SO_4)_2 \cdot 6H_2O$ 43 g的水溶液,在比色杯光径1.0 cm、波长510 nm处,吸光度应为0.556。

(2)每升含量重铬酸钾0.050 g的水溶液(溶液中含数滴浓硫酸)在比色杯光径1.0 cm、波长350 nm处,吸光度应为0.535。

(3)如测出的吸光度与上述不符,表示比色杯光径并非1.0 cm,计算结果时需进行校正。校正系数$F=A_s/A_m$,A_s为钴盐的吸光度(0.556)或重铬酸钾的吸光度(0.535),A_m为实测的吸光度。F可取两个校正系数的均值,用下式计算蛋白的含量:

$$血清总蛋白(g/L)=\frac{Ac}{0.298}\times51\times F$$

三、临床意义

(一)血清总蛋白浓度增高

(1)血清中水分减少,而使总蛋白浓度相对增高。凡体内水分排出大于水分的摄入时,均可引起血液浓缩,尤其是急性失水时(如呕吐、腹泻、高热等)变化更为显著,血清总蛋白浓度有时可达100～150 g/L。又如休克时,由于毛细血管通透性的变化,血液也可发生浓缩。慢性肾上腺皮质功能减退患者,由于钠的丢失而致继发性水分丢失,血浆也可出现浓缩现象。

(2)血清蛋白合成增加,大多数发生在多发性骨髓瘤患者,此时主要是球蛋白增加,其量可超过50 g/L,总蛋白可超过100 g/L。

(二)血清总蛋白浓度降低

(1)合成障碍,主要为肝功能障碍。肝脏是合成蛋白质的唯一场所,肝功能严重损害时,蛋白质的合成减少,以清蛋白的下降最为显著。

(2)蛋白质丢失。如严重灼伤时,大量血浆渗出;或大出血时,大量血液的丢失;肾病综合征时,尿液中长期丢失蛋白质;溃疡性结肠炎可从粪便中长期丢失一定量的蛋白质,这些可使血清总蛋白浓度降低。

(蔡新华)

第二节　血清黏蛋白检验

血清黏蛋白占血清总蛋白量的1%～2%,是体内一种黏多糖与蛋白质分子结合成的耐热复合蛋白质,属于体内糖蛋白的一种,电泳时与 α 球蛋白一起泳动,主要存在于 α_1 和 α_2 球蛋白部分。其黏多糖往往是由氨基葡萄糖、氨基半乳糖、甘露糖、岩藻糖及涎酸等组成。黏蛋白成分复杂,分类和命名尚未一致。Meyer 将糖与蛋白质的复合物以氨基己糖的含量进行分类,氨基己糖含量>4%的称黏蛋白,<4%的称糖蛋白。

黏蛋白不易发生热变性,也不易被通常的蛋白沉淀剂(如高氯酸、磺基水杨酸等)沉淀,但可被磷钨酸沉淀。临床检验中利用此特性将它与其他蛋白质分离后,再用蛋白试剂或糖试剂进行测定。目前测定黏蛋白的方法很多,其结果有以氨基己糖、己糖、酪氨酸及蛋白质四种类型的表示方法,无论以何种方式表示结果,均需说明所采用的方法及参考值。

一、原理

以 0.6 mmol/L 过氯酸沉淀血清中蛋白质时,黏蛋白不被沉淀,而存留在滤液中,再加磷钨酸使黏蛋白沉淀,然后以酚试剂沉淀其中蛋白质的含量。

二、试剂

(1)154 mmol/L 氯化钠溶液。

(2)1.8 mmol/L 过氯酸:取含量为 70%~72%过氯酸 28 mL,加蒸馏水稀释至 200 mL,并标定之。

(3)17.74 mmol/L 磷钨酸溶液:称取磷钨酸 5 g 溶于 2 mmol/L 盐酸中,并加至 100 mL。

(4)酚试剂:于 1 500 mL 球形烧瓶中加入钨酸钠($Na_2MoO_4 \cdot 2H_2O$)25 g,水 700 mL,浓磷酸 50 mL,浓盐酸 100 mL,缓缓回流蒸馏 10 小时。取下冷凝管,加硫酸锂 75 g,蒸馏水 50 mL,并加溴水 2~3 滴,再煮沸 15 分钟,以除去多余的溴,冷却后稀释至 1 000 mL,制成的酚试剂应为鲜亮黄色,置棕色瓶保存,用前取出一部分,以等量蒸馏水稀释之。

(5)1.88 mmol/L 碳酸钠溶液。

(6)标准酪氨酸溶液(0.05 mg/mL):精确称取酪氨酸 5 mg,以 0.1 mol/L 盐酸溶解并稀释至 100 mL。

三、操作

血清 0.5 mL,加 154 mmol/L 氯化钠 4.5 mL,混匀,滴加 1.8 mol/L 过氯酸溶液 2.5 mL,静止 10 分钟,用定量滤纸过滤或离心。取滤液 2.5 mL,加 17.74 mmol/L 磷钨酸 0.5 mL 混匀,静止 10 分钟,以 3 000 r/min,离心 10 分钟。倾去上清液并沥干,再加磷钨酸溶液 2 mL 悬浮沉淀物,同法离心后弃去上清液,沥干,取沉淀物备用。按表 12-2 测定。

表 12-2　血清黏蛋白测定(mL)

加入物	测定管	标准管	空白管
蒸馏水	1.75*	1.5	1.75
酪氨酸标准液	—	0.25	—
碳酸钠溶液	0.5	0.5	0.5
酚试剂	0.25	0.25	0.25

注:* 为溶解蛋白沉淀物。

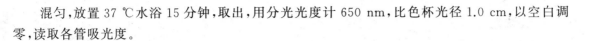

混匀,放置 37 ℃水浴 15 分钟,取出,用分光光度计 650 nm,比色杯光径 1.0 cm,以空白调零,读取各管吸光度。

四、计算

(一)血清黏蛋白[以蛋白计(g/L)]

$$血清黏蛋白(g/L) = \frac{测定管吸光度}{标准管吸光度} \times 0.0125 \times \frac{7.5}{2.5} \times \frac{1\ 000}{0.5} \times \frac{23.8}{1\ 000} = \frac{测定管吸光度}{标准管吸光度} \times 1.785$$

式中 23.8 为酪氨酸转换成黏蛋白的系数。

(二)血清黏蛋白[以酪氨酸计(mg/L)]

$$血清黏蛋白(mg/L) = \frac{测定管吸光度}{标准管吸光度} \times 0.0125 \times \frac{7.5}{2.5} \times \frac{1\ 000}{0.5} = \frac{测定管吸光度}{标准管吸光度} \times 75$$

五、参考值

(1)以蛋白计为 0.75～0.87 g/L。
(2)以酪氨酸计为 31.5～56.7 mg/L。

六、附注

(1)黏蛋白是一种糖蛋白,其蛋白质分子中酪氨酸含量为 4.2%,因此两种报告方式可互相换算。

(2)加过氯酸沉淀蛋白后,需放置 10 分钟后进行过滤。加磷钨酸后,也需放置 10 分钟后再离心。弃去上清液时,须细心操作,不能使沉淀丢失否则结果偏低。

七、临床意义

血清黏蛋白增高常见于肿瘤(尤其是女性生殖器肿瘤)、结核、肺炎、系统性红斑狼疮、风湿热、风湿性关节炎等。血清黏蛋白减少常见于广泛性肝实质性病变。血清黏蛋白的连续测定对于同一病例的病程转归(病变的扩大或缩小、肿瘤有无转移、肿瘤手术切除或其他治疗效果)的判断有一定的参考价值。

(蔡新华)

第三节　血清蛋白检验

一、原理

在 pH 为 4.2 的缓冲液中,清蛋白分子带正电荷,与带负电荷的溴甲酚绿(BCG)生成蓝绿色复合物,在波长 628 nm 处有吸收峰。复合物的吸光度与清蛋白浓度成正比,与同样处理的清蛋白标准比较,可求得血清中清蛋白的浓度。

二、试剂

(1)BCG 试剂:向约 950 mL 蒸馏水中加入 0.105 g BCG(或 0.108 g BCG 钠盐),8.85 g 琥珀酸,0.100 g 叠氮钠和 4 mL Brij-35(聚氧化乙烯月桂醚,300 g/L)。待完全溶解后,用 6 mol/L 氢氧化钠溶液调节至 pH 为 4.15～4.25。最后,用蒸馏水加至 1 L。贮存于聚乙烯塑料瓶中,密塞。该试剂置室温中至少可稳定 6 个月。

BCG 试剂配成后,分光光度计波长 628 nm,蒸馏水调节零点,测定 BCG 试剂的吸光度,应在 0.150 A 左右。

(2)BCG 空白试剂:除不加入 BCG 外,其余成分和配制程序完全同 BCG 试剂的配制方法。

(3)40 g/L 清蛋白标准液,也可用定值参考血清作清蛋白标准,均需置冰箱保存。以上试剂建议应用批准文号的优质商品试剂盒。

三、操作

按表 12-3 进行操作。

表 12-3 血清蛋白测定操作步骤(mL)

加入物	测定管	标准管	空白管
待测血清	0.02	—	—
清蛋白标准液	—	0.02	—
蒸馏水	—	—	0.02
BCG 试剂	5.0	5.0	5.0

分光光度计波长 628 nm,用空白管调零,然后逐管定量地加入 BCG 试剂,并立即混匀。每份血清标本或标准液与 BCG 试剂混合后(30±3)秒,读取吸光度。

如遇脂血标本,可加做标本空白管:血清 0.02 mL,加入 BCG 空白试剂 5.0 mL,分光光度计波长 628 nm,用 BCG 空白试剂调节零点,读取标本空白管吸光度,用测定管吸光度减去标本空白管吸光度后的净吸光度,计算血清蛋白浓度。

四、计算

$$血清蛋白(g/L) = \frac{测定管吸光度}{标准管吸光度} \times 清蛋白标准液的浓度(g/L)$$

目前,生化自动分析仪同时测定血清总蛋白(双缩脲法)和清蛋白(BCG 法),并自动计算出球蛋白浓度和白/球蛋白比值。

五、参考值

4～14 岁儿童,血清蛋白浓度为:38～54 g/L,健康成人血清蛋白浓度为 34～48 g/L。

清蛋白/球蛋白(A/G)=(1.5～2.5):1。

六、附注

(1)BCG 染料结合法测定血清蛋白,用什么蛋白质作标准是一个复杂的问题。实验证明:

BCG 不但与清蛋白呈色,而且与血清中多种蛋白成分呈色,其中以 α_1 球蛋白、转铁蛋白、触珠蛋白更为显著,但其反应速度较清蛋白稍慢。实际上,当血清与 BCG 混合时,"慢反应"已经发生,不过试验证明,"慢反应"持续 1 小时才完成。因此,有人主张用定值参考血清作为标准比较理想。BCG 与血清混合后,在 30 秒读取吸光度,可明显减少非特异性结合反应。

(2)当 60 g/L 清蛋白标准液与 BCG 结合后,比色杯光径 1.0 cm,在 628 nm 测定的吸光度应为 0.811±0.035,如达不到比值,表示灵敏度较差。

(3)此法测定正常血清标本的批间变异系数为 6.3% 左右。

(4)试剂中的聚氧化乙烯月桂醚也可用其他表面活性剂代替,如吐温-20 等,用量为 2 mL/L。

七、临床意义

(1)血清蛋白在肝脏合成。血清蛋白浓度增高常见于严重失水,血浆浓缩,此时并非蛋白绝对量增多。临床上,尚未发现单纯清蛋白浓度增高的疾病,而以清蛋白浓度降低为多见。

(2)清蛋白浓度降低与总蛋白浓度降低的原因相同。但有时总蛋白浓度接近正常,而清蛋白浓度降低,同时又伴有球蛋白浓度增高。急性清蛋白浓度降低主要由于急性大量出血或严重灼伤时血浆大量丢失。慢性清蛋白浓度降低主要由于肝脏合成清蛋白功能障碍、腹水形成时清蛋白的丢失和肾病时尿液中的丢失,严重时清蛋白浓度可低于 10 g/L。清蛋白浓度低于 20 g/L 时,由于胶体渗透压的下降,常可见到水肿等现象。

(3)妊娠,尤其是妊娠晚期,由于体内对蛋白质需要量增加,又同时伴有血浆容量增高,血清蛋白可明显下降,但分娩后可迅速恢复正常。

(4)球蛋白浓度增高:临床上常以 γ 球蛋白增高为主。球蛋白增高的原因,除水分丢失的间接原因外,主要有下列因素。①炎症反应:如结核,疟疾,黑热病,血吸虫病,麻风病等;②自身免疫病:如播散性红斑狼疮、硬皮病、风湿热、类风湿关节炎、肝硬化等;③骨髓瘤和淋巴瘤:此时 γ 球蛋白可增至 50 g/L。

(5)球蛋白浓度降低主要是合成减少。正常婴儿出生后至 3 岁内,由于肝脏和免疫系统尚未发育完全,球蛋白浓度较低,此属于生理性低球蛋白血症。肾上腺皮质激素和其他免疫抑制剂有抑制免疫功能的作用,会导致球蛋白合成减少。

(蔡新华)

第四节 血清前清蛋白检验

前清蛋白(PA)分子量 54 000,由肝细胞合成,PA 除了作为组织修补的材料外,可视为一种运载蛋白,它可结合 T_4 与 T_3,而对 T_3 的亲和力更大。PA 还可与视黄醇结合蛋白形成复合物,具有运载维生素 A 的作用。在电泳分离时,PA 常显示在清蛋白的前方,其半衰期很短,约 12 小时。因此,测定其在血浆中的浓度对于了解蛋白质的营养状况、肝脏功能,比清蛋白和转铁蛋白具有更高的灵敏度。

测定血清前清蛋白大都用免疫化学技术,常用的方法有免疫扩散法、散射比浊法和透射比浊法。其中免疫扩散法简单、方便,不需特殊设备,适合所有单位使用,但精密度和准确性均较差。散射比浊法灵敏度较高,但需要专用免疫分析仪(如特种蛋白分析仪)和配套的试剂盒。透射比浊法的灵敏度可满足常规工作的要求,且可在 340 nm 波长的任何生化分析仪上进行,适用性较广。

一、方法

透射比浊法。

二、原理

血清中的 PA 与抗 PA 抗体在液相中反应生成抗原抗体复合物,使反应液呈现浊度。当一定量抗体存在时,浊度与血清中 PA(抗原)的含量呈正比。利用散射比浊或透射比浊技术,与同样处理的 PA 标准比较,求得样品中的 PA 含量。

三、试剂

(1)抗 PA 抗体血清工作液。

(2)PA 标准血清(冻干品)根据说明书指定的量,加蒸馏水复溶。以上试剂均需置 2~8 ℃冰箱保存,在有效期内使用。

四、操作

(1)手工、半自动生化分析仪按表 12-4 进行操作。混匀,置 37 ℃保温 10 分钟,波长 340 nm,以空白管调零,读取各管吸光度。

(2)如用全自动生化分析仪测定,必须按照仪器说明书设定参数和操作程序进行测定(表 12-4)。

表 12-4　血清 PA 测定操作程序

加入物	测定管	标准管	空白管
待检血清(μL)	20	—	—
PA 标准液(μL)	—	20	—
生理盐水(μL)	—	—	20
PA 抗体工作液(mL)	1.0	1.0	1.0

五、计算

$$血清\ PA(mg/L) = \frac{测定管吸光度}{标准管吸光度} \times PA\ 标准液浓度(mg/L)$$

六、参考值

健康成人血清 PA 浓度为 250~400 mg/L,儿童约为成人水平的一半,青春期则急剧增加达成人水平。散射比浊法结果稍低,为 160~350 mg/L。也可根据本单位条件建立本实验室的参考值。

七、临床意义

(一)血清前清蛋白浓度降低

(1)血清前清蛋白是一种负性急性时相反应蛋白,在炎症和恶性疾病时其血清水平下降。据报告,手术创伤后 24 小时即可见血清前清蛋白水平下降,2～3 天时达高峰,其下降可持续 1 周。

(2)前清蛋白在肝脏合成,各类肝炎、肝硬化致肝功能损害时,由于合成减少,血清前清蛋白水平降低,是肝功能障碍的一个敏感指标,对肝病的早期诊断有一定的价值。

(3)前清蛋白和视黄醇结合蛋白可作为蛋白质营养状况的指征。由于它们的半衰期短,对蛋白摄入量的改变很敏感,一旦体内出现营养不良,血清前清蛋白即迅速下降,严重营养不良时可完全缺如。其他营养素的状况也影响血清前清蛋白浓度,如缺锌时前清蛋白可降低,短期补锌后,其值即升高。

(4)蛋白消耗性疾病或肾病时,血清前清蛋白浓度下降。

(5)妊娠或高雌激素血症时,血清前清蛋白浓度也下降。

(二)血清前清蛋白浓度增高

可见于 Hodgkin 病。肾病综合征患者在蛋白食物充足时血清前清蛋白可轻度升高。

(蔡新华)

第五节　血清转铁蛋白检验

血清转铁蛋白(Tf)是一种重要的 β_1-球蛋白,分子量为 77 000,含 6‰糖类的化合物,具有运输铁的功能,每个分子的转铁蛋白可运载 2 个铁原子,每毫克转铁蛋白能结合 1.25 μg 的铁。

一、免疫散射比浊法

(一)原理

以聚乙烯二醇(PEG)与兔抗人 Tf 血清结合后,再与待测血清中的 Tf 发生特异性抗原抗体反应。所形成极细的乳白色抗原抗体复合物颗粒,悬浮于溶液中,利用散射比浊原理,与标准浓度管相比较,求得未知血清中 Tf 含量。

(二)试剂

(1)4‰PEG 盐水溶液:称取 PEG(6 000)40 g,NaCl 9 g,溶于去离子水 1 000 mL 中,调 pH 至 4.5。

(2)工作抗血清溶液:用 4‰PEG 盐水溶液稀释商品化抗血清。一般以 1:60 稀释,可根据抗血清效价而定。配制后静置 30 分钟,经直径 450 nm 微孔膜过滤。

(3)Tf 标准液(52.5 mg/L):取商品标化 Tf(42 g/L)液 1 μL,用生理盐水稀释至 800 μL(可根据商品化 Tf 的浓度酌情稀释)。

(三)操作

待测血清用生理盐水稀释 100 倍,以表 12-5 操作。

表 12-5　Tf 比浊法操作步骤

加入物(mL)	稀释空白管	抗体空白管	标准管	测定管
工作抗血清	—	2.0	2.0	2.0
4%PEG 盐水溶液	2.0	—	—	—
Tf 标准液	—	—	0.04	—
1∶100 待测血清	—	—	—	0.04
生理盐水	0.04	0.04	—	—

混匀,置室温 30 分钟,激发光和散射光均为 450 nm,以稀释空白校正荧光度为零,分别读取各管荧光读数。

(四)计算

$$血清转铁蛋白(g/L) = \frac{测定管读数 - 抗体空白管读数}{标准管读数 - 抗体空白管读数} \times 52.5 \times 100$$

(五)参考值

2～4 g/L。

(六)附注

(1)本法用血量少,可用外周血测定,标本溶血、黄疸、脂血无干扰。

(2)形成浊度后 0.5～1.0 小时内读取荧光读数,否则会影响结果。

(3)在 20 g/L 内线性良好,回收率为 92%～102%。

二、血清总铁结合力计算

(一)原理

能与 100 mL 血清中全部转铁蛋白结合的最大铁量称为总铁结合力,可间接反映体内转铁蛋白情况。

(二)参考值

(1)血清铁:14.3～26.9 μmol/L。

(2)总铁结合力:男性,44.6～69.3 μmol/L;女性,35.5～76.8 μmol/L。

(三)临床意义

蛋白丢失性疾病如肾病综合征,随血清蛋白的下降血清转铁蛋白也下降(可降至0.4 g/L),严重肝病(如肝硬化)可显著下降。严重缺铁性贫血时血清转铁蛋白明显升高,提示血清铁缺乏。

(蔡新华)

第十三章 血脂检验

第一节 胆固醇检验

一、概述

(一)生化特性及病理生理

胆固醇(CHO)是人体的主要固醇,是非饱和固醇,基本结构为环戊烷多氢体(甾体)。正常人体含胆固醇量约为 2 g/kg 体质量,外源性 CHO(约占 1/3)来自食物经小肠吸收,内源性 CHO(约占 2/3)由自体细胞合成。人体胆固醇除来自食物以外,90%的内源性胆固醇在肝内由乙酰辅酶 A 合成,且受食物中胆固醇多少的制约。CHO 是身体组织细胞的基本成分,除特殊情况外(如先天性 β 脂蛋白缺乏症等),人体不会缺乏 CHO。除脑组织外,所有组织都能合成 CHO。在正常情况下,机体的 CHO 几乎全部由肝脏和远端小肠合成,因此临床和预防医学较少重视研究低胆固醇血症。一般情况下,血清 CHO 降低临床表现常不明显,但长期低 CHO 也是不正常的,能影响生理功能,如记忆力和反应能力降低等。

胆固醇的生理功能是主要用于合成细胞膜、类固醇激素和胆汁酸。

血浆胆固醇主要存在于低密度脂蛋白(LDL)中,其次存在于高密度脂蛋白(HDL)和极低密度脂蛋白(VLDL)中,而乳糜微粒(CM)中含量最少。胆固醇主要是以两种脂蛋白形式(LDL 和 HDL)进行转运的,它们在脂类疾病发病机制中作用相反。

个体内胆固醇平均变异系数(CV)为 8%。总胆固醇浓度提供一个基值,它提示是否应该进一步进行脂蛋白代谢的实验室检查。一般认为在胆固醇水平<4.1 mmol/L(160 mg/dL)时冠心病不太常见;同时将 5.2 mmol/L(200 mg/dL)作为阈值,超过该值时冠心病发生的危险性首先适度地增加,当胆固醇水平高于 5.4 mmol/L(250 mg/dL)时其危险性将大大增加。Framingham 的研究结果表明,与冠心病危险性相关的总胆固醇浓度其个体预期值则较低。总胆固醇浓度只有在极值范围内才有预测意义,即<4.1 mmol/L(160 mg/dL)和>8.3 mmol/L(320 mg/dL)。临床对高胆固醇血症极为重视,将其视为发生动脉粥样硬化最重要的原因和危险因素之一。

(二)总胆固醇检测

1.测定方法

采用胆固醇氧化酶——过氧化物酶偶联的 CHOD-PAP 法。

(1)检测原理:胆固醇酯被胆固醇酯酶分解成游离胆固醇和脂肪酸。游离胆固醇在胆固醇氧化酶的辅助下消耗氧,然后被氧化,导致 H_2O_2 增加。应用 Trinder 反应,即由酚和 4-氨基安替比林形成的过氧化物酶的催化剂形式的红色染料,通过比色反应检验胆固醇浓度。

(2)稳定性:血浆或血清样本在 4 ℃时可保存 4 天。长期保存应置于－20 ℃。

2.参考范围

我国"血脂异常防治对策专题组"提出的《血脂异常防治建议》规定:理想范围＜5.2 mmol/L,边缘性增高 5.23~5.69 mmol/L,增高＞5.72 mmol/L。

美国胆固醇教育计划(NCEP)成人治疗组(ATP)提出的医学决定水平:① 理想范围(＜5.1 mmol/L);②边缘性增高(5.2~6.2 mmol/L);③增高(＞6.21 mmol/L)。

据欧洲动脉粥样硬化协会的建议,血浆 CHO＞5.2 mmol/L 时与冠心病发生的危险性增高具有相关性。CHO 越高,这种危险增加的越大,它还可因其他危险因素如抽烟、高血压等而增强。

3.检查指征

以下疾病应检测血清胆固醇:①动脉粥样硬化危险性的早期确诊;②使用降脂药治疗后的监测反应;③高脂蛋白血症的分型和诊断。

二、血清胆固醇异常常见原因

见表 13-1。

表 13-1　胆固醇增高与减低的常见原因

增高	减低
原发性	原发性
家族性高胆固醇血症[低密度脂蛋	无β脂蛋白血症
白受体(LDL-R)缺陷]	低β脂蛋白血症
混合性高脂蛋白血症	α脂蛋白缺乏症
家族性Ⅲ型高脂蛋白血症	家族性卵磷脂-胆固醇酯酰基转移酶(LCAT)缺乏病
继发性	继发性
内分泌疾病	严重肝脏疾病
甲状腺功能减退	急性重型肝炎
糖尿病(尤其昏迷时)	肝硬化
库欣综合征	内分泌疾病
肝脏疾病	甲状腺功能亢进
阻塞性黄疸	艾迪生病
肝癌	严重营养不良
肾脏疾病	吸收不良综合征
肾病综合征	严重贫血

续表

增高	减低
慢性肾炎肾病期	白血病
类脂性肾病	癌症晚期
药物性	
应用固醇类制剂	

三、临床思路

见图 13-1。

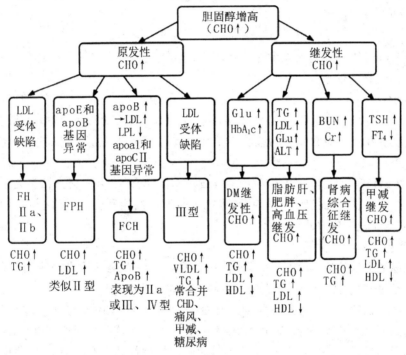

图 13-1　血清胆固醇分析临床思路

(一)除外非疾病因素

血清 CHO 水平受年龄、家族、民族、性别、遗传、饮食、工作性质、劳动方式、精神因素、饮酒、吸烟和职业的影响。

1.性别和年龄

血浆胆固醇水平,男性较女性高,两性的 CHO 水平都随年龄增加而上升,但 70 岁后下降,中青年女性低于男性。女性在绝经后 CHO 可升高,这与妇女绝经后雌激素减少有关。美国妇女绝经后,血浆 CHO 可增高大约 0.52 mmol/L(20 mg/dL)。

2.妊娠

女性妊娠中、后期可见生理性升高,产后恢复原有水平。

3.体质量

有研究提示:血浆 CHO 增高可因体质量增加所致,并且证明肥胖是血浆 CHO 升高的一个重要因素。一般认为体质量增加,可使人体血浆 CHO 升高 0.65 mmol/L(25 mg/dL)。

4.运动

体力劳动较脑力劳动为低。血浆 CHO 高的人可通过体力劳动使其下降。

5.种族

白种人较黄种人高。正常水平较高的人群往往有家族倾向。

6.饮食

临界 CHO 升高的一个主要原因是较高的饱和脂肪酸的饮食摄入,一般认为,饱和脂肪酸摄入量占总热量的 14%,可使血浆 CHO 增高大约 0.52 mmol/L(20 mg/dL),其中多数为 LDL-C。但是 CHO 含量不像 TG 易受短期食物中脂肪含量的影响而上升,一般讲,短期食用高胆固醇食物对血中 CHO 水平影响不大,但长期高 CHO、高饱和脂肪酸和高热量饮食习惯可使血浆 CHO上升。素食者低于非素食者。

7.药物

应用某些药物可使血清胆固醇水平升高,如环孢霉素、糖皮质激素、苯妥英钠、阿司匹林、某些口服避孕药、β 受体阻滞剂等。

8.血液的采集

静脉压迫 3 分钟可以使胆固醇值升高 10%。在受试者站立体位测得的值相对于卧位也出现了相似的增加。在进行血浆检测时推荐使用肝素或 EDTA 作为抗凝剂。

9.干扰因素

血红素 >2 g/L 和胆红素 70%mol/L(42 mg/dL)时,会干扰全酶终点法测定。抗坏血酸和 α-甲基多巴等类还原剂会引起胆固醇值假性降低,因为它们能和过氧化氢反应,阻断显色反应(即阻断偶联终点比色反应过程)。

(二)血清胆固醇病理性增高

临界高胆固醇血症的原因:除了其基础值偏高外,主要是饮食因素即高胆固醇和高饱和脂肪酸摄入以及热量过多引起的超重,其次包括年龄效应和女性的更年期影响。

轻度高胆固醇血症原因:轻度高胆固醇血症是指血浆胆固醇浓度为 6.21～7.49 mmol/L(240～289 mg/dL),大多数轻度高胆固醇血症,可能是由于上述临界高胆固醇血症的原因所致,同时合并有基因的异常。已知有几种异常原因能引起轻度高胆固醇血症。①LDL-C 清除低下和 LDL-C 输出增高;②LDL-C 颗粒富含胆固醇酯,这种情况会伴有 LDL-C 与 apoB 比值(LDL-C/apoB)增高。

重度高胆固醇血症原因:重度高胆固醇血症原因是指 CHO>7.51 mmol/L(290 mg/dL)。许多重度高胆固醇血症是由于基因异常所致,绝大多数情况下,重度高胆固醇血症是下列多种因素共同所致。①LDL-C 分解代谢减低,LDL-C 产生增加;②LDL-apoB 代谢缺陷,LDL-C 颗粒富含胆固醇酯;③上述引起临界高胆固醇血症的原因。大多数重度高胆固醇血症很可能是多基因缺陷与环境因素相互作用所致。

1.成人胆固醇增高与冠心病

血清胆固醇的水平和发生心血管疾病危险性间的关系,在年轻男性和老年女性有相关性,女性出现冠心病的临床表现和由冠心病导致死亡的年龄一般比男性晚 15 年。因此,区分未绝经和已绝经的妇女尤为重要。对成人高脂血症的筛选是针对心血管危险因素的常规检查程序的一部分。

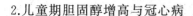

2.儿童期胆固醇增高与冠心病

成人血清胆固醇水平升高和冠心病死亡率增加间的密切关系已经明确,儿童时期还不确定,因为儿童期胆固醇增高不会维持到成人期,相反,儿童期的低水平到成人期以后可能变为较高的水平。

儿童期的研究有助于识别和治疗那些很有可能发展成为高脂血症和冠心病高危因素的人群。欧洲动脉粥样硬化协会提出了以下建议来识别儿童的脂质紊乱。

以下情况需测定血清胆固醇水平:①父母或近亲中有人60岁以前就患有心血管疾病的儿童和青少年;②父母中的一方有高胆固醇血症,胆固醇水平>7.8 mmol/L(300 mg/dL)的家族史的儿童,胆固醇水平>5.2 mmol/L(200 mg/dL),年龄在2~19岁的儿童和青少年则考虑为高水平且将来需要复查。

3.高胆固醇血症病理状态

高胆固醇血症有原发性与继发性两类。原发性见于家族性高胆固醇血症、多基因家族性高胆固醇血症、家族性apoB缺陷症、混合性高脂蛋白血症等基因遗传性疾病。继发性见于如动脉粥样硬化、冠心病、糖尿病、肾病综合征、甲状腺功能减退和阻塞性黄疸等疾病在病理改变过程中引发脂质代谢紊乱时所形成的异常脂蛋白血症。

(1)家族性高胆固醇血症:原发性高胆固醇血症主要见于家族性高胆固醇血症(FH)。家族性高胆固醇血症是单基因常染色体显性遗传性疾病,由于LDL-C受体先天缺陷造成体内LDL-C清除延缓而引起血浆胆固醇水平升高,患者常有肌腱黄色瘤。在心肌梗死存活的患者中占5%。家族性高胆固醇血症患者发生动脉粥样硬化的危险性与其血浆胆固醇水平升高的程度和时间有着密切关系。

家族性高胆固醇血症的临床特征可分为四方面,即高胆固醇血症、黄色瘤及角膜环、早发的动脉粥样硬化和阳性家族史。①血浆胆固醇增高:高胆固醇血症是该病最突出的血液表现,即在婴幼儿时期即已明显。杂合子患者血浆胆固醇水平为正常人的2~3倍,多超过7.76 mmol/L(300 mg/dL);纯合子患者为正常人的4~6倍,多超过15.5 mmol/L(600 mg/dL)。血浆TG多正常,少数可有轻度升高。因此患者多属Ⅱa型高脂蛋白血症,少数可为Ⅱb型高脂蛋白血症。②黄色瘤和角膜环:黄色瘤是家族性高胆固醇血症常见而又重要的体征。依其好发部位、形态特征可分为腱黄瘤、扁平黄瘤和结节性黄瘤。其中以腱黄瘤对本病的诊断意义最大。杂合子型患者黄色瘤多在30岁以后出现,纯合子型患者常在出生后前4年出现,有的出生时就有黄色瘤。角膜环合并黄色瘤常明显提示本病的存在。③早发的动脉粥样硬化:由于血浆胆固醇异常升高,患者易早发动脉粥样硬化。杂合子型患者冠心病平均发病年龄提前10岁以上,纯合子型患者多在30岁前死于冠心病,文献报告曾有年仅18个月幼儿患心肌梗死的报告。④阳性家族史:家族性高胆固醇血症是单基因常染色体显性遗传性疾病。因此杂合子患者的父母至少有一个是该病的患者,而家族性高胆固醇血症仅占高胆固醇血症的大约1/20,并且不是所有的病例均有特征性的黄色瘤,故家系分析对该病的诊断是十分重要和必不可少的,对年轻的杂合子患者的诊断尤其是如此。

(2)多基因家族性高胆固醇血症:在临床上这类高胆固醇血症相对来说较为常见,其患病率可能是家族性高胆固醇血症的3倍。

该病是由多种基因异常所致,研究提示可能相关的异常基因包括apoE和apoB。更为重要的是这些异常基因与环境因素相互作用,引起血浆胆固醇(CHO)升高。环境因素中以饮食的影响最明显，经常进食高饱和脂肪酸、高 CHO 和高热量饮食者是血浆 CHO 升高的主要原因。由于是多基因缺陷所致，其遗传方式也较为复杂，有关的基因缺陷尚不清楚。这类患者的 apoE 基因型多为 E4 杂合子或 E4 纯合子。其主要的代谢缺陷是 LDL-C 过度产生或 LDL-C 降解障碍。多基因家族性高胆固醇血症的临床表现类似于Ⅱ型高脂蛋白血症，主要表现为血浆胆固醇水平轻度升高，偶可中度升高。患者常无黄色瘤。

在家族调查中，发现有两名或两名以上的成员血浆胆固醇水平升高，而家庭成员中均无黄色瘤。

（3）家族性混合型高脂蛋白血症（FCH）：为常染色体遗传，在 60 岁以下患有冠心病者中，这种类型的血脂异常最常见（占 11.3%），在一般人群中 FCH 的发生率为 1%～2%。另有研究表明，在 40 岁以上原因不明的缺血性脑卒中患者中，FCH 为最多见的血脂异常类型。

有关 FCH 的发病机制尚不十分清楚，目前认为可能与以下几方面有关：①apoB 产生过多，因而 VLDL 的合成是增加的，这可能是 FCH 的主要发病机制之一；②小而密颗粒的 LDL-C 增加，LDL-C 颗粒中含 apoB 相对较多，因而产生小颗粒致密的 LDL-C，这种 LDL-C 颗粒的大小是与空腹血浆 TG 浓度呈负相关，而与 HDL-C 水平呈正相关；③酯酶活性异常和脂质交换障碍，脂蛋白酯酶（LPL）是脂蛋白代谢过程中一个关键酶，LPL 活性下降引起血浆 VLDL 清除延迟，导致餐后高脂血症；④apoAⅠ和 apoCⅢ基因异常；⑤脂肪细胞脂解障碍。

临床表现与诊断：FCH 的血脂异常特点是血浆 CHO 和 TG 均有升高，其生化异常类似于Ⅱb 型高脂蛋白血症，临床上 FCH 患者很少见到各种类型的黄色瘤，但合并有早发性冠心病者却相当常见。FCH 的临床和生化特征及提示诊断要点如下：①第一代亲属中有多种类型高脂蛋白血症的患者；②早发性冠心病的阳性家族史；③血浆 TG、CHO 和 apoB 水平升高；④第一代亲属中无黄色瘤检出；⑤家族成员中 20 岁以下者无高脂血症患者；⑥表现为Ⅱa、Ⅱb、Ⅳ或Ⅴ型高脂蛋白血症；⑦LDL-C/apoB 比例降低。一般认为，只要存在第①、②和③点就足以诊断 FCH。

4.继发性高胆固醇血症

（1）血浆胆固醇增高与动脉粥样硬化：CHO 高者发生动脉硬化、冠心病的频率高，但冠心病患者并非都有 CHO 增高。高血压与动脉粥样硬化是两种不同、又可互为因果、相互促进的疾病，高血压病时，血浆 CHO 不一定升高，升高可能伴有动脉粥样硬化。因此，高胆固醇作为诊断指标来说，它不够特异，也不够敏感，只能作为一种危险因素。因此，血浆 CHO 测定最常用做动脉粥样硬化的预防、发病估计、疗效观察的参考指标。

（2）血浆胆固醇增高与糖尿病：胰岛素的生理功能是多方面的，它可以促进脂蛋白酯酶（LPL）的活性，抑制激素敏感脂肪酶的活性，此外，它还能促进肝脏极低密度脂蛋白胆固醇（VLDL）的合成与分泌，促进 LDL-C 受体介导的 LDL-C 降解等。由于胰岛素可通过多种方式和途径影响和调节脂质和脂蛋白代谢，据统计大约 40% 的糖尿病患者并发有异常脂蛋白血症，其中 80% 左右表现为高甘油三酯血症即Ⅳ型高脂蛋白血症。患者血脂的主要改变是 TG、CHO 和 LDL-C 的升高及 HDL-C 的降低，WHO 分型多为Ⅳ型，也可为Ⅱb 型，少数还可表现为Ⅰ或Ⅴ型。流行病学调查研究发现，糖尿病伴有继发性异常脂蛋白血症的患者比不并发的患者冠心病的发病率高 3 倍，因此有效地防治糖尿病并发异常脂蛋白血症是降低糖尿病并发冠心病的关键之一。值得注意的是，并非发生于糖尿病患者的异常脂蛋白血症均是继发性的，其中一部分可能是糖尿病并发原发性异常脂蛋白血症。单纯的血脂化验很难完成对两者的鉴别，主要的鉴别还是观察对糖尿病治疗的反应。

（3）血浆胆固醇增高与甲状腺功能减退：甲状腺素对脂类代谢的影响是多方面的，它既能促进脂类的合成，又能促进脂质的降解，但综合效果是对分解的作用强于对合成的作用。该病患者的血脂改变主要表现为 TG、CHO 和 LDL-C 水平的提高。血脂变化的严重程度主要与甲状腺素的缺乏程度平行、而不依赖于这种缺乏的病理原因。甲状腺素能激活胆固醇合成的限速酶——HMG-CoA 还原酶，也可促进 LDL 受体介导的 LDL-C 的降解，还能促进肝脏胆固醇向胆汁酸的转化。这些作用的综合是降解和转化强于合成，故甲亢患者多表现为 CHO 和 LDL-C 降低，而甲状腺功能减退者表现为二者升高。

（4）血浆胆固醇增高与肾病综合征：肾病综合征患者血脂的主要改变为胆固醇和甘油三酯（TG）显著升高。血浆胆固醇与血浆清蛋白的浓度呈负相关。如果蛋白尿被纠正，肾的高脂蛋白血症是可逆的。肾病综合征并发脂蛋白异常的机制尚不完全清楚，多数学者认为是由于肝脏在增加清蛋白合成的同时，也刺激了脂蛋白尤其是 VLDL 的合成。VLDL 是富含 TG 的脂蛋白，它又是 LDL-C 的前体，另一可能原因是 VLDL 和 LDL-C 降解减慢。由于 VLDL 和 LDL-C 合成增加，降解减慢，故表现为 CHO 和 TG 的明显升高。

（5）血浆胆固醇增高与肝脏疾病：肝脏是机体 LDL-C 受体最丰富的器官，也是机体合成胆固醇最主要的场所，它还能将胆固醇转化为胆汁酸。由于肝脏在脂质和脂蛋白的代谢中发挥有多方面的重要作用，因此许多肝病并发有异常脂蛋白血症。

（三）血浆胆固醇病理性降低

低胆固醇血症较高胆固醇血症为少，低胆固醇血症也有原发与继发，前者如家族性 α 和 β 脂蛋白缺乏症，后者如消耗性疾病、恶性肿瘤的晚期、甲状腺功能亢进、消化和吸收不良、严重肝损伤、巨幼红细胞性贫血等。低胆固醇血症易发生脑出血，可能易患癌症（未证实）。雌激素、甲状腺激素、钙通道阻滞剂等药物使血浆胆固醇降低。此外，女性月经期可降低。

（蔡新华）

第二节　甘油三酯检验

一、概述

（一）生化特征及病理生理

和胆固醇一样，由于甘油三酯（TG）低溶解度，它们和载脂蛋白结合在血浆中运送。富含甘油三酯的脂蛋白是乳糜微粒（来源于饮食的外源性甘油三酯）和极低密度脂蛋白（内源性甘油三酯）。

血浆 TG 来源有二：一为外源性 TG，来自食物；二是内源性 TG，是在肝脏和脂肪等组织中合成。主要途径：①摄入的高热量食物中的葡萄糖代谢提供多余的甘油和脂肪酸，身体将其以脂肪形式贮存；②外源性 TG 超过机体能量需要，过剩的甘油和脂肪酸在组织（主要是脂肪组织）中再酯化为甘油三酯。肝脏合成 TG 的能力最强，但不能贮存脂肪，合成的 TG 与 apoB-100、apoC 等以及磷脂、胆固醇结合为 VLDL，由细胞分泌入血而至其他组织。如有营养不良、中毒、缺乏必需脂肪酸、胆碱与蛋白时，肝脏合成的 TG 不能组成 VLDL，而聚集在胞质，形成脂肪肝。

甘油三酯是一种冠心病危险因素,当 TG 升高时,应该给予饮食控制或药物治疗。另一方面,TG 具有促血栓形成作用和抑制纤维蛋白溶解系统,TG 的促凝作用使体内血液凝固性增加与冠心病(CHD)的发生有一定的关系,TG 可能通过影响血液凝固性而成为 CHD 的危险因素。

血浆 TG 升高一般没有 CHO 升高那么重要,对于 TG 是否是 CHD 的危险因子还有不同意见,TG 浓度和 HDL-C 浓度关系呈负相关。其显著增加(11.3 mmol/L)时易发生间歇性腹痛,皮肤脂质沉积和胰腺炎。大多数 TG 增高是由饮食引起。许多器官的疾病如肝病、肾脏病变、甲状腺功能减退、胰腺炎可并发继发性高甘油三酯血症。

(二)甘油三酯的检测

1.测定方法

TG 测定方法主要分化学法和酶法两大类,目前酶法测定为推荐方法。

TG 酶法的测定原理:TG 的测定首先用酯酶将 TG 水解为脂肪酸和甘油,再用甘油激酶催化甘油磷酸化为甘油-3-磷酸,后者可偶联甘油磷酸氧化酶-过氧化物酶的 GPO-PAP 比色法或丙酮酸激酶-乳酸脱氢酶的动力学紫外测定法检测。

稳定性:血清置密闭瓶内 4~8 ℃可贮存一周,如加入抗生素和叠氮钠混合物保存,可存放 1~2周,−20 ℃可稳定数月。脂血症血清浑浊时可用生理盐水稀释后测定。

2.参考范围

正常人 TG 水平受生活条件的影响,个体间 TG 水平差异比 CHO 大,呈明显正偏态分布。我国关于《血脂异常防治建议》中提出:理想范围≤1.7 mmol/L(150 mg/dL);边缘增高 1.7~2.25 mmol/L(150~200 mg/dL);增高 2.26~5.64 mmol/L(200~499 mg/dL);很高 ≥5.65 mmol/L(500 mg/dL)。

3.检查指征

(1)早期识别动脉粥样硬化的危险性和高脂蛋白血症的分类。

(2)对使用降脂药物治疗的监测。

二、引起 TG 病理性异常的常见疾病

(一)引起 TG 病理性增高的常见疾病

(1)饮食性:高脂肪高热量饮食、低脂肪高糖饮食、饮酒等。

(2)代谢异常:糖尿病、肥胖症、动脉粥样硬化、痛风等。

(3)家族性高甘油三酯血症。

(4)内分泌疾病:甲状腺功能减退症、Cushing 综合征、肢端肥大症等。

(5)肝胆道疾病:梗阻性黄疸、脂肪肝、Zieve 综合征。

(6)胰腺疾病:急性、慢性胰腺炎。

(7)肾疾病:肾病综合征。

(8)药物影响:ACTH、可的松、睾酮、利尿剂等。

(二)引起 TG 病理性降低的常见疾病

(1)内分泌疾病:甲状腺功能亢进症、艾迪生病、垂体功能减退症。

(2)肝胆道疾病:重症肝实质性损害(肝硬化等)。

(3)肠疾病:吸收不良综合征。

(4)恶病质:晚期肿瘤、晚期肝硬化、慢性心功能不全终末期。

（5）先天性 β-脂蛋白缺乏症。

三、临床思路

见图 13-2。

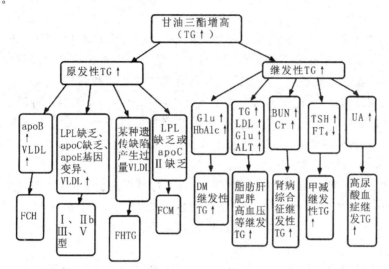

图 13-2　血清甘油三酯分析临床思路

（一）非疾病因素

健康人群 TG 水平受生活习惯、饮食条件、年龄等影响，TG 水平在个体内和个体间的波动均较大。

1.营养因素

许多营养因素均可引起血浆甘油三酯水平升高，大量摄入单糖亦可引起血浆甘油三酯水平升高，这可能与伴发的胰岛素抵抗有关；也可能是由于单糖可改变 VLDL 的结构，从而影响其清除速度。因我国人群的饮食脂肪量较西方国家为低，所以血清 TG 水平较欧美为低，与日本较接近。饭后血浆 TG 升高，并以 CM 的形式存在，可使血浆浑浊，甚至呈乳糜样，称为饮食性脂血。因此，TG 测定标本必须在空腹 12～16 小时后静脉采集。进食高脂肪后，外源性 TG 可明显上升，一般在餐后 2～4 小时达高峰，8 小时后基本恢复至空腹水平，有的甚至在 2～3 天后仍有影响；进高糖和高热量饮食，因其可转化为 TG，也可使 TG 升高，故在检查时要排除饮食的干扰，一定要空腹采集标本。较久不进食者也可因体脂被动员而使内源性 TG 上升。

2.年龄与性别

儿童 TG 水平低于成人。30 岁以后，TG 可随年龄增长稍有上升。成年男性稍高于女性，60 岁以后可有下降，更年期后女性高于男性。

3.血液的采集

静脉压迫时间过长和将带有血凝块的血清保存时间太长都会造成 TG 升高。

4.干扰因素

血红蛋白＞120 g/L 时会刺激甘油三酯增高。抗坏血酸＞30 mg/L 和胆红素＞342 μmol/L（20 mg/dL）时会引起甘油三酯假性降低，因为它们能和过氧化氢反应，阻断显色反应。

5.药物

某些药物会导致某些个体的异常脂蛋白血症。如果怀疑有这些影响,应考虑暂时停止使用相关药物并且要监测它对脂类的作用。常见有β受体阻滞剂、利尿药、糖皮质激素及口服避孕药等可对异常脂蛋白血症形成影响。

6.酒精

过度饮酒是造成高甘油三酯血症的最常见的原因之一,常伴酒精性脂肪肝,均呈现Ⅳ型和Ⅴ型高脂蛋白血症,有时还并发胰腺炎和暴发性黄色瘤。在少数病例发生高脂血症的同时还伴发黄疸和溶血性贫血。即使是适度持续饮酒也会导致甘油三酯有明显升高,高甘油三酯血症的影响在Ⅳ型出现前最明显,且由于同时摄入了饮食中脂肪而进一步加重。肝脏中的乙醇代谢抑制了脂肪酸的氧化,还导致了甘油三酯合成中游离脂肪酸的有效利用。特异的病征是脂质和GGT同时升高。戒酒会造成甘油三酯快速下降。

7.生活方式

习惯于静坐的人血浆甘油三酯浓度比坚持体育锻炼者要高。无论是长期或短期体育锻炼均可降低血浆甘油三酯水平。锻炼尚可增高脂蛋白酯酶活性,升高 HDL 水平特别是 HDL2 的水平,并降低肝酯酶活性。长期坚持锻炼,还可使外源性甘油三酯从血浆中清除增加。

8.吸烟

吸烟可增加血浆甘油三酯水平。流行病学研究证实,与正常平均值相比较,吸烟可使血浆甘油三酯水平升高 9.1%。然而戒烟后多数人有暂时性体质量增加,这可能与脂肪组织中脂蛋白酯酶活性短暂上升有关,此时应注意控制体质量,以防体质量增加而造成甘油三酯浓度的升高。

(二)血清 TG 病理性增高

血浆中乳糜微粒(CM)的甘油三酯含量在 90%~95%,极低密度脂蛋白(VLDL)中甘油三酯含量也在 60%~65%,因而这两类脂蛋白统称为富含甘油三酯的脂蛋白。血浆甘油三酯浓度升高实际上是反映了 CM 和/或 VLDL 浓度升高。凡引起血浆中 CM 和/或 VLDL 升高的原因均可导致高甘油三酯血症。病理性因素所致的 TG 升高称为病理性高脂血症。通常将血脂 TG 高于2.2 mmol/L(200 mg/dL)称为高脂血症,我国关于《血脂异常防治建议》中提出,TG 升高是指 TG 大于 1.65 mmol/L。研究证实:富含 TG 的脂蛋白系 CHD 独立的危险因素,TG 增高表明患者存在代谢综合征,需进行治疗。

高甘油三酯血症有原发性和继发性两类,前者多有遗传因素,包括家族性高甘油三酯血症与家族性混合型高脂蛋白血症等。继发性见于肾病综合征、甲状腺功能减退、失控的糖尿病。但往往不易分辨原发或继发。高血压、脑血管病、冠心病、糖尿病、肥胖与高脂蛋白血症等往往有家族性积聚现象。例如,糖尿病患者胰岛素抵抗和糖代谢异常,可继发 TG(或同时有胆固醇)升高,但也可能同时有糖尿病和高 TG 两种遗传因素。

1.原发性高甘油三酯血症

通常将高脂蛋白血症分为Ⅰ、Ⅱa、Ⅱb、Ⅲ、Ⅳ、Ⅴ六型,除Ⅱa 型外,都有高 TG 血症。原发性高脂蛋白血症Ⅰ和Ⅲ型,TG 明显升高;原发性高脂蛋白血症Ⅳ和Ⅴ型,TG 中度升高。这些患者多有遗传因素。

(1)Ⅰ型高脂蛋白血症:是极为罕见的高乳糜微粒(CM)血症,为常染色体隐性遗传。正常人禁食 12 小时后,血浆中已几乎检测不到 CM。但是,当有脂蛋白酯酶和/或 apoCⅡ缺陷时,将引起富含甘油三酯的脂蛋白分解代谢障碍,且主要以 CM 代谢为主,造成空腹血浆中出现 CM。

病因:①脂蛋白酯酶(LPL)缺乏,影响了外源性 TG 的分解代谢,血浆 TG 水平通常在11.3mmol/L(1 000 mg/dL)以上;由于绝大多数的 TG 都存在于 CM 中,因而血浆 VLDL 水平可正常或稍有增高,但是 LDL-C 和 HDL-C 水平是低下的;CM 中所含 CHO 很少,所以血浆CHO 并不升高或偏低。②apoCⅡ缺乏,apoCⅡ是 LPL 的激活剂,LPL 在 TG 的分解代谢中起重要作用,需要 apoCⅡ的同时存在。

临床特征:外源性脂蛋白代谢障碍,血浆中 CM 浓度显著升高。乳糜微粒(CM)血症患者常诉有腹痛发作,多在进食高脂或饱餐后发生。严重的高乳糜微粒(CM)血症时常伴有急性胰腺炎的反复发作。

(2)Ⅱb 型高脂蛋白血症:此型同时有 CHO 和 TG 增高,即混合型高脂蛋白血症。

(3)Ⅲ型高脂蛋白血症:亦称为家族性异常 β 脂蛋白血症,是由于 apoE 的基因变异,apoE 分型多为 E2/E2 纯合子,造成含 apoE 的脂蛋白如 CM、VLDL 和 LDL-C 与受体结合障碍,因而引起这些脂蛋白在血浆中聚积,使血浆 TG 和 CHO 水平明显升高,但无乳糜微粒血症。

(4)Ⅳ型高脂蛋白血症:此型只有 TG 增高,反映 VLDL 增高。但是 VLDL 很高时也会有CHO 轻度升高,所以Ⅳ型与Ⅱb 型有时难以区分,主要是根据 LDL-C 水平做出判断。家族性高TG 血症属于Ⅳ型。

(5)Ⅴ型高脂蛋白血症:与Ⅰ型高脂蛋白血症相比较,TG 和 CHO 均升高,但以 TG 增高为主,Ⅰ型高脂蛋白血症患者的空腹血浆中乳糜微粒升高的同时伴有 VLDL 浓度升高。鉴别Ⅰ型和Ⅴ型高脂蛋白血症很困难,最大的区别是Ⅴ型高脂蛋白血症发生年龄较晚,且伴有糖耐量异常。此型可发生在原有的家族性高 TG 血症或混合型高脂血症的基础上,继发因素有糖尿病、妊娠、肾病综合征、巨球蛋白血症等,易于引发胰腺炎。

(6)家族性高甘油三酯血症(FHTG):该病是常染色体显性遗传。原发性高甘油三酯血症是因过量产生 VLDL 引起。①原因:由于某种独特遗传缺陷,干扰体内 TG 的代谢。②临床表现:FHTG 易发生出血性胰腺炎,这与血浆中乳糜微粒浓度有直接的关系,推测是由于乳糜微粒栓子急性阻塞了胰腺的微血管的血流所致。FHTG 患者常同时合并有肥胖、高尿酸血症和糖耐量异常。高 TG,若血浆甘油三酯浓度达到 11.3 mmol/L(1 000 mg/dL)或更高时,常可发现脾大,伴有巨噬细胞和肝细胞中脂肪堆积。严重的高甘油三酯血症患者,空腹血浆中亦可存在乳糜微粒血症,而血浆 TG 浓度可高达 56 mmol/L(5 000 mg/dL);中度高甘油三酯血症患者合并糖尿病时,常引起血浆中 VLDL 明显增加,并会出现空腹乳糜微粒血症;轻到中度高甘油三酯血症患者常无特别的症状和体征。在躯干和四肢近端的皮肤可出现疹状黄色瘤。

(7)家族性混合型高脂血症:这是一种最常见的高脂血症类型,主要表现为血浆胆固醇和甘油三酯浓度同时升高,其家族成员中常有多种不同的高脂蛋白血症表型存在。该症的主要生化特征是血浆 apoB 水平异常升高。

(8)HDL 缺乏综合征:见于一组疾病,如鱼眼病、apoAⅠ缺乏或 Tangier 病。大多数受累患者中,血浆甘油三酯仅轻度升高[2.26~4.52 mmol/L(200~400 mg/dL)],而血浆 HDL-C 浓度则显著降低。患者都有不同程度的角膜浑浊,其他临床表现包括黄色瘤(apoAⅠ缺乏症)、肾功能不全、贫血、肝脾大、神经病变。

(9)家族性脂质异常性高血压:这是近年来提出的一个新的综合病症,主要表现为过早发生家族性高血压、高血压伴富含甘油三酯的脂蛋白代谢异常。

(10)家族性脂蛋白酯酶缺乏:家族性 LPL 缺乏病是一种较罕见的常染色体隐性遗传性疾

病。儿童期间发病，显著的特征为空腹血存在明显的乳糜微粒，TG 极度升高，表现为 Ⅰ 型高脂蛋白血症。临床特点为经常的腹痛和反复的胰腺炎发作，皮疹性黄色瘤及肝脾大等。特异性检查显示肝素后血 LPL 活性极度降低，不足正常人的 10%，而 apoCⅡ 正常。

2.基因异常所致血浆 TG 水平升高

(1)CM 和 VLDL 装配的基因异常：人类血浆 apoB 包括两种，即 apoB$_{48}$ 和 apoB$_{100}$，这两种 apoB 异构蛋白是通过 apoB mRNA 的单一剪接机制合成。apoB$_{100}$ 通过肝脏以 VLDL 形式分泌，而 apoB$_{48}$ 则在肠道中合成，并以 CM 的形式分泌。由于 apoB 在剪接过程中有基因缺陷，造成 CM 和 VLDL 的装配异常，由此而引起这两种脂蛋白的代谢异常，引起高 TG 血症。

(2)脂蛋白酯酶和 apoCⅡ 基因异常：血浆 CM 和 VLDL 中的甘油三酯有效地水解需要脂蛋白酯酶(LPL)和它的复合因子 apoCⅡ 参与。脂蛋白酯酶和 apoCⅡ 的基因缺陷将导致甘油三酯水解障碍，因而引起严重的高甘油三酯血症。部分 apoCⅡ 缺陷的患者可通过分析肝素化后脂蛋白酯酶活性来证实。

(3)apoE 基因异常：apoE 基因异常，可使含有 apoE 的脂蛋白代谢障碍，这主要是指 CM 和 VLDL。CM 的残粒是通过 apoE 与 LDL 受体相关蛋白结合而进行分解代谢，而 VLDL 则是通过 apoE 与 LDL 受体结合而进行代谢。apoE 基因有三个常见的等位基因即 E2、E3 和 E4。apoE2 是一种少见的变异，由于 E2 与上述两种受体的结合力都差，因而造成 CM 和 VLDL 残粒的分解代谢障碍。所以 apoE2 等位基因携带者血浆中 CM 和 VLDL 残粒浓度增加，因而常有高甘油三酯血症。

3.继发性高甘油三酯血症

许多代谢性疾病，某些疾病状态、激素和药物等都可引起高甘油三酯血症，这种情况一般称为继发性高甘油三酯血症。继发性高 TG 血症见于肾病综合征、甲状腺功能减退、失控的糖尿病、饥饿等。

(1)高甘油三酯血症与糖尿病：糖尿病患者胰岛素抵抗和糖代谢异常，可继发 TG(或同时有胆固醇)升高，这主要取决于血糖控制情况。由于病程及胰岛素缺乏程度不同，有较多的研究观察到高 TG 血症与胰岛素抵抗(IR)综合征之间存在非常密切的关系。青少年的 1 型糖尿病、重度胰岛素缺乏常伴有显著的高 TG 血症，这是由于胰岛素不足和来自脂肪组织的脂肪酸增加引起脂蛋白酯酶(LPL)缺乏，使 CM 在血浆中聚积的结果。这促进了 TG 的合成。HDL-C 通常降低，LDL-C 升高。胰岛素治疗后很快回复到正常水平。在 2 型糖尿病患者(T$_2$DM)的高胰岛素血症常引起内源性胰岛素过度分泌以补偿原有的胰岛素抵抗，大多数胰岛素抵抗综合征患者合并 TG 水平升高。同样部分高 TG 血症患者同时有肥胖及血浆胰岛素水平升高，更重要的是，胰岛素抵抗综合征也可引起 LDL-C 结构异常，若与高 TG 血症同时存在时，具有很强的致动脉粥样硬化作用。2 型糖尿病时 TG 和 VLDL(50%~100%)会出现中度增高，特别在肥胖患者尤为明显，可能是由于 VLDL 和 apoB$_{100}$ 合成的多，血浆 LDL-C 水平通常正常，但 LDL-C 富含甘油三酯。HDL-C 通常会减少且富含甘油三酯。

(2)高甘油三酯血症与冠心病：冠心病患者血浆 TG 偏高者比一般人群多见，但这种患者 LDL-C 偏高与 HDL-C 偏低也多见，一般认为单独的高甘油三酯血症不是冠心病的独立危险因素，只有伴以高胆固醇、高 LDL-C、低 HDL-C 等情况时，才有意义。

(3)高甘油三酯血症与肥胖：在肥胖患者中，由于肝脏过量合成 apoB，因而使 VLDL 的产生明显增加。此外肥胖常与其他代谢性疾病共存，如肥胖常伴有高甘油三酯血症，葡萄糖耐量受损,胰岛素抵抗和血管疾病,这些和 2 型糖尿病类似。腹部肥胖者比臀部肥胖者 TG 升高更为明显。

(4)高甘油三酯血症与肾脏疾病:高脂血症是肾病综合征主要临床特征之一。肾脏疾病时的血脂异常发生机制,主要是因 VLDL 和 LDL-C 合成增加,但也有人认为可能与这些脂蛋白分解代谢减慢有关。低清蛋白血症的其他原因也会产生相同的结果。中度病例通常会出现低水平的高胆固醇血症(Ⅱa 型),严重病例会出现高甘油三酯血症(Ⅱb 型)。如果蛋白尿被纠正,肾病的高脂蛋白血症是可逆的。

高脂蛋白血症在慢性肾衰包括血液透析中常见,但和肾病综合征不同的是,它以高甘油三酯血症为主。其原因是脂肪分解障碍,推测可能是由于尿毒症患者血浆中的脂蛋白酯酶被一种仍然未知的因子所抑制,血液透析后患者会表现出 CM 浓度升高和 HDL-C 水平下降。接受过慢性流动腹膜透析(CAPD)治疗的患者也常出现高脂蛋白血症。肾移植以后接受血液透析更容易出现 LDL-C 和 VLDL 的升高。此时免疫抑制药物起主要作用。

(5)高甘油三酯血症与甲状腺功能减退症:此症常合并有血浆 TG 浓度升高,这主要是因为肝脏甘油三酯酶减少而使 VLDL 清除延缓所致。

(6)高甘油三酯血症与高尿酸血症:大约有 80% 的痛风患者有高 TG 血症,反之,高 TG 血症患者也有高尿酸血症。这种关系也受环境因素影响,如过量摄入单糖、大量饮酒和使用噻嗪类药物。

(7)异型蛋白血症:这种情况可见于系统性红斑狼疮或多发性骨髓瘤的患者,由于异型蛋白抑制血浆中 CM 和 VLDL 的清除,因而引起高甘油三酯血症。

4.TG 的病理性降低

低 TG 血症是指 TG 低于 0.55 mmol/L(50 mg/dL)。见于遗传性原发性无或低 β 脂蛋白血症;继发性 TG 降低常见于代谢异常、吸收不良综合征、慢性消耗、严重肝病、甲状腺功能亢进、恶性肿瘤晚期和肝素应用等。

(蔡新华)

第三节 高密度脂蛋白检验

一、概述

(一)生化特征和病理生理

高密度脂蛋白胆固醇(HDL-C)是血清中颗粒最小、密度最大的一组脂蛋白。HDL-C 的主要蛋白质是 apoAⅠ。血清总胆固醇中大约有 25% 是以 HDL-C 的形式运送的。

HDL-C 的合成有三条途径:①直接由肝和小肠合成,由小肠合成分泌的 HDL-C 颗粒中主要含 apoAⅠ,而肝脏合成分泌的 HDL-C 颗粒则主要含 apoE;②由富含甘油三酯脂蛋白、乳糜微粒和 VLDL 发生脂溶分解时衍生而来;③周围淋巴中亦存在磷脂双层结构,可能是细胞膜分解衍生而来。

HDL-C 生理功能:HDL-C 是把外周组织过剩的胆固醇重新运回肝脏,或者将其转移到其他脂蛋白,如乳糜微粒、VLDL 残粒上,然后这些物质又被肝摄取,进行代谢,因此称为胆固醇的逆向转运。在肝内,胆固醇或者是直接分泌入胆汁,变成胆汁酸,或者在合成脂蛋白时又被利用。HDL-C 可以促进和加速胆固醇从细胞和血管壁的清除以及将它们运送到肝脏。因此,它们的功能在很多方面和 LDL-C 相反。一般认为 HDL-C 有抗动脉粥样硬化(AS)形成作用。除上述功能外,HDL-C 的重要功能还包括作为 apoC 和 apoE 的储存库。它们的 apoC 和 apoE 不断地穿梭于 CM、VLDL 和 HDL-C 之间。如前所述,这不仅对 CM 和 VLDL 的甘油三酯水解,而且对这些脂蛋白的代谢,特别是为肝细胞结合和摄取都发挥重要作用。

(二)HDL-C 的检测

近年来关于 HDL-C 测定的方法进展很快,从各种沉淀法已发展到化学修饰、酶修饰、抗体封闭、化学清除等多种方法,目前主要测定方法为匀相测定法。使测定胆固醇的酶只和 HDL-C 反应。使 HDL-C 测定更加方便准确。

1.测定方法——匀相测定法

(1)HDL-C 测定反应原理:①PEG 修饰酶法(PEG 法);②选择性抑制法(SPD 法);③抗体法(AB 法);④过氧化氢酶法(CAT 法)。

基本原理如下:首先向标本中加入表面活性剂将非 HDL-C 的脂蛋白结构破坏,使其中所含 CHO 与相应的酶反应而消耗,其后加入第二试剂,试剂中的表面活性剂破坏留下的 HDL-C 结构,使其中 CHO 得以和酶及显色剂反应而测得 HDL-C。

(2)稳定性:在存储过程中,由于脂蛋白间的相互作用,血清和血浆中的 HDL-C 会发生改变。因此,血清标本在 2~8 ℃可稳定 3 天,−20 ℃可稳定数周,长期保存样本应放在 −70 ℃贮存。

2.参考范围

我国《血脂异常防治建议》提出的判断标准:理想范围$\geqslant$1.04 mmol/L($>$40 mg/dL);降低$\leqslant$0.91 mmol/L($\leqslant$35 mg/dL)。

近年来,美国胆固醇教育计划(NCEP),成人治疗组(ATP)提出的医学决定水平是若 HDL-C$<$1.03 mmol/L(40 mg/dL)为降低,CHD 危险增高;HDL-C$\geqslant$1.55 mmol/L($\geqslant$60 mg/dL)为负危险因素。

NCEP、ATPⅢ治疗组的报告将 HDL-C 从原来的$\leqslant$0.91 mmol/L($\leqslant$35 mg/dL),提高到$<$1.03 mmol/L(40 mg/dL),是为了让更多的人得到预防性治疗。

3.检查指征

(1)早期识别动脉粥样硬化的危险性(非致动脉粥样硬化胆固醇成分的检测)。

(2)使用降脂药治疗反应的监测(在使用降脂药治疗的过程中应避免 HDL-C 的下降)。

二、HDL-C 异常常见原因

见表 13-2。

三、临床思路

临床思路见图 13-3。

表 13-2 HDL-C 减低和增高常见原因

HDL-C 减低	HDL-C 增高
遗传性	原发性
α-蛋白血症	CETP 缺乏症
LCAT 缺陷症	肝脂酶(HTGL)活性低下(角膜浑浊)
apoA I 异常	apoA I 合成亢进
家族性高胆醇血症	HDL-C-R 异常
家族性混合型高脂血症	继发性
急性疾病	长期大量饮酒
急性心肌梗死	慢性肝炎
手术	原发性胆汁性肝硬化
烧伤	CETP 活性增加
急性炎症	HTGL 活性降低
低脂肪高糖饮食	药物
吸烟	肾上腺皮质激素
雌激素减少	胰岛素
药物	烟酸及其诱导剂
β受体阻滞剂	雌激素
肥胖	还原酶阻断剂
运动不足	β羟β甲戊二酰辅酶 A(HMG-CoA)

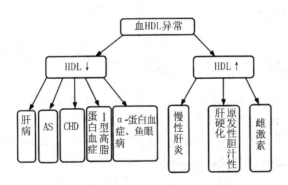

图 13-3 血清 HDL 分析临床思路

总胆固醇浓度超过 5.2 mmol/L(200 mg/dL)的边缘性增高值时,就必须同时进行 HDL-C 的浓度测定。冠心病的发病和 HDL-C 之间存在负相关。HDL-C≤0.91 mmol/L(≤35 mg/dL) 是 CHD 的危险因素,HDL-C≥1.55 mmol/L(≥60 mg/dL)被认为是负危险因素。HDL-C 降低 多见于心、脑血管病、肝炎和肝硬化等患者。因此低 HDL-C 值便构成了一个独立的危险因素。

(一)非疾病因素

影响 HDL-C 水平的因素很多,主要有以下几个。

1.年龄

儿童时期,男、女 HDL-C 水平相同,青春期男性开始下降,至 18～20 岁达最低点。

2.性别

冠心病发病率有性别差异,妇女在绝经期前冠心病的发病率明显低于同年龄组男性,绝经期后这种差别趋于消失。这是由于在雌激素的作用下,妇女比同年龄组男性有较高 HDL-C 的结果。随着雌激素水平的不断降低,男女 HDL-C 水平趋向一致,冠心病发病率的差异也就不复存在。

3.种族

黑种人比白种人高,中国人比美国人高。

4.饮食

高脂饮食可刺激肠道 apoA I 的合成,引起血浆 HDL-C 水平升高,尤其是饱和脂肪酸的摄入增加,可使 HDL-C 和 LDL-C 水平均升高,多不饱和脂肪酸(如油酸)并不降低 HDL-C 水平,却能使血浆 LDL-C 水平降低,故有益于减少 CHD 的危险。

5.肥胖

肥胖者,常有 HDL-C 降低,同时伴 TG 升高。体质量每增加 $1 \ kg/m^2$,血浆 HDL-C 水平即可减少 0.02 mmol/L(0.8 mg/dL)。

6.饮酒与吸烟

多数资料表明:吸烟者比不吸烟者的血浆 HDL-C 浓度低 $0.08 \sim 0.13$ mmol/L($3 \sim 5$ mg/dL),即吸烟使 HDL-C 减低。适度饮酒使 HDL-C 和 apoA I 升高,与血浆 HDL-C 水平呈正相关,但取决于正常肝脏合成功能,长期饮酒损害肝脏功能,反而引起 HDL-C 水平下降。而少量长期饮酒因其血浆 HDL-C 和 apoA I 水平相对较高,所以患 CHD 的危险性低于不饮酒者。

7.运动

长期足够量的运动使 HDL-C 升高。

8.药物

降脂药中的普罗布考、β 受体阻滞剂(普萘洛尔)、噻嗪类利尿药等,使 HDL-C 降低。

9.外源性雌激素

文献报道:接受雌激素替代疗法的妇女患 CHD 的危险性明显降低,这部分与雌激素能改善血脂代谢紊乱有关。雌激素可刺激体内 apoA I 合成,使其合成增加 25%,分解代谢无变化。孕激素可部分抵消雌激素升高血浆 HDL-C 水平的作用。然而,长期单用雌激素却有可能增加子宫内膜癌和乳腺癌的危险性,因此绝经后雌/孕激素干预试验需权衡到最佳的雌/孕激素配方,以发挥最大保护作用。

(二)血清 HDL-C 病理性降低

1.HDL-C 与动脉粥样硬化

血浆 HDL-C 浓度每降低 1%,可使冠心病(CHD)发生的危险升高 2%~3%,血浆 HDL-C 水平每升高 0.03 mmol/L(1 mg/dL),患 CHD 的危险性即降低 2%~3%,这种关系尤以女性为明显。绝经前女性 HDL-C 水平较高,与男性及绝经后女性相比 CHD 患病率低。

2.HDL-C 与高脂蛋白血症

高脂蛋白血症时,HDL-C 有病理性降低。Ⅰ型高脂蛋白血症,血脂测定 LDL-C、HDL-C 均降低,CHO 多正常,TG 极度升高,可为 $11.3 \sim 45.2$ mmol/L(1 000~4 000 mg/dL)。

3.家族遗传性低 HDL-C

家族遗传性低 HDL-C 即家族性低 α-脂蛋白血症,临床很常见,系常染色体显性遗传,其主要特征为血浆 HDL-C 水平低下,通常还合并血浆 TG 升高。

4.肝脏疾病

近年来特别值得注意的是肝脏疾病中 HDL-C 的改变。连续监测急性肝炎患者血浆中 HDL-C 胆固醇的水平,发现 HDL-C 水平与病程有关:在发病的第一周末,HDL-C 水平极度降低,脂蛋白电泳几乎检不出 α 脂蛋白带,此后随着病程的发展 HDL-C 逐渐升高直至正常。在病毒性肝炎和肝硬化患者,HDL-C 的降低主要表现为 HDL$_3$ 的降低,HDL-C 的变化较少,而且 HDL$_3$ 越低,预后越差,因此 HDL$_3$ 水平可作为一个评估某些肝脏疾病患者功能状态及转归预后的一项参考指标。

5.其他

HDL-C 降低还可见于急性感染、糖尿病、慢性肾衰竭、肾病综合征等。β 受体阻滞剂、孕酮等药物也可导致 HDL-C 降低。

(三)血清 HDL-C 病理性增高

HDL-C 增加可见于慢性肝炎、原发性胆汁性肝硬化。有些药物如雌性激素、苯妥英钠、HMG-CoA 还原酶抑制剂、烟酸等可以使 HDL-C 升高。绝经的妇女常用雌激素做替代疗法有升高 HDL-C,降低 CHD 危险性的作用。

(蔡新华)

第四节　低密度脂蛋白检验

一、概述

(一)生化特性和病理生理

低密度脂蛋白(LDL)是富含胆固醇(CHO)的脂蛋白,其组成中 45% 为 CHO,其蛋白成分为 apoB-100。血浆中 LDL 来源有两个途径:一是由 VLDL 异化代谢转变;二是由肝脏合成、直接分泌入血。LDL 是在血液中由 VLDL 经过中间密度胆固醇(IDL)转化而来的。

LDL 的主要生理功能是将内源性 CHO 从肝脏运向周围组织细胞。在动脉内膜下沉积脂质,促进动脉粥样硬化形成。由于血浆中胆固醇大约 75% 以 LDL 的形式存在,所以可代表血浆胆固醇水平。

LDL 组成发生变化,形成小而密的 LDL(SLDL),易发生氧化修饰,形成氧化型 LDL(ox LDL)或称变性 LDL。清道夫受体对 ox LDL 的摄取和降解速度比 LDL 快 3~10 倍,与 ox LDL的结合不受细胞内 CHO 浓度的影响,只有使胆固醇浓度升高的单向调节,而没有下调作用,且随着 ox LDL 氧化修饰程度的升高,动脉内膜和内皮细胞对 LDL 的摄取和降解也升高,从而形成了大量的泡沫细胞,促进了动脉粥样硬化的发生。LDL 经化学修饰(氧化或乙酰化)后,其中 apo B-100 变性,通过清道夫受体被巨噬细胞摄取,形成泡沫细胞停留在血管壁内,导致大量的胆固醇沉积,促使动脉壁形成粥样硬化斑块。

（二）LDL-C 的检测

1.测定方法

（1）匀相测定法：①增溶法（SOL）；②表面活性剂法（SUR 法）；③保护法（PRO）；④过氧化氢酶法（CAT 法）；⑤紫外法（CAL 法）。

（2）基本原理如下：首先向标本中加入表面活性剂将非 LDL-C 的脂蛋白结构破坏，使其中所含 CHO 与相应的酶反应而消耗，其后加入第二试剂，试剂中的表面活性剂破坏留下 LDL-C 结构，使其中 CHO 得以和酶及显色剂反应而测得 LDL-C。

过去常通过弗里德瓦德公式计算法间接推算 LDL-C 的量。

$$LDL-C(mg/dL)=CHO-(HDL-C+TG/5)$$

$$LDL-C(mmol/L)=CHO-(HDL-C+TG/2.2)$$

按此公式计算求得 LDL-C 含量时，要求 CHO、HDL-C 和 TG 测定值必须准确，方法必须标准化，才能得到 LDL-C 的近似值；也有人在应用上述公式后再减去 Lp(a)中胆固醇值予以校正。弗里德瓦德公式只适用于 TG 小于 4.52 mmol/L 时。

（3）稳定性：血清样本必须放在密闭容器中，在 2～4 ℃条件下可稳定 7 天。－70 ℃可稳定 30 天。

2.参考范围

LDL-C 水平随年龄增高而上升，青年与中年男性高于女性，更年期女性高于男性。中老年为 2.73～3.25 mmol/L（105～125 mg/dL）。

我国《血脂异常防治建议》提出的判断标准：理想范围＜3.12 mmol/L（120 mg/dL）；边缘升高3.15～3.61 mmol/L（121～139 mg/dL）；升高＞3.64 mmol/L（140 mg/dL）。

美国胆固醇教育计划（NCEP），成人治疗组第三次报告（ATPⅢ）提出的医学决定水平：理想水平＜2.58 mmol/L（100 mg/dL）；接近理想 2.58～3.33 mmol/L（100～129 mg/dL）；边缘增高3.64～4.11 mmol/L（130～159 mg/dL）；增高 4.13～4.88 mmol/L（160～189 mg/dL）；很高≥4.91 mmol/L（≥190 mg/dL）。

3.检查指征

早期识别动脉粥样硬化的危险性，使用降脂药治疗过程中的监测反应。

二、LDL-C 升高常见原因

见表 13-3。

表 13-3　LDL-C 增高与降低常见原因

LDL-C 增高	LDL-C 降低
动脉粥样硬化	急性病（可下降 40%）
冠心病	无 β 脂蛋白血症
高脂蛋白血症	甲状腺功能亢进
甲状腺功能低下	消化吸收不良
肾病综合征	营养不良
梗阻性黄疸	肝硬化
慢性肾衰竭	急性肿瘤

三、临床思路

见图 13-4。

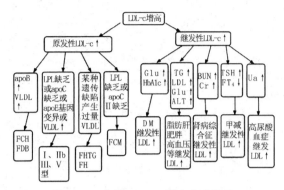

图 13-4　血清 LDL-C 测定临床思路

(一)非疾病因素

1.饮食

高脂肪饮食会使血浆 LDL-C 增高,低脂肪饮食和运动可使其降低。

2.肥胖

肥胖者 LDL-C 常增高。

3.妊娠

妊娠早期开始缓慢升高,至妊娠后 3 个月时可高于基线的 50%,产后可恢复至原水平。

4.年龄与性别

成年人 LDL-C 逐渐升高,女性更年期后高于男性。

5.药物

如雄激素、β 受体阻滞剂、环孢霉素、糖皮质激素都可使 LDL-C 升高,而使用雌激素和甲状腺素可使 LDL-C 下降。

(二)血浆 LDL-C 病理性增高

LDL-C 是所有血浆脂蛋白中首要的致动脉粥样硬化(AS)脂蛋白。已经证明,粥样硬化斑块中的 CHO 来自血液循环中的 LDL-C。LDL-C 致 AS 作用与其本身的一些特点有关,即 LDL-C相对较小,能很快穿过动脉内膜层,经过氧化或其他化学修饰后的 LDL-C,具有更强的致AS 作用。由于小颗粒 LDL-C 易被氧化,所以比大颗粒 LDL-C 更具致 AS 作用。

血浆 LDL-C 升高的原因是来源增多或分解减少,血中 LDL-C 是 CHO 的主要携带者,升高主要反映 CHO 增加,血中 LDL-C 上升已成为动脉粥样硬化重要的危险因素,故称为致动脉粥样硬化因子。

(三)血浆 LDL-C 病理性降低

Ⅲ型高脂蛋白血症特征性血浆脂蛋白谱改变如下:①VLDL 水平显著升高,包括大颗粒的 VLDL1 和小颗粒 VLDL2 均升高;②IDL 也明显升高;③LDL 水平降低,但 LDL 的结构却有某种异常,主要表现为 LDL 中 TG 含量相对较多,其颗粒较小。LDL 这种结构改变与高甘油三酯血症时 LDL 结构变化类似,所以有人认为Ⅲ型高脂蛋白血症的 LDL 结构改变,可能与其同时存在的高甘油三酯血症有关,而 HDL 水平降低或无明显变化。

（蔡新华）

第十四章 免疫检验

第一节 免疫细胞功能测定

免疫细胞是免疫系统的功能单位,免疫系统受到外源抗原或自身抗原刺激后,通过细胞免疫和体液免疫以及相关系统相互协同,对抗原产生免疫应答反应。参与免疫反应的细胞主要包括淋巴细胞、单核-巨噬细胞、中性粒细胞、嗜酸性粒细胞、嗜碱性粒细胞等,淋巴细胞又可借表面特征和功能的不同再分为 T 细胞、B 细胞、K 细胞(杀伤细胞)和 NK 细胞(自然杀伤细胞)等。这些免疫细胞的功能状态一定程度上反映了机体的免疫状态,对免疫细胞的功能进行检测和研究可为疾病诊断和评估疾病的发生、发展及转归提供一定的指导和帮助,是临床免疫学研究的一个重要内容。本节将介绍上述免疫细胞功能研究的主要检测方法。

一、单核-巨噬细胞功能测定

吞噬细胞包括大吞噬细胞(即单核-巨噬细胞)和小吞噬细胞(即中性粒细胞)。单核-巨噬细胞包括游离于血液中的单核细胞及存在于体腔和各种组织中的巨噬细胞(macrophage,MP),均来源于骨髓干细胞,具有很强的吞噬能力,细胞核不分叶,故命名为单核吞噬细胞系统(mononuclear phagocyte system,MPS)。单核-巨噬细胞是一类重要的抗原提呈细胞,在特异性免疫应答的诱导与调节中起重要作用。单核-巨噬细胞具有多种免疫功能,包括吞噬和胞内杀菌,清除损伤、衰老、死亡和突变细胞及代谢废物,加工、提呈抗原给淋巴细胞。单核-巨噬细胞功能测定方法主要包括以下几种。

(一)单核-巨噬细胞表面标记测定

1.原理

单核-巨噬细胞表面有多种受体分子和抗原分子,对细胞的鉴定与功能有重要意义,它们与相应的配体结合后发挥功能,包括捕获病原体,促进调理、趋化、免疫粘连、吞噬,介导细胞毒作用等。成熟的单核细胞可表达高密度的 CD14,这是一种相对特异的单核细胞表面标志;单核-巨噬细胞表面 IgFc 受体(FcγR Ⅰ即 CD64、FcγR Ⅱ即 CD32、FcγR Ⅲ即 CD16)和补体受体(CR1 即 CD35、CR3 即 CD11b/18 或 Mac-1)可以分别与 IgG 的 Fc 段及补体 C3b 片段结合,从而促进单核-巨噬细胞的活化和调理吞噬功能。此外,单核-巨噬细胞还表达各种细胞因子、激素、神经肽、多糖、糖蛋白、脂蛋白及脂多糖的受体,可接受多种细胞外刺激信号,从而调控细胞功能。

单核-吞噬细胞表面具有多种抗原分子,如 MHC-Ⅰ、MHC-Ⅱ和黏附分子等。MHC-Ⅱ类抗原是巨噬细胞发挥抗原提呈作用的关键性效应分子;单核-巨噬细胞还表达多种黏附分子,如选择素 L(L-selectin)、细胞间黏附分子(intercellu-laradhesion molecule,ICAM)和血管细胞黏附分子(vascular cell adhesion molecule,VCAM)等,它们介导 MPS 细胞与其他细胞或外基质间的黏附作用,从而参与炎症与免疫应答过程。表 14-1 列举出主要的单核-吞噬细胞表面标志分子,检测和鉴定这些抗原分子可采用相应的抗表面分子的特异性单克隆抗体(MAb),将各种 MAb 直接标记上不同的荧光素(直接法),或将第二抗体标记荧光素(间接法),用流式细胞术进行检测。

表 14-1 膜表面标志的细胞分布情况

表面标志	细胞类型
CD11b	粒细胞,巨噬细胞
CD16	NK 细胞,粒细胞,巨噬细胞
CD32	粒细胞,B 细胞,单核细胞,血小板
CD64	单核细胞,巨噬细胞
CD13	单核细胞,巨噬细胞,粒细胞
HLA-DR	B 细胞,单核细胞,巨噬细胞,激活的 T 细胞,造血干细胞前体
CD14	单核细胞,巨噬细胞,粒细胞
CD45	白细胞共同抗原

2.材料

(1)PBMC:从肝素抗凝外周血或骨髓中提取。

(2)PBS/肝素:含 0.1%肝素的 PBS。

(3)封闭剂 3 g/L 正常小鼠 IgG。

(4)荧光素标记的 MAb。

(5)一叠氮化乙锭(Ethidium monoazide,EMA)溶液 5 μg/mL :EMA 溶于 PBS,每管 100 μL 分装,于 20 ℃避光保存,使用前立即溶解并置于冰上,注意避光。

(6)8.3 g/L 氯化铵溶解缓冲液(ACK)现用现配,置室温于 12 小时内使用。

(7)2%甲醛:用 PBS 将 10%超纯甲醛稀释至 2%,于 4 ℃避光可保存 1 月。

(8)12 mm×75 mm 试管。

(9)15 mL conical 管。

(10)流式细胞术所用试剂和 FACScan analysis 软件。

3.操作步骤

(1)按表 14-2 所示在 12 mm×75 mm 试管上标记号码 1~7。

(2)若标本为肝素抗凝全血或骨髓,将约 10 mL 全血或 1~3 mL 骨髓置于 15 mL conical 管中,4 ℃,3 200 r/min 离心 3 分钟,每管加 10 mL PBS/肝素,颠倒混匀 2 次,离心 3 分钟,15 mL PBS 洗涤细胞,用适量 PBS 悬浮细胞,调整细胞浓度至 2×10^7/mL。若标本为 PBMC 或单核-巨噬细胞,用 PBS 调整细胞浓度至 2×10^7/mL。

表 14-2　三色流式细胞术分组

试管号	1	2	3	4	5	6
标本	αCD45Fα	αCD16F	αCD33F	αCD11BF	IgG1F	—
	CD14PE	αCD32PE	αCD13PE	αCD13PF	IgG2bPE	—
	αHLA－DRTCC	αCD64TC	αHLA－DRTC	αCD33TC	IgG2aTC	—

（3）取 50 μL 细胞悬液加入步骤 1 中各管。

（4）每管加 3 g/L 正常小鼠 IgG 4 μL，冰浴 10 分钟。

（5）在 1～5 号试管内加入适当浓度的 MAbs，将 1 管至 6 管置冰浴 15 分钟。5 号管为 Ig 对照管；6 号管为仅含细胞悬液无抗体的细胞自身荧光素对照；7 号 EMA 管仅含 EMA 和细胞，以判断细胞存活率。

（6）将 5 μL 的 EMA 溶液加入 7 号管，混匀，置于距离低强度白光灯源（40 W 台灯）18 cm 处，室温 10 分钟。EMA 仅能进入死细胞，白光导致 EMA 非可逆性吸附于核酸，通过 650 nm 波长可以检测 EMA 发射光强度。

（7）若细胞悬液中含红细胞（RBC），每管中加 3 mL 的 ACK 溶解液，封口膜封闭试管口，颠倒混匀 1～2 次，室温静置 3 分钟。若细胞悬液中不含 RBC，每管中加 3 mL PBS。

（8）3 200 r/min，4 ℃，离心 3 分钟。

（9）快速弃上清液，轻弹管底以分散细胞。

（10）3 mL 的 PBS 洗细胞一次。

（11）分析活细胞时，用 200 μL 的 PBS 重悬细胞，于 4 ℃ 避光保存，在 4 小时内检测。分析固定样本时，加 100 μL 的 2% 甲醛，混匀，于 4 ℃ 避光保存，在 1 小时内检测。

（12）样本上流式细胞仪检测。

（二）吞噬功能

1.原理

巨噬细胞具有较强的吞噬功能，常用细菌或细胞性抗原如鸡红细胞作为被吞噬颗粒。将单核-巨噬细胞与细菌混匀使两者充分接触。通过洗涤或洗涤加蔗糖密度梯度离心除去胞外细菌。巨噬细菌的细胞数可通过染色在显微镜下观察。

2.材料

（1）平衡盐溶液（BSS）：①贮存液 Ⅰ（10×），葡萄糖 10 g 或 11 g 葡萄糖·H₂O，0.6 g 的 KH$_2$PO$_4$，3.58 g 的 Na$_2$HPO$_4$·7H$_2$O 或 1.85 g 的 Na$_2$HPO$_4$，50 g/L 酚红 20 mL，补 H$_2$O 至 1 L；分装每瓶 500 mL，4 ℃ 储存（约 6 个月保持稳定）。②贮存液 Ⅱ（10×），1.86 g 的 CaCl$_2$·2H$_2$O，4 g 的 KCl，80 g 的 NaCl，2 g 的 MgCl$_2$·6H$_2$O 或 1.04 g 的无水 MgCl$_2$，2 g 的 MgSO$_4$·7H$_2$O，补 H$_2$O 至 1 L，分装每瓶 500 mL，4 ℃ 储存（约 6 个月保持稳定）。

（2）应用液（1×BSS）：1 份贮存液 Ⅰ＋8 份双蒸水＋1 份贮存液 Ⅱ（必须注意，先稀释 1 份贮存液后再加另 1 份贮存液，这样可以避免出现沉淀）。滤膜过滤除菌，只要溶液 pH（颜色）不发生改变和不发生污染，于 4 ℃ 可保存 1 个月。室温下溶液 pH 约为 7.0，电导率约为 16.0。

（3）单核-巨噬细胞：体外培养的巨噬细胞系，小鼠腹腔巨噬细胞或人 PBMC。

（4）培养过夜的产单核细胞李斯特菌菌液，活菌或热灭活菌。

(5)新鲜的或新鲜冻融的正常血清,置于冰上。正常血清获自富含补体 C3 的同种个体血液,血液采集后立即置于冰上,1 小时后血液凝固,1 500 r/min,4 ℃离心 25 分钟,收集血清,分装成每支 0.5 mL,于 80 ℃保存。每批次血清必须检测其辅助细胞吞噬和杀伤的能力。血清一旦解冻不能复冻和反复使用。

(6)300 g/L 蔗糖-PBS 溶液无菌过滤,于 4 ℃可保存数月。

(7)含 5%FCS 的 PBS。

(8)细胞染液。

(9)显微镜载玻片和盖玻片。

(10)10 mm×75 mm 试管。

(11)摇床。

(12)细胞甩片机。

3.操作步骤

(1)用 PBS 洗涤单核-巨噬细胞样本,4 ℃,1 000 r/min,离心 2 分钟,弃上清液,重复洗涤,细胞重悬于 BSS 至终浓度为 $2.5×10^7$/mL。

(2)取 0.1 mL 巨噬细胞悬液($2.5×10^6$ 细胞)至 10 mm×75 mm 试管中。

(3)用 BSS 将产单核细胞李斯特菌培养物进行 1:10 稀释。

(4)取 0.1 mL 菌液($2.5×10^7$ 细菌)至 10 mm×75 mm 试管中。

(5)加 50 μL 新鲜的正常血清,补 BSS 至 1 mL。

(6)将试管置于 37 ℃摇床以约 8 r/min 的速度颠倒振摇 20～30 分钟。振摇时间不要超过 30 分钟,以免过多细菌被吞噬杀灭,死菌被降解后吞噬细胞吞噬现象不易被检出。

(7)将试管于 1 000 r/min,4 ℃,离心 8 分钟,弃上清液,加 2 倍体积冰冷 BSS,轻轻悬浮细胞,洗细胞 2 次以彻底除去残留的胞外细菌。用冰冷 PBS/5%FCS 悬浮细胞至所需浓度。如需更严格地祛除胞外细菌,可采取以下步骤:用 BSS 洗细胞 3 次,将细胞重悬于 1 mL 冰冷 BSS 中,叠加于 300 g/L 蔗糖溶液 1 mL 之上,1 000 r/min,4 ℃,离心 8 分钟,细胞沉于管底,小心弃去 BSS 和蔗糖溶液(含胞外细菌),用冰冷 PBS/5%FCS 重悬细胞至所需浓度(通常用 2 mL 溶液将细胞配成 10^6/mL 的浓度)。

(8)用细胞甩片机以 650 r/min 室温旋转 5 分钟将 0.1 mL 细胞($1×10^5$/mL)离心至载玻片上。

(9)用染液染片。

(10)在油镜下检测吞噬功能,计数≥200 个细胞,求出每个巨噬细胞吞噬细菌的细胞个数。用下列公式计算吞噬数量。

吞噬指数=(吞噬 1 个以上细菌的巨噬细胞百分数)×(每个阳性细胞吞噬的细菌平均数)

(三)杀菌功能

1.原理

吞噬细胞在趋化因子作用下定向移至病原体周围后,借助调理素通过胞饮作用将病原体吞噬,形成噬粒体,噬粒体与吞噬细胞内溶酶体融合,溶酶体释放多种蛋白水解酶,通过胞内氧化作用将病原体杀灭。实验时吞噬细胞和细菌混合,计算吞噬作用发生后在杀菌作用出现前巨噬细胞内的活细菌数,以及吞噬细菌一段时间(90～120 分钟)后,细胞内残留的活菌数。如果后者在 TSA 平板上生长的菌落数明显少于前者菌落数,则提示巨噬细胞有杀菌活性。

2.材料

（1）处于对数生长期的活的细菌培养物（Listeriamonocy-togenes，Ecoli 或 Staphylococcussp）:将冷冻保存的菌株接种至适宜的液体培养基,培养过夜。

（2）平衡盐溶液（BSS）。

（3）单核-巨噬细胞:体外培养的巨噬细胞系,小鼠腹腔巨噬细胞或人 PBMC。

（4）新鲜的或新鲜冻融的正常血清,置于冰上。

（5）含 5% 正常血清的 BSS。

（6）胰蛋白酶大豆琼脂（tryptic soy agar,TSA）平板:于 4 ℃保存,使用前预温至 37 ℃。

（7）带螺旋盖的 2.0 mL 聚苯乙烯管。

（8）带闭合盖（snap-top）的 10 mm×75 mm 聚苯乙烯管。

（9）摇床。

（10）带螺旋盖的 13 mm×100 mm 派瑞克斯玻璃管,灭菌。

3.操作步骤

（1）将过夜培养的 Listeria 菌震荡粉碎,用 BSS 做 1：300 稀释,在 10 mm×75 mm 聚苯乙烯管或 2.0 mL 聚苯乙烯管中混合下列成分:$2.5×10^6$/mL 巨噬细胞,0.3 mL 震荡粉碎的过夜培养菌（$2.5×10^6$ 个细菌）,50 μL 冷正常血清,用 BSS 调至 1 mL。

（2）上述试管置于 37 ℃摇床中以 8 r/min 的速度颠倒振摇 15～20 分钟,用常规洗法或蔗糖离心法洗去胞外细菌,细胞重悬于 1 mL 含 5% 血清的 BSS 中。

（3）准备 4 根派瑞克斯玻璃管,每管加 0.9 mL 灭菌水,第 1 管内加 0.1 mL 去胞外细菌的细胞悬液,依次做 1：10 稀释至第 4 管,每管稀释时充分混匀。

（4）短暂震荡后取 0.1 mL 铺在预温至 37 ℃的 TSA 平板上,每管做复板。该组板为 0 点对照板,提示吞噬作用发生后在杀菌前巨噬细胞内的活细菌数。

（5）将未稀释的步骤 2 制备的细胞管盖紧盖子并封膜,置 37 ℃孵育（振摇或静置）90～120 分钟。

（6）将试管置于冰上以阻止细菌生长,按步骤 4 制备稀释管和平板。

（7）当平板上的样品被吸收入琼脂,将平板倒扣于 37 ℃培养 24～48 小时。计数平板上生长的菌落数目,并与 0 点对照板上菌落数目比较,如果 90～120 分钟孵育后的平板菌落数明显少于 0 点对照板上菌落数,则提示巨噬细胞有杀菌活性。

（四）MTT 比色法

1.原理

将巨噬细胞和细菌在微孔板中混合,洗涤除去细胞外细菌,用 MTT 比色法检测巨噬细胞和细菌作用前后的活菌数量。细菌脱氢酶可催化黄色的 3-(4,5-二甲基-2-噻唑)-2,5-二苯基溴化四唑[3-(4,5-dimethylthiazol-2-yl)-2,5-dipheny-ltetrazolium bromide,MTT]生成紫色的不溶性产物甲臜,溶于有机溶剂（二甲基亚砜,异丙醇等）后可通过检测 570 nm 吸光度值并参照标准曲线求得生成产物的含量。

2.材料

（1）RPMI-5 含 5% 自体正常血清,不含酚红的 RPMI 1640。

（2）50 g/L 皂苷（saponin）滤膜过滤除菌,室温可保存 3～6 个月。

（3）29.5 g/L 胰蛋白胨磷酸盐肉汤高压灭菌,每支 5 mL 分装在带螺旋盖试管中,4 ℃可保存

1 年。

(4)5 mg/mL 的 MTT/PBS 溶液:滤膜过滤除菌,于 4 ℃避光可保存 3~6 个月。

(5)1 mol/L 的 HCl。

(6)产单核细胞李斯特菌悬液。

毒力李斯特菌菌株来自 ATCC(菌株 15313),也可用来自患者的分离毒力株。将细菌接种于胰蛋白胨磷酸盐肉汤(tryptose phosphate broth),将菌液在 37 ℃水浴中振摇至对数生长期(4~6 小时),取 0.5 mL 菌液加至 10 mm×75 mm 聚苯乙烯管,密封后保存于 80 ℃。用前将冻存菌溶解,取 30 μL 接种于 5 mL 液体培养基,培养过夜至对数生长晚期(细菌量达每 1 mL 有 2×10^9 活菌)。若希望细菌达对数生长早期,则取 1 mL 培养物加至新鲜培养基,在 37 ℃水浴中振摇 4~6 小时至对数生长期。

热灭活菌的制备:将对数生长期中的细菌于 70 ℃水浴中加热 60 分钟,2 000 r/min,4 ℃离心 20 分钟,弃上清液,沉淀重悬于 10 mL PBS,洗涤后重悬于 PBS 至每毫升终浓度为 10^{10} 细菌。

(7)96 孔平底微孔反应板。

(8)CO_2 培养箱。

(9)酶联检测仪。

3.操作步骤

(1)1 000 r/min,4 ℃,离心 10 分钟收集巨噬细胞,RPMI-5 重悬细胞至 10^6/mL。

(2)取 100 μL 细胞悬液(10^5 个巨噬细胞)加至反应板微孔,每份标本做 4 孔,准备 2 块反应板做平行实验,一块为 T-0 板,每份标本做 2 孔;另一块为 T-90 板,每份标本做 2 孔。每孔加 10 μL 菌液(用 BSS 配成 10^7/mL),将反应板置 37 ℃,10%的 CO_2 培养箱 20 分钟,促进吞噬。细菌:细胞之比大约为 1:1。

(3)反应板于 1 000 r/min,4 ℃离心 5 分钟,小心弃去上清液(除去细胞外细菌),保留细胞成分。

(4)标本孔及 4 个空白孔中加入 RPMI-5,100 μL/孔,反应板于 1 000 r/min,4 ℃离心 10 分钟。

(5)T-0 板孔中加 20 μL 皂苷,室温反应 1 分钟,溶解细胞释放细菌,每孔加 100 μL 胰蛋白胨磷酸盐肉汤,于 4 ℃保存反应板。

(6)T-90 板置 37 ℃、10%的 CO_2 培养箱 90 分钟,进行杀菌反应或促进细菌生长,90 分钟后移出反应板,重复步骤 5。

(7)将 T-0 和 T-90 板置 37 ℃、10%的 CO_2 培养箱孵育 4 小时,促使存活的细菌生长。

(8)加 5 mg/mL 的 MTT/PBS 溶液 15 μL,37 ℃、10%的 CO_2 培养箱孵育 20 分钟,每孔加 1 mol/L 的 HCl 10 μL 终止反应,在酶联仪上测定 570 nm 吸光度值。

(9)建立标准曲线 用已知含量的细菌与 MTT 反应,在微孔板中测定相应孔的吸光度值。通过标准曲线将 T-0 板和 T-90 板孔中的吸光度值换算成细菌数量(cfu)。90 分钟板细菌数量比 0 点板有明显降低者(≥0.2logs),说明产生了杀菌效果。

二、T 淋巴细胞功能测定

(一)接触性超敏反应

1.原理

接触性超敏反应试验是一种简单可靠的检测体内细胞免疫功能的方法。将小鼠腹部皮肤接

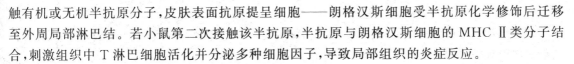

触有机或无机半抗原分子,皮肤表面抗原提呈细胞——朗格汉斯细胞受半抗原化学修饰后迁移至外周局部淋巴结。若小鼠第二次接触该半抗原,半抗原与朗格汉斯细胞的 MHC Ⅱ 类分子结合,刺激组织中 T 淋巴细胞活化并分泌多种细胞因子,导致局部组织的炎症反应。

2.材料

(1)6～12 周无病原雌性小鼠。

(2)70 g/L 2,4,6-三硝基氯苯(TNCB):溶于 4∶1 丙酮/橄榄油。

(3)10 g/L 的 TNCB:溶于 9∶1 丙酮/橄榄油。

(4)厚度刻度测量仪:可测范围 0.01～12.5 mm。

(二)操作步骤

(1)小鼠腹部皮肤除毛。

(2)于小鼠腹部皮肤滴加 70 g/L 的 TNCB 溶液 100 μL 致敏。

(3)固定小鼠 3～5 秒,使表面溶剂挥发。

(4)6 天后测量小鼠右耳耳郭厚度基数。

(5)测量后,立即在右耳两侧表面滴加 10 g/L 的 TNCB 10 μL(共 20 μL)进行攻击。未致敏小鼠右耳在测定耳郭厚度基数后两侧表面也滴加 TNCB 作为对照,以排除化学刺激造成的耳郭非特异性水肿。

(6)24 小时后测量实验组和对照组小鼠右耳耳郭厚度。

(7)计算耳郭厚度变化(ΔT):ΔT＝攻击后 24 小时耳郭厚度×耳郭厚度基数。

(三)移植物抗宿主反应

1.原理

移植物抗宿主反应(GVHD)是将具有免疫功能的供体细胞移植给不成熟、免疫抑制或免疫耐受的个体,因此,供体细胞识别宿主(受体)并对宿主(受体)抗原发生反应,而宿主不对供体细胞发生反应。在 GVHD 中,供体的淋巴细胞通过 T 细胞受体(TCR)与宿主的"异体"抗原相互作用而活化,释放淋巴因子,引起 T 细胞活化,脾大,甚至机体死亡等多种效应。

2.材料

(1)供体动物:遗传背景明确的纯系小鼠或大鼠。

(2)受体动物:同种异体新生鼠,同种异体照射鼠,或 F1 杂交鼠。

3.操作步骤

(1)在供体细胞移植前 2～6 小时照射受体动物。有必要做预实验确定合适的放射剂量。

(2)处死供体鼠,分离鼠脾脏、淋巴结和/或股骨及胫骨骨髓细胞。

(3)制备脾脏、淋巴结和骨髓细胞单个细胞悬液。调整细胞浓度至每毫升 $5×10^5$～$1×10^8$ 细胞。选择合适的细胞浓度。

(4)往成年受体鼠尾静脉中注射 0.5～1.0 mL 供体细胞,新生鼠腹腔注射 0.05～0.1 mL 供体细胞。当细胞浓度较高时,为防止形成栓塞,在注射细胞前 10～20 分钟,在鼠腹腔注射 0.05 mL 50 USP 单位肝素。

(5)GVHD 检测:受体动物为非照射同种异体新生鼠时,以脾增大指标来判断新生鼠腹腔注射供体淋巴细胞后的 GVHD 反应。注射后 10～12 天处死小鼠,称体质量,取出脾并称重。按下式计算脾指数。

$$脾指数＝(实验组脾重/体质量的均值)/(对照组脾重/体质量的均值)$$

脾指数≥1.3 说明存在 GVHD。

若受体动物为照射同种异体鼠或 F1 鼠,每天记录注射细胞后的动物死亡情况。以动物存活数对实验天数作图,比较实验组和对照组的平均存活时间。

(四)T 细胞增殖功能

1.有丝分裂原诱导的 PBMC(外周血单个核细胞)增殖

(1)原理:此法用于测定 PBMC 受到不同浓度的有丝分裂原植物血凝素(PHA)刺激后发生的增殖反应。PHA 主要刺激 T 细胞的增殖。也可使用其他可以和 T 细胞抗原受体和其他表面结构相结合的多克隆刺激物(表 14-3)。

表 14-3　淋巴细胞增殖的活化信号

细胞类型	活化靶物质	激活剂
T 细胞	TCR	特异性抗原
	TCR-α,TCR-β	Anti-TCR MAb
		Anti-CD3
		PHA
	CD2	Anti-CD2 化合物
		PHA
	CD28	Anti-CD28 MAb
B 细胞	SmIg	Anti-IgM
		SAC
	CD20	CD20 MAb
	CR2 病毒受体	EBV
	BCGF 受体	BCGF
B 和 T 细胞	离子通道	A23187 离子载体
		离子霉素 ionomycin
	蛋白激酶 C	佛波醇酯
	CD25(IL-2Rβ 链)	IL-2
	IL-4 受体	IL-4

注:BCGF:B 细胞生长因子;EBV:EB 病毒;Ig:免疫球蛋白;IL:白细胞介素;MAb:单克隆抗体;PHA:植物血凝素;SAC:金黄色葡萄球菌 Cowan I;TCR:T 细胞抗原受体。

(2)材料　PBMC 悬液:完全 RPMI-1 640 培养液。含 100 μg/mL 的 PHA 的完全 RPMI-1 640 培养液(分装保存于 20 ℃)。带盖的 96 孔圆底细胞培养板。

(3)操作步骤具体如下:①用完全 RPMI-1 640 培养液调 PBMC 数至 $1×10^6$/mL。②将细胞悬液混匀后加入 96 孔板中,每孔 100 μL($1×10^5$/孔);每实验组设 3 复孔,另设不加有丝分裂原的对照孔作为本底对照。③将 100 μg/mL 的 PHA 溶液作 1:10、1:20、1:40 稀释,1~3 列加 100 μL 完全 RPMI-1 640 培养液(本底对照);4~6 列加 1:40 的 PHA 100 μL(最终浓度 2.5 μg/mL);7~9 列加 1:20 的 PHA 100 μL(最终浓度 5 μg/mL),10~12 列加 1:10 的 PHA 100 μL(最终浓度 10 μg/mL)。④37 ℃,5%CO_2 温箱中孵育 3 天;结束培养前 6~18 小时每孔加入 0.5~1.0 μCi [³H]胸腺嘧啶。⑤用自动细胞收集器收集细胞,溶解细胞,将 DNA 转移至滤

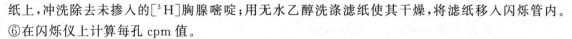

纸上,冲洗除去未掺入的[³H]胸腺嘧啶;用无水乙醇洗涤滤纸使其干燥,将滤纸移入闪烁管内。⑥在闪烁仪上计算每孔 cpm 值。

2.一步法混合淋巴细胞反应

(1)原理:反应性 T 细胞受到刺激细胞(同种异体淋巴细胞)表面主要组织相容性复合体(MHC)抗原的刺激发生增殖反应。刺激细胞本身的增殖反应可通过放射线照射或经丝裂霉素 C 处理而被抑制。本法常用于鉴定组织相容性。

(2)材料:含 10%人 AB 型血清的完全 RPMI 培养液(RPMI-10AB),56 ℃加热灭活 1 小时。反应细胞:脾、淋巴结、胸腺的淋巴细胞或纯化的 T 细胞、T 细胞亚群。同种异体刺激细胞悬液(PMBC)。自体刺激细胞悬液(PMBC)。0.5 mg/mL 丝裂霉素 C,溶于完全 RPMI-10AB(避光保存)。

(3)操作步骤具体如下:①用完全 RPMI-10AB 调整 PBMC 浓度至 1×10^6/mL。②用丝裂霉素 C 或照射处理同种异体刺激细胞和自体刺激细胞(用于对照)以抑制其增殖反应;加入 0.5 mg/mL 丝裂霉素 C 使终浓度为 25 μg/mL,在 37 ℃,5%CO_2温箱中避光孵育 30 分钟,用完全RPMI-10AB 洗细胞 3 次以上,用于除去剩余的丝裂霉素 C;或者将细胞置于照射仪中用 2 000 拉德(rad)照射;调整细胞浓度至 1×10^6/mL。③每孔加入反应细胞 100 μL,设 3 复孔。④在相应孔内加入 100 μL 经照射或丝裂霉素 C 处理的同种异体或自体刺激细胞。空白对照孔加100 μL 完全 RPMI-10AB。⑤在 37 ℃,5%CO_2温箱中孵育 5~7 天。⑥加入[³H]胸腺嘧啶,继续培养 18 小时,收获细胞并计算每孔 cpm 值。

3.自体混合淋巴细胞反应

(1)原理:自体混合淋巴细胞反应的原理和操作步骤基本同上。但需将刺激细胞换成自体非 T 细胞,含 10%人 AB 血清的完全 RPMI 培养液(RPMI-10AB)换成含 10%同源血清的完全 RPMI 培养液。

(2)材料:反应细胞悬液(自体 T 细胞)。含 10%自体血清的完全 RPMI 1640 培养液,56 ℃加热灭活 1 小时。刺激细胞悬液(自体非 T 细胞)。自体 PBMC 悬液。

(3)操作步骤具体如下:①用含 10%自体血清的完全 RPMI 培养液将反应细胞调整浓度为 1×10^6/mL。②用 2 000 拉德照射非 T 刺激细胞和自体 PBMC(用于对照)或用丝裂霉素 C 处理(方法同一步法)。用含 10%自体血清的完全 RPMI 1640 培养液清洗细胞。重新调整浓度为 1×10^6/mL。③每孔加入反应细胞 100 μL,设 3 复孔。④在相应孔内加入经照射或经丝裂霉素 C 处理的刺激细胞 100 μL。空白对照孔加 100 μL 含 10%自体血清的完全 RPMI 1640 培养液。⑤在 37 ℃,5%CO_2温箱中孵育 7 天。⑥加入[³H]胸腺嘧啶,继续培养 18 小时,收获细胞并计算每孔 cpm 值。

4.抗原诱导的 T 细胞增殖

(1)原理:本法用于测定 T 细胞对特异性抗原(如破伤风类毒素)刺激的增殖反应,也可用于测定 T 细胞对任何蛋白质或多糖抗原的增殖反应。

(2)材料:T 细胞悬液。自体抗原提呈细胞悬液(非 T 细胞)。破伤风类毒素溶液。

(3)操作步骤具体如下:①用完全 RPMI-10AB 调整 T 细胞浓度至 1×10^6/mL;②丝裂霉素 C 处理抗原提呈细胞(或用 2 500 拉德照射)(同一步法),调整抗原提呈细胞浓度至 2×10^5/mL;③每孔加 T 细胞悬液 100 μL 和抗原提呈细胞悬液 50 μL,混匀;④加破伤风类毒素溶液 50 μL 使其终浓度分别为 0 μg/mL、1 μg/mL、5 μg/mL、10 μg/mL 和 20 μg/mL,每种浓度准备 3 复孔;⑤在 37 ℃,

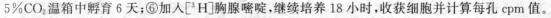

5％CO_2温箱中孵育 6 天；⑥加入[³H]胸腺嘧啶,继续培养 18 小时,收获细胞并计算每孔 cpm 值。

（五）人 T 淋巴细胞细胞毒功能的检测

细胞毒性 T 细胞(CTL)通过识别细胞表面抗原杀伤靶细胞,主要由 $CD8^+$ 细胞组成,也包括少数具有 CTL 作用的 $CD4^+$ CTL。CTL 具有杀伤细胞内微生物(病毒、胞内寄生菌等)感染靶细胞、肿瘤细胞等的效应,在抗肿瘤、抗病毒及抗移植物等免疫反应中发挥重要作用。淋巴细胞介导的细胞毒性(lymphocyte mediated cytotoxicity,LMC)是细胞毒性 T 细胞(CTL)的特性,它是评价机体细胞免疫功能的一种常用指标,特别是测定肿瘤患者 CTL 杀伤肿瘤细胞的能力,常作为判断预后和观察疗效的指标之一。T 细胞前体在辅佐细胞和 Th 细胞产物(IL-2)的存在下,经特异性抗原刺激产生 CTL。选用适当的靶细胞,常用可传代的已建株的人肿瘤细胞如人肝癌、食管癌、胃癌等细胞株,经培养后制成单个细胞悬液,按一定比例与受检的淋巴细胞混合,共育一定时间,观察肿瘤细胞被杀伤情况,一般采用 ^{51}Cr 释放法。肿瘤细胞首先被 ^{51}Cr 短暂标记,洗后与效应 CTL 混合后共同培养,数分钟至数小时后,靶细胞开始裂解,胞浆内 ^{51}Cr 标记的蛋白释放出来,计算被杀伤靶细胞释放入培养上清液的 ^{51}Cr,通过与对照组 ^{51}Cr 的释放比较,来判断 T 细胞的细胞毒活性。

1.抗 CD3 介导的细胞毒性实验(^{51}Cr 释放试验)

(1)原理:人类 T 淋巴细胞细胞毒功能的体外检测可以通过使用抗 CD3 抗体或特异性抗原刺激前 CTL 向效应 CTL 分化来完成。以下以抗 CD3 介导的细胞毒性实验为主,介绍人 T 淋巴细胞细胞毒功能的体外检测方法。前 CTL 在抗 CD3 抗体或分泌抗 CD3 抗体的杂交瘤细胞刺激诱导下产生 CTL 活性。抗 CD3 抗体与 T 效应细胞群和带有 Fc 受体的 ^{51}Cr 标记的靶细胞共育;或者 T 效应细胞群直接与 ^{51}Cr 标记的膜表面表达抗 CD3 抗体的杂交瘤细胞(OKT3)共育,抗 CD3 抗体与 T 效应细胞上 TCR 复合体结合,并通过 Fc 受体与靶细胞结合,从而导致 ^{51}Cr 标记的靶细胞溶解;^{51}Cr 标记的 OKT3 则直接通过膜表面表达抗 CD3 抗体与 TCR 复合体结合,充当靶细胞和刺激原的双重作用。CTL 的溶细胞活性可通过检测由靶细胞释放入培养上清液中的 ^{51}Cr 来获得。

(2)材料具体如下:①靶细胞,EB 病毒转化的 B 淋巴母细胞样细胞。②T 效应细胞群,T 效应细胞通常来自 PBMC、T 细胞或 T 细胞亚群;由于 PBMC 中含有 NK 细胞,可能引起非抗 CD3 介导(非 T 细胞)的靶细胞溶解,所以通常采用 T 细胞或 T 细胞亚群作为 T 效应细胞;如果用 PBMC,则必须设立无抗 CD3 抗体刺激的对照组。③1 mCi/mL 的 $Na_2[^{51}Cr]O_4$ (^{51}Cr≥300 mCi/mg)。④完全 RPMI-5 培养基。⑤抗 CD3 抗体或分泌抗 CD3 抗体的杂交瘤细胞(OKT3)。⑥2％TritonX-100。⑦24 孔平底细胞培养板。⑧含有 H-1 000B 型转子的 Sorvall 离心机。⑨台盼蓝拒染法所需的试剂和仪器。

(3)操作步骤具体如下:①用 100 μCi ^{51}Cr 对 EB 病毒转化的 B 淋巴母细胞或 OKT3 杂交瘤细胞(当 OKT3 杂交瘤细胞同时作为刺激原时)进行放射标记。方法是吸取 $5×10^5$ 个 B 细胞到含 1.9 mL 完全 RPMI-5 培养基的 24 孔板孔中,每孔加入 0.1 mL ^{51}Cr,37 ℃,5％CO_2温箱中孵育 18~24 小时。②收集放射标记的 B 细胞,用 10 mL 完全 PRMI-5 于室温下洗涤。③用台盼蓝拒染法计数活细胞,用完全 RPMI-5 调节细胞浓度至每 50 μL 含 $5×10^3$ 个细胞($1×10^5$/mL)。④用完全 RPMI-5 将效应 T 细胞作倍比稀释,初始浓度为 $1×10^5$/100 μL,至少稀释 4 个浓度,达到 20:1 的效/靶比。⑤用完全 RPMI-5 稀释抗 CD3 抗体,从 4 μg/mL 开始,至少准备 5 个 4 倍稀释的浓度。⑥将效应细胞、靶细胞和抗 CD3 抗体加入 96 孔反应板微孔,做 3 个复孔,具体操作如下:每孔依次加入放射标记的靶细胞 50 μL、不同稀释度的抗 CD3 抗体 50 μL、不同浓度的效应细胞 100 μL;当用 OKT3 杂交瘤细胞时,每孔加 OKT3 细胞 100 μL(每孔 5×10³)和效应 T 细胞 100 μL;同时设立仅有靶细胞(无抗体和效应细胞)的对照孔(自发释放量);在另一块 96 微孔板中,设立仅含 5×10³ 放射性靶细胞和 150 μL 的 2% TritonX-100 的对照孔(最大释放量);除此之外,还应设立靶细胞和效应细胞(无抗体)的孔测量 NK 细胞的活性。⑦将反应板于 100 r/min 离心 2 分钟,置 37 ℃,5% CO₂ 孵育 4 小时。⑧将反应板于 800 r/min 离心 5 分钟,从每孔吸出 100 μL 上清液,用 γ 计数器计算每个上清液样本的 cpm 值。⑨依下列公式计算结果:
特异性溶解率=100×(实验组 ^{51}Cr 释放量 $-^{51}$Cr 自发释放量)/(^{51}Cr 最大释放量 $-^{51}$Cr 自发释放量),其中自发释放量=对照孔 cpm,实验组释放量=实验孔 cpm,最大释放量=含 Triton 孔 cpm,其中自发释放量应该是≤最大释放量的 25%。

2.钙荧光素释放试验

(1)原理:钙荧光素为钙螯合剂,与钙结合后可发出强烈荧光。钙荧光素释放试验是一种替代 ^{51}Cr 释放试验的非放射性试验。该法用荧光标志物(钙荧光素)代替 ^{51}Cr 标记靶细胞,将钙荧光素标记靶细胞与效应 T 细胞(CTL)按一定的效/靶比(E/T)混合,孵育一定时间后,CTL 发挥溶解靶细胞活性,通过计算细胞上清液中被释放的钙荧光素量来计算 CTL 活性。计算方法类似于 ^{51}Cr 释放实验。钙荧光素释放试验除用于 CTL,也可用于 NK 细胞和淋巴因子活化的杀伤细胞(LAK)活性的检测。

(2)材料具体如下。①HBSSF:含 5% FCS 的无酚红、Ca²⁺ 或 Mg²⁺ 的 Hanks 平衡盐溶液(HBSS)。②1 mg/mL 抗原储存液或传染性病原体(如流感病毒):用于致敏靶细胞。③Calcein-AM(作为分子探针):用 DMSO 配成 2.5 mmol/L。④效应 CTL:特异性靶抗原致敏的 CTL,无关抗原致敏的 CTL 作为对照组。⑤溶解缓冲液:50 mmol/L 硼酸钠/0.1% TritonX-100,pH 为 9.0。⑥15 mL 锥形离心管。⑦带 H-1 000B 转子的 Sorvall 离心机。⑧96 孔圆底微孔反应板。⑨自动荧光检测系统。

(3)操作步骤具体如下:①用 HBSSF 配制 EB 病毒转化的 B 淋巴母细胞样细胞的单细胞悬液或培养的肿瘤细胞单细胞悬液,必须安排好实验步骤以保证效应细胞与靶细胞在同一时间准备好,因此,抗原特异性效应 CTL 必须和靶细胞同时制备;另外,在洗涤和标记靶细胞的同时,应进行效应细胞的洗涤和稀释。②用台盼蓝拒染法确定细胞活率,靶细胞活率应>80%。③将细胞转移至 15 mL 尖底离心管,于室温 1 000 r/min 离心 10 分钟,弃上清液;用 HBSSF 重悬细胞,再离心一次,弃上清液。④用 HBSSF 重悬细胞,配成浓度为 1×10⁶/mL;加入 1 mg/mL 抗原储存液时抗原最终浓度为 0.000 1~100 μg/mL;置 37 ℃,室内空气(不含 CO₂)中孵育 90 分钟。⑤洗细胞 2 次,用 HBSSF 重悬细胞使其浓度为 1×10⁶/mL。⑥加入 10 mL 的 2.5 mmol/L 的 Calcein-AM(使其终浓度为 25 μmol/L),置 37 ℃,室内空气(不含 CO₂)中孵育 30 分钟。⑦洗细胞 2 次,重悬细胞至 1.5×10⁵/mL,然后立即进入步骤⑪。⑧准备特异性靶抗原致敏效应 CTL 的单细胞悬液,计算细胞活率,洗涤细胞后用 HBSSF 重悬细胞至浓度为 1.5×10⁶/mL;用相同方式同时准备好对照组(无关抗原致敏的 CTL)。⑨用 HBSSF 作 3 倍连续稀释待测的和对照的效应细胞(初始浓度为 1.5×10⁶/mL)。⑩在第⑨步中准备好的每个效应细胞稀释液中吸取 100 μL,加入 96 孔反应板孔中,每份做 3 个复孔;同时设立含 100 μL 的 HBSSF 和 100 μL 溶解缓冲液的对照孔,也做 3 个复孔;立即进入步骤⑪。⑪取步骤⑦中的 Calcein-AM 标记靶细胞悬液 100 μL 至步骤⑩中各孔(最终为每孔 200 μL),含靶细胞和效应细胞的孔用于测定 CTL 活性,含标记靶细胞和 HBSSF 的孔测定自发性钙释放量,含标记靶细胞和溶解液的孔测定最大钙释放量。⑫反应板于室温 1 000 r/min 离心 30 秒,以促进效应细胞和靶细胞的接触,置 37 ℃,室内空气(不含 CO_2)中孵育 2～3 小时,此后的所有步骤均可在有菌的条件下进行。⑬反应板于室温 2 000 r/min 离心 5 分钟,取出各孔全部上清液。⑭加 200 μL 溶解缓冲液至每孔细胞沉淀中,室温下反应 15 分钟,溶解细胞。⑮用含有 485/20 nm 激发波长和 530/25 nm 发射波长的自动荧光检测系统测定每孔产生的钙荧光强度。⑯计算三孔的平均荧光值,以求出各个浓度效应细胞的溶细胞百分比。

三、B 淋巴细胞功能测定

(一)ELISA 法检测 B 细胞合成多克隆免疫球蛋白

1.原理

B 细胞经多克隆刺激物(表 14-4)包括有丝分裂原、抗体、EB 病毒(EBV)或淋巴因子等的诱导,可合成并分泌抗体。

表 14-4　多克隆抗体产生的刺激物

细胞类型	刺激物	应用
PBMC 或 T 细胞＋B 细胞	PWM	T 细胞依赖的 B 细胞激活
由 PWM 刺激后的 PBMC 中分离的 B 细胞	PWM	需要加 IL-2 到 B 细胞;用于确定外源细胞或细胞因子的调节作用
纯 B 细胞或扁桃体 B 细胞	SAC＋IL-2	用于研究细胞的调节作用和无 T 细胞存在时的影响因素
	抗 IgM 抗体＋T 细胞上清液	用于研究无 T 细胞直接接触时加入的外源细胞的作用,或 T 细胞上清液的调节激活作用
PBMC 或 B 细胞	EBV	用于研究 B 细胞产生 Ig 和 EBV 诱导的增殖和分化功能

注:EBV,EB 病毒;PBMC,外周血单个核细胞;PWM,美洲商陆分裂原;SAC,葡萄球菌 CowanI。

用 ELISA 法可对细胞培养上清液中 B 细胞合成的免疫球蛋白进行定量检测。由于循环和组织中的 B 细胞存在多种亚型,因此,应根据特定的实验目的来选择培养的淋巴细胞亚类以及使用的刺激分子。

2.材料

(1)PBMC 悬液。

(2)完全 RPMI-5 和 RPMI-10 培养液。

(3)PWM 溶液:用 RPMI-10 作 1∶10 稀释,储存于 20 ℃。

(4)第一(捕获)抗体:10 μg/mL 羊抗人 IgM、IgG 或 IgA,溶于包被液中。

(5)洗涤液:0.05％吐温 20,溶于 PBS。

(6)封闭液:50 g/L 的 BSA 溶于洗液中,过滤除菌后贮存于 4 ℃。

(7)免疫球蛋白标准液。

(8)稀释液:10 g/L 的 BSA 溶于洗液中,过滤除菌后贮存于 4 ℃。

(9)第二抗体:亲和纯化的、Fc 特异的、碱性磷酸酶标记羊抗人 IgM,IgG 或 IgA 抗体。

(10)1 mg/mL 磷酸硝基苯基二乙酯,溶于底物缓冲液中。

(11)3 mol/L 的 NaOH。

(12)96 孔平底微孔培养板。

(13)96 孔 ELISA 板。

(14)多孔扫描分光光度计。

3.操作步骤

(1)有丝分裂原刺激诱导:①用完全 RPMI-5 洗 PBMC,以除去外源性免疫球蛋白。②用完全 RPMI-10 调整细胞数至 $5×10^5$/mL,每孔加入 0.2 mL 细胞悬液($1×10^5$ 个细胞),实验均设复孔,设立只加细胞而不加刺激物的对照孔。③加 PWM 溶液刺激细胞。④置 37 ℃,5% 的 CO_2 温箱中培养。⑤收集用于分析或 ELIspot 检测的细胞,或悬浮培养的细胞用于 ELISA 分析。

(2)ELISA 分析:①加 10 μg/mL 一抗 100 μL 于 96 孔 ELISA 板孔内,37 ℃ 孵育 2 小时(或 4 ℃ 过夜)。②洗板 5 次。③每孔加封闭液 200 μL,封闭非结合位点;室温孵育 1 小时,洗板 5 次。④每孔加 100 μL 免疫球蛋白标准液或细胞培养上清液(用稀释液稀释至合适的浓度),室温下孵育 2 小时(或 4 ℃ 过夜),测定未受刺激的单个核细胞培养液上清液中的免疫球蛋白时,上清液不必稀释;经有丝分裂原刺激培养的上清液,需要 1∶10 或更多倍稀释。⑤洗板 5 次。⑥每孔加入 100 μL 碱性磷酸酶标记的羊抗人 IgM、IgG 或 IgA 抗体(二抗),室温孵育 2 小时或 4 ℃ 过夜。⑦洗板 5 次,每孔加含 1 mg/mL 磷酸硝基苯基二乙酯的底物缓冲液 100 μL。⑧用多孔扫描分光光度计于 405～410 nm 读吸光度值;根据标准曲线计算免疫球蛋白的含量。

(二)反相溶血空斑试验

1.原理

空斑形成试验是检测抗体形成细胞功能的经典方法。最初是采用溶血空斑形成试验,其原理是用绵羊红细胞(SRBC)免疫小鼠,4 天后取出脾细胞,加入 SRBC 及补体,混合在融化温热的琼脂凝胶中,浇在平皿内或玻片上,使成一薄层,置 37 ℃ 温育。由于脾细胞内的抗体生成细胞可释放抗 SRBC 抗体,使其周围的 SRBC 致敏,在补体参与下导致 SRBC 溶血,形成一个肉眼可见的圆形透明溶血区而成为溶血空斑(plaque)。每一个空斑表示一个抗体形成细胞,空斑大小表示抗体生成细胞产生抗体量的多少。这种直接法所测细胞为 IgM 生成细胞。IgG 生成细胞的检测可用间接检测法,即在小鼠脾细胞和 SRBC 混合时,再加抗鼠 Ig 抗体(如兔抗鼠 Ig),使抗体生成细胞所产生的 IgG 或 IgA 与抗 Ig 抗体结合成复合物,此时能活化补体导致溶血,称间接空斑试验。上述直接和间接溶血空斑形成试验都只能检测抗红细胞抗体的产生细胞,而且需要事先免疫,若要检测由其他抗原诱导的抗体,则需将 SRBC 用该特异性抗原包被,方可检查对该抗原特异的抗体产生细胞。它的应用范围较广,也分直接法和间接法,分别检测 IgM 生成细胞和 IgG 生成细胞。

目前常用 SPA(葡萄球菌 A 蛋白)包被 SRBC 溶血空斑试验检测抗体生成细胞。SPA 能与人及多种哺乳动物 IgG 的 Fc 段结合,利用这一特性,首先将 SPA 包被 SRBC,然后进行溶血空斑测定,可提高敏感度和应用范围。测试系统中加入抗人 Ig 抗体,可与受检 B 细胞产生的 Ig 结合形成复合物,复合物上的 Fc 段可与连接在 SRBC 上的 SPA 结合,同时激活补体,使 SRBC 溶解形成空斑。此法可用于检测人类外周血中的 IgG 产生细胞,与抗体的特异性无关。用抗 IgA、IgG 或 IgM 抗体包被 SRBC,可测定相应免疫球蛋白的产生细胞,这种试验称为反相溶血空斑形成试验,可用于测定药物和手术等因素对体液免疫功能的影响,或评价免疫治疗或免疫重建后机体产生抗体的功能。以下主要介绍 SPA-SRBC 反相溶血空斑试验的操作过程。基本方案分为三个阶段。首先，用 SPA 致敏 SR-BC，制备豚鼠补体和抗 Ig 抗体；第二步，待测标本与致敏 SR-BC、补体和抗体共同孵育；最后，计数形成的溶血空斑数。

2.材料

(1)1∶2 SRBC/Alsevers 液体。

(2)普通盐溶液。

(3)金黄色葡萄球菌 A 蛋白(SPA)。

(4)氯化铬(CrCl₃)。

(5)平衡盐溶液。

(6)冷磷酸盐缓冲液(PBS)。

(7)补体：溶于稀释液中。

(8)兔抗 Ig 抗体，56 ℃热灭活 30 分钟。

(9)清洗液：含以下成分的平衡盐溶液。5% FCS(56 ℃热灭活 30 分钟)，25 mmol/L 的 HEPES 缓冲液，5 μg/mL 庆大霉素，使用前 1 小时除去气泡。

(10)固体石蜡。

(11)纯凡士林油。

(12)50 mL 和 15 mL 锥形管。

(13)离心机。

(14)30 ℃水温箱。

(15)4 ℃冰浴箱。

(16)96 孔圆底微孔板。

(17)溶斑容器。

(18)套色拼隔版显微镜或半自动空斑计数器。

3.操作步骤

(1)SPA 致敏 SRBC：①加 1∶2 的 SRBC/Alsevers 液体 200 μL 至 50 mL 离心管中，加入普通盐溶液洗涤 SRBC，室温下于 1 200 r/min 离心 10 分钟，吸去上清液，用普通盐溶液反复洗涤 3 遍。②将细胞团转移到 15 mL 的离心管中，室温下于 1 800 r/min 离心 10 分钟；吸去 SRBC 细胞团顶部的棕黄层，保留压紧的 SRBC 细胞团。③将 5 mg 的 SPA 溶于 5 mL 盐溶液中，将 33 mg 的 CrCl₃ 置于离心管中，在细胞致敏前加 5 mL 盐溶液溶解，配制后 10 分钟以内使用。④将以下物质加至 50 mL 离心管中：普通盐溶液 10.4 mL，CrCl₃ 溶液 0.1 mL，SPA 溶液 0.5 mL，洗涤沉淀的 SRBC 1.0 mL，盖好试管盖，轻轻旋转混匀，在 30 ℃水浴箱(严格 30 ℃)中孵育 1 小时，在孵育过程中轻旋试管 3 次。⑤试管中加入室温普通盐溶液，1 200 r/min 室温离心 10 分钟，弃上清液。⑥如上法用普通盐溶液再洗涤一遍，用平衡盐溶液清洗第三遍；收集 SPA 致敏的 SRBC 于 50 mL 的锥形管中，加满平衡盐溶液，4 ℃保存不能超过 1 周。⑦致敏 SRBC 使用前于室温下 1 200 r/min 离心 15 分钟，弃去上清液；加 1 mL 平衡盐溶液到 2 mL SPA 致敏的 SRBC 中。

(2)准备补体和抗血清：①用冷 PBS 洗 15 mL 羊血 3 次，每次于 4 ℃，1 200 r/min 离心 10 分钟，弃上清液；第 4 次向管中加入冷 PBS，1 800 r/min，4 ℃离心沉积 SRBC，弃去上清液。②用稀释液稀释补体，置于冰浴。③用 SRBC 吸收补体：将 1 体积的洗涤沉积 SRBC 和 4 体积的豚鼠补体混合以吸附补体，在 4 ℃冰水浴中孵育 2 小时。④4 ℃，1 800 r/min 离心 10 分钟，弃去上清液;因补体对热不稳定,操作过程均需在 4 ℃进行;分装 2 mL 储存于20 ℃。⑤用 SRBC 吸收抗体,将 1 体积的洗涤沉积 SRBC 和 2 体积的热灭活兔抗人Ig 抗体混合以吸附抗体,在 4 ℃冰水浴中孵育 2 小时。⑥离心并分装。⑦确定试验中每批补体和抗血清最佳稀释度,选择产生溶斑数量最多最明显的最大稀释度。⑧准备溶斑试验的细胞悬液:用于溶斑试验的细胞包括培养的单个核细胞/淋巴细胞或来自血液、扁桃体或脾的新鲜细胞。清洗细胞,室温1 800 r/min离心5 分钟或 1 200 r/min 离心 10 分钟,弃上清液,混匀标本,重复清洗3 次;最后一次清洗后,用适当体积的清洗液重悬细胞,最终体积取决于细胞悬液中分泌 Ig 的细胞数量。

(3)溶斑过程及空斑计数:①将 2 体积固体石蜡和 1 体积凡士林油置于大烧杯中,低温加热使其逐渐融化,混匀。②准备溶斑混合液,将等体积的 SPA 致敏 SRBC、抗血清和补体混合于离心管中,盖紧试管盖轻轻混匀。③吸溶斑混合液到微孔板孔内,每孔 75 μL。④取 125 μL 待测细胞悬液至含有 75 μL 溶斑混合液的微孔内,避免气泡产生,用吸管混合 5～6 次,将混合物吸入吸样管尖端,将尖端靠近打开的溶斑容器,将混合液加入容器中直到加满为止;每孔大约可盛50 μL;每个标本做复孔。⑤用装有温热的蜡-凡士林油混合物的巴斯德玻璃管密封溶斑容器。⑥叠放溶斑容器,将 96 孔板盖上盖板以防止水蒸气落入,37 ℃孵育 3～5 小时。⑦使用套色拼隔版显微镜(10×放大倍数)或半自动空斑计数器计数全部溶斑数。⑧计算溶斑总数,求得初始检测标本和加入溶斑容器中标本的体积比,用这一系数乘以容器中的溶斑数量,例如,要确定在1 mL 初始标本中分泌 Ig 细胞的总数,假设每一个溶斑容器约盛有 30 μL 来自初始的 1 mL 的培养物,即 3%,因此,在 1 mL 培养物中分泌 Ig 细胞的总数相当于将每个容器中溶斑的数量乘以系数 33.3。

(三)ELIspot 实验

1.原理

酶联免疫斑点法(ELIspot)试验可用于检测生成特异性抗体的 B 细胞和生成特异性细胞因子的 T 细胞。检测生成特异性抗体的 B 细胞时,首先将特异性抗原包被固相微孔反应板,然后加入待测的抗体生成细胞,若该细胞分泌针对固相抗原的抗体,即可与固相抗原结合,再用酶标二抗和显色剂对相应抗体进行检测。在低倍镜下计数每孔中显色的酶点数,即抗体生成细胞数。该法也可用于检测特异性细胞因子生成 T 细胞。此外,ELIspot 双色分析可同时测定两种不同抗原刺激分泌的抗体并且为单个细胞分泌的抗体分子的定量提供可能性。本法可以用于测定组织中的单个抗体分泌细胞。

ELIspot 分析包括三个阶段:抗原包被固相支持物,孵育抗体分泌细胞,在抗体分泌细胞处测定抗原抗体复合物的形成。

2.材料

(1)包被抗原,溶于包被缓冲液。

(2)PBS。

(3)含 5%FCS(56 ℃,热灭活 30 分钟)的 PBS 或含 10 g/L BSA 的 PBS,即配即用。

(4)待测细胞,如 PBMC 或脾细胞。

(5)完全 IMDM-5 培养基。

(6)吐温/PBS:含 0.05%吐温 20 的 PBS。

(7)含 10 g/L BSA 的 PBS(BSA/PBS)。

(8)酶标记抗体。

(9)琼脂糖凝胶:①琼脂糖/蒸馏水,12 mg 琼脂糖溶于 1 mL 水,于 46 ℃水浴融化并保存。②琼脂糖/PBS,在微波炉中完全融化琼脂糖,加 PBS 至终浓度为 10 g/L。在水浴箱中将凝胶冷却至 46 ℃,并保存于 46 ℃。

(10)HRPO 缓冲液(50 mmol/L 醋酸盐缓冲液,pH 为 5.0),0.2 mol/L 乙酸(11.55 mL/L冰醋酸)74 mL,0.2 mol/L 醋酸钠(27.2 g/L 三水乙酸钠)176 mL,加水至 1L,4 ℃保存 1 个月。终浓度为 15 mmol/L 乙酸和 35 mmol/L 醋酸钠。

(11)凝胶底物。①HRPO 底物,1,4-p-苯二胺自由基(PPD)50 mg 溶解于 2 mL 甲醇中,使用前加入 30%H_2O_2,50 μL 和取自 46 ℃水浴箱的琼脂糖/PBS 100 mL,充分混合后立即使用,PPD 与 HRPO 反应呈棕黑色斑点,最终浓度为 5 mmol/L PPD,2%甲醇和 0.000 15%H_2O_2。②碱性磷酸酶底物,将 5-溴-4-氯-3-氮磷酸盐(BCIP)底物和等体积的琼脂糖/蒸馏水混合,BCIP 和碱性磷酸酶的反应产生蓝色斑点。

(12)可溶性的底物(使用硝酸纤维素膜)。①HRPO 底物,3-氨基-9-乙烷基咔唑(AEC)20 mg 溶于 2.5 mL 二甲基甲酰胺(DMF),加 AEC/DMF 溶液 2.5 mL 至可溶性 HRPO 缓冲液47.5 mL 中,边加边搅拌混匀,必要时 0.45 μm 滤纸过滤祛除聚合体;使用前加入 30%的 H_2O_2,25 μL;终浓度为 38 mmol/L AEC,0.51 mol/L DMF,和 0.015%的 H_2O_2。②碱性磷酸酶底物,分别溶解 5-溴-4-氯-3-氮磷酸盐(BCIP)15 mg 于 1 mL 的 DMF 和 p-四唑氮蓝(NBT)30 mg 于 1 mL DMF,用 100 mL 0.1 mol/L $NaHCO_3$/1.0 mmol/L $MgCl_2$,pH 为 9.8 混合 BCIP 和 NBT 溶液;终浓度为 0.4 mmol/L BCIP,2%DMF 和 0.36 mmol/L NBT;BCIP 或 BCIP/NBT 的反应结果出现蓝色斑点。

(13)40~60 mm 直径的聚苯乙烯平皿或 6、24、48 或 96 孔聚苯乙烯微孔板或置于 96 孔微量稀释 HA 板的硝酸纤维素膜。

3.操作步骤

(1)抗原包被固相载体:①用溶于包被缓冲液中的抗原包被固相载体(有盖培养皿或多孔板),4 ℃过夜或 37 ℃ 2 小时,包被板在 4 ℃可保存数周;②用 PBS 清洗平皿或多孔板 3 次,用 5%FCS/PBS 或 10 g/L BSA/PBS 封闭平皿上或孔中空余的结合位点,37 ℃ 30 分钟。

(2)抗体产生细胞培养:①轻轻倒出 FCS(或 BSA)/PBS 液体,将细胞混悬于完全 IMDM-5 培养基,稀释到适当的浓度(通常 10^4~10^6 个细胞/mL),如使用培养皿,细胞容积为300~500 μL;如使用 96 孔板,细胞容积为每孔 100~200 μL。②细胞于 37 ℃,5%~10%的 CO_2 孵箱中孵育 3~4 小时。

(3)测定形成斑点的细胞:①加 2 mL 酶标记抗体至培养皿或每孔 50~100 μL 到 96 板孔,培养过程在抗原特异性的细胞处形成抗原抗体复合物。②室温孵育 2~3 小时或 4 ℃过夜。③从培养皿或每孔中轻轻移出上清液,如果使用凝胶底物,进行步骤④(聚苯乙烯器皿使用单色分析),如果使用可溶性底物时进行步骤⑤(硝酸纤维素膜使用单或双色分析)。④使用聚苯乙烯平皿:加 2 mL 凝胶底物到平皿中或每孔 5 μL 到 96 孔板孔中,在凝胶凝固前,用手指快速轻弹培养皿或 96 孔板除去过量的 HRPO 底物,将培养皿置于室温下直到凝胶凝固(2~5 分钟);根据使用的底物类别不同,在 5~10 分钟后可看到蓝色或棕黑色的斑点。⑤使用硝酸纤维素膜反应板:如果是单一呈色反应,加每孔 50 μL 可溶性底物至 96 孔硝酸纤维素膜板;对于双色反应,按顺序加入 HRPO 底物和碱性磷酸酶底物(均为可溶性的),首先加碱性磷酸酶底物,放置 5~30 分钟使其显色(蓝色斑点),用 PBS 洗板后再加 HRPO 底物,静置 5 分钟显色(红色斑点),流水冲洗硝酸纤维素膜数秒。⑥在计数斑点形成细胞(SFC)之前,可保持酶促反应 2～24 小时,碱性磷酸酶反应则需要更长的时间,一般在计数前最好等 24 小时。计数斑点时使用(10～30)×的放大倍数。

(吕　娜)

第二节　免疫复合物测定

免疫复合物(immune complex,IC)是抗原与其对应抗体相结合的产物。在正常情况下,机体内的游离抗原与相应抗体结合形成 IC,可被机体的防御系统清除,作为清除异物抗原的一种方式,对机体维持内稳态很有利。由于 IC 的抗原成分复杂,IC 形成后可表现新的生物学功能,激活补体成分,和细胞上的 Fc 受体,补体受体进一步发生结合反应,参与机体的病理性损伤。在某些情况下,体内形成的 IC 不能被及时清除,则可在局部沉积,通过激活补体,吸引单核吞噬细胞,并在血小板、中性粒细胞等参与下,引起一系列连锁反应导致组织损伤,出现临床症状,成为免疫复合物病(immunocomplex disease,ICD)。

IC 在体内存在有两种方式,一种是长时间游离于血液和其他体液中,又称为循环免疫复合物(circulating immunocomplex,CIC),另一种是组织中固定的 IC。影响 IC 沉积的因素很多,如 IC 的体积、组织带电荷状态、血管的通透性及机体吞噬系统的功能等。其中,IC 的大小和量起决定作用,而 IC 的大小是由抗原抗体的比例决定的。由于抗原与抗体比例不同,体内所形成的 IC 分子大小各异,通常有三种形式:一是二者比例适当时,形成大分子的可溶性 IC(大于 19 秒),易被吞噬细胞捕获、吞噬和清除;二是抗原量过剩时,形成小分子的可溶性 IC(小于 6.6 秒),易透过肾小球滤孔随尿排出体外;三是抗原量稍过剩时,形成中等大小的可溶性 IC(8.8～19 秒),它既不被吞噬细胞清除,又不能透过肾小球滤孔排出,可较长时间游离于血液和其他体液中,即CIC。当血管壁通透性增加时,此类 CIC 可随血流沉积在某些部位的毛细血管壁或嵌合在小球基底膜上,引起组织损伤及相关的免疫复合物病。

IC 主要在生理免疫反应过程中产生的,有时会在无明显疾病时一过性产生,因此对于检测结果需结合临床症状综合判定其意义。持续 IC 增高提示有慢性原发性疾病存在,其中对风湿病、肿瘤、慢性感染最为重要。血清中抗原抗体复合物的浓度与感染的病程密切相关,如血管炎、多发性关节炎、感染后及副感染免疫复合物病、艾滋病、Ⅲ型变态反应、系统性红斑狼疮、类风湿关节炎等并且可以作为预后的一个重要参数。

虽然 CIC 的测定无特异性诊断意义,其存在和含量变化对免疫复合物病的诊断、病程动态观察、疗效及某些疾病机制的探索等都很有意义,因此检查组织内或循环中的 IC 存在有助于某些疾病的诊断,病情活动观察和疗效判断等,以及对于发病机制的探讨、疗效观察和预后判断等具有重要意义。目前认为,CIC 检测对以下各种疾病的诊断和治疗有一定意义:①自身免疫疾病,如类风湿关节炎、系统性红斑狼疮、干燥综合征、结节性多动脉炎等;②膜增殖性肾炎、链球菌感染后肾炎:肾炎患者的血清中大多存在 CIC,并常伴有补体降低;③传染病,如慢性乙型肝炎、麻风、登革热、疟疾等;④恶性肿瘤:黑色素肉瘤、结肠癌、乳腺癌、食管癌等 CIC 增高。

鉴于 CIC 在多种疾病中表现重要作用,几十年来,IC 的实验与临床研究一直是一个非常活跃的领域。因此，涌现出几十种针对 IC 的测定方法，其中 CIC 检测主要可分为抗原特异性和非抗原特异性检测技术两类，前者应用较局限，后者应用广泛。IC 沉积可引起一系列病理生理反应，形成免疫复合物病。局部 IC 的检测可利用免疫组化法检测 IC 在组织中的沉着，或用光学显微镜检测 IC 所致的典型病理改变。

迄今为止，尽管非抗原特异性 CIC 的测定方法众多，但各有欠缺。由于方法的复杂性、敏感性，和所测类型的局限性，各种方法只能检测某一类或某个范围的 IC，不能检出所有的 CIC。目前世界卫生组织 WHO 国际免疫学会推荐的四种方法：C1q 法、胶固素法、固相 mRF 抑制试验、淋巴瘤细胞试验，建议联合应用 2～3 种。IC 的理想检测方法应具备以下特点：①敏感性高；②特异性强；③可重复性好；④操作简便；⑤适用面广。目前常用的试剂均受到复合物内免疫球蛋白种类及亚类、复合物大小、抗原与抗体比例、固定补体的能力等因素的影响，还没有一种方法具备上述所有的特点。因此，如何选择方法和判定结果都很复杂，样品的正确处理和保存对结果正确性至关重要。如果方法得当、试剂合格、标本新鲜、操作小心、分析谨慎，CIC 测定就会有较大的参考价值。

一、聚乙二醇(PEG)沉淀比浊法

(一)原理

聚乙二醇(polyethylene glycol，PEG)是乙二醇聚合而成的无电荷线性多糖分子，有较强的脱水性，可非特异地引起蛋白质沉淀。不同浓度的 PEG 可沉淀分子量不同的蛋白质，在 pH、离子浓度等条件固定时，蛋白质分子量越大，用以沉淀的 PEG 浓度越小。由于 PEG6000 对蛋白质沉淀具有良好的选择性，因此在 IC 测定中常用 PEG6000。用 3%～4%浓度的 PEG 可以选择性地将大分子 IC 沉淀下来，PEG 使 IC 沉淀的机制可能在于相互结合的抗原抗体的构象发生改变，使其自液相中空间排斥而析出或 PEG 抑制 IC 解离，促进 CIC 进一步聚合成更大的凝聚物而被沉淀。同时选用一系列标准品，作标准曲线。

(二)材料

1.0.1 mol/L、pH 8.4 的硼酸盐缓冲液(BBS)

硼酸 3.40 g，硼砂 4.29 g，蒸馏水溶解后加至 1 000 mL，滤器过滤备用。

2.PEG-NaF 稀释液

PEG6000 40.9 g，NaF 10.0 g，用 BBS 溶解后加至 1 000 mL，滤器过滤备用。

3.热聚合人 IgG(AHG)

将人 IgG(10 g/mL)置于 63 ℃水浴加热 15 分钟，立即置冰浴内，冷却后过 Sepharose 4B 柱或 sephacryl S-300 柱，收集第一蛋白峰。所获热聚合人 IgG 可用考马斯亮蓝法测定蛋白，试验中可用做阳性对照和制备标准曲线。

4.其他

0.1 mol/L NaOH 溶液。

(三)步骤

1.方法一

(1)取待检血清 0.15 mL，加入 0.3 mL BBS(1∶3 稀释)。

(2)加入各液体(待检血清最终稀释倍数为 1∶33，PEG 最终浓度为 3.64%)。

(3)测试管及对照管置 37 ℃水浴 60 分钟。

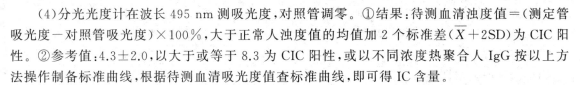

(4)分光光度计在波长 495 nm 测吸光度,对照管调零。①结果:待测血清浊度值＝(测定管吸光度－对照管吸光度)×100％,大于正常人浊度值的均值加 2 个标准差($\overline{X}$＋2SD)为 CIC 阳性。②参考值:4.3±2.0,以大于或等于 8.3 为 CIC 阳性,或以不同浓度热聚合人 IgG 按以上方法操作制备标准曲线,根据待测血清吸光度值查标准曲线,即可得 IC 含量。

2.方法二

(1)取 0.3 mL 待检血清,加入等量 7％PEG 溶液,充分混合,置 4 ℃作用 2 小时,3 000 r/min离心20 分钟,弃去上清。

(2)用 3.5％PEG 溶液以同样转速和时间离心洗涤两次,得到 IC。

(3)将沉淀物溶于 3 mL 的 0.1 mol/L NaOH 溶液中。

(4)用分光光度计测 $A_{280 \text{ nm}}$ 值。

(5)同法检测 100 例以上健康人的血清 $A_{280 \text{ nm}}$,确定正常值范围($\overline{X}$＋2SD),以大于正常值时判为阳性。也可利用散射比浊法直接测定 PEG 沉淀的免疫复合物;以不同浓度的热聚合 IgG 作为参考标准来计算 CIC 的含量。

(四)注意事项

(1)低密度脂蛋白可引起浊度增加,宜空腹采血。

(2)血清标本必须于血液凝固后立即处理或冰冻并避免反复冻融。

(3)本法简单易行,但特异性稍差,易受多种大分子蛋白和温度的干扰,血清中 γ 球蛋白增高或脂肪含量过高可导致检测的假阳性,适合血清标本筛查。

(4)待检血清一定要保持新鲜,放置在 4 ℃的冰箱不得超过 3 天。

(5)本法特别适用于沉淀获得 CIC,再进行解离分析其中的抗原与抗体。本试验采用 3.5％PEG 溶液,若用 4％的 PEG 溶液可沉淀较小的 CIC,如为 2％的 PEG 溶液,则只能沉淀分子量较大的 CIC,如果 PEG 的浓度超过 5％,可使 IgM 等其他血清蛋白同时沉淀,导致假阳性结果。

二、抗补体试验

(一)原理

血清中有 IC 存在时,可与其本身的 C1(内源性 C1)结合。将被检血清 56 ℃加热 1 小时,能破坏结合的 C1,空出补体结合位点。加入豚鼠血清(外源性 C1)及指示系统(致敏绵羊红细胞,SRBC)时,CIC 又可与外源性 C1 结合,使致敏 SRBC 溶血被抑制。如出现溶血表示血清中没有CIC 存在,不溶血说明标本中有 CIC 存在。将血清标本做不同稀释,并与已知的热聚合 IgG 作对照,可以计算出 CIC 的含量。

(二)材料

(1)缓冲盐水:NaCl 17.00 g,Na$_2$HPO$_4$ 1.13 g,KH$_2$PO$_4$ 0.27 g,蒸馏水溶解至 100 mL。用时取 5 mL,加蒸馏水 95 mL,10％硫酸镁 0.1 mL,当日使用。

(2)溶血素:按效价以缓冲盐水稀释至 2 单位。

(3)2％SRBC 新鲜脱纤维羊血或 Alsever 液保存的羊血(4 ℃可保存 3 周),用生理盐水洗2 次,第三次用缓冲盐水,2 500 r/min 离心 10 分钟。取压积红细胞用缓冲盐水配成 2％悬液,为使 SRBC 浓度标准化,可将 2％悬液用缓冲盐水稀释 25 倍,于分光光度计(542 nm)测定其透光率(缓冲盐水校正透光率至 100％),每次实验所用 SRBC 浓度(透光率)必须一致,否则应予调整。

(4)致敏 SRBC:2％SRBC 悬液加等量 1∶1 000 溶血素,混匀,37 ℃水浴 10 分钟。

(5)豚鼠血清:取 3 支成年健康豚鼠血清混合分装,-30 ℃保存。用时取一管,以缓冲盐水作 1∶100 稀释。

(6)热聚合人 IgG:配制方法同 PEG 沉淀试验。

(7)50％溶血标准管:致敏 SRBC 0.4 mL 加 0.6 mL 蒸馏水使完全溶血后,取 0.5 mL 加缓冲盐水 0.5 mL。

(三)步骤

(1)将被检血清置 56 ℃水浴 1 小时。

(2)设两排管径、色泽相同的试管(实验/对照),每排 5 支。

(3)加豚鼠血清和缓冲盐水至各管。

(4)实验管加被检血清 0.1 mL,对照管各管不加血清,以缓冲盐水代之,37 ℃水浴 10 分钟。

(5)各管加致敏 SRBC 0.4 mL,混匀,置 37 ℃水浴 30 分钟。

(6)将各管 1 000 r/min 离心 3 分钟,或置 4 ℃的 SRBC 待自然下沉后观察结果,以上清液与 50％溶血管比色。

(7)结果判定:以 50％溶血管作为判定终点,凡试验排比对照排溶血活性低 1 管或 1 管以上者为抗补体实验阳性,提示有免疫复合物存在。每次试验以热聚合人 IgG 作阳性对照。

(四)注意事项

(1)此方法敏感性高,不足之处是特异性较差,只能检出与补体结合的 CIC,抗补体的任何因素(如天然多糖、细菌内毒素等)均能干扰本试验,易出现假阳性。

(2)混合豚鼠血清一般 1∶100 稀释后应用。豚鼠血清忌反复冻融,补体活性会有所下降,用前可先滴定,选取 0.1 mL 引起 50％溶血的补体稀释度。

(3)试剂应新鲜配制;缓冲盐水、2％SRBC 悬液、致敏 SRBC 均应新鲜配制。

(4)被检血清应新鲜,无细菌污染及溶血。

三、抗 C3-CIC-ELISA

(一)原理

IC 在激活固定补体的过程中与 C3 结合,而结合于 IC 上的 C3 可以与抗 C3 抗体结合,从而利用酶标记的抗 Ig 抗体可以检测 IC 物的含量。抗原/C3 是所有激活补体的抗原类 CIC 的总和,如以抗 C3 抗体为包被抗体,CIC 在体内已结合了 C3,通过 C3 介导 CIC 与固相抗 C3 连接,加酶标记抗人 IgG 检测复合物中 IgG,加底物显色,根据颜色深浅判断免疫复合物含量,则对探讨某类抗原特异性的 IC 的病理作用具有重要意义。

(二)材料

(1)羊抗人 C3 IgG。

(2)PBST:0.01 mol/L PBS(pH 为 7.4)含 0.05％吐温 20。

(3)HRP-抗人 IgG。

(4)OPD-H_2O_2 新鲜配制。

(三)步骤

(1)抗体包被:在聚苯乙烯微量反应板孔内加入羊抗人 C3 IgG,10 μg/mL,4 ℃作用 24 小时,PBST 洗涤三次(可以使用直接包被好的商品)。

（2）加入 0.1 mL 用生理盐水或 PBS 按 1∶10 稀释的待检血清，每份标本 2～3 复孔，同时设阴阳性对照。

（3）用胶带覆盖酶标板，置 4 ℃温度下 24 小时，PBST 洗涤。

（4）加 0.1 mL HRP-抗人 IgG（含 10％羊血清的 PBST 稀释），25 ℃温度下 4 小时（或 37 ℃温育 30 分钟后，4 ℃温度下放置 30 分钟）。

（5）PBST 洗涤。

（6）加 0.1 mL 新鲜配制的 OPD-H_2O_2 底物液，放置暗处 25 ℃持续 15 分钟。

（7）加 50 μL 1 mol/L 的 H_2SO_4 终止反应，酶标仪测定 $A_{490\,nm}$ 值。

（8）根据复孔的 $A_{490\,nm}$ 平均值，以 P/N 值≥2.1 者判定为阳性。

（四）注意事项

（1）本试验应设正常人血清为阴性对照。

（2）本方法敏感，可在 5～10 mg/L。

（3）本试验方法可以检测能够固定补体的 IC（主要是 IgM 与抗原组成的 IC 或 IgG1-3 与抗原组成的 IC）。

（4）不适当的操作可造成 IgG 的非特异性凝集以致假阳性（血清反复冻融，加热灭活等）。

四、SPA 夹心 ELISA 试验

（一）原理

利用 PEG 沉淀血清中 IC，并使其吸附于富含 A 蛋白的金黄色葡萄球菌上。金黄色葡萄球菌 A 蛋白（SPA）可与 IC 中 IgG 的 Fc 段结合，将待测血清用低浓度 PEG 沉淀后加至 SPA 包被的固相载体上，再以酶标记的 SPA 与之反应，即可检测样本中有无 IC。

（二）材料

（1）2.5％，5％PEG：用 PBS（0.02 mol/L，pH 为 7.4）配制。

（2）BSA 缓冲液：用 PBS（0.05 mol/L，pH 为 7.4）配制，含 0.01 mol/L EDTA，0.05％吐温 20，4％BSA，0.1％硫酸汞。

（3）HRP-SPA：用改良过的碘酸钠法将 SPA 与 HRP 制成结合物，方阵法滴定最适工作浓度或按产品说明书使用。

（4）热聚合人 IgG：人 IgG 10 mg/mL，63 ℃加热 20 分钟制成。

（三）步骤

（1）SPA（5 μg/mL，PBS 稀释）包被反应板微孔，每孔 0.1 mL（对照孔不包被），4 ℃过夜后洗涤 3 次备用。

（2）待测血清 0.05 mL 加 PBS 0.15 mL 和 5％PEG 0.2 mL 混匀，4 ℃过夜后 1 600 r/min 离心 20 分钟，弃上清，沉淀用 2.5％PEG 洗 2 次，加入 PBS 0.2 mL 和 BSA 缓冲液 0.2 mL，混匀，37 ℃水浴 30 分钟，摇动，使完全溶解。

（3）将已溶解的待测血清沉淀物加至上述包被孔和对照孔中，置 37 ℃ 60 分钟，洗 3 次，各孔加入底物溶液（OPDH_2O_2）0.1 mL，37 ℃温度下 20 分钟显色。

（4）加 50 μL 1 mol/L 的 H_2SO_4 终止反应，酶标仪测定 490 nm OD 值。

（5）标准曲线制备：取正常人血清 0.2 mL，热聚合人 IgG（120 μg/mL）0.2 mL，加 PBS 0.4 mL 和 5％PEG 0.8 mL，置 4 ℃过夜。同时做不加热聚合人 IgG 的正常血清对照，以排除干

扰。沉淀清洗同上面操作,用稀释的 BSA 缓冲液(加等量的 0.01 mol/L,pH 为 7.4 PBS)1.6 mL 溶解并稀释成 120 μg/mL、60 μg/mL、30 μg/mL、15 μg/mL、7.5 μg/mL,与待测血清同法操作,制成标准曲线。

(6)结果判定:从待测血清吸光度值查标准曲线,可换算成相当于热聚合人 IgG 的 CIC 含量(μg/mL),高于正常对照 $\overline{X}+2SD$ 为阳性。

参考值:以>28.4 μg/mL 为阳性。

(四)注意事项

(1)热聚合人 IgG 应分装贮存于-20 ℃,不易反复冻融,否则易解聚。

(2)加入 SPA 至最终浓度 5.0 g/L,可使热聚合人 IgG 稳定;PEG 浓度影响 CIC 沉淀的量,须严格配制。

(3)本法只能检测 IgG1、IgG2 和 IgG4 形成的 IC,因葡萄球菌 A 蛋白分子上无 IgG₃ 的 Fc 受体。

五、C1q 结合试验

(一)原理

根据 IC 结合补体的性能,抗原和抗体结合后,抗体的 Fc 片段暴露 C1q 结合点。补体成分中的 C1q 能与免疫球蛋白 IgG、IgM 的 Fc 段特异结合,对 19~29S 大小的 CIC 亲和力尤强,故可根据被结合的 C1q 量测定 CIC。将待检血清先行加热 56 ℃ 30 分钟,以灭活其中的补体和破坏已与 CIC 结合的 C1q,空出补体结合点。将待检血清加入包被有 C1q 的微量反应板中,待检血清中免疫复合物和 C1q 结合,再与酶标记抗人 IgG 反应,通过底物颜色的深浅判断免疫复合物的存在及含量。该法优点是敏感性高、重复性好,缺点是纯化的 C1q 难以得到。

CIC 与 C1q 的结合可用多种方法进行检测,常用的有以下 3 种。

1.液相法

先将放射性核素标记的 C1q 与灭活过的血清标本混合作用,再加入 0.5%(终浓度)的 PEG 将结合了 C1q 的 CIC 沉淀下来,通过检测沉淀物中的放射活性来计算 CIC 的含量。

2.固相法

先将 C1q 吸附于固相载体表面,加入待检血清使 CIC 与 C1q 结合,再加入酶标记的抗人 IgG 或 SPA,最后通过底物颜色的深浅判断免疫复合物的存在及含量,下面侧重介绍固相法。

3.C1q 偏离试验

先将放射性核素标记的 C1q 与灭活的血清标本混合,再加抗体致敏的绵羊红细胞,温育后离心,检测红细胞上的放射活性。红细胞的放射活性与免疫复合物的量呈负相关。

(二)材料

成套商品化试剂盒

(三)操作步骤

(1)将待检血清和参考血清(HAHG)分别加入 0.2 mol/L EDTA 溶液中,37 ℃ 30 分钟,使体内已知与免疫复合物结合的 C1q 被灭活除去。

(2)在包被有 C1q 的微量反应板里加入 0.1 mL 上述灭活的待检血清和参考血清,37 ℃温度下放置 2 小时,TBS 液洗 3 遍。

(3)每孔加入 1:2 000 的 HRP-抗人 IgG 0.1 mL,室温作用 1 小时,TBS 液洗 3 遍。

(4)每孔加入底物溶液(OPD-H_2O_2)0.1 mL,置暗处 20 分钟显色。

(5)加 50 μL 1 mol/L 的 H_2SO_4 终止反应,酶标仪测定 490 nm OD 值。

(6)以参考血清作校正曲线,计算出待检血清中免疫复合物的含量。

(四)注意事项

(1)尽可能采用新鲜血清标本,避免反复冻融。

(2)由于包被用的 C1q 不稳定,所以测定的结果稳定性较差。

(3)C1q 对 DNA 及其他多聚阴离子物质非常敏感,试验中干扰因素较多。

(4)C1q 法不能检测 IgG_4 及旁路激活补体的免疫复合物。

(5)SLE 患者血清中抗 C1q 抗体能产生假阳性。但补体水平差别较大,且凝聚免疫球蛋白、DNA、C 反应蛋白等均能与 C1q 结合,因而均影响这些方法的检测结果。

六、胶固素结合试验

(一)原理

胶固素是牛血清中的一种正常蛋白成分,能与 CIC 上的补体 C3 活化片段 C3bi 有较强的亲和力,因此固相的胶固素可以在 Ca^{2+} 等作用下捕获结合了 C3 或其片段 C3bi 的 CIC。将胶固素包被于固相载体上,待测血清中 CIC 与之结合,再加酶标记的抗人 IgG,加底物显色,即可测知 CIC 含量。本实验重复性好,但敏感性略低于 C1q 法。

(二)材料

(1)胶固素:商品化试剂。

(2)辣根过氧化物酶标记的羊抗人 IgG:商品化试剂。

(3)包被液:pH 为 9.5 的巴比妥缓冲盐水,巴比妥钠 5.15 g,NaCl 41.5 g,1 mol/L HCl 加蒸馏水至 1 000 mL 即为原液。用时以蒸馏水将原液作 1∶5 稀释。

(4)洗涤液:上述原液 400 mL,$CaCl_2$ 2 mL,1 mol/L $MgCl_2$ 2 mL,吐温 20 1 mL 蒸馏水加至 2 000 mL。

(5)其余试剂同 ELISA 方法。

(三)操作步骤

(1)用包被液将牛胶固素稀释成 0.2 μg/mL,在聚苯乙烯反应板每孔中加 200 μL,4 ℃维持 24 小时(37 ℃维持 3 小时),包被后可用 1 个月以上。

(2)洗涤 3 次,3 分钟/次。

(3)加入 1∶100 稀释的待检血清,每孔 200 μL,37 ℃温育 2 小时,洗涤(同时加健康者血清,热凝 IgG 为对照)。

(4)加入按效价稀释的酶标抗人 IgG,每孔 200 μL,37 ℃温育 3 小时,洗涤。

(5)加底物,每孔 200 μL,37 ℃ 30 分钟,后加 1 滴 2 mol/L H_2SO_4 终止反应。

(6)测吸光度值 $A_{492\,nm}$ 值。

结果判定:每次实验应设阴性和阳性对照,并校正待检血清的吸光度。

以高于正常人均值+2 个标准差($\overline{X}$+2SD)为阳性,或参考值为 AHG 6~12 mg,大于上限值为阳性。

(四)注意事项

(1)胶固素性质稳定、容易保存、来源方便、价格便宜,检测方法也不复杂,便于推广。

（2）不能及时检测的标本应冻存，避免反复冻融。

（3）本法是 WHO 推荐的方法，灵敏度高；经典或旁路途径激活的都可检出，并可用做 CIC 分离；不足是本法仅能够检测结合补体的大分子 IgG 免疫复合物，仅对 C3b 的短寿命中间片段 C3bi 敏感，所测的循环免疫复合物就更局限，且 EDTA 和含乙胺酰基的糖类会抑制胶固素的反应。

七、特异性 CIC 测定

所谓抗原特异性 IC 测定是人们已知或高度怀疑某病的致病原，通过区别游离的抗原和与抗体结合的抗原，选择性测定含有某种特定抗原的 IC，如 HBsAg-HBsAb、甲状腺球蛋白 Ag-抗甲状腺球蛋白 Ab、DNA-抗 DNA 等。通过此法测定 IC，就可测出这种抗原是否存在及其滴度。在已知由某种抗原引起的免疫病理反应的疾病中，抗原特异性 IC 测定很有诊断意义，但只能作为 IC 阳性结果以后的确定实验，一般不用于常规诊断。抗原特异性 IC 的测定常采用 ELISA 方法。

八、IC 检测的意义及应用

IC 的形成是正常免疫功能之一，发挥免疫防御功能，一般对机体有保护作用，但有时 IC 沉积可激发病理性免疫反应，导致各种疾病，包括形成免疫复合物病。某些自身免疫病（如全身性红斑狼疮、类风湿关节炎、结节性多动脉炎等）、膜增殖性肾炎、急性链球菌感染后肾炎、传染病（如慢性乙型肝炎、麻风、登革热、疟疾等）以及肿瘤患者，血清中都可能检出循环免疫复合物。虽然循环免疫复合物与病理关系的机制尚不能完全评述，但测定体液或组织中的 IC 具有一定的临床价值。对于判定疾病的活动性、治疗效果、预后以及探讨发病原因有重要意义。

低浓度的 CIC 可出现于健康人群中，CIC 的出现不一定意味着致病，只有符合 ICD 的确诊指征，才可考虑患此类疾病。长期持续的 CIC 存在为免疫复合物病的发生所必需，但并不是足够的条件。判定 IC 为发病机制的证据有三：①病变组织局部有 IC 沉积；②CIC 水平显著升高，并与疾病须有某种程度的相关性；③明确 IC 中的抗原性质。第三条证据有时很难查到，但至少要具备前两条，单独 CIC 的测定不足为凭。人体在健康状态下也存在少量的 CIC（为 10～20 $\mu g/mL$），其生理与病理的界限不易区分。

血中存在 IC 不一定就有沉淀，更不表明就是 ICD，IC 测定阳性不能肯定诊断，而测定阴性也不能否定诊断。目前已经明确系统性红斑狼疮、类风湿关节炎、部分肾小球肾炎和血管炎等疾病为 ICD，CIC 检测对这些疾病仍是一种辅助诊断指标，对判断疾病活动和治疗效果也有一定意义。在发现紫癜、关节痛、蛋白尿、血管炎和浆膜炎等情况时，可考虑 ICD 的可能性，应进行 CIC 和组织沉积 IC 的检测。另外，患有恶性肿瘤时 CIC 检出率也增高，但不出现Ⅲ型变态反应的损伤症状，称之为临床隐匿的 IC 病，然而这种状态常与肿瘤的病情和预后相关。

IC 中抗原和抗体的性质及各类的检测对临床诊治疾病及深入研究疾病的免疫病理机制有一定价值。但是由于所涉及的抗原种类很多，例如病原微生物、自身物质、各类同种抗原等，检测方法可分别参见各种抗原的检测技术。IC 中的抗体主要涉及 IgG 及其亚类、IgM 和 IgA，分析方法是将血清中 IC 分离出来，再用双抗体 ELISA 夹心法等方法分析抗体的类别。CIC 检测的方法太多，其原理各不相同，用一种方法测定为阳性，另一种方法检测可能为阴性，由于缺乏统一的标准品作为对照，各实验室结果常难以比较，故在检测时最好用几种方法同时测定，按照

WHO 推荐,至少需同时采用两种检测系统结合的方法,而且是不同原理(免疫复合物的生物学功能或物理化学特性)的方法相结合来判定其与疾病的病理关系,但与免疫组化法一起检测,其意义就大得多。

由于 IC 生理和病理状态的界限难以确切衡量,CIC 的测定结果尚不能作为诊断疾病的敏感可靠的指标,因此建立和提高检测方法的稳定性和敏感性,特别是提高抗原抗体特异性免疫复合物的检测,才能提高 IC 对疾病诊断的意义。以聚乙二醇沉淀法为例,虽然 IC 形成后溶解度降低,最易发生沉淀,但不同大小的 IC 之间差距很大且与血清中的其他蛋白成分有重叠,沉淀过程又受反应体系蛋白浓度、离子强度、pH 和温度的影响,所以是较粗糙的定量方法。近十几年来,方法学的进展主要表现在利用 IC 的生物特性上,如补体受体、Fc 受体等。因而,IC 测定方法的改进、完善,质量控制统一化仍是非常需要的。随着免疫学的发展,人们将对 IC 的形成、致病有更深刻的认识,会在 ICD 的诊断、治疗方面有更大的进展。

(吕　娜)

第三节　免疫球蛋白检验

一、IgG、IgA、IgM

(一)概述

免疫球蛋白(immunoglobulin,Ig)是指具有抗体活性或化学结构与抗体相似的一类球蛋白,是参与体液免疫反应的主要物质。抗体是能与相应抗原发生特异性结合并具有多种免疫功能的球蛋白。抗体都是免疫球蛋白,但 Ig 并非都具有抗体活性。Ig 由浆细胞产生,广泛存在于血液、组织液和外分泌液中,约占血浆蛋白总量的 20%,也可以膜免疫球蛋白(SmIg)的形式存在于 B 细胞表面。

Ig 分子由 4 条肽链组成,两条相同的长链称为重链(heavy chain,H),由 450 个氨基酸残基组成,分子量 51 000～72 500;两条相同的短链称为轻链(light chain,L)由约 214 个氨基酸组成,分子量约 22 500。四条肽链通过链内和链间二硫键连接在一起。Ig 分子肽链的氨基端(N 端),在 L 链 1/2 和 H 链 1/4(α、γ、δ)或 1/5(μ、ε)处,氨基酸的种类和顺序随抗体特异性不同而变化,称为可变区(variable region,V 区);肽链其余部分的氨基酸种类和排列顺序比较稳定,称为恒定区(constant region,C 区)。V 区与 C 区的分界线在第 114 位氨基酸,其前的 N 端为 V 区,第 115 位以后的羧基端(C 端)为 C 区。H 链和 L 链的 V 区和 C 区分别简写为 VH、CH 和 VL、CL。VH 和 VL 中某些部位的氨基酸变化更大,称为高变区(hypervariable region,HR)。H 链和 L 链的 V 区是 Ig 分子同抗原的结合区,并决定抗体同抗原结合的特异性。H 链有 4 个功能区,即 VH、CH1、CH2 和 CH3,IgM 及 IgE 的重链恒定区则多一个 CH4 功能区。CH1 区为 Ig 同种异型遗传标记部位。在 CH1 与 CH2 之间的区域称为铰链区,含较多的脯氨酸,短而柔软。当 Ig 与相应抗原结合后,铰链区构型改变,暴露出 CH2 区的补体结合位点,血清中补体 C_1q 结合至此进而激活补体系统。L 链有 2 个功能区,即 VL 和 CL。VL 中的高变区是与抗原结合的部位,CL 具有 Ig 同种异型遗传标记。

完整的 Ig 分子被蛋白酶水解时可裂解为不同的片段。以 IgG 分子为例，当用木瓜蛋白酶消化时，IgG 分子从铰链区的氨基端断裂，形成 3 个片段，即两个 Fab 段和一个 Fc 段。Fab 段分子量为 45 000，具有与抗原结合的活性，但只有一个抗原结合位点（单价），故不能与抗原反应形成可见的沉淀和凝集现象。Fc 是指可结晶的片段，分子量为 50 000，不具有抗体活性，但 Ig 分子的很多生物学活性如激活补体、结合细胞以及通过胎盘等与之有关。当用胃蛋白酶消化时，IgG 分子从铰链区的羧基端断裂，形成 2 个片段，即大的 F(ab')₂ 段和小的 pFc' 段。F(ab')₂ 是两个 Fab 加上重链的铰链区，由二硫键相连，分子量为 100 000，具有两个抗原结合位点（双价），因而能与抗原反应形成可见的沉淀和凝集现象。pFc' 段为无活性的小分子肽。

目前已发现人体内有 5 类免疫球蛋白，即 IgG、IgA、IgM、IgD 和 IgE，其重链分别为 γ、α、μ、δ 和 ε，各类 Ig 的轻链有 κ(kappa) 和 λ(lambda) 两型。每个 Ig 分子的两条轻链都同型。

IgG 由浆细胞合成，分子量 150 000，有 $IgG_1 \sim IgG_4$ 4 个亚类，以单体形式存在于血清和其他体液中，是唯一能通过胎盘的抗体，婴儿出生后 3 个月开始合成。IgG 在正常人血清中含量最多，占血清 Ig 总量的 3/4，为 10～16 g/L，半衰期 7～21 天，是体液中最重要的抗病原微生物的抗体（再次免疫应答抗体），也是自身免疫病时自身抗体的主要类别。

IgA 分子量 160 000，有 IgA_1、IgA_2 两个亚类，分血清型和分泌型两种，半衰期为 6 天。血清型 IgA 由肠系膜淋巴组织中的浆细胞产生，多数以单体形式存在，含量 2～5 g/L，占血清总 Ig 的 10%～15%，具有中和毒素、调理吞噬的作用。分泌型 IgA 由两个单体、一个 J 链（是一种连接单体 Ig 的小分子酸性糖肽，分子量 15 000）和一个分泌片（是一种分子量 70 000 的糖蛋白，由上皮细胞合成。二聚体 IgA 通过黏膜与之结合后排出细胞）组成，主要分布于各种黏膜表面和唾液、初乳、泪液、汗液、鼻腔分泌液、支气管分泌液及消化道分泌液中，参与机体的黏膜局部抗感染免疫反应。IgA 不能通过胎盘屏障，初生婴儿只能从母乳中获得 IgA，出生后 4～6 个月开始自身合成，1 岁后合成水平可达成人的 25%，16 岁达成人水平。

IgM 分子量最大，971 000，由 5 个单体借一个 J 链和若干二硫键连接形成 5 聚体，又称巨球蛋白，有 IgM_1、IgM_2 两个亚类，主要分布于血液中，血清含量为 1～1.25 g/L，占血清 Ig 总量的 1/10，半衰期 5 天。IgM 是个体发育中最早合成的抗体，孕 20 周起，胎儿自身即能合成，出生后，IgM 合成增加，8 岁后达成人水平。机体遭受感染后，IgM 型抗体最早产生（初次免疫应答反应的抗体），因此，IgM 型抗体的出现和增高与近期感染有关。新生儿脐带血中 IgM 含量增高时，提示胎儿有宫内感染。IgM 是高效能的抗微生物抗体，主要功能是凝集病原体和激活补体经典途径。

(二)检测方法

测定血清中 IgG、IgA、IgM 含量，可采用免疫比浊法（透射比浊法、速率散射比浊法）或单向环状免疫扩散法。体液中 IgG、IgA、IgM 含量测定可采用速率散射比浊法或 ELISA 法。

(三)临床意义

1.年龄

年龄与血中 Ig 含量有一定关系，新生儿可获得由母体通过胎盘转移来的 IgG，故血清含量较高，近于成人水平。婴幼儿由于体液免疫功能尚不成熟，免疫球蛋白含量较成人低。

2.低 γ 球蛋白血症

血清免疫球蛋白（IgG、IgA、IgM）降低有先天性和获得性二类。先天性低 Ig 血症主要见于体液免疫缺损和联合免疫缺陷病。一种情况是 Ig 全缺，如先天性性联低丙球血症（XLA），血中

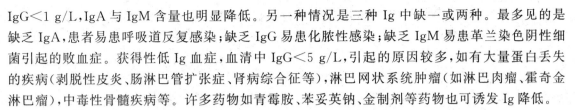

IgG<1 g/L,IgA与IgM含量也明显降低。另一种情况是三种Ig中缺一或两种。最多见的是缺乏IgA,患者易患呼吸道反复感染;缺乏IgG易患化脓性感染;缺乏IgM易患革兰染色阴性细菌引起的败血症。获得性低Ig血症,血清中IgG<5 g/L,引起的原因较多,如有大量蛋白丢失的疾病(剥脱性皮炎、肠淋巴管扩张症、肾病综合征等),淋巴网状系统肿瘤(如淋巴肉瘤、霍奇金淋巴瘤),中毒性骨髓疾病等。许多药物如青霉胺、苯妥英钠、金制剂等药物也可诱发Ig降低。

3.多克隆γ球蛋白血症

血清免疫球蛋白(IgG、IgA、IgM)增高常见于各种慢性细菌感染,如慢性骨髓炎、慢性肺脓肿、感染性心内膜炎时,IgG、IgA、IgM均可增高。子宫内感染时,脐血或生后2天的新生儿血清中IgM含量可>0.2 g/L或>0.3 g/L。在多种自身免疫病、肝脏疾病(慢性活动性肝炎、原发性胆汁性肝硬化、隐匿性肝硬化)患者可有一种或三种Ig升高。结缔组织病尤其在活动期常有IgG升高。80%活动性SLE以IgG、IgA升高较多见。类风湿关节炎以IgM升高为主。

4.单克隆γ球蛋白(M蛋白)血症

主要见于浆细胞恶性病变,包括多发性骨髓瘤、巨球蛋白血症等。

二、IgD

(一)概述

IgD以单体形式存在于血清中,分子量175 000,血清中含量为0.04~0.4 g/L,仅占血清总Ig的1%,易被酶解,半衰期2.8天,是成熟B细胞的重要表面标志。当B细胞表达膜表面IgD(SmIgD)时,受抗原刺激可被激活,故认为SmIgD为B细胞激活受体。IgD分子结构类似于IgG,但不能通过胎盘,也不能激活补体。循环中IgD无抗感染作用,功能尚不清楚,但可能与防止免疫耐受及某些超敏反应有关。

(二)检测方法

血清中IgD含量很低,10%~50%正常人血清中的IgD用免疫比浊法不能测出,可用ELISA双抗体夹心法测定。方法原理是用抗人IgD多克隆或单克隆抗体包被聚苯乙烯反应板微孔,再加入待检血清和酶标记抗人IgD抗体,在固相上形成抗体-抗原(IgD)-酶标记抗体复合物,洗去未反应物质,加入酶底物/色原溶液,出现呈色反应,呈色强度反映待测血清中IgD水平。

(三)临床意义

正常人血清IgD含量波动范围很广,个体差异大,0.003~0.4 g/L。

IgD增高见于IgD型多发性骨髓瘤。流行性出血热、过敏性哮喘、特应性皮炎患者可见IgD升高。怀孕末期,吸烟者中IgD也可出现生理性升高。

三、IgE(总IgE、特异IgE)

(一)概述

IgE又称反应素或亲细胞抗体,分子量190 000,单体,是种系进化过程中最晚出现的Ig,正常人血清中含量很低,且个体差异较大,为0.03~2.0 mg/L,仅占血清总Ig的0.002%。半衰期2.5天。对热敏感,56 ℃条件下30分钟可丧失活性。IgE主要由呼吸道、消化道黏膜固有层中的浆细胞合成,故血清IgE浓度并不能完全反映体内IgE水平。IgE对肥大细胞及嗜碱性粒细胞具有高度亲和性,可与细胞表面的高亲和性受体FcεRI结合,当变应原再次进入机体时,与致敏的肥大细胞、嗜碱性粒细胞上的 IgE 结合,引发细胞脱颗粒,释放生物活性物质,导致发生 I 型变态反应(哮喘、花粉症、变性性皮炎等)。此外,IgE 还有抗寄生虫感染的作用。

(二)检测方法

IgE 测定包括血清中总 IgE 及特异性 IgE 测定。可采用 ELISA 法、速率散射比浊法、放射免疫分析(RIA)、化学发光或电化学发光等方法。特异性 IgE 测定时,检测系统中需引入特异性变应原,可采用酶、荧光免疫法、免疫印迹等方法。

(三)临床意义

正常人血清 IgE 参考值<150 IU/mL(ELISA 法或速率散射比浊法)。

IgE 升高常见于变态反应性疾病(如过敏性鼻炎、外源性哮喘、花粉症、变应性皮炎、慢性寻麻疹)、寄生虫感染、IgE 型多发性骨髓瘤以及 AIDS、非霍奇金淋巴瘤、高 IgE 综合征(Job 综合征)患者。特异性 IgE 升高表明个体对该特异性 IgE 针对的变应原过敏。

四、游离轻链

(一)概述

免疫球蛋白(Ig)轻链分为 κ(Kappa)、λ(lambda)2 个型别。κ 只有 1 型,λ 则有 λ_1、λ_2、λ_3、λ_4 4 个亚型。每个 Ig 分子上只有一个型别的轻链,而不可能是 $\kappa\lambda$ 或 $\lambda_x\lambda_y$。人类 κ 与 λ 的比例为 6:4。轻链是能自由通过肾小球基底膜的小分子蛋白,在肾小管被重吸收,回到血液循环中。因此正常人尿中只有少量轻链存在。当代谢失调和多发性骨髓瘤时,血中出现大量游离轻链(free light chains,FLC),并由尿中排出,即本周蛋白。

(二)检测方法

测定血清游离轻链采用免疫比浊法,最常用速率散射比浊法。

(三)临床意义

血清轻链参考值 κ 型游离轻链 3～19 mg/L;λ 型游离轻链 6～26 mg/L。κ/λ 比值为 0.26～1.65。

测定轻链有助于单克隆轻链病、AL-淀粉样变的早期诊断,也可用于化疗或自身外周血干细胞移植后是否复发的监测。

五、M 蛋白

(一)概述

M 蛋白是单克隆 B 淋巴细胞或浆细胞恶性增殖而大量产生的,在类别、亚类、型、亚型、基因型和独特型方面相同的均一免疫球蛋白。这种均一的蛋白质的氨基酸顺序、空间构象、电泳特性均相同。由于这种蛋白产生于单一的细胞克隆,多出现于多发性骨髓瘤、巨球蛋白血症或恶性淋巴瘤患者的血或尿中,故称为"M 蛋白"。

M 蛋白血症大致可分为恶性的与意义不明的两类。恶性 M 蛋白血症见于多发性骨髓瘤(包括轻链病)、重链病、半分子病和不完全骨髓瘤蛋白病(C 端缺陷)。意义不明的 M 蛋白血症(monoclonal gammopathy of undetermined significance,MGUS)有两种,一种是与其他恶性肿瘤(如恶性淋巴瘤)伴发者,另一种即所谓良性 M 蛋白血症。

(二)检测方法

免疫学检查和鉴定方法对 M 蛋白血症的诊断起重要作用,通常需先定量检测血清总蛋白,

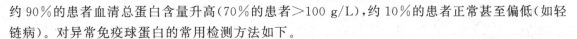

约 90％的患者血清总蛋白含量升高(70％的患者＞100 g/L)，约 10％的患者正常甚至偏低(如轻链病)。对异常免疫球蛋白的常用检测方法如下。

1.区带电泳

原理是利用多孔载体将血清蛋白质各种成分分离于不同区带。常用载体有聚丙烯酰胺凝胶电泳(PAGE)、琼脂糖凝胶电泳等。免疫球蛋白(Ig)增殖可见单克隆和多克隆增殖带，后者是宽而浓的区带，扫描后峰形呈钝圆，高/宽＜1.0，而 M 蛋白带(单克隆带)是窄而浓的区带，高而尖的峰形，高/宽＞1.0。M 蛋白带通常出现在 γ 区，也可出现在 β 区或 β 与 γ 区之间，少数患者也可在 α_2 区出现(μ 链、α 链、IgA 半分子等)。

2.Ig 定量

检测方法参见免疫球蛋白定量测定。一般 M 蛋白所属 Ig 含量均显著增高，其他类 Ig 降低或显著降低。

3.免疫电泳

免疫电泳是一种用于诊断 Ig 异常的常规方法。原理是电泳时血清中各种蛋白质组分由于静电荷的不同，移动速度不同，被分离于不同的区带。停止电泳后，在电泳平行位置挖槽，加入抗血清扩散，抗原抗体反应后即可在相应位置上形成肉眼可见的沉淀弧。M 蛋白的特点是与相应的抗重链血清、抗轻链血清形成迁移范围十分局限的浓密的沉淀弧。

4.免疫固定电泳

待测血清或尿在载体上电泳后，使不同的蛋白质形成电泳位置不同的区带，将特异性抗重链或抗轻链血清加于载体上，抗血清即可与相应的蛋白区带结合(例如抗 Kappa 链抗血清与 Kappa 轻链区带结合)，形成抗原抗体复合物，使抗原在电泳位置上被免疫固定，洗涤时不被洗脱，而无关蛋白区带则被洗脱。再用酶标记抗人 Ig 与之反应并随后浸入酶底物/色原溶液中时，被测蛋白区带可呈色。

此法的主要用途为：鉴定迁移率近似的蛋白质组分，如各种 M 蛋白；鉴定 Ig 的轻链；鉴定血液和体液中的微量蛋白。

5.本周蛋白(Bence Jones protein,BJP)检测

本周蛋白是首次由 Henry Bence Jones 于 1846 年发现的一种异常尿蛋白，特点是在酸性条件下，将尿加热到 60 ℃即见蛋白沉淀，在加热到 100 ℃时沉淀溶解，尿又呈现透明。研究证实其本质即 Ig 的轻链(主要以轻链的二聚体形式存在)。检测本周蛋白的定性方法有热沉淀反应法、对甲苯磺酸法(Cohen 法)和免疫固定电泳。定量方法可用速率散射比浊法和 ELISA 法。

(三)临床意义

1.恶性 M 蛋白血症

(1)多发性骨髓瘤(MM)：占 M 蛋白血症的 35％～65％，其中 IgG 类占 50％左右，IgA 类占 25％左右，轻链病占 10％～20％，IgD 类占 0.7％～5.7％(平均为 1.6％)，IgE 类罕见。

(2)Waldenstrom 巨球蛋白血症：占 M 蛋白血症的 9％～14％，以分泌 IgM 蛋白的淋巴样浆细胞恶性增生为特征。

(3)重链病：是一类淋巴细胞和浆细胞的恶性肿瘤或为淋巴样浆细胞的恶性肿瘤，不同于多发性骨髓瘤，也有异于淋巴细胞瘤，而是一种原因不明、合成免疫球蛋白障碍或重链的部分缺失，也可能组装障碍，细胞内只合成不完整片段的一种特种类型。M 蛋白为免疫球蛋白的 Fc 段，已发现 α、γ、μ 和 δ 重链病。

(4)轻链病:相对少见,与多数 M 蛋白血症发病年龄不同的是此病多见于青壮年。血中各免疫球蛋白含量均见减低或正常。血清和尿液均可在 β 区(多在 β_2 区)出现 M 成分。半数以上患者有严重蛋白尿,每天>2.0 g,BJP 阳性,多数 0.2 g/d,且属于 κ 或 λ 某一型。

(5)半分子病:M 蛋白由 Ig 的一条重链和一条轻链构成。现已发现 IgA 类与 IgG 类半分子病。此病临床表现和多发性骨髓瘤相同,唯一不同的是尿中出现的 M 蛋白皆为小分子。

(6)7SIgM 病(Solomen-Kunkel 病):M 蛋白为 IgM 单体。

(7)双 M 蛋白血症:约占 M 蛋白血症的 1%,其特征为电泳时,在 γ~α_2 范围出现 2 条浓密区带。当用光密度计扫描时可呈现 2 个典型的基底窄、峰形尖锐的蛋白峰;以多发性骨髓瘤和巨球蛋白血症最为多见,也见于粒细胞性白血病、肝病和其他恶性肿瘤。

(8)良性 M 蛋白血症,是指有些患者或正常人,在血清中出现一个或几个高浓度的 M 蛋白,但无临床上的相应表现,长期随访也无多发性骨髓瘤或巨球蛋白血症的证据;发生率与年龄有明显关系,多见于老年人,有人指出,20 岁以上的健康供血员检出 M 蛋白者占 0.1%~0.3%,70 岁以上健康人升至 3%,95 岁以上健康人则接近 20%;良性 M 蛋白血症与多发性骨髓瘤的早期很难区别,但骨 X 线检查一般无溶骨性改变;骨髓穿刺检查,浆细胞或淋巴样细胞一般<5%(多发性骨髓瘤常>20%)。良性 M 蛋白血症中一部分人在若干年后可表现出典型的恶性 M 蛋白血症的特征,因此,对于有良性 M 蛋白血症的人来说,最重要的是长期随访。

(吕　娜)

第四节　补体检验

一、概述

补体是存在于人和脊椎动物体液中的一组具有酶原活性的糖蛋白。补体系统由三十多种蛋白和细胞受体组成。世界卫生组织委员会于 1968 年和 1981 年先后对补体各成分的命名作出了统一的规定。即以 C 代表补体;Cn 代表某种单个成分,如 C1~C9;Cn 为活化的补体成分,有酶活性或其他生物学活性;Cn 后加小写的英文字母(a、b、c、d)表示补体活化过程中形成的新生片段,如 C3a、C3b 等;Cni 则表示未活化的补体成分。补体旁路活化途径除 C3 外的各成分,均用大写英文字母,如 B 因子,D 因子等表示。这些蛋白活化后形成的片段则以小写字母表示。一般较小的片段用"a",较大的用"b",如 Ba,Bb。活性丧失,但其肽链结构未发生变化的成分,则在该成分后加"i",如 Bbi。某种成分因肽链被水解而丧失活性,但未产生新的片段,则在前冠以"i",如 iC3b。对于补体受体,则以其结合对象来命名,如 C1rR、C5aR 等,对 C3 片段的受体则用 CR 1~5 表示。

补体的大多数成分由肝脏实质细胞和单核、巨噬细胞合成,内皮细胞、肠道上皮细胞及肾小球细胞等也可少量合成。人血清中的补体总含量占血清总蛋白的 5%~6%,个体血清补体水平一般不因免疫而有较大波动,只是在某些疾病状态下才有变化。

不同成分的补体分子量差别较大,电泳迁移率亦不同,多数分布于 β 区,少部分位于 α 区和 γ 区。补体多种成分均不耐热,0~10 ℃中活性仅可保存 3~4 天,51 ℃持续 35 分钟,55 ℃持续

12分钟,61℃持续2分钟可被灭活。强烈振荡、酸、碱、醇、醚、氯仿、胆盐、紫外线或α粒子照射等因素均可使补体失活。体外实验时常用动物血清作为补体的来源,豚鼠血清中补体各成分含量最为丰富,溶血能力最强,又易获得,因此,最常用于溶血性实验。

补体系统主要通过三类功能成分表达生物学活性和自我调控反应,即参与补体级联反应的各种固有成分、补体调控分子及补体受体等。生理情况下,循环中的补体成分均以非活化的酶前体形式存在,在遇相应激活物质刺激后,补体系统可通过传统途径、旁路途径和凝集素途径活化,在活化的级联反应中发挥各种生物学效应。补体的主要作用方式有:①溶解靶细胞,包括血细胞、肿瘤细胞、细菌和包膜病毒等;②介导调理吞噬,补体裂解片段被覆于细胞或外来颗粒性抗原上,与吞噬细胞表面的相应受体结合,促进吞噬作用;③调节炎症和免疫反应,如趋化炎性细胞、免疫黏附等作用;④有利于调节细胞的生物学活性,补体结合至细胞可引起细胞活化乃至分化,结合抗原则有利于其与细胞上的相应抗原受体结合,呈递抗原。补体的这些作用在体内具有两面性,既参与免疫防御、免疫调控等正常免疫反应,也参与对组织的免疫病理损伤。补体成分如C2、C4、C3、C6、Bf等存在着高度的遗传多态性,且几乎所有的补体蛋白都可能发生遗传缺陷。因此检测体内补体成分的活性及含量,了解补体系统的变化状况,有助于对临床多种疾病的诊断、鉴别、治疗及发病机制的研究。

二、检测方法

检测补体的方法主要包括对补体活性的测定和补体成分的测定。活性测定可反映补体功能,通常用50%溶血法测定血清中补体通过经典途径活化和旁路激活途径活化的程度。补体各成分的定量测定多用免疫化学法,如比浊法、琼脂单向扩散试验、火箭电泳法或交叉免疫电泳法等。亦可用化学发光法或间接免疫荧光法和流式细胞仪检测C1酯酶抑制物活性(C1-INH)或细胞膜补体受体等。

(一)补体经典活化途径

1.总补体溶血活性(CH_{50})测定

(1)原理:特异性抗体致敏绵羊红细胞(SRBC)形成的复合物,能激活血清中的补体C1,引起补体成分的级联反应,使SRBC发生溶血,根据溶血程度可判定补体总活性。当红细胞和溶血素量一定时,在限定的反应时间内,溶血程度与补体量及活性呈正相关,但非直线关系而是S形曲线关系,在接近50%溶血(CH_{50})时,二者之间近似直线关系,故以50%溶血作为最敏感的判定终点,称为50%溶血试验,即CH_{50}(50% complement hemolysis)。以引起50%溶血所需的最小补体量为一个CH_{50}U,可计算出待测血清中总的补体溶血活性。此法检测的溶血率与补体多个成分的含量和功能有关,C1~C8(此试验中,溶解绵羊红细胞不需要C9参与)任何一个成分缺陷均可使CH_{50}降低。但单个补体成分的含量波动可能对试验结果影响不明显。

(2)方法:将新鲜待测血清作系列不同浓度稀释后,各管定量加最适浓度溶血素致敏的绵羊红细胞悬液,温育后,用光电比色计测定各管的吸光度(A)值,以代表溶血时所释放的血红蛋白量($A_{541\ nm}$),取与50%溶血的标准管相近的二管读取A值,以最接近50%溶血标准管的一管,计算50%溶血的总补体活性值。

补体的CH_{50}正常参考值应根据各实验室应用的方法检测一定数量健康人后确定。一般正常人为(170±70)U/mL。

2.微量 CH_{50} 测定

(1)原理:与上述试管法同,操作较简便快速。

(2)方法:在微量血凝反应板上操作,将待测血清连续双倍稀释后加入致敏 SRBC,与对照孔红细胞沉积圆点比较,以引起致敏 SRBC 发生 50％溶血孔(此时检测孔红细胞沉积圆点与对照孔大小相同)作为终点,依此判定待测血清中补体效价。

(3)正常参考值:1：4～1：32。

3.临床意义

CH_{50} 异常可见于临床多种疾病。通常以活性下降临床意义较大。CH_{50} 降低且伴补体 C4 含量下降、C3 水平正常或下降时,多反映补体以传统途径活化异常为主的疾病,如 SLE、血清病、遗传性血管神经性水肿、弥散性血管内凝血、获得性 C1-INH 缺陷、急性病毒性肝炎早期、冷球蛋白血症、皮肤血管炎、疟疾、登革热、自身免疫性溶血性贫血等。若 CH_{50} 降低,C3 亦降低,C4 正常,则该疾病的补体活化以旁路途径为主,如膜增殖性肾小球肾炎、急性肾小球肾炎、内毒素性休克等。CH_{50} 增高常见于风湿热、Reiter 综合征、银屑病关节炎、皮肌炎、结节性动脉周围炎、全身性硬化症(PSS)、白塞病、结节病、盘状红斑狼疮以及急、慢性感染等。

(二)补体旁路途径溶血活性的测定($AP-H_{50}$)

1.原理

利用未致敏的家兔红细胞(RE)具有激活 B 因子,引起补体旁路途径(AP)活化的特点。试验先用乙二醇双(α-氨基乙基)醚四乙酸(ethylene glycol bis-amino tetracetate,EGTA)螯合待检样本中的 Ca^{2+},封闭 C1 的作用,避免补体经传统途径活化。RE 激活 B 因子引起 AP 活化,导致兔红细胞损伤而发生溶血。此试验是反映参与补体旁路途径活化的成分,即补体 C3、D 因子、B 因子、P 因子以及 C5～C9 活性的一项较简便的方法。

2.方法

与 CH_{50} 方法类似。结果以引起 50％溶血所需的最小补体量为一个 $AP-H_{50}$ U,可计算出待测血清中补体旁路途径溶血活性。

正常参考值:(22 ± 3.0)U/mL。

3.临床意义

$AP-H_{50}$ 测定对非特异性感染的免疫功能及自身免疫性病理损伤的观察与分析具有重要意义。某些类型的慢性肾炎、肾病综合征、肿瘤、感染、某些自身免疫病等时 $AP-H_{50}$ 活性可显著增高,而肝硬化、慢性活动性肝炎、急性肾炎则明显降低。

(三)单个补体成分测定

人类补体系统中补体蛋白的遗传缺陷或获得性缺陷,与临床多种疾病密切相关。根据检测方法和临床应用,世界卫生组织(WHO)和国际免疫学会报告,30 多种补体成分中通常需检测的主要是 C3、C4、C1q、B 因子和 C1 酯酶抑制物等成分。

1.补体 C3 测定

(1)概述:C3 是一种 β_1 球蛋白,沉降系数 9.5S,相对分子质量为 180 000,含糖量约占 2.2％,是补体系统中血清含量最丰富的成分,在补体活化的传统途径、旁路途径和凝集素途径中均起关键作用。C3 主要由肝实质细胞合成并分泌,少量由巨噬细胞和单核细胞合成。完整的 C3 分子不具有生物学活性,由 α 和 β 两条多肽链构成。α 链含 998 个氨基酸残基,分子量 110 000;β 链含 669 个氨基酸残基,分子量 70 000。两条链由多个二硫键连接,呈平行排列。

C3 可被不同的补体活化途径形成的 C3 转化酶作用而活化。传统途径(CP)的 C3 转化酶是由抗原抗体复合物激活的,作用于 C4、C2 形成。旁路途径(AP)的 C3 转化酶有两种,起初由激活物结合 C3b(C3 生理性少量自发裂解或在传统途径中裂解产生的 C3b)开始,当 C3b 与 B 因子(Bf)结合并被活化的 D 因子(Df)分解 Bf 成 Bb、Ba 时,由此形成初期的 C3 转化酶 C3bBb。这种转化酶不稳定,当与 P 因子结合后,可形成较稳定的具有正反馈环扩大作用的 C3 转化酶,这种转化酶能裂解 C3 产生更多的 C3b。凝集素途径中(LP,参见甘露糖结合凝集素),甘露糖结合凝集素(MBL)活化 C3 与 MBL 相关丝氨酸蛋白酶(MASPs)1、2 和 3 组成的功能性复合物作用有关。MASP2 具有补体经典途径的 C1 酯酶活性,对裂解 C4 起作用。甘露糖配体-MBLMASP-2 构成的复合物(无须 MASP-1)能活化 C4、C2,形成 C3 转化酶;而有 MASP-1 连接的复合物,则可直接裂解 C3,产生 C3b 片段激活补体替代途径。C3 经活化后,多种功能即由各种裂解的片段表现出来。

(2)方法:测定 C3 含量的常用方法主要有单向免疫扩散法和免疫比浊法,亦可用 ELISA 法。免疫比浊法又分散射比浊法和透射比浊法两类,两类中又都分终点法和速率法 2 种。人血清中 C3 正常参考值为 (1.14 ± 0.54)g/L。

2.补体 C4 测定

(1)概述:C4 是参与补体传统途径活化的成分,相对分子质量为 200 000。C4 分子由三条肽链以二硫键相连,分子质量分别为 93 000(α 链),78 000(β 链)和 33 000(γ 链)。C4 合成于肝细胞和巨噬细胞中,先呈单链结构合成,后经两次细胞内蛋白酶解形成含三个亚基的分泌型 C4($C4^s$),分泌于细胞外,经再一次酶解后成为血浆型 C4($C4^P$)。$C4^s$ 和 $C4^P$ 溶血活性相等,易被调节酶 C4 结合蛋白(C4bp)和因子 I,即 C3b 灭活剂 C_3b(INA)降解。传统途径活化时,C4 被 C1s 在 α 链处裂解出一小片段 C4a 和较大片段 C4b(含 β 链、γ 链和大部分 α 链)。C4a 为一弱过敏毒素,对 pH、热、高浓度盐有较大耐受性。C4b 的大部分以无活性形式游离于液相中,小部分亚稳肽 C4b 则以共价键与靶细胞膜受体结合,并与活化的 C2a 结合形成 C3 转化酶,继续补体的级联反应。C4 在激活补体,促进吞噬,防止免疫复合物沉淀和中和病毒等方面发挥作用。

(2)方法:测定 C4 含量的方法同 C3 含量的测定。人血清中 C4 正常参考值为 (0.4 ± 0.2)g/L。

3.C1q 测定

(1)概述:C1q 是补体 C1 的组成成分,电泳位置在 γ 区带。循环中的 C1 为大分子蛋白复合体,由 5 个亚单位组成,即 1 个 C1q,2 个 C1r 和 2 个 C1s。其中 C1q 起识别作用,C1r 和 C1s 具备催化功能。

C1q 相对分子质量为 410 000,有 18 条多肽链通过二硫键相连接。每 3 条多肽链为一个亚单位,构成螺旋状,形成似 6 个球形体组成的花冠样结构。C1q 的头部能够直接结合 Ig 的 Fc 段,与 IgG 和 IgM 的结合分别在 CH2 和 CH3 区。C1q 启动补体系统活化时必须结合两个以上的 Fc,因此,不同类 Ig 抗体导致的补体活化程度有所差别。IgM 类抗体同时有 5 个 Fc 段可供 C1q 结合,一个与抗原结合的 IgM 分子即可启动补体的传统活化途径。而 IgG 类抗体浓度需达到 $10^2\sim10^3$,才能引起 C1q 作用。

(2)方法:测定 C1q 含量,可用单向免疫扩散法、免疫比浊法和 ELISA 法等。人血清中 C1q 含量 5 岁前随年龄递增,5 岁后达成人水平,约为 0.15 g/L。

4.B 因子测定

(1)概述:B 因子是参与补体旁路途径活化的主要成分,是一种不耐热的 β 球蛋白、50 ℃持续 30 分钟即可失活。在旁路活化途径中，B 因子被 D 因子裂解成 2 个相对分子质量为 60 000 和 33 000 的 Bb 和 Ba 片段，Bb 与 C3b 结合构成旁路途径的 C3 转化酶和 C5 转化酶。Ba 可抑制 B 细胞增殖。

（2）方法：检测 B 因子的含量可采用单向免疫扩散法、免疫比浊法、火箭免疫电泳法等方法。正常人血清中 B 因子含量参考值为 0.20 g/L。

5.补体成分测定的临床意义

补体成分异常分先天性和获得性两类。

（1）补体遗传缺陷：大多数补体成分均可能发生遗传缺陷。C1-INH 缺陷可导致遗传性血管神经性水肿。C1～C9 及其他成分的缺陷与自身免疫病及反复感染等疾病有关。

（2）获得性补体异常：①高补体血症，多数补体成分尤其是 C3、C4、B 因子和 C1-INH 等在机体急性期反应时可增高，急性炎症、组织损伤如风湿热急性期、结节性动脉周围炎、皮肌炎、心肌梗死、伤寒、痛风、赖特综合征和各种类型的多关节炎，非感染性慢性炎症状态如类风湿关节炎、妊娠时，补体成分含量可高于正常时的 2～3 倍。②低补体血症，免疫复合物导致的补体消耗增多，系统性红斑狼疮（SLE）、药物性红斑狼疮（LE）、肾脏疾病如Ⅰ型、Ⅱ型膜增殖性肾小球肾炎（MPGN）、感染后肾小球肾炎（GN）、慢性活动性肾小球肾炎、荨麻疹性脉管炎综合征（HUVS）、类风湿关节炎、冷球蛋白血症、遗传性免疫球蛋白缺乏、突眼性甲状腺肿、甲状腺炎、肝脏疾病、回-空肠吻合、恶性肿瘤化疗、AIDS、多发性骨髓瘤等；应注意有些免疫复合物引起的肾病很少甚至没有补体下降，如过敏性紫癜中的肾小球病、IgA 肾小球病、C1q 肾小球病、膜性肾病（原发性、药物性或恶性肿瘤引起）以及脑出血-肾炎综合征；合成不足，急、慢性肝炎、肝硬化或肝癌、严重营养不良等。③大量丧失：大出血、大面积烧伤及肾病综合征等。

（吕　娜）

第十五章　微生物检验

第一节　肠杆菌科检验

一、概述

(一)生物学特性

肠杆菌科细菌共同特性是:革兰阴性杆菌,大小为$(0.3\sim1.0)\mu m\times(1\sim6)\mu m$,无芽孢,有菌毛,多数有周身鞭毛。需氧或兼性厌氧,营养要求不高,在普通培养基上生长良好,血平板生长为灰白、湿润、光滑的菌落,在肠道选择性培养基(MAC、EMB、SS 等)上,因乳糖分解或不分解,生长为不同特征的菌落。

生化反应活跃,发酵葡萄糖,氧化酶阴性(邻单胞菌属除外),触酶阳性(痢疾志贺菌除外),能还原硝酸盐为亚硝酸盐。肠杆菌科与其他革兰阴性杆菌区别见表 15-1。

表 15-1　肠杆菌科与其他革兰阴性杆菌区别

试验	肠杆菌科	弧菌科	非发酵菌	巴斯德菌科
葡萄糖氧化	发酵	发酵	氧化或不分解	发酵
氧化酶	$-$*	$+$	$+$**	$+$
形态	杆状	弧状、杆状	杆状	球杆状
鞭毛	周鞭毛或无	单鞭毛	单、丛、周鞭毛或无	无鞭毛

注:＊邻单胞菌属除外;＊＊不动杆菌、嗜麦芽窄食单胞菌除外。

根据苯丙氨酸脱氨酶和 V-P 试验可将肠杆菌科与医学有关的常见 14 个菌属分为三大类。

其中苯丙氨酸脱氨酶和 V-P 试验均为阴性的有 5 个菌属:埃希菌属、志贺菌属、沙门菌属、枸橼酸菌属和爱德华菌属。苯丙氨酸脱氨酶阴性、V-P 试验(通常 V-P 试验可与葡萄糖酸盐试验通用)阳性的有 6 个菌属:克雷伯菌属、肠杆菌属、哈夫尼亚菌属、多源菌属、沙雷菌属、耶尔森菌属。苯丙氨酸脱氨酶阳性、V-P 试验阴性的有 3 个菌属:变形杆菌属、摩根菌属、普罗威登斯菌属。在三大类中,苯丙氨酸脱氨酶或 V-P 试验偶尔出现交叉,如变形杆菌属中有 V-P 试验阳性菌株,而多源菌属中亦可出现苯丙氨酸脱氨酶阳性菌株。

肠杆菌科抗原构成主要有菌体抗原(O 抗原)、鞭毛抗原(H 抗原)、表面抗原和菌毛抗原等。O 抗原与 H 抗原为肠杆菌科血清学分群与分型的依据,表面抗原可阻断 O 抗原与相应抗体之间的反应,加热去除表面抗原能消除这种阻断作用,菌毛抗原亦能阻断 O 抗原与相应抗体结合。

肠杆菌科细菌抵抗力不强,加热 60 ℃、30 分钟即可被杀死,对干燥、化学消毒剂(漂白粉、酚类、甲醛和戊二醛等)均敏感。耐受低温及胆盐,并在一定程度上能抵抗染料的抑菌作用,此特性已被应用于制作肠道选择性培养基。

(二)致病物质与所致疾病

肠杆菌科现已发现的毒力因子主要有菌毛或菌毛样结构、荚膜或微荚膜、外膜蛋白、内毒素及外毒素等。

肠杆菌科细菌为医院感染的重要病原菌,分离率高,约占临床分离菌总数的 50% 和临床分离革兰阴性杆菌总数的 80%,近 50% 的败血症、70% 以上的泌尿道感染均由肠杆菌科细菌引起。肠杆菌科细菌多为肠道正常菌群,除沙门菌属、志贺菌属、埃希菌属部分菌种、耶尔森菌属等有致病作用外,其余均为条件(机会)致病菌。当某种诱因引起宿主免疫功能低下,肠道菌群寄生部位改变、数量、比例失调时,可导致各种机会感染或二重感染,感染可遍及人体全身各部位、组织、器官,引起化脓性感染。肠杆菌科中产超广谱 β-内酰胺酶(extended spectrum beta-lactamase,ESBL)的细菌、持续高产头孢菌素酶(AmpC)的细菌常引起医院感染暴发流行。

二、埃希菌属

(一)生物学特性

大肠埃希菌为直短杆状革兰阴性杆菌,大小为 $(0.4\sim0.7)\mu m \times (1.0\sim3.0)\mu m$,多数有周鞭毛,能运动,有菌毛。

本菌兼性厌氧,营养要求不高,在血平板和普通平板上生长为圆形、湿润、灰白色菌落,在肠道选择培养基上发酵乳糖产酸,依培养基指示剂不同而形成不同颜色的菌落,在 MAC 上为红色菌落。

大肠埃希菌具有肠杆菌科所有的抗原结构:O 抗原、H 抗原、K 抗原,大肠埃希菌的血清型别按 O∶K∶H 的顺序排列,以数字表示,如 O111∶K58∶H2;O157∶H7 等。

(二)致病物质与所致疾病

大肠埃希菌的致病物质包括侵袭力和毒素。侵袭力与 K 抗原和菌毛密切相关,K 抗原有抗吞噬及抵抗抗体和补体的作用;菌毛可黏附于宿主黏膜表面而定植,继而侵犯宿主引起感染。

内毒素能引起宿主发热、休克、弥漫性血管内凝血(DIC)等病理生理反应。肠产毒性大肠埃希菌能产生不耐热肠毒素(heat labile toxin,LT)和耐热肠毒素(heat stable toxin,ST),它们均可引起肠道细胞中 cAMP 水平升高,肠液分泌增加而导致腹泻。

大肠埃希菌是临床感染中最常见的革兰阴性杆菌,也是医院感染常见病原菌,可引起人体各部位感染,以尿路感染为主。本菌还可引起菌血症、肺炎、新生儿脑膜炎、胆道感染、手术后腹腔感染及灼伤创面感染等。常与厌氧菌、粪肠球菌混合感染,其脓液常有粪臭味。

(三)药物敏感试验

大肠埃希菌对头霉素类、碳青霉烯类及酶抑制剂(克拉维酸)敏感,对青霉素类、第 1、2、3 代头孢菌素及单环菌素耐药。其耐药性主要南该菌产生超广谱 β-内酰胺酶(ESBL)所致。ESBL 包括 TEM、SHV 和非 TEM、SHV 型,由质粒介导产生。ESBL 是目前肠杆菌科细菌(尤其是大肠埃希菌和肺炎克雷伯菌)对广谱头孢菌素产生耐药性的最主要原因。

三、沙门菌属

沙门菌属可以从人体、各种动物体内及环境中分离到,是肠杆菌科中最复杂的菌属。

(一)生物学特性

沙门菌为革兰阴性杆菌,大小为$(0.6\sim1.0)\mu m\times(2.0\sim4.0)\mu m$,多具有周鞭毛,无荚膜,无芽孢。

本菌兼性厌氧菌,营养要求不高,在普通平板和血平板上为圆形、湿润菌落。因本菌不发酵乳糖,在肠道杆菌选择性培养基上为透明、半透明菌落,与志贺菌相似,大多数菌株因产生H_2S,在 SS 琼脂上形成黑色中心的菌落。沙门菌有三种抗原,即 O 抗原、H 抗原和表面抗原,均具有分类鉴定意义。

O 抗原共有 58 种,能耐受高热不被破坏,是沙门菌分群的依据。每个沙门菌的血清型可具有 1 种或数种 O 抗原,将具有共同抗原成分的血清型归纳为一个群,每个群以 O 加上阿拉伯数字及括号中大写的 26 个英文字母(A~Z)顺序编排,如 O2 群(A)、O4 群(B)、O50 群(Z)等。机体对 O 抗原产生的抗体以 IgM 为主,与相应的抗血清可产生颗粒状凝集反应。

H 抗原为不耐热的蛋白抗原,为沙门菌分型的依据。H 抗原分 2 个相,第一相为特异相,用小写英文字母 a、b、e、d 表示,于 z 后用 z 加阿拉伯数字表示,如 z1、z2……z65。第 2 相为沙门菌共有的非特异相,用 1、2、3、4 表示。沙门菌具有两相 H 抗原的称为双相菌,具一相 H 抗原的为单相菌。

已知沙门菌的表面抗原有 3 种(Vi、M、5),均为不稳定抗原。Vi 抗原常存在于伤寒沙门菌、丙型副伤寒沙门菌、部分都柏林沙门菌中,Vi 抗原能阻断 O 抗原与相应抗体发生凝集,加热可将其破坏,人工传代也可消失。在沙门菌血清学鉴定时应注意此点。

沙门菌属细菌易发生抗原性变异,主要有 H-O 变异、位相变异和 V-W 变异。

本菌抵抗力不强,对胆盐和煌绿等染料有抵抗力,肠道选择性培养基中含此类染料可以抑制其他细菌的生长。

(二)致病物质与所致疾病

有表面抗原(Vi)的沙门菌具有侵袭力,因为 Vi 抗原能保护被小肠上皮细胞吞噬的细菌免受破坏,细菌可继续生长繁殖,并被吞噬细胞携带到机体其他部位。沙门菌死亡时释放内毒素可导致发热、白细胞变化、中毒性休克及其他病理生理反应。某些沙门菌如鼠伤寒沙门菌能产生肠毒素,可引起食物中毒。

沙门菌主要通过污染食品及水源经口传染,引起人和动物沙门菌感染,表现为 4 种类型。

1.急性胃肠炎或食物中毒

此类最为常见,可引起轻型或暴发型腹泻,伴有低热、恶心、呕吐症状。

2.菌血症(或败血症)

多由猪霍乱或 C 组副伤寒沙门菌引起,无明显胃肠症状,高热、寒战,常伴发胆囊炎、肾盂肾炎、骨髓炎等局部感染,此时血培养常为阳性。

3.伤寒与副伤寒

伤寒与副伤寒也称肠热症,由伤寒、副伤寒和其他沙门菌引起,其发病机制和临床症状基本相似,但副伤寒的病情较轻,病程较短。细菌随污染的食物和饮水经口感染,穿过小肠上皮进入黏膜下组织,被吞噬细胞吞噬,随吞噬细胞到达肠系膜淋巴结,并大量繁殖,经胸导管进入血流

（第一次菌血症）。此时患者在临床上出现发热等症状。细菌随血流进入肝、脾、胆囊、肾脏、骨髓中并大量繁殖，再次进入血流（第二次菌血症）并随血液扩散至全身各器官及皮肤，引起患者寒战、高热、肝脾大，出现全身中毒症状、皮肤玫瑰疹等。同时也可能有另一部分细菌再次侵入肠壁淋巴组织，使已致敏的组织发生超敏反应，导致局部坏死和溃疡，严重的有出血或肠穿孔等并发症。典型病程为3～4周，若无并发症，自第2～3周后病情开始好转。感染后能获得牢固免疫，极少发生再感染。

4.病菌携带者

伤寒感染临床治愈后约3％患者胆囊带菌，可持续由粪便排泄1年或1年以上，为重要传染源。

（三）微生物学检验

1.标本采集

根据不同疾病、不同病程取不同标本，均应在抗生素使用之前采集。疑为伤寒、副伤寒可于第1周采取血液，第2、3周取粪便，第3周取尿液，全病程取骨髓做培养，血清学诊断应在病程不同时期分别采集2～3份标本。胃肠炎患者可取粪便、呕吐物和可疑食物进行培养，败血症应进行血液培养。

2.直接显微镜检查

尿液等标本涂片染色镜检为革兰阴性杆菌。

3.分离培养

血标本可接种增菌肉汤进行增菌培养；尿液标本定量接种于血平板和MAC；粪便标本如量较少，可首先使用亚硒酸盐或GN（gram negative）增菌肉汤增菌再接种分离培养基，也可直接接种。

孔雀绿琼脂适用于伤寒、副伤寒以外的沙门菌的分离，亚硫酸铋琼脂分离伤寒沙门菌效果更好。若EMB或MAC培养基上生长出无色透明菌落，或SS上生长黑色中心菌落，可用生化反应、血清凝集试验鉴定到种、型。

4.鉴定

沙门菌属的主要特征是革兰阴性杆菌，在肠道杆菌选择性培养基上为透明、半透明不发酵乳糖菌落。生化特性除具有肠杆菌科共性（氧化酶阴性，硝酸盐还原阳性）外，发酵葡萄糖、麦芽糖和甘露醇等均产酸产气（伤寒沙门菌产酸不产气）。在克氏双糖（KIA）斜面产碱、底层产酸，产气或不产气，硫化氢大多为阳性，IMViC－＋－－或－＋－＋，不分解尿素，大多赖氨酸脱羧酶阳性。临床常见沙门菌的鉴定特征见表15-2和表15-3。

表 15-2　沙门菌属种和亚种的主要鉴定特征

试验	肠道沙门菌						本哥利沙门菌
	肠亚种	萨拉姆亚种	亚利桑那亚种	双亚利桑那亚种	豪顿亚种	英迪卡亚种	
β半乳糖苷酶	－	－	＋	＋	－	d	＋
明胶水解	－	＋	＋	＋	＋	＋	－
半乳糖醛酸发酵	＋	＋	－	＋	＋	＋	＋
KCN生长	－	－	－	－	＋	－	＋

续表

试验	肠道沙门菌						本哥利沙门菌
	肠亚种	萨拉姆亚种	亚利桑那亚种	双亚利桑那亚种	豪顿亚种	英迪卡亚种	
丙二酸酸利用	－	＋	＋	＋	－	－	－
卫矛醇发酵	＋	＋	－	－	－	d	＋
黏液酸盐发酵	＋	＋	＋	－	－	＋	＋
D-酒石酸盐	＋	－	－	－	－	＋	＋
水杨苷发酵	－	－	－	－	＋	－	－
山梨酸发酵	＋	＋	＋	＋	＋	－	＋

注：＋表示生化反应阳性率＞90％；－表示生化反应阳性率＜10％；d 表示生化反应阳性率为10％～90％。

表 15-3　临床常见沙门菌主要生化反应

试验	非伤寒沙门菌	伤寒沙门菌	甲型副伤寒沙门菌
双糖铁（K/A）	K/AG	K/A	K/AG
H2S（K/A）	＋	＋W	－/＋W
吲哚（IND）	－	－	－
枸橼酸盐（CTT）	＋	－	－
脲酶（URE）	－	－	－
赖氨酸（LYS）	＋	＋	－
鸟氨酸（ORN）	＋	－	＋
动力（MOT）	＋	＋	＋

注：K：产碱；A：产酸；AG：产酸产气；＋：90％～100％菌株阳性；－：90％～100％菌株阴性；＋W：弱阳性。

　　沙门菌经生化鉴定后,须进一步进行血清学分型鉴定。采用沙门菌 O 多价血清和 O、H、Vi 抗原因子血清与可疑菌进行血清凝集试验。用 O 多价血清(A～F)进行分群,因 95％以上沙门菌都属于 A～F 群,故用 AF 多价 O 血清可初步鉴定菌株为沙门菌 A～F 群;然后用单价 O 因子血清将目的菌定到群(A、B、C、D、E、F);再用 H 因子血清第一相(特异相)定型;最后用 H 因子血清第二相(非特异相)辅助定型。若细菌生化反应符合沙门菌,而 A～F 多价 O 血清与细菌不产生凝集现象,首先应考虑是否有表面抗原(Vi)存在,应加热或传代去除 Vi 抗原后再进行,A～F 多价 O 血清凝集试验,若此时凝集,应进一步用 O 单价因子血清继续分群。若去除 Vi 后仍不凝集,此时应考虑是否为 A～F 以外菌群,应送至疾病控制中心鉴定。

　　5.血清学诊断

　　肥达反应即用已知伤寒、副伤寒沙门菌 O、H 抗原,检测受检血清中有无相应抗体及其效价的凝集试验,用来辅助诊断伤寒和副伤寒。

　　肥达反应结果的判断必须结合临床表现、病史、病程及地区流行病学情况。

　　(1)通常伤寒沙门菌 O 凝集效价≥1：80,H 效价≥1：160;副伤寒 A、B、C 的 H 效价≥80 有诊断意义。

　　(2)动态观察:单次检测效价增高不能定论,应在病程中逐周动态复查。效价递增或恢复期比初次效价≥4 倍者有诊断意义。

（3）O抗原刺激机体产生IgM抗体，出现较早，而在血清中存在时间较短；H抗原刺激抗体产生IgG，出现较迟，但持续时间较长。一般O、H均升高，则伤寒、副伤寒可能性大；O不高而H高可能为预防接种的回忆反应；O高而H不高则可能为感染早期或与伤寒沙门菌O抗原有交叉反应的其他沙门菌感染，可于一周后复查，如H升高则可诊断。临床偶见O与H抗体均不高的患者。

如从血液、骨髓标本中培养出革兰阴性杆菌，其生物学特性和血清学诊断符合伤寒沙门菌，即可报告为伤寒沙门菌生长，本菌属细菌均有传染性，应及时报告并隔离患者；如培养失败而肥达反应结果为：O≥1：80，H≥1：160，A、B、C≥1：80，可辅助诊断伤寒、甲、乙、丙型副伤寒；从腹泻患者粪便、呕吐物、残余食物中培养出非伤寒沙门菌或副伤寒沙门菌，可诊断为沙门菌胃肠炎或食物中毒；从无症状患者粪便或胆汁中分离出伤寒沙门菌为伤寒带菌者。

（四）药物敏感试验

治疗伤寒沙门菌引起的感染首选头孢曲松和氟喹诺酮类抗生素。近年来，沙门菌已出现对多种抗菌药物的耐药现象，尤以鼠伤寒沙门菌最为突出，美国疾病预防与控制中心收到的鼠伤寒沙门菌中有46％为多重耐药。

目前，沙门菌常出现对氯霉素、链霉素、呋喃类、磺胺类、氨苄西林和四环素耐药现象，因此，临床微生物室应动态监测沙门菌的耐药性。

四、志贺菌属

（一）生物学特性

志贺菌为无芽孢，无荚膜，无鞭毛，有菌毛的革兰阴性杆菌。

本菌为兼性厌氧菌，营养要求不高，能在普通平板和血平板上生长为中等大小、无色半透明的光滑型菌落。因不发酵乳糖，在肠道杆菌选择性培养基上形成无色菌落。从细菌性痢疾的恢复期或慢性患者所分离的志贺菌常发生变异，菌落可由光滑型变为粗糙型，常伴有生化反应、抗原构造和致病性的变异，临床鉴定时应引起重视。

志贺菌属有O和K两种抗原，O抗原是分类依据，分为群特异性抗原和型特异性抗原。根据O抗原可将志贺菌分为4群、40余个血清型（含亚型）。K抗原在分类学上无意义。

（二）致病物质与所致疾病

志贺菌有菌毛，能黏附于肠黏膜上皮细胞，并穿入上皮细胞内生长繁殖，形成感染灶，引起炎症反应，志贺菌侵入血流比较罕见。志贺菌只有侵入肠黏膜后才能致病，否则，菌量再大也不引起疾病。

志贺菌产生的强烈内毒素可作用于肠黏膜，使其通透性增高，促进其对内毒素的吸收，导致发热、神志障碍、中毒性休克等一系列中毒症状；内毒素破坏肠黏膜出现脓血黏液便；作用于肠壁自主神经系统使肠功能紊乱，出现腹痛、里急后重等典型症状。

A群志贺Ⅰ型和Ⅱ型能产生一种外毒素称为志贺毒素（shiga toxin，ST），ST能引起Vero细胞病变，故亦称Vero毒素（vero toxin，VT）。ST具有3种生物学属性：①肠毒素性，具有类似大肠埃希菌、霍乱弧菌肠毒素的作用，可用来解释疾病早期出现的水样腹泻；②神经毒性，将毒素注射家兔或小鼠，作用于中枢神经系统，引起四肢麻痹、死亡；③细胞毒性，对人肝细胞、猴肾细胞和HeLa细胞均有毒性。

(三)微生物学检验

1.标本采集

在抗生素使用前采集新鲜粪便中脓、血、黏液部分,床边接种或立即送检,不能及时接种者可用卡-布运送培养基送检,昏迷不能排便患者可用肛拭取样。

2.直接显微镜检查

标本涂片染色镜检为革兰阴性杆菌。可用胶乳凝集及免疫荧光技术直接检测志贺菌抗原。

3.分离培养

将标本接种于 MAC/EMB、SS,35 ℃培养 18～24 小时观察结果,如有无色半透明菌落生长,应进行进一步检查。也可用木糖-赖氨酸-去氧胆酸盐(XLD)分离,效果更好。

4.鉴定

志贺菌的主要特征是革兰阴性杆菌,无鞭毛,在肠道杆菌选择性培养基上为无色不发酵乳糖菌落。典型生化反应模式为不发酵乳糖(除宋内志贺菌个别菌株迟缓发酵乳糖外),发酵葡萄糖产酸不产气(仅福氏 6 型产少量气体),不产生 H_2S,即 KIA:KA－－。不产生脲酶,动力阴性,IMViC 为－/＋＋－－。

(1)志贺菌属各群间的鉴别:见表 15-4。

表 15-4 志贺菌属各群间生化反应鉴别

生化反应	A 群	B 群	C 群	D 群
β-半乳糖苷酶	－	－	－	＋
鸟氨酸脱羟酶	－	－	－	＋
甘露醇	－	＋	＋	＋
吲哚	＋/－	＋/－	＋/－	＋/－

(2)血清学鉴定:首先用志贺菌属 4 种多价血清做玻片凝集试验,如凝集,再进一步做血清定型鉴定。即用 A 群(痢疾志贺菌 1 型和 2 型)、B 群(福氏志贺菌 1～6 型)、C 群(鲍氏志贺菌 1～6 型)、D 群(宋内志贺菌)鉴定到种、型,我国以 B 群最为多见。如出现生化鉴定符合志贺菌,而与 4 种多价血清不凝集的菌株,应考虑为 K 抗原的阻断作用,应制作浓菌液加热到 100 ℃ 15～30 分钟后,重复进行凝集试验,并应考虑是否为 EIEC(肠道侵袭性大肠杆菌)菌株,需进一步鉴别。

(3)鉴别试验:①志贺菌与 EIEC 鉴别。志贺菌与 EIEC 血清学上有交叉反应,生化特征也相近,此时可用葡萄糖分解产酸不产气,动力试验、赖氨酸脱羧酶、醋酸钠和葡萄糖铵利用及黏液酸盐产酸试验均为阴性与 EIEC 鉴别。②志贺菌属与类志贺邻单胞菌鉴别。可用氧化酶、动力试验区别,志贺菌为阴性,后者为阳性。③志贺菌属与伤寒沙门菌鉴别。因两菌在 KIA 上极其相似,可用动力、H_2S 和因子血清 O9 相鉴别,志贺菌均为阴性,而伤寒沙门菌阳性。

(四)药物敏感试验

治疗志贺菌感染首选氟喹诺酮类或阿奇霉素。自 20 世纪 50 年代至今,志贺菌已依次出现对磺胺类、四环素、氨苄西林的耐药株,近来又有报道出现对复方新诺明(SMZ-TMP)耐药株,已有报道同一株志贺菌出现对 5～6 种抗菌药物耐药现象,志贺菌耐药性与其胞质中带有耐药质粒(又称耐药因子,resistance factor,R 因子)有关。

五、克雷伯菌属

(一)生物学特性

克雷伯菌属为革兰阴性球杆菌,常成对排列,无鞭毛,无芽孢,有较厚的荚膜,多数菌株有菌毛。

需氧或兼性厌氧,营养要求不高,在普通培养基和血平板上生长的菌落较大,呈黏液状,相互融合,以接种环挑取时易拉成丝,此特征有助于鉴别。在肠道鉴别培养基上形成乳糖发酵型的菌落。

(二)致病物质与所致疾病

克雷伯菌属细菌多感染免疫力低下的人群,目前由本菌属引起的感染日益增多,其中以肺炎克雷伯菌的致病性较强且多见,是最重要的医院感染条件致病菌之一。肺炎克雷伯菌可引起典型的原发性肺炎,也可引起各种肺外感染,包括婴儿的肠炎和脑膜炎,成人医源性泌尿道感染,以及外伤感染和菌血症;臭鼻亚种可致臭鼻症;鼻硬结亚种可使人鼻咽、喉及其他呼吸道器官发生慢性肉芽肿病变和硬结形成,导致组织坏死;产酸克雷伯菌可引起呼吸道和泌尿道感染、创伤、腹泻及菌血症。

该菌属容易产生超广谱 β-内酰胺酶,可携带多重耐药的质粒,在细菌耐药性传播中有重要作用。

(三)微生物学检验

1.标本采集

根据不同疾病于使用抗生素前以无菌方法采取血液、尿液、痰、脑脊液、胸腔积液、腹水及脓液等标本送检。

2.直接显微镜检查

标本涂片染色镜检为革兰阴性短杆菌,菌体边缘有明显淡染区,为有荚膜的特征。

3.分离培养

将各类标本接种于血平板和麦康凯平板(血培养标本注入血培养瓶增菌),35 ℃孵育 18～24 小时,观察菌落,进行涂片染色镜检。进一步鉴定到属和种。

4.鉴定

肺炎克雷伯菌主要特征是:革兰阴性卵圆或短杆菌,有荚膜;在血平板和麦康凯平板上通常生长为大而黏稠菌落,易拉起长丝;生化反应为氧化酶阴性,乳糖、葡萄糖产酸产气,动力阴性,吲哚阴性(产酸克雷伯菌和解鸟氨酸克雷伯菌除外),脲酶多为阳性,鸟氨酸脱羧酶阴性,IMViC 结果为－/＋－＋＋等作出鉴定,不同种间有些差异。临床常见克雷伯菌的主要特定特征见表 15-5。

表 15-5 克雷伯菌属和柔特勒菌属的主要鉴别特征

生化反应	肺炎克雷伯菌	产酸克雷白菌	肺炎克雷伯菌臭鼻亚种	肺炎克雷伯菌鼻硬结亚种	解鸟氨酸柔特勒菌	植生柔特勒菌	土生柔特勒菌
吲哚产生	－	＋	－	－	＋	d	－
甲基红	d	＋	＋	＋	＋	＋	d
V-P	＋	＋	－	－	d	＋	＋

续表

生化反应	肺炎克雷伯菌	产酸克雷白菌	肺炎克雷伯菌臭鼻亚种	肺炎克雷伯菌鼻硬结亚种	解鸟氨酸柔特勒菌	植生柔特勒菌	土生柔特勒菌
枸橼酸盐	+	+	d	−	+	+	d
脲酶	+	+	−	−	+	+	−
鸟氨酸	−	−	−	−	+	−	d
丙二酸盐	+	+	−	+	−	+	+
黏多糖发酵	+	+	−	−	+	+	+
D-葡萄糖产气	+	+	d	−	+	+	d
乳糖	+	+	d	−	+	+	+
α-甲基-D-糖苷发酵	+	+	d	−	+	+	+
β-半乳糖苷酶	+	+	d	−	+	+	+

注：+表示生化反应阳性率＞90%；−表示生化反应阳性率＜10%；d表示生化反应阳性率为10%～90%。

肺炎克雷伯菌与肠杆菌属相似，可通过鸟氨酸脱羧酶、动力阴性与后者区别，后者结果相反。

（四）药物敏感试验

肺炎克雷伯菌仅对头霉素类、碳青霉烯类及酶抑制剂敏感。对羧苄西林和氨苄西林天然耐药。易产生超广谱 β-内酰胺酶（ESBL），近年来文献报道我国产酶率已达30%，产酶株对青霉素类和第1、2、3代头孢菌素及单环 β-内酰胺类抗生素均产生耐药，ESBL 检测现已作为医院细菌室常规检测项目。

六、肠杆菌属

（一）生物学特性

肠杆菌属为短粗的革兰阴性杆菌，无芽孢，有周身鞭毛，运动活泼。

肠杆菌属为兼性厌氧菌，营养要求不高，在血平板上呈圆形、大而湿润、灰白色、黏液状、不溶血菌落。在麦康凯平板上因发酵乳糖形成红色较大的菌落。

（二）致病物质与所致疾病

肠杆菌属细菌广泛存在于水、土壤和蔬菜中，是肠道正常菌群的成员，也是主要的医院感染的病原菌。在临床标本中检出率最高的是阴沟肠杆菌和产气肠杆菌，可引起泌尿道感染、呼吸道感染、伤口感染以及败血症；日勾维肠杆菌能引起泌尿道感染，亦可从呼吸道和血液中分离到本菌；泰洛肠杆菌可从血液和脑脊液中分离得到；阿氏肠杆菌可从血液、尿液、粪便、呼吸道和伤口中分离得到；阪崎肠杆菌能引起新生儿脑膜炎和败血症，且死亡率较高，达75%。

（三）微生物学检验

1.标本采集

无菌方法采集血液、尿液、痰、脑脊液、胸腔积液和腹水及脓液等标本立即送检。

2.直接显微镜检查

标本涂片染色镜检为革兰阴性杆菌。

3.分离培养

将各类标本接种于血平板或麦康凯平板（血培养标本注入血培养瓶增菌），35℃孵育18～

24 小时,观察菌落,进行涂片染色镜检。进一步鉴定到属和种。

4.鉴定

肠杆菌属细菌的主要特征是:革兰阴性杆菌,在肠道选择培养基上形成发酵乳糖的红色较大的菌落。通过典型菌落与菌体形态学观察,结合 KIA 斜面与底层产酸产气,$H_2S(-)$,动力阳性,IMViC 为－－＋＋,鸟氨酸脱羧酶阳性基本可确认为肠杆菌属。

(四)药物敏感试验

随着抗菌药物的广泛应用,肠杆菌属细菌常产生 AmpC 酶,尤以阴沟肠杆菌最为突。AmpC 酶为主要由染色体介导的 Bush Ⅰ型 β-内酰胺酶(亦称诱导酶或 C 类头孢菌素酶),其产酶基因已开始由染色体向质粒扩散。它是导致革兰阴性菌尤其是阴沟肠杆菌对第 1～3 代头孢菌素、单环 β-内酰胺类、头霉素类及含酶抑制剂的复合制剂耐药的重要原因。产 AmpC 酶细菌的治疗,首选第 4 代头孢(头孢吡肟)和碳青霉烯类抗生素。近年来已有质粒介导的 AmpC 酶出现,望引起广泛的关注。

七、沙雷菌属

(一)生物学特性

本属代表种黏质沙雷菌为短小的革兰阴性杆菌,有周身鞭毛,能运动。除臭味沙雷菌具有微荚膜外均无荚膜,无芽孢。黏质沙雷菌是细菌中最小者,可用于检查除菌滤器的除菌效果。

本属菌兼性厌氧,营养要求不高,在普通平板培养基上菌落不透明,白色、红色、或粉红色菌落。该属细菌产生的色素有两种,黏质沙雷菌、普城沙雷菌和深红沙雷菌的大部分菌株产生灵菌红素,为非水溶性,不扩散,不溶于水,仅使菌落全部或中心或边缘呈红色;黏质沙雷菌的某些菌株产生吡羧酸,为水溶性、能扩散的粉红色色素,使培养基呈红色,菌落微红或灰白色。在肠道鉴别培养基上因菌种不同,可形成乳糖发酵型和不发酵型的菌落。深红沙雷菌、芳香沙雷菌和居泉沙雷菌等能发酵利用乳糖,黏质沙雷菌不能发酵乳糖。

(二)致病物质与所致疾病

沙雷菌属细菌广泛存在,以往被认为对人体无害,近年来发现黏质沙雷菌可引起肺炎、泌尿道感染、败血症、脑膜炎、心内膜炎以及外科术后感染;液化沙雷菌可引起泌尿道和伤口感染;普城沙雷菌可导致社区感染的菌血症,芳香、无花果、深红沙雷菌等与呼吸道、伤口感染也有关。由于本菌属具有侵袭性并对多种抗生素产生耐药性,可导致医院感染暴发流行,已受到广泛关注。

(三)微生物学检验

1.标本采集

根据不同疾病于使用抗生素前以无菌方法采取血液、尿液、痰、脑脊液、胸腔积液、腹水及脓液等标本及时送检。

2.直接显微镜检查

标本涂片染色镜检为革兰阴性杆菌。

3.分离培养

将各类标本接种于血平板和麦康凯平板(血培养标本注入血培养瓶增菌),35 ℃孵育 18～24 小时,观察菌落,进行涂片染色镜检。进一步鉴定到属和种。

4 鉴定

沙雷菌属的主要特征是:三种水解酶(即酯酶、明胶酶和 DNA 酶)均阳性,蔗糖、甘露醇、水杨苷和肌醇,产酸产气,不发酵乳糖、卫矛醇和鼠李糖,IMViC 为－－＋＋,鸟氨酸与赖氨酸脱羧酶阳性。临床常见沙雷菌的主要鉴定特征见表 15-6。

表 15-6　临床常见沙雷菌的主要鉴定特征

生化反应	黏质沙雷菌	黏质沙雷菌生物Ⅰ群	液化沙雷菌	深红沙雷菌	普城沙雷菌	无花果沙雷菌	居泉沙雷菌	气味沙雷菌Ⅰ群	气味沙雷菌Ⅱ群	嗜虫沙雷菌
DNA 酶	＋	d	d	＋	＋	＋	－	＋	＋	＋
酯酶	＋	d	d	＋	d	d	－	d	d	d
明胶酶(22 ℃)	＋	d	d	＋	d	＋	－	＋	＋	＋
赖氨酸	＋	＋	＋	－	－	－	＋	－	－	－
鸟氨酸	＋	d	＋	－	－	－	＋	＋	＋	－
L-阿拉伯糖	－	－	－	－	＋	－	＋	＋	＋	＋
D-阿拉伯醇	－	－	－	－	d	－	＋	＋	＋	d
D-山梨醇	＋	＋	＋	－	－	＋	－	＋	＋	＋
蔗糖	－	－	d	＋	＋	70	＋	＋	＋	－
红色色素	有	有	无	有	有	无	无	无	无	无

注:＋表示生化反应阳性率>90％;－表示生化反应阳性率<10％;d 表示生化反应阳性率为 10％～90％。

(四)药物敏感试验

由于该菌属细菌在使用第 3 代头孢菌素等抗生素治疗时,可以诱导产生持续高产的 AmpC 酶,表现为对多种抗生素耐药,可导致医院感染的暴发流行,应引起重视。

八、变形杆菌属、普罗威登斯菌属、摩根菌属

变形杆菌属、普罗威登斯菌属、摩根菌属共同的生化反应特征为不发酵乳糖、葡萄糖酸盐阴性、苯丙氨酸脱氨酶阳性,为肠道正常菌群,是医院感染的常见条件致病菌。三属菌的生化特征见表 15-7。

表 15-7　变形杆菌属和类似菌属的鉴别

	变形杆菌属	普罗威登斯菌属	摩根菌属
迁徙生长	＋	－	－
H₂S	＋	－	－
明胶液化	＋	－	－
酯酶(玉米油)	＋	－	－
西蒙枸橼酸盐	d	＋	－
鸟氨酸脱羟酶	d	－	＋

注:＋表示 90％以上菌株阳性;－表示 90％以上菌株阴性;d 表示 26％～75％阳性。

(一)变形杆菌属

变形杆菌属包括普通变形杆菌、奇异变形杆菌、产黏变形杆菌、潘氏变形杆菌、豪氏变形杆菌等。

1.生物学特性

变形杆菌属为革兰阴性杆菌,呈多形性。有周身鞭毛,运动活泼,无芽孢、无荚膜。

本菌属兼性厌氧,生长温度为10~43 ℃。在营养琼脂和血平板上普通变形杆菌和奇异变形杆菌的大多数菌株可呈波纹薄膜状生长,称之为迁徙生长。本属细菌在肠道选择鉴别培养基上可形成圆形、扁平、无色透明、乳糖不发酵的菌落,产硫化氢的菌株在 SS 上菌落中心可呈黑色,与沙门菌属十分相似。

抗原种类多样,其中以 O 抗原最为重要,在临床微生物学检验中有重要意义。某些特殊菌株(如 X19、X2、Xk 等)的 O 抗原与立克次体有共同抗原成分,可发生交叉反应,临床上以变形杆菌 X 菌株的O 抗原与立克次体病患者血清做定量凝集试验,辅助诊断立克次体病,即外-斐试验。

2.致病物质与所致疾病

奇异变形杆菌和普通变形杆菌可引起人体原发性和继发性感染,其尿素酶可分解尿素产氨,使尿液 pH 升高,碱性环境有利于本菌生长,并与泌尿道结石的形成(尿液碱化)有关。能引起食物中毒、呼吸道、伤口、压疮感染,有些菌株尚可引起脑膜炎、腹膜炎等,还可继发于泌尿道感染引起菌血症。新生儿变形杆菌脐炎可导致菌血症和脑膜炎,死亡率高。奇异变形杆菌亦是婴儿肠炎的病原菌之一。潘氏变形杆菌偶可从临床标本中分离到。

3.微生物学检验

(1)标本采集:采集血液、粪便、可疑食物、尿液、体液、痰、脓和分泌物等标本送检。

(2)直接显微镜检查:涂片染色镜检为革兰阴性杆菌,鞭毛染色可见周身鞭毛。

(3)分离培养:血液标本先用肉汤增菌培养,尿液、各种体液、痰、脓和分泌物等标本接种血平板,食物中毒患者粪便和磨碎后的可疑食物接种血平板、SS 或 MAC 平板,35 ℃孵育 18~24 小时后挑取迁徙生长的可疑菌落,再进一步鉴定到属和种。

(4)鉴定:根据典型的迁徙现象,迅速分解尿素,苯丙氨酸脱氨酶阳性,KIA 为 KA++,IMViC 为-/++--,可鉴定为变形杆菌。临床常见变形杆菌的主要鉴定特征见表 15-8。

表 15-8 临床常见变形杆菌的主要鉴定特征

特征	奇异变形杆菌	产黏变形杆菌	潘氏变形杆菌	普通变形杆菌	豪氏变形杆菌
吲哚	-	-	-	+	+
鸟氨酸脱氢酶	+	-	-	-	-
七叶苷水解	-	-	-	-	-
麦芽糖发酵	-	-	-	+	+
木糖发酵	+	-	+	+	+
水杨苷水解	-	-	-	+	-
氯霉素敏感性	S	S	R	V	S

注:S:敏感;R:耐药;V:不定。

4.药物敏感试验

变形杆菌对磺胺类、四环素、氨苄西林、羧苄西林的敏感率较低,容易产生耐药;对喹诺酮类、第 2 代和第 3 代头孢菌素类、氨基糖苷类敏感率较高,临床应用有效。

(二)普罗威登斯菌属

1.生物学特性

普罗威登斯菌属形态染色、培养、生化反应特征与变形杆菌属相似,但脲酶阴性(雷氏除外),在固体琼脂平板上不出现迁徙现象。在血平板上形成中等大小、湿润、灰白菌落;在 MAC 上因不发酵乳糖而为无色透明菌落。

2.致病物质与所致疾病

本菌属以雷氏、斯氏、产碱普罗威登斯菌为临床多见,前两者可致泌尿道感染和其他的肠道外感染如烧伤、创伤、尿路感染等;后者可从粪便中分离得到。雷氏普罗威登斯菌因其有碱化尿液作用,与泌尿系统结石形成有关。

3.微生物学检验

普罗威登斯菌的主要特征是:菌落无迁徙现象,KIA 为 KA＋－或 KA－－,IMViC 为＋＋－＋。除雷氏普罗威登脲酶阳性外,其余均为阴性。本属菌与摩根菌属的区别在于枸橼酸盐阳性、鸟氨酸脱羧酶阴性,而后者结果相反。临床常见普罗威登斯菌的主要鉴定特征见表 15-9。

表 15-9　临床常见普罗威登斯菌的主要鉴定特征

生化反应	产碱普罗威登斯菌	拉氏普罗威登斯菌	斯氏普罗威登斯菌	雷氏普罗威登斯菌	海氏普罗威登斯菌
脲酶	－	－	d	＋	－
枸橼酸盐利用	＋	－	＋	＋	＋
肌醇	－	－	＋	＋	＋
侧金盏花醇	＋	－	－	＋	＋
阿拉伯糖	－	－	－	＋	－
蕈糖	－	－	＋	－	－
半乳糖	－	＋	＋	－	＋

注:＋表示生化反应阳性率＞90％;－表示生化反应阳性率＜10％;d 表示生化反应阳性率为 10％～90％。

(三)摩根菌属

本属细菌的形态染色和生化反应特征与变形杆菌相似,但无迁徙现象。

摩根菌属与呼吸道、尿路、伤口等感染、败血症及腹泻有关,为医院感染重要病原菌之一。本菌属在 EMB 及 MAC 上因不发酵乳糖而为无色透明菌落;在 BAP 上菌落为扁平状,无明显凸起菌落。

摩根菌的基本生化反应特征为:具有肠杆菌科细菌共性,KIA:KA－－,MViC 为＋＋－－。脲酶、动力、鸟氨酸脱羧酶均阳性。与变形杆菌的鉴别为无迁徙现象且 H$_2$S 阴性,而后者为阳性。与普罗威登斯菌属区别为枸橼酸盐阴性,鸟氨酸脱羧酶阳性,而后者相反。

九、多源菌属及哈夫尼亚菌属

(一)多源菌属

1.生物学特征

多源菌属为革兰阴性粗短杆菌,有周鞭毛,能运动,无芽孢和荚膜。

本菌属菌为兼性厌氧菌,营养要求不高,在血平板上形成黄色、不溶血较大的菌落,在肠道鉴别培养基上形成乳糖发酵型的菌落。

2.致病物质与所致疾病

多源菌属在自然环境中广泛存在,其中聚团多源菌是人类的条件致病菌,也是肠道正常菌群,可引起早产儿和新生儿、烧伤、多发性创伤、白血病及应用免疫抑制剂患者的感染,甚至可引起败血症和医院感染的暴发流行。

3.微生物学检验

无菌方法采集血液、尿液及伤口分泌物等标本送检。经显微镜检查、分离培养及生化反应进行鉴定。其主要生化特性为 KIA 为 AA＋－,甘露醇＋,动力＋,鸟氨酸脱羧酶、赖氨酸脱羧酶和精氨酸双水解酶均为阴性。

(二)哈夫尼菌属

哈夫尼菌属只有一个种,称为蜂房哈夫尼菌。

1.生物学特性

革兰阴性杆菌,有周身鞭毛,能运动,无芽孢,无荚膜。兼性厌氧生长,营养要求不高,在血平板和普通营养琼脂上形成光滑、湿润、边缘整齐、灰白色的菌落。在肠道鉴别培养基上形成乳糖不发酵型的菌落。

2.致病物质与所致疾病

该菌可自土壤、水、人和动物(鸟类)的粪便中分离到,也有报道从人的伤口、脓、痰、尿、血等临床感染标本中分离得到,为条件致病菌,可导致医院感染。

3.微生物学检验

无菌采集血液、尿液、痰、脑脊液、胸腔积液、腹水及脓液等标本及时送检。经显微镜检查、分离培养生化反应进行鉴定。生化特性为 KIA：AA－－,甲基红试验 35 ℃时阳性,25 ℃时阴性;V-P 试验 35 ℃时阴性,25 ℃时阳性;鸟氨酸与赖氨酸脱羧酶阳性,吲哚、脲酶、DNA 酶均为阴性。

十、枸橼酸杆菌属及爱德华菌属

(一)枸橼酸杆菌属

1.生物学特性

革兰阴性杆菌,有周身鞭毛,无芽孢,无荚膜。

本菌属为兼性厌氧生长,营养要求不高,在普通培养基上可形成灰白色、湿润、隆起、边缘整齐的菌落。在肠道鉴别培养基上形成乳糖发酵型的菌落。弗劳地枸橼酸杆菌在 SS 平板上,因产生 H_2S 可形成黑色中心的菌落。

2.致病物质与所致疾病

本菌属为条件致病菌,与腹泻和某些肠道外感染有关。弗劳地枸橼酸杆菌可引起胃肠道感染,能从粪便标本中分离到,也可致菌血症及组织感染;异型枸橼酸杆菌可引起新生儿脑膜炎和败血症;无丙二酸盐枸橼酸杆菌偶可分离自粪便,很少在肠道外分离到;有时枸橼酸杆菌可与革兰阴性无芽孢厌氧菌(产黑色素类杆菌等)合并感染。

3.微生物学检验

枸橼酸菌属的主要特征是枸橼酸盐阳性,赖氨酸脱羧酶试验阴性,有特征性气味,甲基红阳性,苯丙氨酸阴性,能发酵利用甘露醇、山梨醇、阿拉伯糖、麦芽糖等多种糖醇类物质。

血液、脑脊液、胸腔积液、腹水等无菌标本中分离鉴定出枸橼酸杆菌属细菌即可诊断为菌血

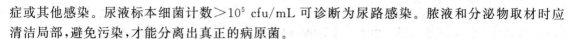

症或其他感染。尿液标本细菌计数＞10^5 cfu/mL 可诊断为尿路感染。脓液和分泌物取材时应清洁局部,避免污染,才能分离出真正的病原菌。

枸橼酸杆菌属细菌为条件致病菌,易致腹泻。粪便分离出的枸橼酸杆菌应区别是肠道感染还是定植菌,若分离出的枸橼酸杆菌为纯培养或优势生长菌,则应考虑为肠道感染,须及时向临床发出报告。

(二)爱德华菌属

1.生物学特性

爱德华菌属为革兰阴性直杆菌,大小为 1 μm×(2～3)μm,有鞭毛,能运动(除鲶鱼爱德华菌)。迟钝爱德华菌在血平板上,37 ℃培养 24 小时,菌落直径 1～2 mm,灰色,湿润,光滑,半透明,多数菌株溶血。在肠道选择性培养基上生长形成不发酵乳糖的菌落。

2.致病物质与所致疾病

迟钝爱德华菌可由人和多种动物粪便及其生活环境中检出。临床上,属于条件致病菌,曾由脑膜炎、腹膜炎、心内膜炎、败血症、菌血症、肝脓肿、尿路感染、创伤、输液反应等的相应标本中检出。腹泻患者大便中检出本菌,其致病性尚未确定。其他爱德华菌在临床标本中少见。

3.微生物学检验

迟钝爱德华菌特征是产生大量 H_2S,分解糖类不活泼。临床常见爱德华菌的主要鉴定特征见表 15-10。

表 15-10　爱德华菌属种间生化反应鉴别特征

生化反应	迟钝爱德华菌	迟钝爱德华菌生物群	保科爱德华菌	鲶鱼爱德华菌
吲哚产生	+	+	d	－
甲基红	+	+	+	－
硫化氢	+	d	d	－
丙二酸盐利用	－	－	+	－
海藻糖	－	－	+	－
蔗糖发酵	－	+	+	－
D-甘露糖	－	+	+	－
L-阿拉伯糖发酵	－	+	d	－

注:＋表示生化反应阳性率＞90％;－表示生化反应阳性率＜10％;d 表示生化反应阳性率为 10％～90％。

十一、邻单胞菌属

邻单胞菌属只有一个菌种,即类志贺邻单胞菌,该菌属以前归属于弧菌科,后根据基因特征认为与肠杆菌科细菌有更密切的关系,而归属于肠杆菌科。

(一)生物学特性

邻单胞菌属革兰阴性直杆菌,可成双或短链状排列,有 2～5 根端极丛鞭毛,运动活跃。无荚膜,无芽孢。生长温度范围广,可在 8～45 ℃生长,在 0～5％的 NaCl 中可生长,pH 范围为4.0～8.0。在血平板中生长良好,可形成灰色平滑,不透明菌落,无溶血现象。在肠道鉴别培养基上可形成无色的不发酵乳糖的菌落。

(二)致病物质与所致疾病

普遍存在于水和土壤中,可寄生于淡水鱼、贝壳类、蟾蜍、蛇、家禽等。主要引起胃肠炎,感染主要与食入生的海产品有关,流行以夏季为主。症状表现为短期的水样腹泻或病程较长的痢疾样腹泻,感染人群无年龄差别。也可引起肠道外感染,多见于机体抵抗力下降的人群,主要引起败血症和脑膜炎。邻单胞菌脑膜炎常见于助产分娩的婴儿,偶尔也可以在伤口分泌液、胆汁、关节液、淋巴结中分离到。感染率低但死亡率很高。

(三)微生物学检验

对含菌量少的标本可先用碱性蛋白胨水或胆汁蛋白胨肉汤增菌。结合生化反应结果进行鉴定。邻单胞菌属生化反应如下:氧化酶、吲哚、精氨酸双水解酶、赖氨酸脱羧酶和肌醇阳性;DNA酶、尿素酶、鸟氨酸脱羧酶、V-P试验、葡萄糖产气、乳糖、蔗糖、阿拉伯糖、甘露醇、七叶苷水解和β溶血(羊血)阴性。对O/129敏感。

本菌对10 μg和50 μg的O/129均敏感,肌醇阳性,可与气单胞菌属鉴别;本菌在不含盐的蛋白胨水中能生长,在TCBS上和6% NaCl中不生长,可与弧菌属鉴别;本菌氧化酶阳性,动力阳性,可与志贺菌属鉴别。

本菌对绝大多数传统的抗生素如甲氧苄啶-磺胺甲噁唑、头孢菌素、氯霉素、喹诺酮类药物敏感。绝大多数菌株产生β-内酰胺酶,对青霉素耐药,许多菌株对氨基糖苷类药物(除奈替米星)和四环素耐药。

十二、耶尔森菌属

(一)鼠疫耶尔森菌

鼠疫耶尔森菌是烈性传染病鼠疫的病原菌。鼠疫是自然疫源性疾病,是我国甲类传染病。人与(啮齿类)感染动物接触或通过鼠蚤而受到感染。历史上曾发生鼠疫的三次世界性大流行,造成大批患者死亡。

1.生物学特性

鼠疫耶尔森菌为革兰阴性球杆菌,两极浓染,有荚膜,无芽孢,无鞭毛。在陈旧培养基物或生长在高盐琼脂上呈多形态,如球状、棒状或哑铃状等。

本菌为兼性厌氧,最适温度为27～30 ℃,在普通培养基上可生长,但发育缓慢。在血平板上生长良好,可形成柔软、黏稠的粗糙菌落。在MAC上呈不发酵乳糖无色的小菌落。在肉汤培养基中开始浑浊生长,24小时后表现为沉淀生长,48小时后逐渐形成菌膜,稍加摇动后菌膜呈钟乳石状下垂。

2.致病物质与所致疾病

鼠疫耶尔森菌细胞壁的脂多糖成分,可导致机体发热、白细胞计数升高、中毒性休克等病理生理变化。

外毒素(鼠毒素)主要作用于心血管及淋巴管内皮细胞,引起炎症、坏死、出血,导致血液浓缩和致死性休克,还可引起肝、肾、心肌纤维的实质性损害。

鼠疫耶尔森菌的封套抗原、毒力抗原、色素形成能力、凝固酶、纤维蛋白因子等与鼠疫耶尔森菌的毒力有关,统称为毒力决定因子。

人对本菌的感受性没有年龄和性别的差异,而取决于受感染的方式。主要是由于带菌鼠蚤的叮咬,人与染疫动物(或人)接触所致。细菌侵入机体后出现全身中毒症状并在心血管、淋巴系统和实质器官表现出特有的出血性炎症。有3种常见的临床类型。①腺鼠疫:局部淋巴结(多为腹股沟淋巴结)的肿胀,继而发生坏死和脓肿;②败血型鼠疫:由细菌侵入血流大量繁殖所致,多继发于腺鼠疫或肺鼠疫之后，也有原发性败血性鼠疫，此型最为严重，可出现高热，体温高达40 ℃，皮肤黏膜出现小出血点，若不及时抢救，可在2～3天死亡；③肺鼠疫：原发性肺鼠疫多由呼吸道传染所致，继发性肺鼠疫由腺鼠疫、败血型鼠疫转变而成，患者出现高热咳嗽，痰中带血并含有大量鼠疫耶尔森菌，病死率极高。

3.微生物学检验

(1)标本采集：患者取淋巴结穿刺液、血液或痰标本；尸检取病变组织，如心、肝、肺和淋巴结等；对腐烂尸体可取骨髓或脑脊髓；鼠标本，应严格消毒体表，再进行采集。因鼠疫为法定甲类烈性传染病，除标本采集时要严格无菌操作与控制外，标本必须送指定的具有严格防护措施的专业实验室。

(2)直接显微镜检查：通常将标本涂片作革兰染色，直接镜检，可见革兰阴性球杆菌，两端极浓染，无芽孢，无鞭毛。本菌在慢性病灶或陈旧培养物内可呈多形态，在动物体内可形成荚膜。

(3)分离培养：未污染标本用血平板，污染标本可选用选择性培养基，如龙胆紫溶血亚硫酸钠琼脂。经27～30 ℃培养24～48小时后，挑取可疑菌落进行鉴定。

(4)鉴定：鼠疫耶尔森菌的主要特征是革兰阴性球杆菌，两极浓染。在血平板上可形成柔软、黏稠的粗糙菌落。在MAC上呈不发酵乳糖无色的小菌落。在肉汤培养基中呈钟乳石状发育。生化反应为动力阴性，赖氨酸和鸟氨酸脱羧酶、苯丙氨酸脱氨酶、脲酶、硫化氢均为阴性；不液化明胶，当穿刺培养时，培养物表面呈膜状，细菌沿穿刺线呈纵树状发育；分解葡萄糖产酸不产气，对大多数糖不分解；IMViC为－＋－－。

根据初次分离时典型的菌落特征、菌体形态、肉汤中生长特点、生化特征，结合临床和流行病学资料综合进行分析，可初步诊断。最后鉴定依据噬菌体裂解试验、动物试验及免疫学方法判定。动物试验有助于确定鼠疫耶尔森菌的毒力，并筛除杂菌，多用皮下注射。动物一般于3～7天后死亡，如7天后仍不死亡应处死后进行检查，取材培养以肝、脾检出率为高。耶尔森菌属种间鉴别见表15-11。

表 15-11　耶尔森菌属种间鉴别

生化反应	鼠疫耶尔森菌	小肠结肠耶尔森菌	假结核耶尔森菌	奥氏耶尔森菌	伯氏耶尔森菌	弗氏耶尔森菌	中间耶尔森菌	克氏耶尔森菌	莫氏耶尔森菌	罗氏耶尔森菌	鲁氏耶尔森菌
吲哚	−	d	−	−	−	+	+	d	−	−	−
鸟氨酸	−	+	−	d	d	+	+	+	d	d	+
蔗糖	−	+	−	−	+	+	+	+	+	+	−
鼠李糖	−	−	d	−	−	+	+	+	−	+	−
纤维二糖	−	+	d	−	+	+	+	+	−	+	−
山梨酸	d	+	−	d	+	+	+	+	+	+	d
蜜二糖	d	−	+	−	−	−	−	d	−	−	−

注：＋:90%以上菌株阳性；－:90%以上菌株阴性；d:10%～90%阳性。

一旦疑为本菌，应立即向本地区疾病控制中心等部门报告，并将菌种送检验中心或专业实验室作进一步鉴定。诊断确立后除对患者进行隔离治疗外，对疫区及有关人员须采取有效的预防隔离措施，防止疫情扩散。

(二)小肠结肠炎耶尔森菌

小肠结肠炎耶尔森菌是肠道致病菌之一，近年来分离率逐渐上升，本菌天然寄居在多种动物体内,如猪、鼠、家畜和兔等,通过污染食物(牛奶、猪肉等)和水,经粪-口途径或因接触染疫动物而感染。

1.生物学特性

小肠结肠炎耶尔森菌为革兰阴性球杆菌,无芽孢,无荚膜,22～25 ℃培养有周鞭毛,呈翻滚螺旋运动,35 ℃时则无动力。

本菌为兼性厌氧,4～40 ℃均能生长,最适温度为 20～28 ℃。在普通营养琼脂上生长良好,某些型别的菌株在血平板上可出现溶血环,在肠道培养基(如 MAC)和 NYE(新耶尔森菌选择性琼脂)呈无色、半透明、扁平较小的不发酵乳糖型菌落。在液体培养基中呈浑浊生长,液体表面可形成白色菌膜或有沉淀生成。

2.致病物质与所致疾病

(1)致病物质:本菌主要通过侵袭力或产生毒素引起肠道感染,某些血清型(O3,O8,O9)的菌株能产生耐热性肠毒素,某些菌株的菌体抗原与人体组织有共同抗原,可刺激机体产生自身抗体而引起自身免疫病。

(2)所致疾病:本菌为人兽共患病原菌,人类多经口感染引起小肠炎、结肠炎等肠道疾病,患者可出现发热、黏液便或水样便,易与菌痢相混淆;腹痛多在回盲部,需与阑尾炎相鉴别。亦可引起菌血症和结节性红斑、反应性关节炎等自身免疫病。

3.微生物学检验

(1)标本采集:常采集粪便及食物,也可采集血液、尿液等标本。

(2)直接显微镜检查:标本直接涂片染色镜检可见革兰阴性球杆菌。

(3)分离培养:用 MAC 或耶尔森菌专用选择性培养基(cefsulodin-irgasan-novobiocin,CIN)的分离效果良好,在 CIN 中培养 48 小时后,菌落为粉红色,偶尔有一圈胆盐沉淀。通常本菌不发酵乳糖。另外还可进行冷增菌,粪便标本可用 5～7 mL 1/15 M 磷酸盐缓冲液(pH 7.4～7.8),如食物标本需磨碎后加 10 倍量 1/15 M 磷酸盐缓冲液,4 ℃增菌,于 7、14、21 天取冷增菌培养物接种于上述培养基中,25 ℃、24～48 小时取乳糖不发酵型菌落进行鉴定。

(4)鉴定:小肠结肠炎耶尔森菌的基本生化反应特征为 KIA:AA－－或 KA－－,枸橼酸盐阴性,脲酶多为阳性,鸟氨酸脱羧酶阳性,动力、V-P 反应结果与孵育温度有关(22～25 ℃阳性、35～37 ℃阴性)。根据菌落特征,菌体形态染色特点、嗜冷性及典型生化结果即可初步诊断本菌。最终鉴定依靠全面生化反应和血清分型。

(三)假结核耶尔森菌

假结核耶尔森菌引起的疾病与小肠结肠炎耶尔森菌相似,常可从血液中分离得到,为人兽共患性病原菌,鼠类等野生动物和鸟类是该菌的天然宿主,人类感染较少见。大多数人类病例为肠道感染,有时可引起肠系膜淋巴结炎,症状类似于急性或亚急性阑尾炎。

(于 泳)

第二节　弧菌属与气单胞菌属检验

一、弧菌属

弧菌科包括弧菌属和发光杆菌属。弧菌科细菌是一群菌体短小、弯曲成弧形或直杆状的革兰阴性细菌；兼性厌氧,利用葡萄糖,大多数菌株氧化酶阳性,具有一端单鞭毛；大多菌株生长需要 2%～3%氯化钠；广泛分布于自然界,以水中最为多见；有一些种对人类致病。

本属细菌能利用葡萄糖,对弧菌抑制剂 O/129(2,4-二氨基-6,7-二异丙基喋啶)敏感,其中有些菌株为嗜盐菌(在无盐时不能生长),除麦氏弧菌外氧化酶均阳性。弧菌属与其他相关细菌的鉴别见表 15-12。

表 15-12　临床常见弧菌及其所致疾病

鉴别特征	弧菌属	发光杆菌属	气单胞菌属	邻单胞菌属	肠杆菌属
氧化酶	+	+	+	+	-
生长或刺激生长需 Na⁺	+	+	-	-	-
对弧菌抑制剂 O/129 敏感	+	+	-	+	-
酯酶产物	+	V	+		V
右旋甘露醇发酵	+	-	+		+
DNA 中的 G+C 含量(mol%)	38～51	40～44	57～63	51	38～60
有外鞘的端生鞭毛	+				
在固体培养基中生长出周鞭毛	V				V

注:+:>90%阳性;V:11%～89%阳性;-:<10%阳性。

(一)霍乱弧菌

1.生物学特性

霍乱弧菌系革兰阴性杆菌,大小为$(0.5～0.8)\mu m\times(1.5～3)\mu m$。从患者体内新分离的细菌形态典型,呈弧形或逗点状；经人工培养后,细菌呈杆状,与肠杆菌科细菌不易区别。有菌毛,无芽孢,有些菌株有荚膜。菌体一端有单鞭毛。采患者"米泔水"样粪便或培养物做悬滴观察,细菌运动非常活泼,呈穿梭样或流星状。涂片行革兰染色镜检,可见大量革兰阴性弧菌,呈鱼群样排列。

霍乱弧菌有不耐热的 H 抗原和耐热的 O 抗原。H 抗原为共同抗原,特异性低；O 抗原具有群特异性和型特异性,是霍乱弧菌分群和分型的基础。根据 O 抗原的不同,霍乱弧菌现分为155 个血清群,其中仅 O1 群霍乱弧菌和 O139 群霍乱弧菌引起霍乱。O139 群与 O1 群抗血清无交叉反应,但遗传学特征和毒力基因与 O1 群相似。除 O1 群和 O139 群以外的霍乱弧菌可引起人类的胃肠炎,无明显的季节分布,不引起霍乱流行,不被 O1 群霍乱弧菌多价血清所凝集,称为非 O1 群霍乱弧菌,以往也称不凝集弧菌或非霍乱弧菌。O1 群霍乱弧菌的 O 抗原由 A、B、C 三种抗原成分组成,其中 A 抗原是 O1 群的群特异性抗原。通过三种抗原成分的不同组合可分成三个血清型:AB 构成小川型,AC 构成稻叶型,ABC 构成彦岛型。常见的流行型别为小川型和稻叶型。依据生物学特性,O1 群霍乱弧菌又可分为古典生物型和 E1 Tor 生物型。

霍乱弧菌为兼性厌氧菌,营养要求不高,在普通琼脂上生长良好。16~44 ℃均可生长,37 ℃最为适宜。具耐碱性,在 pH 6.8~10.2 范围均可生长,在 pH 8.2~9.0 的碱性蛋白胨水或碱性平板上生长迅速。初次分离常选用 pH 8.5 的碱性蛋白胨水进行选择性增菌,35 ℃培养 4~6 小时可在液体表面大量繁殖形成菌膜。在 TCBS(硫代硫酸盐-枸橼酸盐-胆盐-蔗糖,thiosufale-citrate-bile salts-sucrose,TCBS)选择性培养基上,发酵蔗糖产酸,菌落呈黄色。在含亚碲酸钾的选择性培养基上如 4 号琼脂和庆大霉素琼脂平板,可将碲离子还原成元素碲,形成灰褐色菌落中心。在血平板上菌落较大,El Tor 生物型还可形成 β 溶血环。也可在无盐培养基上生长。O139 群霍乱弧菌在含明胶的培养基上可形成不透明的浅灰色菌落,周围有一圈不透明带,此菌落涂片观察可发现荚膜。

2.致病物质与所致疾病

霍乱弧菌是烈性传染病霍乱的病原菌。自 1817 年以来,曾在世界上引起七次大流行,死亡率很高,均由霍乱弧菌 O1 群引起,前六次为霍乱弧菌的古典生物型,第七次为 E1 Tor 生物型。1992 年 10 月,在印度、孟加拉国等一些国家和地区出现了霍乱样腹泻的暴发和流行,分离的病原菌与 O1 群~O138 群霍乱弧菌诊断血清均不凝集,但从患者血清中分离到霍乱样肠毒素,经核苷酸序列同源性分析属于霍乱弧菌,故命名为霍乱弧菌 O139 血清群。O139 可能是今后主要流行的血清群。

霍乱弧菌活泼的鞭毛运动有助于细菌穿过肠黏膜表面黏液层而接近肠壁上皮细胞。细菌依靠普通菌毛定植于小肠黏膜上,只有黏附定植的霍乱弧菌方可致病。霍乱毒素(choleratoxin,CT)是一种肠毒素,是霍乱弧菌的主要致病物质,由一个 A 亚单位和五个 B 亚单位构成,A 亚单位为毒力亚单位(包括 A1 和 A2 两个组分),B 亚单位为结合亚单位,两者以非共价键形式结合。霍乱弧菌在小肠黏膜大量繁殖产生 CT 后,CT 的 B 亚单位与小肠黏膜细胞神经节苷脂受体结合,使毒素分子变构,A 亚单位脱离 B 亚单位进入细胞内,作用于腺苷酸环化酶,使细胞内 cAMP浓度明显增加,肠黏膜细胞分泌功能亢进,肠液大量分泌,引起严重的腹泻和呕吐。另外,霍乱弧菌还可产生小带联结毒素、副霍乱毒素和溶血素,与其致病性相关。

3.微生物学检验

(1)标本采集:霍乱是烈性传染病,尽量在发病早期,使用抗生素之前采集标本。可取患者"米泔水"样便,亦可采取呕吐物或肛门拭子。标本应避免接触消毒液。采取的标本最好床边接种,不能及时接种者可用棉签挑取标本或将肛门拭子直接插入卡-布运送培养基中送检。应避免使用甘油盐水缓冲运送培养基。送检标本应装在密封且不易破碎的容器中,由专人运送。

(2)直接显微镜检查:①涂片染色镜检时取标本直接涂片 2 张。干后用甲醇或乙醇固定,革兰染色。镜检有无"鱼群"样排列的革兰阴性弧菌。②动力和制动试验时直接取"米泔水"样便制成悬滴(或压滴)标本,用暗视野或相差显微镜直接观察呈穿梭样运动的细菌。同法制备另一悬滴(或压滴)标本,在悬液中加入 1 滴不含防腐剂的霍乱多价诊断血清(效价≥1∶64),可见最初呈穿梭状运动的细菌停止运动并发生凝集,则为制动试验阳性。可初步推断有霍乱弧菌存在。

(3)分离培养:将标本直接接种于碱性胨水,或将运送培养基的表层接种于碱性胨水 35 ℃、6~8 小时后,接种至 TCBS 平板或 4 号琼脂平板或庆大霉素琼脂平板,35 ℃、12~18 小时观察菌落形态。在 TCBS 平板上形成黄色,4 号琼脂或庆大霉素琼脂平板上呈灰褐色中心的菌落,均为可疑菌落。应使用 O1 群和 O139 群霍乱弧菌的多价和单价抗血清进行凝集,结合菌落特征和菌体形态,作出初步报告。

(4)鉴定:霍乱弧菌的主要特征是革兰染色阴性,动力阳性,TCBS 平板上形成黄色、4 号琼脂或庆大霉素琼脂平板上呈灰褐色中心的菌落,氧化酶阳性,发酵葡萄糖和蔗糖,赖氨酸、鸟氨酸脱羧酶阳性,精氨酸双水解酶阴性,在无盐培养基上生长,在含有高于 6% 氯化钠的培养基上不能生长。依据血清学分群及分型进行最后鉴定。符合霍乱弧菌 O1 群的菌株尚需区分古典生物型和 El Tor 生物型(表 15-13)。

表 15-13　古典生物型和 El Tor 生物型的不同生物学特征

特征	古典生物型	El Tor 生物型
羊红细胞溶血	−	D
鸡红细胞凝集	−	+
V-P 试验	−	+
多黏菌素 B 敏感试验	+	−
Ⅳ组噬菌体裂解	+	−
Ⅴ组噬菌体裂解	−	+

霍乱弧菌的主要鉴别试验如下。①霍乱红试验:霍乱弧菌在含硝酸盐的蛋白胨水中培养时,能分解培养基中的色氨酸产生吲哚。同时,将硝酸盐还原成为亚硝酸盐。两种产物结合生成亚硝酸吲哚,滴加浓硫酸后呈现蔷薇色,为霍乱红试验阳性。但该试验并非霍乱弧菌所特有,其他能分解色氨酸和还原硝酸盐的细菌均能发生阳性反应。②黏丝试验:将 0.5% 去氧胆酸钠水溶液与霍乱弧菌混匀成浓悬液,1 分钟内悬液由混变清,并变得黏稠,以接种环挑取时有黏丝形成。弧菌属细菌除副溶血弧菌部分菌株外,均有此反应。③O/129 敏感试验:将 10 μg 及 150 μg 的 O/129 纸片贴在接种有待测菌的琼脂平板上,35 ℃、18～24 小时后,纸片周围出现任何大小的抑菌圈均为敏感。O1 群和非 O1 群霍乱弧菌均敏感。但已有对 O/129 耐药的菌株出现,用此试验进行鉴定时需谨慎。④耐盐试验:霍乱弧菌能在含 0～6% 氯化钠培养基中生长。氯化钠浓度高于 6% 则不生长。⑤鸡红细胞凝集试验:在洁净的玻片上滴加生理盐水一滴,取 18～24 小时的细菌斜面培养物与生理盐水混匀成浓厚菌悬液。加入用生理盐水洗涤三次的 2.5% 新鲜鸡红细胞盐水悬液一滴,充分混匀,1 分钟内出现凝集为阳性。古典生物型阴性,El Tor 生物型阳性。⑥多黏菌素 B 敏感试验:在融化并已冷却至 50 ℃ 的普通琼脂中加入 50 U/mL 多黏菌素 B,混匀后倾注平板,凝固备用。取被测试菌株 2～3 小时的肉汤培养物,接种于平板表面,35 ℃,2 小时、18～24 小时后观察有无细菌生长。古典生物型不生长(敏感),El Tor 生物型生长(不敏感)。⑦第Ⅳ、Ⅴ组噬菌体裂解试验第Ⅳ组噬菌体可裂解古典生物型,不能裂解 El Tor 生物型;第Ⅴ组噬菌体可裂解 El Tor 生物型,不能裂解古典生物型。⑧V-P 试验:霍乱弧菌古典生物型阴性,El Tor 生物型阳性,但有个别菌株为阴性。

直接荧光抗体染色和抗 O1 群抗原的单克隆抗体凝集试验,可快速诊断霍乱弧菌感染。

4.药物敏感试验

霍乱弧菌在 MH 培养基上生长良好,可用 CLSI 规定的纸片扩散法进行体外抗生素药敏试验,常规测定四环素、氯霉素、SMC-TMP、呋喃唑酮。对于具有自限性的腹泻而言,体外药敏试验并非必须,但对监控弧菌的耐药性发展趋势有意义。

(二)副溶血弧菌

1.生物学特性

副溶血弧菌系革兰阴性菌,呈弧状、杆状、丝状等形态。菌体一端有单鞭毛,运动活泼,无荚膜,无芽孢。

副溶血弧菌兼性厌氧营养要求不高,但具有嗜盐性,在含 3.5% NaCl、pH 7.7~8.0 培养基中生长最好,最适生长温度为 30~37 ℃。当 NaCl 浓度高于 8.0% 时则不生长。在无盐蛋白胨水中生长不良或不生长。在 TCBS 平板上形成绿色或蓝绿色菌落。从腹泻患者标本中分离到的95% 以上的菌株在含人 O 型红细胞或兔红细胞的我妻氏培养基上可产生 β-溶血现象,称为神奈川现象(Kanagawa phenomenon,KP)。神奈川现象是鉴定副溶血弧菌致病菌株的一项重要指标。在 SS 平板上形成扁平、无色半透明、蜡滴状、有辛辣味的菌落。在麦康凯平板上部分菌株不生长,能生长者,菌落圆整、扁平、半透明或浑浊,略带红色。

副溶血弧菌有 13 种耐热的菌体(O)抗原,具有群特征性。有鞭毛(H)抗原,不耐热,无特异性。此外,在菌体表面存在不耐热的表面(K)抗原。

2.致病物质与所致疾病

副溶血弧菌是一种嗜盐性细菌,主要存在于近海的海水和海产品中。该菌是我国沿海地区最常见的食物中毒病原菌。因摄入污染食物,主要是海产品如鱼类、贝类等,其次为盐腌渍品等引起食物中毒、急性肠炎。

副溶血弧菌通过菌毛的黏附,产生耐热直接溶血素(thermostable direct hemolysin,TDH)和耐热相关溶血素(thermostable related hemolysin,TRH)两种致病因子,TDH 有 2 个亚单位组成,能耐受 100%、10 分钟不被破坏。动物试验表明有细胞毒性、心脏毒性和肠毒性,可致人和兔红细胞溶血,其致病性与溶血能力呈平行关系。TRH 生物学特性与 TDH 相似。

3.微生物学检验

(1)标本采集:可采集患者粪便,肛门拭子和可疑食物。标本采集后,应及时接种,或置碱性胨水或卡-布运送培养基中送检。

(2)直接显微镜检查:一般不做直接显微镜检查,必要时用分离培养的可疑菌落涂片行革兰染色观察形态,同时做悬滴法(或压滴法)检测动力。

(3)分离培养:将标本接种于含 1% NaCl 的碱性胨水或 4% NaCl 的蛋白胨水中进行选择性增菌后,接种至 TCBS 平板或嗜盐菌选择平板;也可将标本直接接种至 TCBS 平板或嗜盐菌选择平板。35 ℃、12~18 小时观察菌落形态。在 TCBS 平板上形成绿色或蓝绿色、不透明、直径为1~2 mm 的微突起的菌落,在嗜盐菌选择性平板上形成较大、中心隆起、稍浑浊、半透明或不透明的无黏性的菌落,均为可疑菌落。

(4)鉴定:副溶血弧菌的主要特征是革兰染色阴性,动力阳性,TCBS 平板上形成绿色或蓝绿色菌落,神奈川现象阳性,氧化酶阳性,对 O/129 敏感,发酵葡萄糖、麦芽糖、甘露醇产酸,吲哚试验阳性,大部分菌株脲酶阴性,V-P 试验阴性,在不含 NaCl 和含 10%NaCl 的蛋白胨水中不生长,在含 1%~8% NaCl 的蛋白胨水中生长,赖氨酸脱羧酶、鸟氨酸脱羧酶阳性,精氨酸双水解酶阴性。

(三)其他弧菌

从临床标本中分离到的弧菌都应认为具有临床意义,特别是从粪便标本中分离到霍乱弧菌O1 群、O139 群和副溶血弧菌,或从任何临床标本分离到创伤弧菌均应及时通知临床医师,并应根据我国《传染病防治法》的有关规定及时处理。

二、气单胞菌属

(一)生物学特性

气单胞菌系革兰阴性短杆菌,有时呈球杆状,大小(0.3～1.0)μm×(1.0～3.5)μm;除杀鲑气单胞菌外,均有动力。

气单胞菌兼性厌氧。营养要求不高,在普通平板上可以生长,形成灰白色、光滑、湿润、凸起、2 mm 大小的菌落,血平板上可有溶血现象。在无盐培养基上生长,在 TCBS 平板上不生长,部分菌株在 MacConky 平板上能生长。在 0～45 ℃范围内均可以生长,根据生长温度的不同,可分为嗜冷菌(37 ℃以上不生长)和嗜温菌(10～42 ℃生长)两大类。

气单胞菌抗原结构复杂,基因种的血清分型显示出血清学上的异质性。O11、O34 和 O16 似乎在人类的感染中特别重要。易损气单胞菌和霍乱弧菌 O139 群有交叉反应。

(二)致病物质与所致疾病

气单胞菌可引起哺乳动物(如人、鸟类等)和冷血动物(如鲑、鱼、蛇等)的感染。可引起人类的肠道内感染和肠道外感染。

气单胞菌常引起 5 岁以下儿童和成人的肠道内感染,是夏季腹泻的常见病原菌之一,与摄入被细菌污染的食物和水有关。临床症状从较温和的腹泻到严重的痢疾样腹泻(血样便),成年人表现为慢性化。其主要的致病物质为溶血毒素和细胞毒素等。

肠道外感染主要为皮肤和软组织感染,与外伤后伤口接触污染的水有关。主要由嗜水气单胞菌和维隆气单胞菌引起。气单胞菌可引起眼部感染、脑膜炎、肺炎、胸膜炎、骨髓炎、关节炎、腹膜炎、胆囊炎、下腔性静脉炎、尿道感染和败血症。

(三)微生物学检验

1.标本采集

根据不同的疾病采取粪便或肛门拭子、血液、脓液、脑脊液、尿液标本。

2.直接显微镜检查

一般不做直接显微镜检查,必要时可对脓液、脑脊液涂片,行革兰染色观察形态。

3.分离培养

粪便及脓液标本等可直接接种,初次分离常用血平板,MacConky 平板和加有 20 μg/mL 氨苄西林的血琼脂平板。豚鼠气单胞菌在 MacConky 平板上发酵乳糖,嗜水气单胞菌和维隆气单胞菌在血平板中有溶血现象,形成灰白色、光滑、湿润、凸起、2 mm 大小的菌落。含菌量较少的标本可用碱性胨水进行增菌培养。

4.鉴定

气单胞菌属的主要特征是革兰染色阴性,TCBS 平板上不生长,在无盐培养基上生长,氧化酶和触酶阳性,还原硝酸盐,发酵葡萄糖和其他碳水化合物产酸或产酸产气,对 O/129 耐药。许多菌株在 22 ℃时的生化反应比 37 ℃活跃。

(四)药物敏感试验

绝大多数气单胞菌产生 β-内酰胺酶,对青霉素、氨苄西林、羧苄西林、替卡西林耐药,但对广谱的头孢菌素、氨基糖苷类抗生素、氯霉素、四环素、甲氧苄啶-磺胺甲噁唑和喹诺酮类药物敏感。

绝大多数维隆气单胞菌温和生物型对头孢噻吩敏感,而嗜水气单胞菌和豚鼠气单胞菌对头孢噻吩耐药。

(于　泳)

第三节　弯曲菌属与螺旋菌属检验

一、弯曲菌属

弯曲菌属是一类呈逗点状或 S 形的革兰阴性杆菌,广泛分布于动物界,其中有些可引起动物和人类的腹泻、胃肠炎和肠道外感染。目前弯曲菌共有 18 个种和亚种,对人致病主要有空肠弯曲菌、大肠弯曲菌及胎儿弯曲菌。

(一)生物学特性

本属细菌为革兰阴性无芽孢的弯曲短杆菌,大小为$(0.2\sim0.8)\mu m\times(0.5\sim5)\mu m$,不易染色,菌体弯曲呈 S 状或海鸥展翅状等,一端或两端各有一根鞭毛,运动活泼,暗视野显微镜下呈"投标样"运动。

本属细菌为微需氧菌,多氧或无氧环境下均不生长,最适生长环境是含 5% O_2、10% CO_2、85% N_2 的微氧环境;培养温度通常取决于所需要分离的菌株,在不同温度下培养基的选择性也不同,通常绝大多数实验室用 42 ℃作为初始分离温度,这一温度对空肠弯曲菌、大肠弯曲菌的生长有利,相反其他菌株在 37 ℃生长良好。营养要求高,普通培养基不生长,选择性培养基大多含有抗生素(主要为头孢哌酮),以抑制肠道正常菌群。常用培养基有含血的 Skirrow 培养基、头孢哌酮-万古霉素-两性霉素琼脂培养基(CVA)和不含血的碳-头孢哌酮-去氧胆酸盐(CCDA)、碳基选择性培养基(CSM)和半固体动力培养基等。弯曲菌在同一培养基上可出现两种菌落,一种为灰白、湿润、扁平边缘不整齐的蔓延生长的菌落;另一种为半透明、圆形、凸起、有光泽的小菌落,陈旧菌落可因产生色素而变红。

本菌有菌体(O)抗原、热不稳定抗原和鞭毛(H)抗原,前两种抗原是弯曲菌分型的依据。

(二)致病物质与所致疾病

弯曲菌属具有黏附定居和入侵上皮细胞的能力,通过产生的肠毒素、细胞毒素和内毒素等多种毒力因子致病,病变部位通常在空肠、回肠,也可蔓延至结肠。

弯曲菌广泛分布于动物界,常定居于人和动物的肠道内,通过粪便污染环境。传播途径主要为食物和水,传播方式多为经口传播,食用未煮熟的鸡、饮用未经处理的水和未经消毒的牛奶均可引起弯曲菌肠炎的发生。

(三)微生物学检验

1.标本采集

采集粪便、肛拭子及剩余食物等标本并立即送检,或将标本接种于卡-布运送培养基中送检;对于高热和脑膜炎患者,可于用药前抽取静脉血或脑脊液,注入布氏肉汤中送检。

2.直接显微镜检查

(1)悬滴法动力检查:显微镜下观察有无螺旋状或投标样运动,脑脊液标本经离心沉淀后再

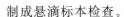

制成悬滴标本检查。

（2）染色标本检查：取新鲜粪便或脑脊液离心沉淀物涂片、革兰染色，查找革兰阴性、弯曲呈S状或螺旋状杆菌。鞭毛染色见一端或两端单根鞭毛。

3.分离培养

可将标本直接接种于选择性培养基上，也可将标本过滤后培养。将一层孔径 $0.45\sim0.65\ \mu m$ 的滤膜放于不含抗生素的 CCDA 或 CSM 培养基上，滴加 $10\sim15$ 滴标本悬液于滤膜上，由于弯曲菌有动力可穿过滤膜，将平板置于 37 ℃孵育 1 小时，除去滤膜，平板置于 37 ℃微需氧环境中继续培养，必要时给予一定浓度的氢气。弯曲菌形成的菌落为灰色、扁平、表面湿润、圆形凸起、边缘不规则、常沿穿刺线蔓延生长的菌落，在血平板上不溶血。本属细菌在布氏肉汤中呈均匀浑浊生长。培养时需注意气体环境和适合的温度，空肠弯曲菌最适的温度为 $42\sim43$ ℃，胎儿弯曲菌在 42 ℃不生长。

4.鉴定

弯曲菌属的主要特征是革兰阴性小杆菌，呈弧形、S 形、"海鸥形"或螺旋形，微需氧，氧化酶和触酶阳性，还原硝酸盐为亚硝酸盐，不分解和不发酵各种糖类，不分解尿素。

（四）药物敏感试验

弯曲菌感染大多呈轻症和自限性，一般不需特异性治疗。体外试验显示，绝大多数弯曲菌对头孢菌素和青霉素耐药，环丙沙星治疗弯曲菌感染非常有效，但近年来也出现了不少耐药菌株。空肠弯曲菌和大肠弯曲菌能产生 β-内酰胺酶，对阿莫西林、氨苄西林和替卡西林等 β-内酰胺类抗生素耐药；对大环内酯类、喹诺酮类、氨基糖苷类、氯霉素、呋喃妥因和四环素等药物敏感，但近年来耐喹诺酮类药物的耐药菌株在不断增加。空肠弯曲菌通常对红霉素敏感，其耐药率小于 5%，用红霉素治疗空肠弯曲菌肠炎的效果较好；而 80% 以上的大肠弯曲菌对红霉素耐药。胎儿弯曲菌引起的全身感染可用红霉素、氨苄西林、氨基糖苷类和氯霉素治疗。

二、螺杆菌属

螺杆菌属也是一类微需氧的革兰阴性螺形杆菌。最早根据其形态染色、培养条件、生长特征、生活环境等归于弯曲菌，但近年来根据其超微结构（螺旋与胞周纤维）、酶活性、脂肪酸序列、生长特性等的不同，尤其是该菌属 16 SrRNA 与弯曲菌属存在的巨大区别，将其从弯曲菌属中划分出来而成立一个新的螺杆菌属。其中与人关系最密切的是幽门螺杆菌。

（一）生物学特性

幽门螺杆菌为革兰阴性，呈海鸥状、S 或弧形的螺杆状细菌。大小为 $(2.5\sim4.0)\mu m\times(0.5\sim1.0)\mu m$。运动活泼，菌体一端或两端可伸出 $2\sim6$ 条带鞘的鞭毛，长为菌体的 $1.0\sim1.5$ 倍，鞭毛在运动中起推进器作用，在定居过程中起锚住作用。延长培养时间，细菌会发生圆球体样的形态变化，包括两种类型，一种较大，在透射镜下可见稀疏的细胞质，细胞体积膨大，这种类型可能是一种退化型，在传代中不能再生；另一种小圆球体，透射电镜下可见电子密度较高的细胞质，且有完整的细胞膜，在合适的培养条件下能重新生长成繁殖体。

本菌为微需氧菌，在含 $5\%\sim8\%O_2$、$10\%CO_2$ 和 $85\%N_2$ 的环境中稳定生长，在空气中和绝对无氧条件下均不能生长。从临床标本中分离的野生株在培养时均需要补充适当的 CO_2，同时培养环境中必须保持 95% 以上的相对湿度。幽门螺杆菌生长的最适 pH 为中性或弱碱性，最适生长温度为 37 ℃，25 ℃不生长，42 ℃少数生长，此与弯曲菌属明显不同。本菌营养要求较高，精氨酸、组氨酸、异亮氨酸、亮氨酸、甲硫氨酸、苯丙氨酸、缬氨酸是其必需氨基酸,某些菌株还需要丙氨酸或丝氨酸。缺乏葡萄糖时,幽门螺杆菌不能生长,但有适量葡萄糖和丙氨酸时能大大促进其生长,这说明葡萄糖可能仍然是幽门螺杆菌能量和碳源的重要来源之一。许多固体培养基都能用于幽门螺杆菌的分离培养,例如,哥伦比亚平板、心脑浸液平板、布氏平板和 M-H 平板等,但必须加入适量的全血(马、羊或人)或胎牛血清作为补充物。生长较为缓慢,通常需要 3~5 天甚至更长时间,其菌落呈两种形态,一为圆形孤立的小菌落,无色半透明呈露滴状,直径 0.5~1 mm,血平板上有轻度溶血;另一种沿接种线扩散生长,融合成片,扁平,无色半透明。为了避免兼性厌氧菌和霉菌等的过度生长,常需加入万古霉素、TMP、两性霉素、多黏菌素等组合抑菌剂。

(二)致病物质与所致疾病

幽门螺杆菌的致病因素包括毒力因子、感染后引发机体的免疫反应、宿主胃环境等因素。前者包括细菌动力(鞭毛)、尿素酶(脲酶)和黏附素、细胞空泡毒素(VacA)以及细胞毒素相关基因 A 蛋白(CagA)等因子。幽门螺杆菌确切的致病机制尚不清楚,可能与下列机制有关:特殊的螺旋状和端鞭毛运动方式有助于幽门螺杆菌穿过胃黏膜表面的黏液层与胃黏膜上皮细胞接触,幽门螺杆菌具有高活性的胞外脲酶分解尿素,形成"氨云"和 CO_2,改变局部 pH,利于该菌定植于胃黏膜下层;氨的产生使黏液层离子发生变化,最后导致黏膜中的氢离子反向扩散,刺激胃泌素产生,损伤胃黏膜。

幽门螺杆菌的传播途径迄今仍不十分清楚,推测是经口感染。自然人群中幽门螺杆菌感染率是如此之高,因此人类应是幽门螺杆菌感染的主要传染源。某些猴类、鼬鼠、猫、狗等动物的胃中,亦曾分离到幽门螺杆菌,因此有人认为幽门螺杆菌感染也是动物源性传染病。

幽门螺杆菌为一高度适应于胃黏膜酸性环境的微需氧菌,定植于胃黏膜表面和黏膜层之间。自 Marshall 和 Warren 分离出该菌以来,大量研究表明它是胃炎、消化溃疡的主要致病因素,并且与胃黏膜相关性淋巴组织(MALT)淋巴瘤、胃癌的发生密切相关,世界卫生组织国际癌症研究机构已将其纳入一类致癌因子。幽门螺杆菌感染非常普遍,在人群中的感染率为 50%~80%,感染可持续数十年甚至终身,但其中只有大约 15% 的感染者发生疾病,其原因尚不十分清楚,估计与幽门螺杆菌不同亚型的毒力以及宿主的遗传因素差异有关。

(三)微生物学检验

1.标本采集

多部位采集胃、十二指肠黏膜标本,标本要新鲜,保持湿润,置 2 mL 无菌等渗盐水中保存,在运送途中不超过 3 小时,在 4 ℃下最多保存 5 小时。流行病学调查和检测治疗效果时可取血清检查。

2.直接显微镜检查

(1)直接镜检:取胃、十二指肠黏膜活检标本作革兰染色或 Giemsa 染色,在油镜下查找细长弯曲或呈海鸥展翅状排列的菌体。由于涂片是在幽门螺杆菌定植部位的黏膜进行观察,阳性率很高,且对治疗后残留少量的幽门螺杆菌也可作出诊断,因此是简便、实用、准确和较快速的诊断方法。

(2)组织学检查:在对活检标本进行病理组织学观察时,可同时进行特殊染色作细菌学检查。常规组织学检查的 HE 染色因幽门螺杆菌与黏膜或胞质对比较差,阳性率低。可行 Warthin-Starry 银染色、Giemsa染色、甲苯胺蓝染色、石炭酸复红染色等。

3.分离培养

本菌的细菌学培养通常不如组织学检查的敏感率高,但若要进行药敏试验和流行病学调查,培养还是必不可少的。用选择性和非选择性培养基同时分离该菌可提高敏感性。用含 5% 绵羊血的布氏平板或加入 7% 马血的心脑浸液作为非选择性培养基,用改良的 Skirrow 平板(加入万古霉素 10 mg/L、两性霉素 B 10 mg/L、甲氧苄啶 5 mg/L)作为选择性培养基,在含 5%～8% O_2、10% CO_2、85% N_2 的微需氧环境中 37 ℃孵育 3～5 天,长出细小、灰白色、半透明、不溶血的菌落。

4.鉴定

幽门螺杆菌的主要特征是:革兰阴性,呈海鸥状、S 形或弧形;微需氧,35 ℃生长,43 ℃、25 ℃不生长;脲酶强阳性、氧化酶、过氧化氢酶和碱性磷酸酶阳性;对萘啶酸耐药、头孢噻吩敏感;在 1% 甘油和 1% 胆盐中不生长。对大多数常用于鉴定肠杆菌科细菌的经典试验不起反应。

5.血清学诊断

用 ELISA 法直接检测幽门螺杆菌的菌体抗原或血清中抗体,具有快速、简便、取材方便、无侵入性及成本低的优点,但敏感性和特异性尚有待提高。菌体抗原检测用酶抗体法将粪便中幽门螺杆菌蛋白作为抗原,对有否幽门螺杆菌感染进行检测。抗体检查主要是检测幽门螺杆菌感染后血清中存在的 IgG。常用的方法主要有酶联免疫吸附法、免疫印迹技术、胶乳凝集试验等。

6.其他诊断方法

(1)活检组织快速尿素酶试验(RUT):取一小块新鲜活检标本置于含尿素的培养基中或试剂条内,由于幽门螺杆菌产生大量的细胞外尿素酶(相当于普通变形杆菌的 20～70 倍),可分解尿素产大量的氨,使培养基 pH 升高,指示剂变色,能在 5～30 分钟检测出幽门螺杆菌。这是一种简便实用、快速灵敏且较为准确的检测幽门螺杆菌方法,适合胃镜检查的患者。

(2)^{13}C 或 ^{14}C 标记尿素呼气试验(UBT):利用幽门螺杆菌产生的脲酶可分解尿素释放 CO_2 的特点,受检者服用 ^{13}C 或 ^{14}C 标记的尿素,经脲酶作用产生带同位素的 CO_2,然后随血流到达肺部,并呼出。测定患者服用尿素前后呼气中带有的含同位素的 CO_2 量,就可判断是否有幽门螺杆菌感染。该方法敏感性与特异性均很好,只是 ^{13}C 检测需要特殊的质谱仪,价格昂贵,而检测 ^{14}C 相对幽门螺杆菌脲酶试验简单,但其又具有放射性的危害。

对幽门螺杆菌感染的诊断较为复杂,目前国内共识以下方法检查结果阳性者可诊断幽门螺杆菌现症感染:①胃黏膜组织 RUT、组织切片染色、Hp 培养三项中任一项阳性;②^{13}C-UBT 或 ^{14}C-UBT阳性;③粪便幽门螺杆菌抗原(HpSA)检测(单克隆法)阳性;④血清幽门螺杆菌抗体检测阳性提示曾经感染,从未治疗可视为现症感染。

(四)药物敏感试验

目前还没有法定的参照方法用于检测幽门螺杆菌的药物敏感性,但多数学者采用琼脂稀释法作为参考标准。幽门螺杆菌对多黏菌素、甲氧苄啶、磺胺、万古霉素和萘啶酸天然耐药。在体外药敏试验中,幽门螺杆菌对许多抗生素都很敏感,但体内用药效果并不满意,主要因为幽门螺杆菌寄生在黏液层下的胃上皮细胞表面,抗生素不能渗入胃黏膜深层。由于单用一种药物对幽门螺杆菌的疗效差,一般建议 2 种或 3 种药物合用,以提高疗效。临床上治疗幽门螺杆菌的药物有阿莫西林、甲硝唑、克拉霉素、四环素、呋喃唑酮等,具体治疗方案采用铋剂加两种抗生素,对于溃疡患者可应用质子泵抑制剂加一种抗生素或 H_2 受体拮抗剂加两种抗生素,连续治疗 2 周。由于幽门螺杆菌抗生素治疗方案的广泛应用,其耐药性问题也日益严重,因而药物的替换治疗及预防问题都值得重视和研究。

(高　勇)

第四节 厌氧性细菌检验

一、概述

厌氧性细菌是一大群专性厌氧，必须在无氧环境中才能生长的细菌。主要可分为两大类，一类是革兰染色阳性有芽孢的厌氧芽孢梭菌，另一类是无芽孢的革兰阳性及革兰阴性球菌与杆菌。前一类因有芽孢，抵抗力强，在自然界(水、土等)、动物及人体肠道中广泛存在，并且能长期耐受恶劣的环境条件。一旦在适宜条件下即可出芽繁殖，产生多种外毒素，引起严重疾病。后一类则是人体的正常菌群，可与需氧菌、兼性厌氧菌共同存在于口腔、肠道、上呼吸道、泌尿生殖道等。这类无芽孢厌氧菌的致病性属条件致病性的内源性感染，在长期使用抗生素、激素、免疫抑制剂等发生菌群失调或机体免疫力衰退，或细菌进入非正常寄居部位才可致病。两类细菌都必须作厌氧培养以分离细菌，但细菌学诊断的价值却有所不同。1986年版的《伯杰系统细菌学手册》的分类标准为：革兰染色特性、形态、鞭毛、芽孢、荚膜、代谢产物等。以此为基础将主要厌氧菌归类如下：革兰阳性有芽孢杆菌、革兰阳性无芽孢杆菌、革兰阴性无芽孢杆菌、革兰阳性厌氧球菌、革兰阴性厌氧球菌。

厌氧性细菌是指在有氧条件下不能生长，在无氧条件下才能生长的一大群细菌。目前已知，与医学有关的无芽孢厌氧菌有40多个菌属，300多个菌种和亚种；而有芽孢的厌氧菌只有梭菌属，包括83个种。

(一)生物学分类

据厌氧菌的生物学性状及代谢产物分析，将主要厌氧菌归类。

(二)据耐氧性分类

(1)专性厌氧菌：是指在降低氧分压的条件下才能生长的细菌。又分为极度厌氧菌(氧分压<0.5%，空气中暴露10分钟致死，如丁酸弧菌)和中度厌氧菌(氧分压为2%~8%，空气中暴露60~90分钟能生存，如大多数人类致病厌氧菌)。

(2)微需氧菌：能在含5%~10%CO_2空气中的固体培养基表面生长的细菌，如弯曲菌属。

(3)耐氧菌：其耐氧程度刚好能在新鲜配制的固体培养基表面生长。一旦生长，暴露数小时仍不死亡，如第三梭菌、溶组织梭菌。

主要厌氧菌的分类见表15-14。

表15-14 主要厌氧菌的生物学分类

	种和亚种类	主要常见菌种
革兰阳性有芽孢杆菌梭菌属	83	破伤风梭菌、肉毒梭菌、艰难梭菌、溶组织梭菌、产气荚膜梭菌等
革兰阳性无芽孢杆菌		
丙酸杆菌属	8	痤疮丙酸杆菌、颗粒丙酸杆菌、贪婪丙酸杆菌、嗜淋巴丙酸杆菌
优杆菌属	34	不解乳优杆菌、迟缓优杆菌、黏性优杆菌、短优杆菌等
乳酸杆菌属	51	本菌属与致病关系不大

续表

	种和亚种类	主要常见菌种
放线菌属	12	衣氏放线菌、奈氏放线菌、溶齿放线菌、化脓放线菌等
蛛网菌属	1	丙酸蛛网菌
双歧杆菌属	24	两歧双歧杆菌、青春双歧杆菌、婴儿双歧杆菌、短双歧杆菌、长双歧杆菌等
革兰阴性无芽孢杆菌		
类杆菌属	18	脆弱类杆菌、多形性杆菌、普通类杆菌
普雷沃菌属	20	产黑色素普雷沃菌、中间普雷沃菌等
紫单胞菌属	12	不解糖紫单胞菌、牙髓紫单胞菌
梭杆菌属	10	具核梭杆菌、坏死梭杆菌、变形梭杆菌、死亡梭杆菌等
纤毛菌属	1	口腔纤毛菌属
沃廉菌属	2	产琥珀酸沃廉菌(来自牛瘤胃)和直线沃廉菌(来自人牙龈沟)
月形单胞菌属		生痰月形单胞菌(来自人牙龈沟)和反刍月形单胞菌(来自反刍动物瘤胃)
革兰阳性厌氧球菌		
消化球菌属	1	黑色消化球菌
消化链球菌	9	厌氧消化链球菌、不解糖消化链球菌、吲哚消化链球菌、大消化链球菌、天芥菜春还原消化链球菌、四联消化链球菌
厌氧性链球菌或微需氧链球菌	4	麻疹链球菌、汉孙链球菌、短小链球菌。另外还有已属于口腔链球菌的中间型链球菌和星群链球菌
瘤胃球菌属	8	
粪球菌属	3	
八叠球菌属	2	
革兰阴性厌氧球菌		
韦荣菌属	7	小韦荣菌属、产碱韦荣菌
氨基酸球菌属	1	发酵氨基酸球菌
巨球菌属	1	埃氏巨球菌

厌氧菌是人体正常菌群的组成部分,在人体内主要聚居于肠道,其数量比需氧菌还多,每克粪中高达 10^{12} 个,其中最多的是类杆菌。

二、厌氧菌感染

(一)厌氧菌在正常人体的分布及感染类型

1.厌氧菌在正常人体的分布

厌氧菌分布广泛,土壤、沼泽、湖泊、海洋、污水、食物以及人和动物体都有它的存在。正常人的肠道、口腔、阴道等处均有大量的厌氧菌寄居,其中肠道中的厌氧菌数量是大肠埃希菌的1 000~10 000倍。此外,人体皮肤、呼吸道、泌尿道也有厌氧菌分布。正常情况下,寄居于人体的正常菌群与人体保持一种平衡状态,不致病。一旦环境或机体的改变导致了这种平衡的改变,导致厌氧菌的感染。重要的厌氧菌种类及其在正常人体的分布见表 15-15。

表 15-15 重要的厌氧菌种类及其在正常人体内的分布

厌氧菌	皮肤	上呼吸道	口腔	肠道	尿道	阴道
芽孢菌						
革兰阳性杆菌						
梭状芽孢杆菌属	0	0	±	++	±	±
无芽孢菌						
革兰阳性杆菌						
乳杆菌属	0	0	+	++	±	++
双歧杆菌属	0	0	+	++	0	±
优杆菌属	±	±	+	++	0	±
丙酸杆菌属	++	+	+	±	±	±
放线菌属	0	±	++	+	0	0
革兰阴性杆菌						
类杆菌属	0	+	+	+	+	+
梭杆菌属	0	+	++	+	+	±
普雷沃菌属	0	+	++	++	+	±
紫单胞菌属	0	+	++	++	+	+
革兰阳性球菌						
消化球菌属	+	+	++	++	±	++
消化链球菌属	+	+	++	++	+	++
革兰阴性球菌						
韦荣菌属	0	+	+	+	±	+

2.外源性感染

梭状芽孢杆菌属引起的感染,其细菌及芽孢来源于土壤、粪便和其他外界环境。

3.内源性感染

无芽孢厌氧菌大多数是人体正常菌群,属于条件致病菌,在一定条件下可引起感染,一般不在人群中传播。

(二)临床意义

由厌氧菌引起的人类感染在所有的感染性疾病中占有相当大的比例,有些部位的感染如脑脓肿、牙周脓肿和盆腔脓肿等 80% 以上是由厌氧菌引起的。其中部分系厌氧菌单独感染,大部分系与需氧菌混合感染。

1.厌氧菌感染的危险因素

(1)组织缺氧或氧化还原电势降低,如组织供血障碍、大面积外伤、刺伤。

(2)机体免疫功能下降,如接受免疫抑制剂治疗、抗代谢药物治疗、放射治疗、化学药物治疗的患者以及糖尿病患者、慢性肝炎患者、老年人、早产儿等均易并发厌氧菌感染。

(3)某些手术及创伤,如开放性骨折、胃肠道手术、生殖道手术以及深部刺伤等易发生厌氧菌感染。

（4）长期应用某些抗菌药物，如氨基糖苷类、头孢菌素类、四环素类等，可诱发厌氧菌感染。

（5）深部需氧菌感染，需氧菌生长可消耗环境中的氧气，为厌氧菌生长提供条件，从而导致厌氧菌合并感染。

2.厌氧菌感染的临床及细胞学指征

（1）感染组织局部产生大量气体，造成组织肿胀和坏死，皮下有捻发感，是产气荚膜梭菌所引起感染的特征。

（2）发生在口腔、肠道、鼻咽腔、阴道等处的感染，易发生厌氧感染。

（3）深部外伤如枪伤后，以及动物咬伤后的继发感染，均可能是厌氧菌感染。

（4）分泌物有恶臭或呈暗血红色，并在紫外光下发出红色荧光，均可能是厌氧菌感染。分泌物或脓肿有硫黄颗粒，为放线菌感染。

（5）分泌物涂片经革兰染色，镜检发现有细菌，而培养阴性者，或在液体及半固体培养基深部生长的细菌，均可能为厌氧菌感染。

（6）长期应用氨基糖苷类抗生素无效的病例，可能是厌氧菌感染。

（7）胃肠道手术后发生的感染。

三、厌氧菌标本的采集与送检

标本采集与送检必须注意两点：标本绝对不能被正常菌群所污染，应尽量避免接触空气。

（一）采集

用于厌氧菌培养的标本不同于一般的细菌培养，多采用特殊的采集方法，如针筒抽取等，应严格无菌操作，严禁接触空气。不同部位标本采集方法也各有不同特点，具体方法见表15-16。

表 15-16　不同部位标本采集法

标本来源	收集方法
封闭性脓肿	针管抽取
妇女生殖道	后穹隆穿刺抽取
下呼吸道分泌物	肺穿刺术
胸腔	胸腔穿刺术
窦道、子宫腔、深部创伤	用静脉注射的塑料导管穿入感染部位抽吸
组织	无菌外科切开
尿道	膀胱穿刺术

（二）送检方法与处理

采集标本须注意：不被正常菌群污染，并尽量避免接触空气。采集深部组织标本时，需用碘酒消毒皮肤并用注射器抽取，穿刺针头应准确插入病变部位深部，抽取数毫升即可，抽出后可排出一滴标本于酒精棉球上。若病灶处标本量较少，则可先用注射器吸取 1 mL 还原性溶液或还原性肉汤，然后再抽取标本。

在紧急情况下，可用棉拭子取材，并用适合的培养基转送。厌氧培养最理想的检查材料是组织标本，因厌氧菌在组织中比在渗出物中更易生长。

标本送到实验室后，应在 20～30 分钟处理完毕，至迟不超过 2 小时，以防止标本中兼性厌氧菌过度繁殖而抑制厌氧菌的生长。如不能及时接种，可将标本置室温保存（一般认为，冷藏对某些厌氧菌有害,而且在低温时氧的溶解度较高)。

1.针筒运送

一般用无菌针筒抽取标本后,排尽空气,针头插入无菌橡皮塞,以隔绝空气,立即送检。这种方法多用于液体标本的运送,如血液、脓液、胸腔积液、腹水、关节液等。

2.无菌小瓶运送

一般采用无菌的青霉素小瓶,瓶内加一定量的培养基和少量氧化还原指示剂,用橡皮盖加铝盖固定密封,排除瓶内空气,充以 CO_2 气体。同时先观察瓶内氧化还原指示剂的颜色,以判断瓶内是否为无氧环境,如合格将用无菌注射器将液体标本注入瓶中即可。

3.棉拭子运送

一般不采用棉拭子运送,如果使用该方法,一定使用特制运送培养基,确保无氧环境,确保不被污染,确保快速送检。

4.厌氧罐或厌氧袋运送

将厌氧罐或厌氧袋内装入可有效消耗氧气的物质,确保无氧环境。该方法一般用于运送较大的组织块或床边接种的培养皿等。

四、厌氧菌的分离与鉴定

(一)直接镜检

根据形态和染色性,结合标本性状与气味,初步对标本中可能有的细菌做出估计(表 15-17)。

表 15-17　厌氧菌直接镜检初步鉴别

菌名	革兰染色	形态及其他特征
脆弱类杆菌	G⁻b	两端钝圆,着色深,中间色浅且不均匀,且有气泡,长短不一
产黑素普雷沃菌	G⁻b	多形性,长短不一,有浓染和空泡,无鞭毛和芽孢。标本有恶臭,琥珀味,紫外线照射发红色荧光
具核菌杆菌	G⁻b	菌体细长,两头尖,紫色颗粒菌体长轴成双排列,标本有丁酸味
坏死菌杆菌	G⁻b	高度多形性,长短不一,菌体中部膨胀成圆球形
韦容球菌	G⁻c	极小的革兰阴性球菌
消化链球菌	G⁺c	革兰阳性成链状的小球菌
乳酸杆菌	G⁺b	细长,有时多形性,呈单、双、短链或栅状分布
痤疮丙酸杆菌	G⁺b	排列特殊呈 X、Y、V 或栅状,标本有丙酸气味
双歧杆菌	G⁺b	多形性,有分支呈 Y、V 形或栅状,标本中有醋酸气味
放线菌	G⁺b	分支呈棒状、X、Y、V 或栅状,浓汁中的黄色颗粒,有琥珀酸的气味
破伤风梭菌	G⁺b	细长,梭形或鼓槌状,有芽孢,有周鞭毛
产气荚膜梭菌	G⁺b	粗大杆菌,呈单或双排列,有芽孢,有荚膜
艰难梭菌	G⁺b	粗长杆菌,有芽孢,有鞭毛,近来发现有荚膜

(二)分离培养

主要分初代培养和次代培养两个阶段,其中初代培养相对比较困难,关键的问题就是厌氧环境和培养基的选择。初代培养的一般原则是:①先将标本涂片染色直接镜检,指导培养基的选择。②尽量选用在厌氧菌中覆盖面宽的非选择性培养基。③最好多选 1~2 种覆盖面不同的选

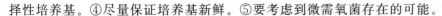

择性培养基。④尽量保证培养基新鲜。⑤要考虑到微需氧菌存在的可能。

1.选用适当的培养基接种

应接种固体和液体两种培养基。

(1)培养基的使用:应注意下列各点。①尽量使用新鲜培养基,2~4小时用完。②应使用预还原培养基,预还原24~48小时更好。③可采用预还原灭菌法制作的培养基(用前于培养基中加入还原剂,如L-半胱氨酸、硫乙醇酸钠、维生素C及葡萄糖等,尽可能使预还原剂处于还原状态)。④液体培养基应煮沸10分钟,以驱除溶解氧,并迅速冷却,立即接种。⑤培养厌氧菌的培养基均应营养丰富,并加有还原剂与生长刺激因子(血清、维生素K、氯化血红素、聚山梨酯-80等)。

(2)培养基的选择:初次培养一般都使用选择培养基和非选择培养基。①非选择培养基:本培养基使分离的厌氧菌不被抑制,几乎能培养出所有的厌氧菌。常使用心脑浸液琼脂(BHI)、布氏琼脂(BR)、胰豆胨肝粉琼脂(GAM)、胰胨酵母琼脂(EG)、CDC厌氧血琼脂等。②选择培养基:为有目的选择常见厌氧菌株,以便尽快确定厌氧的种类。常用的有KVI。B血平板(即上述非选择培养基中加卡那霉素和万古霉素),KVLB冻溶血平板(置-20℃,5~10分钟,以利产黑素类杆菌早期产生黑色素),七叶苷胆汁平板(BBE,用于脆弱类杆菌),FS培养基(梭杆菌选择培养基),ES培养基(优杆菌选择培养基),BS培养基(双歧杆菌选择培养基),卵黄(EYA)及兔血平板(RBA)(用于产气荚膜梭菌),VS培养基(用于韦荣球菌),CCFA培养基(艰难梭菌选择培养基)等。

2.接种

每份标本至少接种3个血平板,分别置于有氧,无氧及5%~10%CO_2环境中培养,以便正确地培养出病原菌,从而判断其为需氧菌、兼性厌氧菌、微需氧菌或厌氧菌中的哪一类。

3.厌氧培养法

(1)厌氧罐培养法:在严密封闭的罐子内,应用物理或化学的方法造成无氧环境进行厌氧培养。常用冷触媒法,抽气换气法,钢末法和黄磷燃烧法。

(2)气袋法:利用气体发生器产生二氧化碳和氢气,后者在触媒的作用下与罐内的氧气结合成水,从而造成无氧环境。

(3)气体喷射法:又称转管法。本法系从培养基的制备到标本的接种直至进行培养的全过程,均在二氧化碳的不断喷射下进行。本法的关键是必须有无氧CO_2。

(4)厌氧手套箱培养法:是迄今厌氧菌培养的最佳仪器之一,该箱由手套操作箱与传递箱两部分组成,前者还附有恒温培养箱,通过厌氧手套箱可进行标本接种、培养和鉴定等全过程。

(5)其他培养法:平板焦性没食子酸法、生物耗氧法、高层琼脂培养法。

4.厌氧状态的指示

亚甲蓝和刃天青,无氧时均呈白色,有氧时亚甲蓝呈蓝色,刃天青呈粉红色。

5.分离培养厌氧菌失败的原因

培养前未直接涂片和染色镜检;标本在空气中放置太久或接种的操作时间过长;未用新鲜配制的培养基;未用选择培养基;培养基未加必要的补充物质;初代培养应用了硫乙醇酸钠;无合适的厌氧罐或厌氧装置漏气;催化剂失活;培养时间不足;厌氧菌的鉴定材料有问题。

6.鉴定试验

可根据厌氧菌的菌体形态、染色反应、菌落性状以及对某些抗生素的敏感性做出初步鉴定。最终鉴定则要进行生化反应及终末代谢产物等项检查。

(1)形态与染色:可为厌氧菌的鉴定提供参考依据。

(2)菌落性状:不同的厌氧菌其菌落形态和性质不同。梭菌的菌落特点是形状不规则的,而无芽孢厌氧菌多呈单个的圆形小菌落。色素、溶血特点以及在紫外线下产生荧光的情况也可以作为厌氧菌鉴定的参考依据。

(3)抗生素敏感性鉴定试验:常用的抗生素有卡那霉素及甲硝唑。卡那霉素可用于梭杆菌属与类杆菌属的区分,甲硝唑用于厌氧菌与非厌氧菌的区分。

(4)生化特性:主要包括多种糖发酵试验、吲哚试验、硝酸盐还原试验、触酶试验、卵磷脂酶试验、脂肪酸酶试验、蛋白溶解试验、明胶液化试验、胆汁肉汤生长试验以及硫化氢试验等。目前有多种商品化的鉴定系统可以使用。

(5)气液相色谱:可以利用该技术来分析厌氧菌的终末代谢产物,已成为鉴定厌氧菌及其分类的比较可靠的方法。

五、常见厌氧菌

(一)破伤风杆菌

1.微生物学检查

破伤风的临床表现典型,根据临床症状即可做出诊断,所以一般不做细菌学检查。①特殊需要时,可从病灶处取标本涂片,革兰染色镜检。②需要培养时,将标本接种疱肉培养基培养。③也可进行动物试验。

2.临床意义

本菌可引起人类破伤风,对人的致病因素主要是它产生的外毒素。细菌不入血,但在感染组织内繁殖并产生毒素,其毒素入血引起相应的临床表现,本菌产生的毒素对中枢神经系统有特殊的亲和力,主要症状为骨骼肌痉挛。

(二)产气荚膜梭菌

1.微生物学检查

(1)直接涂片镜检:在创口深部取材涂片,革兰染色镜检,这是极有价值的快速诊断方法。

(2)分离培养及鉴定:可取坏死组织制成悬液,接种血平板或疱肉培养基中,厌氧培养,取培养物涂片镜检,利用生化反应进行鉴定。

2.临床意义

本菌可产生外毒素及多种侵袭酶类,外毒素以 α 毒素为主,本质为卵磷脂酶;还可产生透明质酸酶、DNA 酶等。本菌主要可引起气性坏疽及食物中毒等,气性坏疽多见于战伤,也可见于工伤造成的大面积开放性骨折及软组织损伤等。患者表现为局部组织剧烈胀痛,局部严重水肿,水汽夹杂,触摸有捻发感,并产生恶臭。病变蔓延迅速,可引起毒血症、休克甚至死亡。某些 A 型菌株产生的肠毒素,可引起食物中毒,患者表现为腹痛、腹泻,1~2 天可自愈。

(三)肉毒梭菌

1.微生物学检查

(1)分离培养与鉴定:在怀疑为婴儿肉毒病的粪便中检出本菌,并证实其是否产生毒素,诊断意义较大。

(2)毒素检测:可取培养滤液或悬液上清注射小鼠腹腔,观察动物出现的中毒症状。

2.临床意义

本菌主要可引起食物中毒,属单纯性毒性中毒,并非细菌感染。临床表现与其他食物中毒不同,胃肠症状很少见,主要表现为某些部位的肌肉麻痹,重者可死于呼吸困难与衰竭。本菌还可以引起婴儿肉毒病,一岁以下婴儿肠道内缺乏拮抗肉毒梭菌的正常菌群,可因食用被肉毒梭菌芽孢污染的食品后,芽孢在盲肠部位定居,繁殖后产生毒素,引起中毒。

(四)艰难梭菌

1.微生物学检查

由于本菌的分离培养困难,所以在临床上一般不采用分离培养病原菌的方法,可通过临床表现及毒素检测来进行诊断。

2.临床意义

本菌可产生 A、B 两种毒素,毒素 A 为肠毒素,可使肠壁出现炎症,细胞浸润,肠壁通透性增加,出血及坏死。毒素 B 为细胞毒素,损害细胞骨架,致细胞固缩坏死,直接损伤肠壁细胞,因而导致腹泻及假膜形成。本菌感染与大量使用抗生素有关,如阿莫西林、头孢菌素和克林霉素等,其中以克林霉素尤为常见。艰难梭菌所致假膜性肠炎,患者表现为发热、粪便呈水样,其中可出现大量白细胞,重症患者的水样便中可出现地图样或斑片状假膜。这些症状一般可在使用有关抗生素一周后突然出现。

六、无芽孢厌氧菌

(一)主要种类及生物学性状

无芽孢厌氧菌共有 23 个属,与人类疾病相关的主要有 10 个属,见表 15-18。

表 15-18　与人类相关的主要无芽孢厌氧菌

革兰阴性球		革兰阳性	
杆菌	球菌	杆菌	球菌
类杆菌属	韦荣菌属	丙酸杆菌属	消化链球菌属
普雷沃菌属		双歧杆菌属	
卟啉单胞菌属		真杆菌属	
梭杆菌属		放线菌属	

(1)革兰阴性厌氧杆菌有 8 个属,类杆菌属中的脆弱类杆菌最为重要。形态呈多形性,有荚膜。除类杆菌在培养基上生长迅速外,其余均生长缓慢。

(2)革兰阴性厌氧菌球菌有 3 个属,其中以韦荣菌属最重要。为咽喉部主要厌氧菌,但在临床厌氧菌分离标本中,分离率小于 1%,且为混合感染菌之一。其他革兰阴性球菌极少分离到。

(3)革兰阳性厌氧球菌有 5 个属,其中有临床意义的是消化链球菌属,主要寄居在阴道。本菌属细菌生长缓慢,培养需 5～7 天。

(4)革兰阳性厌氧杆菌有 7 个属,其中以下列 3 个属为主。①丙酸杆菌属:小杆菌,无鞭毛,能在普通培养基上生长,需要 2～5 天,与人类有关的有 3 个种,以痤疮丙酸杆菌最为常见。②双歧杆菌属:呈多形性,有分支,无动力,严格厌氧,耐酸。29 个种中有 10 个种与人类有关,其中只有齿双歧杆菌与龋齿和牙周炎有关。其他种极少从临床标本中分离到。③真杆菌属:单一形态或多形态,动力不定,严格厌氧,生化反应活泼,生长缓慢,常需培养 7 天,最常见的是钝真杆菌。

（二）微生物学检查

要从感染灶深部采取标本。最好是切取感染灶组织或活检标本，立即送检。

1.直接涂片镜检

将采集的标本直接涂片染色镜检，观察细菌形态、染色及菌量，为进一步培养以及初步诊断提供依据。

2.分离培养与鉴定

分离培养是鉴定无芽孢厌氧菌感染的关键步骤。标本应立即接种相应的培养基，最常用的培养基是以牛心脑浸液为基础的血平板。置 37 ℃厌氧培养 2～3 天，如无菌生长，继续培养 1 周。如有菌生长则进一步利用有氧和无氧环境分别传代培养，证实为专性厌氧菌后，再经生化反应进行鉴定。

（三）临床意义

无芽孢厌氧菌是一大类寄生于人体的正常菌群，引起的感染均为内源性感染，在一定的致病条件下，可引起多种人类感染。所致疾病如下。

1.败血症

主要由脆弱类杆菌引起，其次为革兰阳性厌氧球菌。

2.中枢神经系统感染

主要由革兰阴性厌氧杆菌引起，常可引起脑脓肿。

3.口腔与牙齿感染

主要由消化链球菌、产黑素类杆菌等引起。

4.呼吸道感染

主要由普雷沃菌属、坏死梭杆菌、核梭杆菌、消化链球菌和脆弱类杆菌。

5.腹部和会阴部感染

主要由脆弱类杆菌引起。

6.女性生殖道感染

主要由消化链球菌属、普雷沃菌属和卟啉单胞菌等。

7.其他

无芽孢厌氧菌尚可引起皮肤和软组织感染、心内膜炎等。

七、厌氧球菌

在临床标本中检出的厌氧菌约有 1/4 为厌氧球菌。其中与临床有关的有革兰阳性黑色消化球菌和消化链球菌属及革兰阴性的韦荣球菌属。

（一）黑色消化球菌临床意义

黑色消化球菌通常寄生在人的体表及与外界相通的腔道中，是人体正常菌群的成员之一。本菌可引起人体各部组织和器官的感染（肺部、腹腔、胸膜、口腔、颅内、阴道、盆腔、皮肤和软组织等）。常与其他细菌混合感染，也可从阑尾炎、膀胱炎、腹膜炎以及产后败血症的血中分离出来。

（二）消化链球菌属临床意义

在《伯杰氏系统细菌学手册》中把消化链球菌属分成厌氧消化链球菌、不解糖消化链球菌、吲哚消化链球菌、大消化链球菌、微小消化链球菌等共 9 个菌种。本菌在临床标本中以厌氧消化链球菌最常见。产生消化链球菌则很少见。消化链球菌可引起人体各部组织和器官的感染，又以混合感染多见。

(三)韦荣球菌属临床意义

韦荣球菌属有小韦荣球菌和产碱韦荣球菌两个种。它们都是口腔、咽部、胃肠道及女性生殖道的正常菌群。大多见于混合感染,致病力不强,小韦荣氏球菌常见于上呼吸道感染中,而产碱韦荣球菌则多见于肠道感染。

八、厌氧环境的指示

(一)化学法

美兰指示剂或刃天青指示剂。

(二)微生物法

专性需氧菌。

(李燕秀)

第五节　分枝杆菌属检验

分枝杆菌属是一类细长或略带弯曲、为数众多(包括 54 个种)呈分枝状生长的需氧杆菌。因其繁殖时呈分枝状生长故称分枝杆菌。本属细菌的主要特点是细胞壁含有大量脂类,可占其干重的 60%,这与其染色性、抵抗力、致病性等密切相关。耐受酸和抗乙醇,一般不易着色,若经加温或延长染色时间而着色后,能抵抗 3% 盐酸乙醇的脱色作用,故又称抗酸杆菌。需氧生长,无鞭毛,无芽孢和荚膜。引起的疾病均为慢性,有肉芽肿病变的炎症特点。

分枝杆菌的种类较多,包括结核分枝杆菌、非典型分枝杆菌和麻风分枝杆菌。非典型分枝杆菌是一大群分枝杆菌的总称,与人类有关的非典型分枝杆菌主要有堪萨斯分枝杆菌、海分枝杆菌、瘰疬分枝杆菌、戈分枝杆菌、鸟分枝杆菌、蟾分枝杆菌、龟分枝杆菌、偶发分枝杆菌和耻垢分枝杆菌等。本属细菌无内外毒素,其致病性与菌体某些成分如索状因子、蜡质 D 及分枝菌酸有关。

一、结核分枝杆菌

结核分枝杆菌简称结核杆菌,是引起人和动物结核病的病原菌。目前已知在我国引起人类结核病的主要有人型和牛型结核分枝杆菌。

(一)临床意义

1.致病性

结核分枝杆菌主要通过呼吸道、消化道和受损伤的皮肤侵入易感机体,引起多种组织器官的结核病,其中以通过呼吸道引起的肺结核最多见。肺外感染可发生在脑、肾、肠及腹膜等处。该菌不产生内毒素和外毒素,也无荚膜和侵袭性酶。

2.Koch 现象

结核的特异性免疫是通过结核分枝杆菌感染后所产生,试验证明,将有毒结核分枝杆菌纯培养物初次接种于健康豚鼠,不产生速发型变态反应,而经 10～14 天,局部逐渐形成肿块,继而坏死,溃疡,直至动物死亡。若在 8～12 周之前给动物接种减毒或小量结核分枝杆菌,第二次接种时则局部反应提前,于2～3天发生红肿硬结,后有溃疡但很快趋于痊愈。此现象为 Koch 在1891年观察到的,故称为 Koch 现象。

3.结核菌素试验

利用Ⅳ型变态反应的原理,检测机体是否感染过结核杆菌。

(二)微生物学检验

1.标本采集

根据感染部位的不同,可采集不同标本。结核患者各感染部位的标本中大多都混有其他细菌,为此应采取能抑制污染菌的方法。若做分离培养,必须使用灭菌容器,患者应停药1～2天再采集标本。可采集痰、尿、粪便、胃液、胸腔积液、腹水、脑脊液、关节液、脓液等。

2.检验方法

(1)涂片检查。①直接涂片中薄涂片是挑取痰或其他处理过的标本约0.01 mL,涂抹于载玻片上,用姜-尼(热染法)或 Kinyoun(冷染法)抗酸染色,镜检,报告方法:一,全视野(或100个视野)未找到抗酸菌;+,全视野发现3～9个;++,全视野发现10～99个;+++,每视野发现1～9个;++++,每视野发现10个以上(全视野发现1～2个时报告抗酸菌的个数)。厚涂片是取标本0.1 mL,涂片,抗酸染色、镜检,报告方法同上。②集菌涂片主要方法有沉淀集菌法和漂浮集菌法。③荧光显微镜检查法制片同前。用金铵"O"染色,在荧光显微镜下分枝杆菌可发出荧光。

(2)分离培养。结核分枝杆菌的分离培养对于结核病的诊断、疗效观察及抗结核药物的研究均具有重要意义。培养前针对标本应做适当的前处理,如痰可做4%H_2SO_4或4%NaOH处理20～30分钟,除去支杂菌再接种于罗氏培养基,37℃培养,定时观察,至4～8周。此方法可准确诊断结核杆菌。

(3)基因快速诊断。简便快速、灵敏度高、特异性强。但需注意实验器材的污染问题,以免出现假阳性。

(4)噬菌体法。

(三)治疗原则

利福平、异烟肼、乙胺丁醇 链霉素为第一线药物。利福平与异烟肼合用可以减少耐药的产生。对于严重感染,可用吡嗪酰胺与利福平及异烟肼联合使用。

二、非典型(非结核)分枝杆菌

分枝杆菌属中除结核杆菌和麻风杆菌以外,均称为非结核分枝杆菌或非典分枝杆菌。因其染色性同样具有抗酸性亦称非结核抗酸菌,其中有14～17个非典菌种能使人致病,可侵犯全身脏器和组织,以肺最常见,其临床症状、X线所见很难与肺结核病区别,而大多数非典菌对主要抗结核药耐药,故该菌的感染和发病已成为流行病学和临床上的主要课题,与发达国家一样,我国近年来发现率也有增高趋势。以第Ⅲ群鸟-胞内分枝杆菌复合群和第Ⅳ群偶发分枝杆菌及龟分枝杆菌为多。

三、麻风分枝杆菌

麻风分枝杆菌简称麻风杆菌,是麻风病的病原菌。首先由 Hansen 1937年从麻风患者组织中发现。麻风分枝杆菌亦为抗酸杆菌,但较结核杆菌短而粗。抗酸染色着色均匀,呈束状或团状排列。为典型的胞内寄生菌,该菌所在的细胞胞质呈泡沫状称麻风细胞。用药后细菌可断裂为颗粒状、链状等,着色不均匀,叫不完整染色菌。革兰阳性无动力、无荚膜和芽孢。

麻风分枝杆菌是麻风的病原菌,麻风是一种慢性传染病,早期主要损害皮肤、黏膜和神经末梢,晚期可侵犯深部组织和器官,此菌尚未人工培养成功,已用犰狳建立良好的动物模型。人类是麻风分枝杆菌的唯一宿主,也是唯一传染源。本病在世界各地均有流行,尤以第三世界较为广泛。

麻风病根据机体的免疫、病理变化和临床表现可将多数患者分为瘤型和结核型两型,另外还有界限类和未定类两类。治疗原则是早发现,早治疗。治疗药物主要有砜类、利福平、氯苯齐明及丙硫异烟胺。一般采用二或三种药物联合治疗。

(钟剑秋)

第六节　衣原体检验

衣原体是一群体积较小,能通过细菌滤器,细胞内专性寄生,并有独特发育周期的原核细胞型微生物。由于它具有一些与细菌类似的生物学特性,现归属于广义的细菌范畴。

衣原体寄生于人类、哺乳类及鸟类,仅少数致病。能引起人类致病的有沙眼衣原体、肺炎衣原体及鹦鹉热衣原体三个种。

一、临床意义

人类衣原体病主要包括以下几种。

(一)沙眼

由沙眼衣原体沙眼生物亚种引起,主要通过眼-眼或眼-手-眼的途径进行直接或间接接触传播。

(二)包涵体结膜炎

由沙眼衣原体沙眼生物亚种引起,包括婴儿及成人两类。

(三)泌尿生殖道感染

在经性接触传播引起的非淋菌性泌尿生殖道感染中,沙眼衣原体沙眼生物亚种是主要的病原。衣原体感染是男性尿道炎最常见的病因之一。在女性可引起尿道炎、宫颈炎、阴道炎、盆腔炎,也可与妇女不孕症有关。

(四)性病淋巴肉芽肿

由沙眼衣原体性病淋巴肉芽肿生物亚种所致,主要经性接触传播,主要侵犯淋巴组织,女性以累及会阴、肛门、直肠及盆腔淋巴结多见,男性以累及腹股沟淋巴结为常见,发生化脓性炎症和慢性肉芽肿,有些可形成瘘管。

(五)呼吸道感染

鹦鹉热由鹦鹉热衣原体引起,主要由感染该衣原体的鸟类等动物的粪便污染环境,以气溶胶形式传给人。使人发生上呼吸道感染、肺炎和毒血症。典型临床表现为非典型肺炎。

肺炎衣原体引起青少年急性呼吸道感染,以肺炎为主。该衣原体也可引起慢性感染。

二、微生物学检验

沙眼急性期可在结膜病灶做刮片,性病淋巴肉芽肿患者可取腹股沟淋巴结脓液或生殖道上皮细胞刮片进行涂片。鹦鹉热衣原体采取患者血液、痰或咽喉分泌物。肺炎衣原体采集痰液、鼻咽拭子分泌物。

(一)直接显微镜检查

用吉姆萨染色或用甲醛固定后,用碘液染色镜检,寻找上皮细胞内的包涵体。包涵体即指在易感细胞内含增殖的始体和子代原体的空泡。根据包涵体的形态、在细胞内的位置及染色性等特性,对鉴别衣原体有意义。

用直接法荧光抗体染色检测上皮细胞内的衣原体抗原。

(二)核酸检测

核酸探针、PCR。

(三)分离培养衣原体

将检查标本用链霉素处理后接种于鸡胚卵黄囊或传代细胞(Mc Coy 和 He La229 株细胞)分离培养。用小鼠腹腔、颅内或滴鼻接种,可以分离鉴定衣原体。

(四)检测抗体

用补体结合试验、微量免疫荧光法、酶免法检测抗体。

(于　泳)

第七节　支原体检验

支原体是一类无细胞壁、呈高度多形态性,能通过除菌滤器,在人工培养基上能生长繁殖的最小原核型微生物。

支原体种类繁多,分布广泛。支原体科分为支原体和脲原体两个属。在支原体属中,对人有致病性的主要为肺炎支原体、人型支原体、生殖道支原体;而脲原体属中,对人致病的有解脲脲原体。

一、致病性

肺炎支原体主要通过呼吸道传播,是人类原发性非典型性肺炎的主要病原体之一。

解脲脲原体主要通过性行为传播,是非淋菌性尿道炎的主要病原体之一。若上行感染,还可引起男性和女性的其他泌尿生殖道炎症。在新生儿,特别是早产儿,解脲脲原体和人型支原体可引起呼吸道感染和中枢神经系统感染。

二、支原体的微生物学检验

由于支原体无固定形态,染色结果不易与标本中的组织碎片等杂物区别,故取患者标本直接染色镜检对各种支原体的诊断意义不大。微生物学检验方法主要靠分离培养与血清学检查。

(一)肺炎支原体

采集咽分泌物、痰、支气管分泌物、胸腔积液等。

1.分离与鉴定

这是确诊支原体感染的可靠方法之一。初次分离生长缓慢,通常先将标本接种于液体培养基中增菌,1周后培养基指示剂颜色改变,液体清晰,可转种于固体平板培养基,在 $5\%CO_2$ 环境中培养,初次分离肺炎支原体需 $1\sim2$ 周才长菌落,菌落常不出现"荷包蛋"样,需经数次传代后,菌落开始典型。

支原体在固体培养基上长出典型菌落,以此可初步诊断,再进一步进行生化反应和血清学鉴定。生化反应如:①葡萄糖、精氨酸、尿素分解试验;②氯化三苯基四氮唑(TTC)还原试验;③生长抑制试验(GIT)和代谢抑制试验(MIT);④红细胞吸附试验。

2.血清学试验

(1)特异性血清学试验:可用补体结合试验、间接血细胞凝集试验、ELISA 技术等,检测患者血清中的特异性抗体。

(2)非特异性血清学试验:①冷凝集试验。②MG 链球菌凝集试验。(链球菌 MG 株与支原体有类似成分)

3.PCR 试验快速检测

(二)解脲脲原体

合理采集相应标本,如尿液、前列腺液、精液、阴道分泌物等。

取标本少许接种于含酚红、尿素及血清的液体培养基内,最好在 $95\%N_2$ 和 $5\%CO_2$ 环境中,37 ℃孵育,$1\sim2$ 天即可出现生长现象。取培养物少许(约 0.2 mL)转种在相应的固体培养基上,培养 48 小时。

如出现典型菌落,则进行形态观察及生化试验,进行初步鉴定。再进一步利用特异性血清做 MIT 和 GIT 试验进行最终鉴定。

可以利用 PCR 方法鉴定解脲脲原体,其特点是快速、敏感、稳定、可靠。

解脲脲原体的血清学诊断意义不大。

(于　泳)

第八节　立克次体检验

以 16S RNA 基因序列为依据,对引起人类疾病的立克次体进行新的分类,可分为 5 个属,分别为立克次体属、柯克斯体属、东方体属、埃立克体属和巴尔通体属。立克次体属又分为 2 个生物群,即斑疹伤寒群和斑点热群,斑疹伤寒群又含普氏立克次体和莫氏立克次体。

一、生物学特性

立克次体的共同特点是:①大小介于细菌与病毒之间,光镜下呈多形性,主要为微小的杆状或球杆状,革兰阴性。②除少数外,全是专性活细胞内寄生。③菌体内同时含有 DNA 和 RNA 两类核酸物质。④以二分裂方式进行繁殖。

立克次体在电子显微镜下可见细胞壁和细胞膜。细胞壁结构包含双层磷脂组成的外膜、肽聚糖及由蛋白质、脂类和多糖组成的其他层次，不含磷壁酸，与革兰阴性菌的细胞壁相似；胞质内有核糖体和核质，无核膜与核仁。常用的染色方法有 Giemsa、Macchiavello 和 Gimenez 染色。

除罗沙利马体可在没有活细胞的人工培养基上生长繁殖外，立克次体必须寄生在或细胞体内，不能在无细胞的培养基上生长，因为酶系统不完善，不能独立地进行新陈代谢，必须借助宿主细胞的中间代谢物质转成其本身所需要的物质和能量。常用的培养方法有动物接种、鸡胚卵囊内接种及组织细胞培养等。细胞培养通常需要 3~4 天，一般对细胞的选择并不严格，可以在鸡胚、哺乳动物和节肢动物等多种类型的细胞中生长。

在立克次体的细胞壁上有群特异性抗原（脂多糖蛋白的复合物），用凝集反应和补体结合反应可以测定。某些立克次体还具有耐热耐碱的多糖类抗原（又称 X 抗原），与部分变形杆菌菌株有共同抗原，可发生交叉反应，因此可利用这些变形杆菌代替有关立克次体做凝集反应，以检查人或动物血清中的相应抗体，这种交叉凝集反应称为外-斐反应。

二、致病物质与所致疾病

立克次体大多是人畜共患病原体，引起人类发热和出疹性疾病。大多以节肢动物为传播媒介或储存宿主。

（一）斑疹伤寒

立克次体普氏立克次体是流行性斑疹伤寒的病原体，它常以人虱为媒介在人群中进行传播，往往引起大流行。它能使患者发生立克次体血症，引起高热、剧烈头痛和全身斑丘疹，故所致疾病称斑疹伤寒。人感染普氏立克次体后，经 2 周左右的潜伏期，骤然发病，主要症状为高热、头痛、皮疹，有的伴有神经系统、心血管系统等症状和其他实质器官的损害。莫氏立克次体以蚤为媒介，引发地方性的鼠型斑疹伤寒。

（二）伯氏柯克斯体

引发 Q 热。传染源为受染的牛、羊等家畜，传播媒介是蜱。受染动物的排泄物污染环境后，人类通过直接接触、消化道或呼吸道途径感染。Q 热除斑疹伤寒的临床表现外，肝炎及肺炎是其临床特征。

（三）恙虫病立克次体

恙虫热立克次体属于东方体属，是恙虫病的病原体，在恙螨和许多动物中广泛存在，具有典型的自然疫源性。人、家畜和兔、猴等野生动物被含恙虫热立克次体的恙螨叮咬后感染。恙虫热立克次体侵入人体后，随着血流播散，在血管内皮细胞即单核吞噬细胞系统中繁殖，经 10~14 天潜伏期，突发高热、淋巴结肿大和皮疹，尚有神经系统的中毒症状（如头痛、头晕、抽搐、昏迷等）、循环系统中毒症状（心肌炎、血压下降等）和其他器官（肝、肺、脾）损害的症状。

三、微生物学检验

（一）标本采集

1.患者血液标本

立克次体病的发热期均有立克次体血症存在，因此血液为最常用的分离标本。在发病初期或急性期较易检出立克次体。因此，患者于病程第一周内，尽量争取在使用抗生素前采血，立即在患者床侧接种动物或培养基。倘在发病 1 周后采血，最好使血液凝固，留血清供血清学诊断，再将血块制成 20％～50％悬液接种,以避免血清中可能存在的抗体或抗生素。作血清学诊断时,则需在病程早期及恢复期分别采集血液标本,作双份血清试验。

2.活检或尸检材料

肺、肝、脾、淋巴结、心瓣膜赘生物等标本,除制作印片供直接检查及一部分固定做病理检验外,分别研磨加稀释液制成 10％～20％悬液,低速离心后取上清接种。若考虑标本可能有细菌污染,可加青霉素 500～1 000 U/mL,室温作用半小时。

(二)直接检查

1.免疫学直接检测

皮肤活检标本的冷冻切片或甲醛固定、石蜡包埋、切片,使用荧光标记的抗立克次体单克隆或多克隆抗体,DFA 法染色切片。

2.PCR

编码 17 000 脂蛋白基因是所有致病性立克次体种的共同靶基因,其扩增的 DNA 片段长度为 231 bp。此外,枸橼酸合成酶、16 S rRNA 或 OmpA 基因也是常用的靶基因。

(三)分离培养

立克次体的分离培养需要在 BSL 3 级实验室进行。仅极少数特殊实验室能够进行立克次体培养分离。传统的接种豚鼠、小鼠和鸡胚卵黄囊等方法已被细胞培养取代。细胞系包括Vero、L929 和 MRC-5 等。方法为离心培养法。肝素抗凝血浆标本立克次体培养的阳性率最高。

(四)鉴定

使用抗立克次体群、种特异性单克隆抗体,IFA 荧光染色法鉴定,具有较高的特异性。

(五)血清学诊断

大多数临床实验室依靠血清学进行立克次体感染的诊断。IFA 为血清学金标准,其他血清学方法有胶乳凝集法、EIA、免疫印迹法。变形杆菌菌株(OX$_2$、OX$_{19}$、OX$_k$)抗原与立克次体存在交叉抗原,将其用于检测立克次体抗体的血清凝集试验,称为外-斐反应。外-斐反应是立克次体感染诊断使用最广泛的血清学试验,但其敏感性和特异性均较差。因此,如有条件,应当使用更为准确和敏感的 IFA 方法。

四、药物敏感试验

氯霉素、四环素、多西环素(强力霉素)等对各种立克次体病均有相当疗效。由于这些抗生素仅能抑制立克次体的繁殖,而不能将其全部杀灭,因而某些立克次体病用药后的复发可见增多,但不同株间可有明显差别。

(赖　良)

第九节　浅部真菌检验

浅部真菌主要侵犯机体皮肤、毛发和指(趾)甲,寄生和腐生于表皮、毛发或甲板的角质组织中,引起浅部真菌病。临床上最多见的浅部真菌为皮肤癣菌,又称为皮肤丝状菌,主要包括毛癣菌属、小孢子菌属和表皮癣菌属三个菌属,所引起的疾病又称癣。本节主要描述上述三个菌属中有关菌种的生物学特性和实验室鉴定。

一、毛癣菌属

(一)分类与命名

毛癣菌属无性期隶属于半知菌门,丝孢菌纲,丝孢菌目,丛梗孢菌科。属内有二十余种,临床上常见有红色毛癣菌、阿耶罗毛癣菌、麦格尼毛癣菌、同心性毛癣菌、马毛癣菌、须癣毛癣菌、断发毛癣菌、许兰毛癣菌、猴毛癣菌、苏丹毛癣菌、万氏毛癣菌、土毛癣菌、疣状毛癣菌和紫色毛癣菌等。

(二)生物学特性

1.形态与染色

本属真菌为细长分隔透明菌丝,大分生孢子狭而长,香烟形、铅笔形或棒状,壁外侧光滑呈2~10个分隔,有时缺乏或少见。小分生孢子丰富或缺乏,常见泪滴形、椭圆或短棒状,多在菌丝两侧排列。

(1)红色毛癣菌:大分生孢子多呈棒状、香烟或铅笔形,壁薄光滑,有3~10个分隔,有时缺乏或少见。小分生孢子丰富,棒状或梨形,在分枝分隔菌丝两侧生,沿菌丝孤立或集簇。可见结节形菌丝或球拍状菌丝。

(2)须癣毛癣菌:大分生孢子多呈棒形或腊肠状,薄壁,有2~8个分隔,分隔处常变窄。小分生孢子丰富,呈圆形或椭圆形。大分生孢子在粉末状菌落中较多,而绒毛状菌落中常缺乏。

(3)断毛发癣菌:培养初期具有丰富的侧生棒状小分生孢子,有柄或无柄;陈旧培养物可见厚壁孢子。在 SDA 或 PDA 生长培养物上,罕见大分生孢子,若在培养基中添加 B 族维生素,可产生大分生孢子。

(4)许兰毛癣菌:培养早期菌丝粗细不一,随后菌丝膨胀突起或结节状,典型特征为鹿角状菌丝,无大、小分生孢子。

(5)紫色毛癣菌:可见粗细不一侧面有凸起的结节状菌丝和较多的厚壁孢子,生长在 SDA 和PDA 培养基上大、小分生孢子较少见。

(6)同心性毛癣菌:菌丝粗大分隔,不规则,有时有不典型的鹿角状菌丝,罕见大、小分生孢子,而厚壁孢子丰富。

(7)麦格尼毛癣菌:小分生孢子梨形或棒形,大分生孢子罕见。呈铅笔状或香烟状。

(8)疣状毛癣菌:小分生孢子呈梨形至亚球形,常少见。大分生孢子亦罕见,但该菌可见典型的链状厚壁孢子。

2.培养特性

(1)红色毛癣菌:在 SDA 培养基上生长较慢,早期菌落较小,微黄色,随后变成微细粉末状或短绒毛状,常有放射状沟纹,表面白色或黄白色。在马铃薯葡萄糖琼脂培养基上生长较快,菌落白色或淡粉红色,背面暗红色或葡萄酒色,其色素在菌落周边的培养基中扩散。根据菌落形态、表面和背面色泽不同,将该菌分为五型。

(2)须癣毛癣菌:SDA 培养基上生长较快,呈白色或黄色,粉末或颗粒状;扁平或圆盘状等类型菌落,菌落中心有结节状小隆起,有时呈不规则、较粗大的放射状沟纹,或呈白色绒毛状蓬松菌落,仅在边缘附近有黄白色的粉末,背面呈淡黄、棕色、棕红或淡红色。根据菌落形态分为六型。

（3）断发毛癣菌：生长较慢，白色绒毛状菌落，随后中心变为粉末状，逐渐隆起，有皱褶，外围则有一圈放射状沟纹。陈旧性培养物中心低凹，菌落下陷，正面颜色为白色或奶油色，反面为棕黄色或棕红色。

（4）许兰毛癣菌：又名黄癣菌，欧洲型菌落生长较快，菌落表面有皱褶，边缘清楚，下陷现象显著。亚洲型菌落则生长慢，菌落小，蜡样，表面有不规则的细褶皱，棕黄到深褐色，边缘有放射状菌丝，下陷现象显著。陈旧性培养物可见白色气生菌丝，培养基裂开。

（5）紫色毛癣菌：生长缓慢，早期为圆形，白色，膜状，蜡样发亮的菌落，随后中心产生紫色素，边缘呈淡紫色，外周有一圈无色环，表面有皱褶，反复转种后紫色色素可减退。少数菌种不产生紫色色素，称之为无色的紫色毛癣菌。B族维生素促色素生成，并可产生大量的大、小分生孢子。

（6）同心性毛癣菌：菌落生长缓慢，绒毛状，外观由白色变乳油色，琥珀色或褐色，背面呈无色，粉色或褐色。在培养基中添加B族维生素可刺激某些菌株生长。

（7）麦格尼毛癣菌：在SDA培养基中生长较快。菌落表面呈淡粉色，背面呈深红色，少量呈皱褶皮革状。尿素酶试验阳性，生长需要组氨酸。

（8）疣状毛癣菌：在SDA培养基上25℃和37℃孵育时，形成两种类型菌落。25℃生长慢，形成的菌落小，扁平隆起，蜡样，色微黄，明显下陷；37℃生长快，为绒毛状菌落，中心隆起，有皱褶，周围有放射状沟纹。

（三）鉴定与鉴别

1.属间鉴别

特征性的大、小分生孢子，分生孢子的有无，尿素酶试验，毛发穿孔试验及侵犯部位等有助于与其他皮肤癣菌的鉴别。

2.属内鉴定

（1）红色毛癣菌：培养初期应注意与须癣毛癣菌、断发毛癣菌的鉴别，可结合镜下大、小分生孢子形态，螺旋状菌丝，在葡萄糖玉米培养基和PDA培养基上的色素生成，尿素酶试验及毛发穿孔试验加以鉴别。生长不需要组氨酸可与麦格尼毛癣菌鉴别。

（2）须癣毛癣菌：菌落形态似石膏样小孢子菌，后者大分生孢子呈纺锤形，壁厚，有4～6个分隔，易于鉴别。生长不需要烟酸可与马毛癣菌鉴别。

（3）断发毛癣菌：应注意与疣状毛癣菌鉴别，维生素B_1均可促进两者生长，厚壁孢子丰富，而疣状毛癣菌大分生孢子鼠尾样，37℃生长加快，可见鹿角状菌丝。

（4）疣状毛癣菌同许兰毛癣菌镜下均可见鹿角状菌丝，菌落可呈脑回状沟纹，培养早期菌落似紫色毛癣菌和同心性毛癣菌。许兰毛癣菌和同心性毛癣菌均无大、小分生孢子，后者厚壁孢子丰富。紫色毛癣菌后期菌落呈绛色，可见对称的厚壁孢子链。上述两菌培养早期菌落还应与铁锈色小孢子菌鉴别，后者菌丝粗，似竹节状，无鹿角状菌丝。

（5）不典型菌株必要时还可结合分子生物学技术如RAPD的方法来鉴别。

（四）临床意义

（1）红色毛癣菌主要侵犯皮肤，指（趾）甲和毛发，引起体、股癣，手足癣和甲癣，是我国最为常见的一种皮肤癣菌，但极少侵犯毛发。

（2）须癣毛癣菌可侵犯皮肤，指（趾）甲和毛发，引起手足癣，体、股癣，脓癣，毛发感染时呈发外型，局部炎症比较明显。

（3）断发毛癣菌主要侵犯头发及光滑皮肤，头发感染时呈发内型，是黑癣的主要病原菌；侵犯面部或其他光滑皮肤时可引起体癣,表现环状,中央有丘疹及鳞屑散布,有时可引起手足癣、须癣及癣菌疹。

(4)许兰毛癣菌主要侵犯头皮和头发,引起头黄癣,俗称癞痢头。也可引起其他类型的黄癣,如体黄癣、甲黄癣、内脏黄癣及黄癣菌疹等。

(5)紫色毛癣菌主要引起头黑癣和体癣,感染头发为发内型。

(6)同心性毛癣菌是皮肤感染的一种病原体,可引起叠瓦癣,以形成多个同心圆形和多环鳞屑性损害为特征,常覆盖全身,皮屑中含有大量菌丝。

(7)麦格尼毛癣菌是光滑皮肤、头皮和须癣的病原体。

(8)疣状毛癣菌为发外型,亲动物性皮肤癣菌,主要侵犯牛、马。人类通过接触而感染,炎症现象特别显著。

二、表皮癣菌属

(一)分类与命名

表皮癣菌属无性期隶属于半知菌门,丝孢菌纲,丝孢菌目,丛梗孢菌科。属内包括絮状表皮癣菌和斯托克表皮癣菌2个种。斯托克表皮癣菌未发现对人类致病。

(二)生物学特性

1.形态与染色

显微镜下可见椭圆形大分生孢子如棍棒状,2~4个分隔,壁薄光滑,排列为单个或4~5成群,有很多厚壁孢子,无小分生孢子。

2.培养特性

在 SDA 培养基上室温培养,早期菌落为蜡状,稍凸起,表面有不规则的皱褶,覆有粉末,周围有放射状沟纹,有一圈光滑晕,中心覆有菌丝,随培养时间增长菌丝增多,变为羊毛状,黄绿色。

(三)鉴定与鉴别

絮状表皮癣菌培养早期菌落似许兰毛癣菌,后者无大、小分生孢子,且主要侵犯毛发。晚期菌落与犬小孢子菌相似,但后者可见纺锤形大分生孢子。

(四)临床意义

絮状表皮癣菌是该属内唯一致病真菌,呈世界性分布。可引起人类股癣,常两侧对称,边缘凸起,有丘疹和水疱散在,中央覆盖有鳞屑;足癣为水疱鳞屑型;也可引起甲癣。该菌的传染为接触性,尤其通过共用的沐浴和健身设备。免疫力低下患者,还可引起侵袭性感染。

三、小孢子菌属

(一)分类与命名

小孢子菌属无性期隶属于半知菌门,丝孢菌纲,丝孢菌目,丛梗孢科。属内17个菌种,其中临床常见有铁锈色小孢子菌、犬小孢子菌、粉小孢子菌、猪小孢子菌、杂色小孢子菌、奥杜益小孢子菌、库克小孢子菌、鸡禽小孢子菌、早熟小孢子菌、总状小孢子菌、万氏小孢子菌和石膏样小孢子菌等。

(二)生物学特性

1.形态与染色

本属菌种大分生孢子丰富,呈纺锤形或梭形,可分2~14隔,壁厚,外侧粗糙带刺。

（1）铁锈色小孢子菌：培养物显微镜下检查，可见菌丝较粗而规则，菌丝顶端或中间着生厚壁孢子，有时呈链状排列。球拍状和破梳状菌丝亦可见到。

（2）犬小孢子菌：培养物显微镜下检查，可见许多大分生孢子，呈纺锤状，壁厚粗糙带刺，大小为(10～25)μm×(75～100)μm，有 6 个以上的分隔，顶端像"帽子"样肥大。小分生孢子棍棒状。有球拍状菌丝，有时也可见破梳状和结节状菌丝，菌丝有隔。

（3）石膏样小孢子菌：培养物显微镜下检查，可见众多呈纺锤形大分生孢子，大小为(6～8)μm×(60～200)μm，有 4～6 个分隔，壁薄光滑或有刺。菌丝两侧可有短柄或无柄的少数棍棒状小分生孢子。有时也可见厚壁孢子。并可见到球拍状、破梳状和结节状菌丝。

（4）粉小孢子菌：培养物显微镜下检查，可见众多大分生孢子，壁薄有刺，4～5 个分隔。与石膏样小孢子菌类似，两者区别为前者大分生孢子稍长，且多为侧生，很少聚集成丛。

（5）猪小孢子菌：培养物显微镜下检查，可见众多大分生孢子，卵圆形至棒形，壁厚有刺；小分生孢子丰富、棒状、侧生。

（6）杂色小孢子菌：培养物显微镜下检查，可见丰富小分生孢子，有柄，球形到纺锤形(很少棒形)，呈葡萄状生长，但也有沿菌丝一侧单生。大分生孢子薄壁，光滑，梭形或子弹形，顶端稍粗糙，常含有 6 个分隔细胞。并可见螺旋状菌丝。

2.培养特性

（1）铁锈色小孢子菌：在 SDA 培养基上，室温孵育 4～5 天，产生淡黄色或铁锈色条纹状菌落，稍隆出培养基表面，菌落逐渐向四周发出放射状菌丝，下陷不明显，为本菌的典型特征。

除上述典型菌落外，在临床标本中还可见以下生长特性。①Ⅰ型：中心为扁平凸起，以后菌落表面发生皱褶，整个菌落呈块状或结节状，表面较干。②Ⅱ型：起初沿病发呈条状生长，渐渐在中心产生扁平隆起，并有皱褶，菌落边缘整齐如刀切，且稍下陷，无放射状沟纹。上述Ⅰ型的次代生长物也可类此形态。③Ⅲ型：菌落中心部分早期扁平状隆起，此后整个菌落如露出地面的老树根状，自中心向四周分布，边缘有较细的沟纹。④Ⅳ型：菌落的中心与边缘都不隆起于培养基平面，而是沿培养基表面平铺，自中心向周边发出放射状沟纹，色黄如鲜艳的菊花。⑥Ⅴ型：菌落表面有少许绒毛状气生菌丝，如同犬小孢子菌样的菌落。

（2）犬小孢子菌：在 SDA 培养基上 25 ℃孵育，菌落生长较快，初为白色至黄色绒毛样，2 周后像羊毛状，故又称为羊毛状小孢子菌。此时菌丝可充满整个斜面，中央部位趋向粉末化，表面呈黄白色，有少数同心圆，背面红棕色，中心部显著，边缘较浅淡。

（3）石膏样小孢子菌：在 SDA 培养基上室温生长迅速，3～5 天可见菌落，初为白色绒毛状，随后表面呈现颗粒状，粉末状，中心部位有一小环，外周有少数极短的沟纹，边缘不整齐，颜色转为棕黄色，中心颜色较深，边缘色浅，背面红棕色。

（4）粉小孢子菌：在 SDA 培养基上 25 ℃孵育生长迅速，菌落表面可有细的粉末，呈乳白色或淡黄红色，菌落中心及外围有白色绒毛状气生菌丝。菌落呈深红色，培养基不着色。

（5）猪小孢子菌：在 SDA 培养基上 25 ℃生长较快，表面蓝白色到黄色，边缘不整齐，多日培养后正面黄红色，背面棕红色，培养基不着色。

（6）杂色小孢子菌：在 SDA 培养基上 25 ℃孵育，生长快速，菌落从粉状到绒毛状，表面呈浅黄色到粉色，背面无色、粉色或红褐色，毛发穿孔试验阳性。

(三)鉴定与鉴别

1.属间鉴别

小孢子菌属与毛癣菌属和表皮癣菌属,除小孢子菌属大分生孢子壁厚、外侧带刺、粗糙,呈纺锤形或梭形的形态上显著区别外,其他如尿素酶试验、毛发穿孔试验及侵犯部位等也有助于它们之间的鉴别。

2.属内鉴定

非典型菌株,必要时还可结合分子生物学技术如 RAPD 来鉴定。

(四)临床意义

(1)铁锈色小孢子菌可引起头白癣,多见于儿童,成年人极为少见。也可引起体癣,多见于颜面、颈及上肢,有时与白癣同时存在。

(2)犬小孢子菌可引起皮肤,毛发等部位感染,皮肤病变表现为周边伴有鳞屑的圆形或环状红斑,混有小泡。毛发感染时,表现为局部脱发性鳞屑斑。本菌为亲动物性皮肤癣菌,可引起脓癣,表现为局部肿脓样,毛发松动,边缘清楚。也可引起癣菌疹。

(3)石膏样小孢子菌可引起人类头白癣、股癣和体癣,也可引起癣菌疹。

(4)粉小孢子菌为发外型,人因接触土壤而感染。本菌与石膏样小孢子菌引起的疾病相似,其致病性较弱。

(5)猪小孢子菌为发外型,亲动物性皮肤癣菌,主要引起猪的皮肤感染,人因接触而传染。

(6)奥杜益小孢子菌引起儿童和青春期的头癣或体癣。

(7)杂色小孢子菌是人类头皮、头发、光滑皮肤和足真菌感染的病原体。还可感染一些啮齿类动物和蝙蝠,也可引起狗的感染。

(常　雪)

第十节　深部真菌检验

深部真菌一般是指侵犯皮下组织和内脏,引起全身性感染的病原真菌或条件致病真菌。根据生物学性状不同,分为酵母样型真菌、酵母型真菌、丝状型真菌和双相型真菌等。主要包括念珠菌属、隐球菌属、酵母属、红酵母属和双相型真菌等。双相型真菌是指在组织内或 $35\sim37$ ℃培养环境下,培养基上菌落呈酵母型,在 $22\sim28$ ℃室温培养条件下,培养基上菌落呈丝状型的一类真菌的统称。常见的双相真菌有组织胞浆菌、皮炎芽生菌、粗球孢子菌、巴西副球孢子菌、马尔尼菲青霉菌和申克孢子丝菌等。双相型真菌多为致病真菌,能感染正常个体;其他均为条件致病菌,常感染免疫功能低下、菌群失调等特殊患者。近年来因广谱抗菌药物、激素及免疫抑制剂大量应用,此类真菌感染逐年增多,应引起足够重视。本节主要介绍念珠菌属、隐球菌属、酵母属和红酵母属。

一、念珠菌属

(一)分类与命名

念珠菌属隶属于真菌界,有性期某些种隶属于子囊菌门,半子囊菌纲,酵母目,酵母科;无性

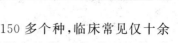

期隶属于半知菌门,芽孢纲,隐球酵母目,隐球酵母科。属内包含150多个种,临床常见仅十余种,主要以白色念珠菌、热带念珠菌、光滑念珠菌、克柔念珠菌、近平滑念珠菌、季也蒙念珠菌、乳酒念珠菌及法氏念珠菌等为主。

(二)生物学特性

1.形态与染色

(1)白色念珠菌:白色念珠菌又称白色假丝酵母菌,菌体细胞呈球形或卵圆形,与酵母菌相似,菌体比葡萄球菌大5～6倍,2～4 μm,革兰染色阳性,常着色不均。在血清中35 ℃孵育2～3小时后菌体出芽生长形成真正的芽管。在玉米-吐温80培养基上孵育2～3天可见顶端圆形的厚壁孢子。在病理标本中常见菌细胞出芽生成假菌丝,假菌丝长短不一,收缩断裂又成为芽生的菌细胞。

(2)热带念珠菌:纯培养孢子呈椭圆形,革兰阳性,菌体比白色念珠菌稍大,在玉米-吐温80培养基上培养2～3天可见大量菌丝,芽生孢子轮生、分枝或呈短链,可产生少量泪滴形厚壁孢子。在血清中35 ℃孵育2～3小时后也能生出菌丝细胞,占总组分不到15%,菌丝顶端与芽分生孢子相连处有明显的"缢痕",这种"缢痕"在组织标本涂片中也很常见。

(3)克柔念珠菌:纯培养孢子呈圆柱形或卵圆形,菌体明显小于白色念珠菌;在玉米-吐温80培养基中培养3～4天,假菌丝对称分枝,有细长的芽生孢子。

(4)光滑念珠菌:纯培养菌体呈圆形或卵圆形,明显小于白色念珠菌。在玉米-吐温80培养基上培养2～3天,可见卵圆形芽生孢子,细胞尖端单芽,无真假菌丝,不产生厚壁孢子。

(5)近平滑念珠菌:25 ℃ SDA平板上培养物镜下分生孢子通常呈卵形或倒卵形。玉米-吐温80琼脂上形成细长假菌丝和小分生孢子。

(6)季也蒙念珠菌:血琼脂上培养物涂片镜检,芽生孢子呈球形或椭圆形。SDA平板上生长菌落涂片可见假菌丝,有时呈链状,可分枝,或呈轮状。

(7)乳酒念珠菌:在玉米-吐温80琼脂培养基上菌丝很多,有分枝。呈棒状或圆木形分生孢子,生长在SDA培养基上,可见卵形至长形的酵母细胞。

2.培养特性

(1)白色念珠菌:该菌在25～37 ℃生长良好,42～45 ℃仍可生长,培养物具有酵母气味。经24～48小时培养:在血琼脂平板上呈乳白色,凸起,表面光滑,边缘整齐的菌落。在巧克力平板上生长良好,形成略大、乳酪样菌落。在SDA培养基上形成奶油色,表面光滑的菌落。在CHROMagar(科玛嘉)产色培养基上呈绿色菌落。临床初分离菌株在血琼脂平板或巧克力平板上菌落常不规则,边缘呈放射状。

(2)热带念珠菌:在SDA培养基上,25 ℃孵育48小时,菌落呈灰白色到奶油色,无光泽,在血平板及巧克力平板上形成灰白色奶油样菌落,在CHROMagar产色培养基上菌落呈蓝灰色。

(3)克柔念珠菌:在SDA培养基上25 ℃孵育48～72小时,呈柔软、灰黄色、可有皱褶菌落。在血琼脂平板及巧克力平板上菌落较小、不规则、呈灰白色。在CHROMagar产色培养基上菌落呈粉红色或淡紫色。

(4)光滑念珠菌:在SDA培养基上,25～37 ℃培养2～3天,形成奶油色乳酪样菌落;在CHROMagar产色培养基上形成较大、白色或紫红色菌落。

(5)近平滑念珠菌:在SDA培养基上形成菌落为奶油色至黄色,光滑或有皱纹。在CHROMagar产色培养基上呈白色或淡粉色菌落。

(6)季也蒙念珠菌:在 SDA 培养基上形成白色,奶酪样菌落,陈旧菌落变成黄色至粉红色菌落,显色琼脂培养基上呈淡粉色,紫色菌落。

(7)乳酒念珠菌:在 SDA 培养基上 25 ℃培养,形成光滑,柔软奶油状的菌落,培养时间延长呈黄色。显色琼脂培养基上呈粉色,紫色。

3.生化特性

(1)白色念珠菌:白色念珠菌能发酵葡萄糖和麦芽糖,产酸产气,少数菌株能发酵蔗糖,产酸但不产气,不发酵乳糖。同化利用葡萄糖、麦芽糖、蔗糖、半乳糖、木糖、海藻糖,不利用乳糖、蜜二糖、纤维二糖和肌醇。不产生尿素酶,不还原硝酸盐。在玉米-吐温 80 培养基上 25 ℃孵育 3~5 天可产生厚壁孢子。在动物血清中 37 ℃孵育 2~3 小时形成芽管。

(2)热带念珠菌:热带念珠菌能发酵葡萄糖、麦芽糖和蔗糖,少数菌株能发酵半乳糖和海藻糖,不发酵乳糖。同化利用葡萄糖、麦芽糖、蔗糖、半乳糖、纤维二糖、木糖和海藻糖,不利用乳糖、蜜二糖、肌醇和棉子糖。不产生尿素酶,不还原硝酸盐。

(3)克柔念珠菌:仅发酵葡萄糖,不发酵不同化其他糖类,少数菌株尿素酶呈阳性。

(4)光滑念珠菌:光滑念珠菌能发酵葡萄糖、麦芽糖;不发酵其他糖类。能同化葡萄糖、麦芽糖和海藻糖;不同化其他糖类。不产生尿素酶,不还原硝酸盐。

其他常见念珠菌生化特性,见"属间鉴别"。

(三)鉴定与鉴别

1.属间鉴别

念珠菌与酵母菌,两者菌落形态很相似,易造成混淆,应注意区别。生长在玉米-吐温 80 培养基的念珠菌可产生假菌丝,镜下观察即可与酵母菌区分开。在鉴定念珠菌属时,假菌丝中隔处连接芽生孢子,为其重要特征。念珠菌属与其他菌落形态相似真菌的鉴别主要依据有无真假菌丝、厚壁孢子、芽生孢子、关节孢子、环痕孢子、菌落色素生成、液体培养基是否表面生长、是否能在含放线菌酮培养基上生长以及糖发酵、糖同化试验和尿素酶试验等相鉴别。真、假菌丝是念珠菌属区别于隐球菌属、马拉色菌属、红酵母菌属的特征。毛孢子菌属和地丝菌属可产生大量的关节孢子,这是它们与念珠菌属区别的特点。

2.属内鉴定

(1)白色念珠菌:能产生真、假菌丝,在玉米-吐温 80 培养基上形成大而圆的厚壁孢子,血清芽管试验阳性,CHROMagar 产色培养基上形成绿色菌落等为其主要特征。不典型菌株可结合糖同化和糖发酵试验等与其他念珠菌相鉴别,商品 API20C 板条可较好地鉴定白色念珠菌。

近年来从 HIV 感染患者中分离都柏林念珠菌,其表型特征与白色念珠菌极为相似,可用分子生物学方法将两者分开。

(2)热带念珠菌:能产生真、假菌丝,不形成关节孢子、环痕孢子、荚膜及尿素酶阴性。在沙保罗液体培养基表面呈菌膜生长,在 CHROMagar 产色培养基上菌落呈蓝灰色为其主要特征。应注意与乳酒念珠菌和同样液体表面生长的克柔念珠菌鉴别。与葡萄牙念珠菌和近平滑念珠菌的鉴别,主要依据菌落形态和糖同化试验;葡萄牙念珠菌能同化鼠李糖,而热带念珠菌阴性;近平滑念珠菌能同化 L-阿拉伯糖;而热带念珠菌阴性。

(3)克柔念珠菌:能产生真、假菌丝,不形成关节孢子、环痕孢子和荚膜。菌落大、扁平不规则,菌落表面无光泽,似毛玻璃样,在 CHROMagar 产色培养基上菌落呈粉红色为其主要特征。仅发酵和同化葡萄糖,注意与解脂念珠菌鉴别;解脂念珠菌同化赤藓糖,而克柔念珠菌阴性;解脂

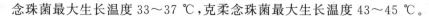

念珠菌最大生长温度33~37℃,克柔念珠菌最大生长温度43~45℃。

(4)光滑念珠菌:无真、假菌丝,不形成关节孢子、环痕孢子和荚膜。

(5)近平滑念珠菌、季也蒙念珠菌和乳酒念珠菌:可根据在显色培养基上的菌落颜色,SDA培养基上的菌落特征及生理生化特性来鉴定。

(四)临床意义

由念珠菌引起的感染通常称为念珠菌病,念珠菌几乎可引起人体任何器官或系统感染,念珠菌病可发生于表皮和局部或深层和播散性。播散性感染是由于原始感染部位念珠菌通过血流播散引起。白色念珠菌是临床常见的致病念珠菌,其构成比虽大于50%,但在逐年下降,相反由热带念珠菌、近平滑念珠菌、光滑念珠菌和克柔念珠菌等非白色念珠菌引起感染发生率在逐年提高。

二、隐球菌属

(一)分类与命名

隐球菌属,有性期隶属于真菌界,担子菌门,银耳纲,线黑粉菌目,线黑粉菌科。无性期隶属于半知菌门,芽孢纲,隐球酵母目,隐球酵母科。属内包括17个种和8个变种,其中对人致病的最主要是新型隐球菌及其变种。根据新型隐球菌荚膜多糖成分和生化方面的差异,将新型隐球菌分成3个变种,按血清学分为A、B、C、D和AD型5个型。其中新型变种为血清D型,格特变种为血清B、C型,格鲁比变种为血清A型。此外,还发现了新型变种与格鲁比变种的杂合体(血清型AD)。目前被认可的是2个变种,即新型变种和格鲁比变种。已报道可引起人类疾病的还有浅黄隐球菌、浅白隐球菌、罗伦隐球菌、地生隐球菌和指甲隐球菌等。

(二)生物学特性

1.形态与染色

隐球菌为圆形或卵圆形,菌体直径一般在2~15μm,大者直径可达20μm,革兰染色阳性。新型隐球菌菌体外有宽厚荚膜,荚膜比菌体大1~3倍,折光性强,一般染色法不易着色,常用墨汁负染色法,可见圆形菌体,外绕有一较宽阔的空白带(荚膜)。菌细胞常有出芽,但无真、假菌丝。新型隐球菌在病变组织中的胶样液化囊腔里聚集成堆,菌体大小不一,常可见到单芽生孢子。

2.培养特性

在SDA培养基上25℃和37℃时均可生长,其中30~31℃生长良好,菌落白色至奶油色,黏稠,不透明,1周后转淡黄或棕黄、湿润黏稠,状似胶汁。

3.生化特性

新型隐球菌咖啡酸试验3天内可产生棕色色素,脲酶试验阳性,硝酸盐还原试验阴性,不发酵糖、醇类,但能同化葡萄糖、蔗糖、棉子糖、肌醇和半乳糖等。

(三)鉴别与鉴定

1.属间鉴别

隐球菌墨汁负染可见较大圆形菌体及厚荚膜,不形成假菌丝,不发酵糖类,脲酶试验阳性,可与念珠菌相鉴别;能同化肌醇,可与红酵母相鉴别。

2.属内鉴定

新型隐球菌酚氧化酶阳性,能同化蔗糖、棉子糖、半乳糖,但不能同化乳糖,可与其他硝酸盐还原阴性的隐球菌鉴别。

(四)临床意义

新型隐球菌广泛分布于自然界,在鸽粪中大量存在,也可以存在于人体表、口腔和肠道中。可侵犯人和动物,一般为外源性感染,但也可致内源性感染,对人类而言,它通常是条件致病菌。新型隐球菌首先经呼吸道侵入人体,由肺经血液播散时可侵犯所有脏器组织,主要侵犯肺、脑及脑膜,引起慢性脑膜炎,也可侵犯皮肤、骨、关节和心脏等部位。新型隐球菌病好发于细胞免疫功能低下者,如艾滋病、糖尿病、恶性肿瘤患者、器官移植及大剂量使用糖皮质激素者。

三、酵母属

(一)分类与命名

酵母属隶属于真菌界,子囊菌门,酵母纲,酵母目,酵母科。属内包括 41 个种和 6 个变种,临床常见为酿酒酵母。

(二)生物学特性

1.形态与染色

在玉米培养基上培养 3～4 天,可见圆形、卵形,椭圆形和腊肠形等多种形态,不产生真、假菌丝。子囊内含 1～4 个圆形或椭圆形光滑的子囊孢子。革兰染色阳性。

2.培养特性

酿酒酵母在 SDA 培养基上室温培养,生长迅速,形成乳白色,有光泽,边缘整齐的菌落。在 CHROMagar 产色培养基上呈紫色凸起菌落。

(三)鉴定与鉴别

1.属间鉴别

与其他类似酵母属真菌的鉴别:酵母属菌落多为奶油色,发酵产物主要为乙醇和二氧化碳,不同化乳糖和高级烃类,硝酸盐还原试验阴性为本属的特征,可与其他属相鉴别。

2.属内鉴定

酿酒酵母能同化麦芽糖,蔗糖,半乳糖,棉籽糖和海藻糖,可资鉴别。

(四)临床意义

酿酒酵母在环境中普遍存在,也是胃肠道和皮肤的正常菌群。在免疫功能低下患者,由于各种原因可致真菌血症、败血症、心内膜炎、腹膜炎、肝脓肿及播散性感染。也有酿酒酵母引起阴道炎的报道。

四、红酵母属

(一)分类与命名

红酵母属隶属于真菌界,有性期隶属于担子菌门,锈菌纲,担孢目,锁掷酵母科。无性期隶属于半知菌门,芽孢纲,隐球酵母目,隐球酵母科。属内有 8 个种,临床上以黏红酵母、小红酵母和胶红酵母较常见。代表菌种为胶红酵母。

(二)生物学特性

1.形态与染色

红酵母在玉米-吐温 80 培养基上培养 3 天后涂片,呈球形、卵圆形至椭圆形,不形成真、假菌丝和菌丝体,呈球形菌体多单个排列。具芽生分生孢子。革兰染色阳性。

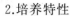

2.培养特性

红酵母在 SDA 培养基上室温培养,生长迅速,菌落光滑或粗糙、反光、柔软和似黏液样,奶油色到粉红、珊瑚红、橙色或黄色。在玉米-吐温 80 培养基上,25 ℃孵育 72 小时,偶尔出现发育不完全假菌丝。红酵母菌生长在醋酸盐和 V-8 培养基上,室温孵育 2～5 天容易产生子囊,每个子囊含 1～4 个球形子囊孢子。

3.生化特性

红酵母属菌不发酵碳水化合物,尿素酶阳性。

(三)鉴定与鉴别

1.属间鉴别

与隐球菌属的鉴别,是红酵母属真菌在 SDA 培养基上菌落产生类胡萝卜色素,不同化肌醇;与念珠菌属区别是红酵母菌落多产生色素,尿素酶阳性,不产生真、假菌丝,不产厚膜孢子。

2.属内鉴定

与黏红酵母的鉴别,胶红酵母菌细胞呈短卵形或柱形,菌落呈深珊瑚红到粉红色,有时为网状;黏红酵母呈圆形和卵圆形,菌落呈珊瑚红到橙红色,无网状结构。

(四)临床意义

红酵母菌广泛存在于空气、土壤、湖泊、乳制品和海水,能定植于植物和人类或温血动物,被认为是最常见的污染真菌。胶红酵母能从人皮肤、肺、尿液和粪便等标本中分离出,对长期腹膜透析患者可引起真菌性腹膜炎,也有报道可引起真菌血症,心内膜炎及脑膜炎等。

(安玉志)

第十六章 遗传性代谢病检验

第一节 苯丙酮尿症

一、疾病概述

苯丙酮尿症(phenylketouria,PKU)是由于苯丙氨酸代谢障碍引起的一种临床上较为常见的遗传性代谢疾病,为常染色体隐性遗传病。各国发病率有所不同,我国各地区之间的发病率也有较大差别。近年统计表明,我国患病率为1/11 000。

(一)遗传学和发病机制

苯丙氨酸是人体必需氨基酸之一,机体吸收后一部分被利用合成蛋白质,一部分转化为酪氨酸,后者是多巴胺、去甲肾上腺素、甲状腺素、黑色素等物质的前体。此过程需要苯丙氨酸羟化酶(phenylalanine hydroxylase,PAH)及其辅酶四氢生物蝶呤(BH4)的参与,PAH 及 BH4 的缺陷或缺乏均可使反应不能进行,造成苯丙氨酸在体内的蓄积,引起一系列临床表现。临床上常分为两种类型:经典型和非经典型。

1.经典 PKU

PAH 缺乏主要原因是 *PAH* 基因的突变。*PAH* 基因位于12q22-24,全长90 kb,包括13个外显子,12个内含子。患者肝 PAH 活性仅为正常人的 1%,甚至完全消失。

2.非经典 PKU

代谢过程中,经苯丙氨酸羟化作用形成酪氨酸,从酪氨酸形成多巴胺、色氨酸形成 5-羟色胺都需要 BH4 作为辅酶。BH4 缺乏主要分为以下几种。

(1)BH4 合成缺陷:①三磷酸鸟苷环水解酶(GTP-CH)缺乏;②6-丙酮酰四氢蝶呤合成酶(6-PTS)缺乏,是导致 BH4 缺乏症的主要原因。

(2)BH4 再生缺陷:①蝶呤-4-α-甲醇氨脱水酶(PCD)缺乏;②二氢蝶呤还原酶(DHPR)缺乏。

(二)临床表现

苯丙酮尿症(PKU)最主要的危害是神经系统损害。未经治疗的患儿初生时正常,在生后数月内可早期出现呕吐、烦躁、易激惹及程度不同的发育落后,出生后4~9个月开始有明显的智力发育迟缓,语言发育障碍尤甚,近半数合并有癫痫发作,其中约 1/3 为婴儿痉挛症,多在出生后

18 个月以前出现。约 80% 有脑电图异常,可表现为高峰节律紊乱、灶性棘波等,癫痫发作可随年龄增长而变换发作形式,绝大多数患儿有抑郁、多动和孤独症倾向等精神行为异常,如不进行及时合理的治疗最终将造成中度至极重度的智力低下。

神经系统异常体征不多见,可有脑小畸形,肌张力增高,步态异常,腱反射亢进,手部细微震颤和肢体重复动作等。由于黑色素缺乏,患儿常表现为头发黄、皮肤和虹膜色浅。血液中蓄积的苯丙氨酸经旁路代谢后转化为苯丙酮酸、苯乙酸,自尿中大量排出,因此,患儿尿液中常有令人不快的鼠尿味。同时,患儿易合并有湿疹、呕吐、腹泻等。

由 BH4 缺乏造成的非经典型苯丙酮尿症的临床表现在生后数月与经典型不易区分,不同的是即使很早开始饮食治疗,神经系统症状 2~3 个月后仍可出现,且进行性恶化。

(三)诊断和鉴别诊断

苯丙酮尿症是最早提出可治疗的遗传代谢性病之一,如果早期诊断,及早治疗,可以使患儿免遭智力损伤,能像正常人一样的生活。患儿的确诊主要依据血苯丙氨酸的测定,患儿血苯丙氨酸多在 20 mg/dL 以上(表 16-1)。

表 16-1　苯丙酮尿症的类型及其血苯丙氨酸含量

分型	血苯丙氨酸浓度或临床特点
经典型 PKU	血苯丙氨酸>1 200 μmol/L
轻型 PKU	血苯丙氨酸 600~1 200 μmol/L
持续良性高苯丙氨酸血症	血苯丙氨酸<600 μmol/L
暂时性高高苯丙氨酸血症	早期不耐受,数周或数月恢复正常
二氢生物喋呤还原酶(DHPR)缺乏	血苯丙氨酸 800~1 200 μmol/L,需饮食控制及左旋多巴、5-羟色氨酸治疗
BH4 生物合成酶缺乏	血苯丙氨酸 800~1 200 μmol/L,需饮食控制及左旋多巴、5-羟色氨酸治疗
PKU 母亲的婴儿	低出生体重、面容特殊、小头、智力低、先天性心脏病

二、检验诊断

(一)常规项目

苯丙氨酸含量检测

1.Guthrie 法

(1)标本来源:人血清或尿液。

(2)检测方法:枯草杆菌(ATCC-6633)的生长需要苯丙氨酸,在含有 β-2-噻吩丙氨酸(抑制剂)培养基上,枯草杆菌不能生长,当放入血(尿)滤纸片标本时,血(尿)中的苯丙氨酸与培养基中的抑制剂相拮抗,使血(尿)滤纸片周围出现明显的细菌生长环,我们可以根据细菌生长环的大小,测定血(尿)滤纸片中苯丙氨酸浓度。

(3)临床诊断价值及评价:此法是应用最早,最经济实用的血苯丙氨酸半定量方法。新生儿的筛查在欧美国家广泛地进行,因为有 2% 左右的 PKU 患儿并不是由于 PAH 缺乏所致,而是由于生物蝶呤合成所需的酶缺乏所致。评估应包括尿中生物蝶呤和新蝶呤的测定,有时可能还要测定其血清含量。

2.串联质谱(tandem mass sepetrometry,MS/MS)法

(1)标本来源:新生儿喂奶 72 小时,足跟干血滤片纸。

（2）检测方法：串联质谱（MS/MS）法。

（3）临床诊断价值及评价：分析结果和传统的荧光免疫方法相比假阳性率明显下降，若同时定量 Phe/Tyr 比，假阳性率下降 2/3，并能够区分经典 PKU、BH4 缺乏引起的 PKU、一过性 Phe 升高和肝损伤性 Phe 升高等不同情况。MS/MS 筛查的主要挑战是最小化假阳性和避免假阴性分析临界值的建立。临界值需要根据新生儿的不同"亚群"进行优化，要平衡好疾病诊断的需要考虑假阳性的可接受程度，还要考虑到可能造成假阳性的各种因素，如早产、低出生体重、全母乳喂养、营养修饰等。

（二）分子遗传学检验

PAH、GTP-CH、6-PTS、DHPR 和 PCD 检测。

（1）标本来源：外周血（EDTA-K2 抗凝全血）、绒毛、羊水、脐血（EDTA-K2 抗凝全血）。

（2）检测方法：PCR-寡核苷酸探针斑点杂交（PCRASO）探针法，基因测序法。PCR-ASO 主要是利用 PCR 技术扩增靶基因的适当片段，然后用人工合成的含突变位点的标记寡核苷酸探针，逐一筛查，检测 PKU 患者的点突变。将 PCR 扩增产物点于杂交膜上，然后与上述的 ASO 探针杂交，根据杂交的结果判断分析，以确定突变位点。反向斑点杂交（RDB）改变传统的杂交途径，它是将一系列的标记 ASO 探针固定在膜上，然后用 PCR 扩增产物与之进行杂交。但是当一个基因有多种突变等位基因时，ASO 探针的应用价值就会下降，还有操作复杂、放射性核素污染等缺点，此外约 30% 的 PAH 基因突变尚未被确定。

PAH 基因突变具有高度异质性，已发现 400 多种突变，中国人群有三十余种，Arg234Gln、Arg413Pro、Tyr356X 和 Tyr204Cys 是较常见突变。

（3）临床诊断价值及评价：PCR-ASO 技术的优点有快速，使检测程序大大简化，使产前基因诊断正确率为 80%～90%。上述 PAH 等基因全序列测序是突变检测金标准。对有家族史的孕妇可行基因产前诊断。

（何　筝）

第二节　精氨酸血症

一、疾病概述

精氨酸血症是精氨酸酶缺陷引起的先天性代谢病。精氨酸酶是尿素循环中催化最后一步反应的酶。本症由于精氨酸不能被分解，大量蓄积，胍化合物合成亢进，胍能诱发痉挛，所以此病出现的痉挛考虑与胍化合物合成亢进有关。另外，线粒体内的鸟氨酸减少使尿素循环回转功能降低，氨甲酰基磷酸合成功能亢进，产生大量的乳清酸等嘧啶中间代谢产物。

（一）遗传学和发病机制

精氨酸酶是尿素循环中最后一步反应酶。精氨酸在此酶作用下分解为尿素和鸟氨酸，此反应过程中由于精氨酸酶的缺陷，精氨酸不能分解为尿素和鸟氨酸，使精氨酸大量的蓄积。精氨酸血症是一种常染色体隐性遗传病。

(二)临床表现

患儿早期发病,发育迟缓、痉挛和四肢麻痹等重症的神经系统症状,幼儿期以后症状更加明显,神经系统退行性变的症状有明显的个体差异。高氨血症发作时可以出现呕吐和意识障碍等非特异性症状。

(三)诊断和鉴别诊断

尿中乳清酸和尿嘧啶增加,氨基酸分析提示精氨酸增高而鸟氨酸不增或减低,同时有高氨血症,并且结合临床症状进行诊断,特别是尿氨基酸分析显示大量的精氨酸增加是与其他类型尿素循环异常疾病鉴别的要点,但是确诊需要做酶活性测定。

二、检验诊断

(一)常规项目

1. 红细胞中精氨酸酶活性测定

(1)标本来源:血液红细胞。

(2)检测方法:检测红细胞中精氨酸酶的活性。

(3)临床诊断价值及评价:鸟氨酸与茚三酮的显色反应测定精氨酸酶的活性,该方法灵敏、简便。本方法不仅能诊断精氨酸血症纯合子,同时也能诊断杂合子携带者。精氨酸酶降解精氨酸产生尿素与鸟氨酸,后者在酸性环境下与茚三酮作用产生红色,颜色的深浅与鸟氨酸的量成正比,由此反映精氨酸酶活性大小。精氨酸和茚三酮在此条件下并不反应。

2. 氨基酸分析

(1)标本来源:血浆、羊水。

(2)检测方法:阳离子交换色谱分离、茚三酮柱后衍生法(氨基酸分析仪)。

(3)临床诊断价值及评价:氨基酸分析仪分离度、重现性、操作简便性、运行成本等方面都优于其他分析方法,血中精氨酸明显增加可以辅助诊断精氨酸血症。

(二)分子遗传学检验

ARG 基因检测。

(1)标本来源:外周血(EDTA-K2 抗凝全血)、绒毛、羊水、脐血(EDTA-K2 抗凝全血)。

(2)检测方法:ARG 全基因测序法。

(3)临床诊断价值及评价:精氨酸酶是尿素循环中最后一步反应的代谢酶,尿素循环主要涉及的 5 种疾病基因均可以用基因测序法确定患者个体致病突变,分子检查是发现携带者有效方法,也是开展产前诊断的方法之一。

(何　筝)

第三节　甲基丙二酸血症

一、疾病概述

甲基丙二酸血症(methylmalonicaciduria,MMA)是一种遗传代谢性疾病,属于常染色体隐性遗传,在活产婴儿中总发病率为 1/4.8 万,由于甲基丙二酰 CoA 变位酶或其辅酶腺苷钴胺代谢缺陷,造成甲基丙二酸、丙酸等有机酸在体内蓄积,从而导致神经、肝脏、肾脏等全身多系统损害,是先天有机酸代谢异常中最为常见的病种,于 1967 年首次被报道,约占亚洲人群有机酸血症的 40%。

(一)遗传学和发病机制

L-甲基丙二酸的前体是支链氨基酸、胆固醇、蛋氨酸、脂肪酸等,由于甲基丙二酰 CoA 变位酶(MCM)或其辅酶腺苷钴胺(维生素 B₁₂)代谢缺陷,使 L-甲基丙二酸 CoA 在线粒体不能转变为琥珀酸而蓄积,继之水解为甲基丙二酸,使有机酸在体内蓄积。

MMA 是由于编码线粒体 MCM 的 *MMUT* 基因以及两种辅酶的腺苷钴胺合成酶基因(*MMAA*,*MMBB*)突变所致。*MMUT* 基因定位在染色体 6p21,*MMAA* 基因定位于 4q31.1,*MMAB* 基因定位于 12q24。*MMUT* 突变是本病的分子缺陷,分完全缺陷(mut⁰)和部分缺陷(mut⁻)两型,已发现 116 种突变。辅酶基因突变导致腺苷钴胺素和甲基钴胺素合成障碍,甲基钴胺素的另一个作用是作为蛋氨酸合成酶的辅助因子,催化同型半胱氨酸转变为蛋氨酸,基因突变导致同型半胱氨酸代谢障碍,出现甲基丙二酸血症合并同型半胱氨酸血症。

(二)临床表现

该病一般分四型:①重型;②中间型;③间歇型;④良性型。

MMA 机体损坏与患病类型、发病年龄以及对维生素 B₁₂的反应性有关。主要表现如下。

(1)神经损伤:尤其是脑损伤,大多位于双侧苍白球,可表现为惊厥,运动功能障碍,以及舞蹈手足徐动症等。

(2)智力障碍:患儿的 IQ<80。大于 4 岁的患者中约 59% IQ>75,41% IQ>90。

(3)生长发育障碍:大多患儿体格发育落后,尤其是新生儿期发病的患儿,可见小头畸形。

(4)肝肾损伤:部分患儿出现肝脏肿大及肾小管酸中毒、间质性肾炎、慢性肾衰竭等。

(5)血液系统异常:多见巨幼细胞性贫血、粒细胞及血小板减少,严重时出现骨髓抑制。

(6)免疫功能低下:少数患儿易合并皮肤念珠菌感染,常见口角、眼角、会阴部皲裂和红斑,少数合并口炎、舌炎、肠病性肢皮炎等。

(7)其他:患儿可并发肥厚性心肌病或血管损害(尤其合并同型半胱氨酸血症患儿),急慢性胰腺炎以及骨质疏松。

(三)诊断和鉴别诊断

根据临床表现、化验结果可做临床诊断,酶学分析可确诊。注意应测定血、尿中总同型半胱氨酸浓度,以除外合并同型半胱氨酸血症,同时应注意排除新生儿期其他原因引起的酮症酸中毒、钴胺素缺乏和单纯同型胱氨酸尿症。

二、检验诊断

(一)常规项目

1.血氨检测

(1)标本来源:血浆。

(2)检测方法:酶法。

(3)临床诊断价值及评价:患者就诊时多有代谢性酸中毒,70% 有高血氨症,50% 有血白细胞、血红蛋白及血小板减少,部分有血糖降低。

2.甲基丙二酸检测

（1）标本来源：血液、尿液、羊水。

（2）检测方法：MS/MS,GC/MS分析。气相－色谱质谱检测尿、脑脊液中甲基丙二酸等有机酸和串联质谱（tandem mass spectrometry,MS/MS)检测血丙酰肉碱（propinoylcarnitine,C3)是确诊本症的首选方法。

（3）临床诊断价值及评价：运用这项技术不仅发现了以前未知的有机酸尿症和有机酸血症，而且能同时对近60种遗传代谢病进行诊断。这些遗传代谢病大多是由于单基因或多基因突变，表达为相应酶的缺失，因而导致代谢障碍，使某些有机酸在体内积累，使尿中的含量超过正常值的几十倍甚至几百倍，因而用色谱-质谱-计算机可以得到与正常人不一样的有机酸代谢谱，由此可以进行诊断。本方法的优点是能够分析较多种类有机酸，包括一元酸、二元酸、羟基酸、多羟基酸、酮酸等；可以有效去除中性、碱性代谢物的干扰。但尿中有机酸种类繁多，其含量大多在几十ppm到几个ppm之间，而且必须与其他代谢物，如糖类、胺类、肽类、甾体类等进行有效地分离才能消除干扰，得到好的分析结果。

3.酶学分析

（1）标本来源：皮肤成纤维细胞、外周血淋巴细胞或肝组织纤维母细胞、羊水细胞。

（2）检测方法：酶活性检测、互补实验。①MCM活性检测：在加入OH-Cb1(1μg/mL)以及AdoCb1(50～100 μM)的条件下，通过[^{14}C]甲基丙二酰-CoA到[^{14}C]琥珀酰-CoA的转化，检测MCM活性。②钴胺素缺陷定位：通过成纤维细胞摄取[^{57}Co]-氰基钴胺素的实验，以及互补实验来确定特殊的互补类型。

（3）临床诊断价值及评价：酶学分析能较快得出分型，标本易获取，羊水细胞中酶活性检测可进行产前诊断。

（二）分子遗传学检验

MMUT、*MMAA*和*MMAB*基因突变检测。

（1）标本来源：外周血（EDTA-K2抗凝全血）、绒毛、羊水。

（2）检测方法：聚合酶链反应与DNA直接测序法。

（3）临床诊断价值及评价：本病主要分子缺陷为*MMUT*基因突变，mut^{0}型起病较早，基因诊断具有高特异性、高灵敏性、早期诊断和应用广泛的明显特征和优势，对于患者明确诊断、发病前或产前诊断和预测具有重要意义。

（何　等）

第四节　丙　酸　血　症

一、疾病概述

丙酸血症（propionic academia,PA)是丙酸分解代谢过程中的一种遗传性缺陷，由丙酰辅酶A羧化酶（propionyl CoA carboxylase)缺乏所致，为常染色体隐性遗传病。其特点是出生后不久出现反复发作酮性酸中毒，中性粒细胞血小板减少，严重智力低下，神经系统异常，蛋白质不耐

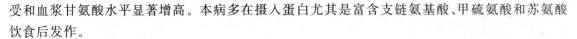

受和血浆甘氨酸水平显著增高。本病多在摄入蛋白尤其是富含支链氨基酸、甲硫氨酸和苏氨酸饮食后发作。

(一)遗传学和发病机制

本病是由编码线粒体丙酰 CoA 羧化酶(PCC)亚单位基因 *PCCA* 或 *PCCB* 突变所致。丙酸为缬氨酸、异亮氨酸、苏氨酸、蛋氨酸、脂肪酸、胆固醇的代谢产物。正常情况下丙酸在 PCC 及其辅酶生物素作用下转化为甲基丙二酰 CoA。PCCA 或 PCCB 突变使酶活性降低,代谢不能正常进行,丙酰 CoA 不能转化为 D-甲基丙二酰 CoA,使丙酸在血中蓄积。编码 PCC 酶分子的 *PCCA* 及 *PCCB* 基因分别定位于 13q32、3q21-22。

(二)临床表现

丙酸血症发病大多较早。以高蛋白饮食后反复发作的酮症酸中毒、发育迟缓、脑电图异常和骨质疏松症为特征。

在新生儿期出现严重酸中毒,表现为拒食、呕吐、嗜睡和肌张力低下,脱水、惊厥、肝大亦较常见。部分患儿发病较晚表现为急性脑病,或发作性酮症酸中毒,虽有严重酸中毒但对碱替代治疗反应缓慢。可有一过性中性粒细胞减少和血小板减少症。

本病神经系统症状以发育迟缓、惊厥、脑萎缩和脑电图异常为主要特征,其他包括肌张力异常、严重舞蹈症和锥体系症状,多见于存活较长的患者。晚发者可以舞蹈症和痴呆为首发症状。

(三)诊断和鉴别诊断

由于 PA 的临床表现缺乏特异性,临床误诊率较高,根据患儿代谢性酸中毒明显,高血氨,呕吐等症状,结合实验室进一步检查如串联质谱分析,气相色谱质谱有机酸分析、酶活性测定和基因突变分析可确诊。需与以下疾病鉴别。

(1)高丙氨酸血症:Lonsdale 首报高丙氨酸血症伴丙酮酸血症,至今约报道十余例,属于 AR 遗传。

(2)高肌氨酸血症:智能发育不全,身材矮小。肌氨酸脱氢酶缺陷,呈 AR 遗传。

(3)肌肽血症:出生时正常,6 个月内出现肌阵挛,继之全身惊厥,可有失明和耳聋,肝脾中肌肽酶活性降低,呈 AR 遗传。

二、检验诊断

(一)常规项目

有机酸检测。

(1)标本来源:干血滤片纸和尿液。

(2)检测方法:串联质谱和气相色谱-质谱技术。

(3)临床诊断价值及评价:PA 患者串联质谱检测结果显示血中丙酰肉碱水平、丙酰肉碱与游离肉碱比值、丙酰肉碱与乙酰肉碱比值及甘氨酸水平增高;气相色谱-质谱检测结果显示尿中有大量的甲基枸橼酸、3-羟基丙酸和丙酰甘氨酸,即可诊断。随着串联质谱和气相色谱一质谱技术在遗传代谢疾病检测中的应用,越来越多的患儿得到确诊,并得到有效的治疗。MS/MS 筛查的主要挑战是最小化假阳性和避免假阴性的分析临界值的建立。平衡好疾病诊断的需要和假阳性的可接受程度;还要考虑到可能造成假阳性的各种因素。而 GC/MS,尿中有机酸种类繁多,必须与其他代谢物,如糖类、胺类、肽类、甾体类等进行有效地分离才能消除干扰。

(二)分子遗传学检验

PCCA 和 *PCCB* 基因检测。

(1)标本来源:外周血(EDTA-K2 抗凝全血)、绒毛、羊水。

(2)检测方法:PCR 扩增和直接测序法。①DNA 提取:抽取患儿及部分患儿父母外周静脉血各 4mL,经抗凝后分离白细胞,使用苯酚-氯仿法提取 DNA,-20 ℃保存。②基因突变检测:利用 PCR 扩增 DNA、直接测序检测基因突变;PCR 扩增;PCR 产物测序分析。突变或多态性位点通过比较 GenBank 中 *PCCA* DNA 序列(NC_000013.9;GI:4557818)和 *PCCB* DNA 序列(NC_000003.10;GI:89161205)确定。

(3)临床诊断价值及评价:基因诊断具有高特异性、高灵敏性、早期诊断和应用广泛等明显特征和优势,对于患者明确诊断、发病前或产前的诊断具有重要意义,但并不是临床常规检查项目。

(何　等)

第五节　同型胱氨酸尿症

一、疾病概述

同型胱氨酸尿症是遗传性含硫氨基酸、蛋氨酸代谢障碍导致的疾病。发病率约为 1/350 000。同型胱氨酸是蛋氨酸和胱硫醚生物合成的中间物质,代谢过程中各种酶缺陷均可导致同型胱氨酸蓄积并从尿中排出。最常见的导致严重氨基酸蓄积的原因是胱硫醚合成酶缺陷,临床表现主要有晶状体脱位、血管病变、骨骼异常、智力低下等。为常染色体隐性遗传病。

(一)遗传学和发病机制

1.Ⅰ型

为经典型。由于胱硫醚合成酶基因突变导致酶缺陷所致。此酶促使丝氨酸与同型半胱氨酸结合生成胱硫醚,吡哆醇(维生素 B_6)为其辅酶。婴儿期发病。

2.Ⅱ型

为甲基钴胺合成缺陷。甲基钴胺为甲基四氢叶酸转移酶的辅酶,甲基钴胺缺乏使同型半胱氨酸再甲基化合成蛋氨酸受阻而出现异常。婴儿期发病。

3.Ⅲ型

为亚甲基四氢叶酸还原酶缺陷。此酶作用是还原 5,6-甲基-THF 形成 5-甲基-THF,以提供同型半胱氨酸再甲基化,形成蛋氨酸所需要甲基,基因定位在第 1 号染色体短臂,为常染色体隐性遗传。如此酶活性完全消失,新生儿期即可出现症状。

(二)临床表现

典型的症状见于胱硫醚合成酶缺乏型的患儿。患儿初生时正常,5~9 个月间起病。主要症状是骨骼异常、晶体脱位、血栓形成、智力发育落后、惊厥等。

骨骼畸形有四肢和指趾细长(蜘蛛指趾),易误认为马方综合征。X 线检查可见骨质疏松,椎体背侧呈双凹形,以及脊柱侧弯等。眼部症状多有晶体脱位,多发生于 3~10 岁,常伴青光眼,视网膜剥离。血栓形成可发生于任何器官,约 50% 的患儿发生过一次或多次血栓栓塞发作,颅内血管、冠状动脉、肾动脉、肺血管、皮肤血管等均可有血栓形成，并出现相应的症状。神经系统症状较明显，可有智力低下，惊厥发作。多发性脑血管意外可致偏瘫、假性球麻痹，也可有精神症状。其他症状也可见到，如颧部潮红、皮肤大理石花纹、皮肤薄、毛发稀少易折、凝血酶原减少、肌病等。

本病的"甲基转移酶缺乏型"症状较轻，可有骨骼畸形，体格和智力发育迟缓，但很少见晶体异位和血栓形成。本型还可合并甲基丙二酸尿症。

本病的"还原酶缺乏型"以神经系统症状为主，如惊厥、智力低下、精神分裂症状、肌病等。没有骨骼畸形、晶体异位，无血管症状。

(三)诊断和鉴别诊断

氨基酸分析示同型胱氨酸增加，Ⅰ型蛋氨酸水平增加，胱硫醚、胱氨酸水平降低。Ⅱ型蛋氨酸水平降低，胱硫醚水平增高，有巨幼红细胞性贫血，此点可区分Ⅱ、Ⅲ型。肝组织或成纤维细胞胱硫醚合成酶分析可确诊。本病需与马方综合征鉴别：二者的共同点是晶体异位、蜘蛛指趾、心血管症状，但遗传方式和病情发展不同。本病为隐性遗传，马方综合征是常染色体显性遗传。指趾细长自初生即可见到，而同型胱氨酸尿症在初生为正常，数年后骨骼的生长不成比例，四肢加长。此外还有血栓栓塞症状，骨质疏松，椎骨有双凹畸形等。更重要的是马方综合征没有本病那种生化代谢异常。

二、检验诊断

(一)尿同型胱氨酸测定

(1)标本来源：尿液。

(2)检测方法：硝普钠试验。尿液 1 mL 加入 5％氰化钠水溶液，放置 5 分钟，加入 5％硝普钠水溶液一滴，出现红色或紫红色为阳性，表示尿中有过量的含硫氨基酸。假阳性可见尿中有大量的青霉胺、胱氨酸、丙酮、谷胱甘肽等。

(3)临床诊断价值及评价：尿同型胱氨酸测定，结合血中蛋氨酸检测，可用于新生儿筛选，一般在出生后第四天即可进行。

(二)胱硫醚合成酶活性测定

(1)标本来源：皮肤成纤维细胞，也可用肝细胞或淋巴细胞。

(2)检测方法：酶活性测定，可用皮肤成纤维细胞或肝活检测胱硫醚合成酶的活性，也可用此法检出杂合子，测定肝或淋巴细胞的胱硫醚合成酶活性。

(3)临床诊断价值与评价：此法可作为确诊本病的依据。产前诊断可取羊水细胞测定酶活性。

(三)全自动生化分析法

(1)标本来源：血液。

(2)检测方法：标本应注意始终置于冷藏，并在 4 小时内完成检测，利用全自动生化分析仪测定同型胱氨酸含量。

(3)临床诊断价值与评价：可用于疾病确诊，目前已在临床检验中较为普遍的使用。

(何　筝)

第六节　半乳糖血症

一、疾病概述

半乳糖血症是半乳糖代谢中酶缺陷所引起的一种常染色体隐性遗传代谢性疾病,发病率为 1/60 000～1/40 000。本病多在出生后 4～10 天出现症状,若得不到及时正确的救治,将导致严重的神经系统后遗症或死亡,故早期筛查和及时诊断治疗对降低患儿的病死率、减少伤残率,促进儿童的生长发育非常重要。

(一)遗传学和发病机制

半乳糖代谢过程中所需的任何一种酶发生缺陷,均可导致半乳糖的代谢障碍,直接引起血中半乳糖及半乳糖-1-磷酸浓度的升高。其中,以半乳糖-1-磷酸尿苷酰转移酶(galactose-l-phosphate uridyltransferase,GALT)缺乏所致的半乳糖血症最为常见。

半乳糖-1-磷酸尿苷酰转移酶缺乏是由于基因突变所致,呈常染色体隐性遗传。半乳糖-1-磷酸尿苷酰转移酶的基因位于第 9 号染色体短臂 p13 区,人群中的基因频率为 1/150。患者均为纯合子,杂合子一般不发病。患者的父母可为纯合子或杂合子,杂合子父母为致病基因的携带者,其半乳糖-1-磷酸尿苷酰转移酶活性仅为正常人的 50%。体内的半乳糖-1-磷酸尿苷酰转移酶缺陷,主要由 GALT 的点突变所致,目前已发现一百多种突变位点。由于酶的活性降低,导致血中半乳糖-1-磷酸浓度显著升高。过多的半乳糖-1-磷酸堆积于脑、肝、肾小管等组织中,可干扰正常的代谢而引起器官的损害。此外,半乳糖-1-磷酸还可抑制磷酸葡萄糖变位酶、葡萄糖-6-磷酸酶、葡萄糖-6-磷酸脱氢酶等的活性,阻止糖原分解为葡萄糖,引起低血糖的发生。半乳糖-1-磷酸增多继而导致半乳糖的正常代谢受阻,引起血中半乳糖浓度升高。半乳糖旁路代谢代偿性增强,使半乳糖醇的产生也同时增多,半乳糖醇沉积在晶体内引起白内障的发生。

除了半乳糖-1-磷酸尿苷酰转移酶缺乏外,半乳糖激酶(galactokinase,GALK)和尿苷二磷酸半乳糖-4-表异构酶(uridine diphosphate galatose-4-epimerase)缺乏,亦可引起半乳糖血症。二者分别由于基因 GALK 1、GALE 的缺陷所致,呈常染色体隐性遗传。半乳糖激酶的基因位于染色体 17q24,国外的调查资料显示,新生儿杂合子的频率为 1/107,纯合子频率为 1/4 万。半乳糖激酶缺乏直接引起体内半乳糖的增多,导致半乳糖旁路代谢增强和半乳糖醇产生增多。尿苷二磷酸半乳糖-4-表异构酶的基因位于染色体 1p35-36。尿苷二磷酸半乳糖-4-表异构酶缺乏主要是通过影响半乳糖-1-磷酸的代谢而导致体内半乳糖和半乳糖醇的增多。

(二)临床表现

根据相应的酶缺乏分为三型。

1.经典型半乳糖血症

由 GALT 缺乏引起,是各型半乳糖血症中最常见和最严重的一种,酶活性缺乏或显著降低。新生儿出生时正常,开始吃奶后出现呕吐、腹泻、精神不佳,如不治疗,1 周左右出现黄疸、肝大、肝功能异常、结合胆红素增高、低血糖、惊厥、体重不增。易合并大肠埃希菌感染而加重病情,导致死亡,也易误诊。由于出现进行性肝病,在新生儿期内即可出现肝硬化、腹水、脾大、出血等。

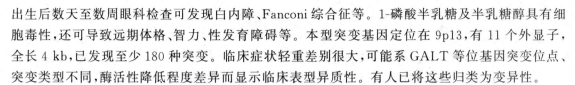

出生后数天至数周眼科检查可发现白内障、Fanconi 综合征等。1-磷酸半乳糖及半乳糖醇具有细胞毒性,还可导致远期体格、智力、性发育障碍等。本型突变基因定位在 9p13,有 11 个外显子,全长 4 kb,已发现至少 180 种突变。临床症状轻重差别很大,可能系 GALT 等位基因突变位点、突变类型不同,酶活性降低程度差异而显示临床表型异质性。有人已将这些归类为变异性。

2.GALK 缺乏

主要表现为白内障,无肝、脑损害,新生儿期无症状。基因定位在染色体 17q24,血半乳糖增高,红细胞 GALK 活性低。

3.尿苷二磷酸半乳糖

异构酶缺乏由于基因 GALE 缺陷引起,少见,分 2 种。一种为良性型,无明显症状,在筛查时发现半乳糖水平高,仅限于白细胞、红细胞中的酶水平低,不需治疗。另一种似经典型,可表现肝大、黄疸、神经系统障碍如肌张力低、耳聋等。血及红细胞中 1-磷酸半乳糖水平高,而 GALT 酶活性正常。基因定位在染色体 1p35-36。

(三)诊断和鉴别诊断

尿中葡萄糖水平正常而班氏试验阳性者应疑为半乳糖血症,结合红细胞内半乳糖代谢酶缺乏通常可确诊。

如果产前怀疑胎儿可能有半乳糖血症,可通过羊膜穿刺术进行产前诊断,或出生时取脐带血检查红细胞内的酶活性。值得注意的是,通过羊膜穿刺术并不能了解胎儿的大脑发育是否已经受到损害。出生后 2 个月内的新生儿,进行半乳糖血症诊断时应排除新生儿暂时性半乳糖血症可能,这是因为肝脏功能尚未完全成熟所致,其特点是血中半乳糖轻度升高、血 α-胎儿蛋白(AFP)升高,数月后可自动恢复正常,患儿尿中无半乳糖醇和半乳糖酸,可与半乳糖血症相鉴别。

如果孕妇血半乳糖浓度升高,无论是否存在半乳糖-1-磷酸尿苷酰转移酶缺乏,均可对胎儿造成损害,包括永久性智力障碍。

注意与婴儿肝炎综合征的鉴别,婴儿肝炎综合征肝功能损害明显,黄疸以直接胆红素升高为主,而半乳糖血症为结合胆红素增高。

二、检验诊断

(一)常规项目

1.尿还原糖实验

(1)标本来源:尿液。

(2)检测方法:哺乳后 1 小时留尿。用班氏试剂或药片测定,如还原糖试验强阳性,再测葡萄糖,如为阴性,支持半乳糖血症诊断。

(3)临床诊断价值及评价:尿还原糖实验简单方便,目前在临床上已应用几十年,是该病筛查首选方法。

2.红细胞半乳糖及 1-磷酸半乳糖测定

(1)标本来源:血液。

(2)检测方法:滤纸片取血,哺乳后 1 小时取血。用细菌学及气相色谱方法测定。

(3)临床诊断价值及评价:半乳糖水平与半乳糖激酶活性有关,当同时存在半乳糖激酶缺乏时,体内 1-磷酸半乳糖也会出现假阴性结果。因此,此种检测结果的可靠性还需要进一步标准化后才能评价。

3.酶活性测定

(1)标本来源:血液。

(2)检测方法:干血片测定红细胞 GALT 活性(Beutler 试验)。

(3)临床诊断价值及评价:酶活性测定简单易行,方法准确,假阴性少,快速、廉价。红细胞 GALT 活性降低,可诊断。但患儿输血后 3 个月内半乳糖-1-磷酸尿苷转移酶可能出现假阴性,红细胞内酶活性能否代表肝酶活性有待商讨。阳性者应作其他检查进一步确诊。代谢产物检查易受饮食影响,而禁食又会出现假阴性。

(二)分子遗传学检验

GALT、GALK1、GALE 基因检测。

(1)标本来源:全血(EDTA-K2 抗凝)、绒毛、羊水。

(2)检测方法:用分子遗传学技术检出突变基因及杂合子携带者。

(3)临床诊断价值与评价:基因突变和基因型分析可用于疾病确诊,对已知突变的受累家庭可采集绒毛或羊水标本,对靶基因测序进行产前诊断。

(何 筝)

第七节 黏多糖贮积症

一、疾病概述

黏多糖贮积症(mucopolysaccharidosis,MPS)是一组溶酶体累积病,是由于溶酶体水解酶缺陷,造成酸性黏多糖(葡糖氨基聚糖)降解受阻,黏多糖在体内积聚而引起一系列临床症状。患者由于过多的黏多糖贮积于骨、软骨等组织或器官内,从而影响到这些组织或器官的正常发育,多余的黏多糖从尿中排出,发生一系列的临床症状和影像学表现。黏多糖贮积症属先天性或原发性代谢异常综合征。根据尿糖中所含酸性黏多糖的种类,相关酶缺乏或活性低下以及临床表现和影像学表现的不同,将黏多糖贮积症分为七大类型,每一型又分为 2~4 个亚型。其中黏多糖贮积症Ⅰ、Ⅳ型最为常见且较具特征性,而尤以Ⅰ型最典型,为黏多糖贮积症的原型。

(一)遗传学和发病机制

1.黏多糖贮积症Ⅰ型(Hurler 综合征)

常染色体隐性遗传病,是由于 α-L-艾杜糖苷酸酶(α-L-iduronidase)缺乏所致,可分为 3 个亚型。

(1)Hurler 综合征:即 MPSⅠ-H 型。

(2)Scheie 综合征:即 MPSⅠ-S 型,亦即 7 大类中原Ⅴ型(MPS-Ⅴ型)。

(3)Hurler-Scheie 综合征,其改变介于前两型之间。

2.黏多糖贮积症

Ⅱ型(Hunter 综合征)X 性连锁隐性遗传病,仅见于男性,由于体内缺乏硫酸艾杜糖醛酸硫酸酯酶而患病,临床表现和 X 线检查同 MPSⅠ,但其临床进展慢于前者,临床表现轻于前者,该型根据临床表现轻重,又分 2 个亚型。

（1）MPSⅡA，又称重症型。

（2）MPSⅡB，又称轻症型。

3.黏多糖贮积症Ⅲ型（Sanfilippo 综合征）

又称营养不良性智力发育不全。常染色体隐性遗传病，体内多种酶缺乏，特征性临床表现为进行性智力低下，其他如面貌、身材改变，严重程度不一。根据缺乏酶的不同和临床表现的差异等，又可分 4 个亚型，即 MPSⅢA、MPSⅢB、MPSⅢC 和 MPSⅢD。

4.黏多糖贮积症Ⅳ型（Morquio 综合征）

较多见的黏多糖贮积症，常染色体隐性遗传病。临床表现较独特。本型分 2 个亚型。

（1）MPSⅣA 型，为 N-乙酰-半乳糖胺-6-硫酸盐硫酸酯酶缺乏（N-acetyl-galactosamine-6-sulfate sulfatase）。

（2）MPSⅣB 型，为 β-半乳糖苷酶（bata-galactosidase）缺乏。

上述 2 个亚型，临床表现严重程度上可差异较大，通常 A 型病情较严重。

5.黏多糖贮积症Ⅴ型

现认为该型即为黏多糖贮积症Ⅰ型的 Scheie 型，与 Hurler 综合征不同之处表现为无严重的角膜浑浊，且浑浊为周边性，患者智力正常，身材正常或稍矮，寿命基本正常，但有多毛，关节强直。脊柱、头颅 X 线示仅有轻微改变。

6.黏多糖贮积症Ⅵ型（Maroteaux-Lamy 综合征）

又称芳基硫酸酯酶 B 缺乏症（arylsulfatase B deficiency）。为常染色体隐性遗病，为芳基硫酸酯酶缺乏。本型与 Hurler 综合征基本相似，但智力正常，与 Hurler 不同的是部分患者尚有骨骺，尤其是股骨头骨骺缺血坏死样改变可存在。该症预后较 MPSⅠ综合征寿命长。与 Hurler 鉴别诊断主要根据寿命较长，智力基本正常，以及骨骺可存在。Hurler 尿中硫酸皮肤素及硫酸肝素均增多，而Ⅵ型仅后者增多。在缺乏酶方面Ⅰ型为 α-L-艾杜糖醛酶缺乏，Ⅵ型为芳基硫酸酯酶 B 缺乏。

7.黏多糖贮积症Ⅶ型（Sly 综合征）

为常染色体隐性遗传病，极罕见，患者缺乏 β-葡萄糖醛酸酶，患者婴儿期即见身材矮小，智力迟钝，鸡胸，脊柱侧弯等。本症分重症和轻症 2 个亚型，前者发病早，并有关节挛缩，后者发病晚，常有股骨头缺血坏死样改变。

（二）临床表现

1.体格发育障碍

患者一般出生时正常，随年龄增大，临床症状逐渐明显，其共同特征是在出生 1 年左右出现生长落后，主要表现为矮小、面容较丑陋，例如表情淡漠、头大、眼裂小、眼距宽、鼻梁低平、鼻孔大、唇厚、前额和双颞突出、毛发多而发际低、颈短等。有的类型有角膜浑浊、关节进行性畸变、胸廓畸形、脊柱后凸或侧凸、膝外翻、爪形手、早期出现肝脾大、耳聋、心脏增大等。

2.智能发育落后

患儿精神神经发育在周岁后逐渐迟缓，除Ⅰ-S、Ⅳ型和Ⅵ型外，患儿都伴有智能落后。

（三）诊断和鉴别诊断

（1）根据临床特殊面容和体征、X 线片表现以及尿黏多糖阳性，可以作出临床诊断。

（2）家族史中有黏多糖病患者对早期诊断有帮助。

（3）本病应与佝偻病、先天性甲状腺功能减低症、黏脂累积病各型、甘露糖累积病、GM1 神经

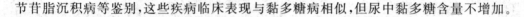

节苷脂沉积病等鉴别,这些疾病临床表现与黏多糖病相似,但尿中黏多糖含量不增加。

二、检验诊断

(一)常规项目

1.甲苯胺蓝斑点实验法检测尿黏多糖

(1)标本:尿液。

(2)检测方法:甲苯胺蓝斑点实验法和酸清蛋白浊度实验。

(3)临床诊断价值及评价:这两种实验从 20 世纪 60 年代开始就作为 MPS 的筛查实验,应用十分广泛。但这两种实验假阳性率和假阴性率都很高,且不能区分出 MPS 的各个亚型。

2.串联质谱(MS/MS)检测黏多糖

(1)标本:尿液或血液。

(2)检测方法:串联质谱(MS/MS)。

(3)临床诊断价值及评价:串联质谱(MS/MS)使离子化过程与裂解过程分开,能增加从样品得到的信息,明显改善信号的信噪比。MS 还可诊断出 MPS 亚型。现在 MPS 相关的 MS 检测一般是样品先通过高效液相色谱法分级,再使用(ESI-MS)/MS 进行检测。该技术已经成为 MPS 诊断的发展方向。

3.酶活性检测

(1)标本:白细胞、成纤维细胞。

(2)检测方法:测定白细胞、成纤维细胞中的特异性酶活性。

(3)临床诊断价值及评价:根据特异性酶活性的测定,可以对黏多糖贮积症分型。

(二)分子遗传学检验

IDUA、*IDS*、*GALNS* 等基因检测。

(1)标本来源:全血(EDTA-K2 抗凝)、绒毛、羊水。

(2)检测方法:基因检测,包括直接诊断和间接诊断。

(3)临床诊断价值与评价:现阶段在临床上最广为使用的仍是生化方法,在绝大多数情况下,生化方法即能作出明确诊断,而一些疑难患儿则需辅以更为精确的分子生物学方法。因此各种方法各有侧重,应根据实际需要,灵活选择使用。MPS 的根本病因是基因突变,较大片段的插入或缺失可用 Southern 杂交分析,点突变可采用限制性片段长度多态性分析(restriction fragment lengthpolymorphisms,RFLPs)、变性梯度电泳(denaturinggradient gel electrophoresis,DGGE)等方法,如果突变基因不是太大,如小于 2 kb,可用 PCR 放大后直接进行序列分析。基因突变可引起转录或转录后修饰变化,导致 mRNA 的数量与结构发生异常,这时可用 Northern 杂交分析或 RT-PCR 检测。基因突变存在异质性,尚无法用来预测临床表型,但对已知突变的受累家庭可直接采用分子诊断技术进行产前诊断。

(何　筝)

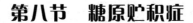

第八节 糖原贮积症

一、疾病概述

糖原贮积症(glycogen storage disease,GSD)是一组糖原代谢异常的先天遗传代谢性疾病。目前已证实任何一种参与糖原合成、分解和调节的蛋白缺陷,分别造成不同类型的糖原贮积症。糖原是葡萄糖的贮存形式,在此类疾病中,糖原数量或质量发生明显的改变。肝脏和肌肉是糖原代谢最旺盛的组织,因此受影响最大。因为肝脏中的糖原主要维持周围组织血糖稳定,所以发生在肝脏内的糖原代谢酶缺陷的糖原贮积症主要以肝大和低血糖为首发症状,这类疾病主要包括GSDⅠ型(葡萄糖-6-磷酸酶缺陷)、Ⅲ型(糖原脱支酶缺陷)、Ⅳ型(糖原分支酶缺陷)、Ⅵ(肝磷酸化酶缺陷)以及糖原合成酶缺陷等。糖原在肌肉中主要是为肌肉收缩提供ATP能量的底物,当肌肉中的糖原代谢酶缺陷时主要表现为肌肉痉挛、运动不耐受、易疲劳和进行性肌无力等,此组疾病包括GSDⅡ型(溶酶体酸性-α-葡萄糖苷酶缺陷)、GSDⅤ(肌肉磷酸化酶缺陷)、GSDⅦ(磷酸果糖激酶缺陷)等。

(一)遗传学和发病机制

1.糖原贮积症Ⅰ型

(1)GSDⅠa型:最常见,是由于葡萄糖-6-磷酸酶基因(G6PC1)突变导致葡萄糖-6-磷酸酶缺乏所致,为常染色体隐性遗传病,发病率1/100 000。

(2)GSDⅠb型:较少见,是由于葡萄糖-6-磷酸转移酶基因(SLC37A4)突变导致内质网上葡萄糖-6-磷酸转移酶缺乏所致,为常染色体隐性遗传病。

2.糖原贮积症Ⅱ型

此型为酸性-α-葡萄糖苷酶基因(GAA)突变导致溶酶体中酸性葡萄糖苷酶缺乏所致,为常染色体隐性遗传病。

3.糖原贮积症Ⅲ型

此型是由于糖原脱支酶基因(AGL)突变使脱支酶缺陷所致,为常染色体隐性遗传病。

4.糖原贮积症Ⅳ型

此型是由于糖原分支酶基因(GBE1)突变使糖原分支酶缺陷所致,为常染色体隐性遗传病。

(二)临床表现

1.糖原贮积症Ⅰ型

(1)GSDⅠa型:由于葡萄糖-6-磷酸酶是肝脏糖原分解为葡萄糖之前的最后一个关键酶,本病患儿在新生儿时期即可有反复低血糖,并逐渐出现肝脏肿大和高乳酸代谢性酸中毒表现。由于新生儿期哺乳频繁,低血糖症状可以不明显,绝大多数家长不认为患儿在此期有明显异常表现。如无阳性家族史,极少数能在新生儿期作出诊断,均有反复出现低血糖抽搐的病史。典型患儿多表现为自婴幼儿期开始的生长迟缓,腹部膨隆和易饥饿,查体可以发现肝脏中、重度肿大。

(2)GSDⅠb型:临床表现与GSDⅠa相似,但因同时伴有粒细胞减少,故反复发生感染,如中耳炎、肺炎、多发性脓肿等。

2.糖原贮积症Ⅱ型

本病分为婴儿型(Pompe病)和晚发型(成人型)两种。典型婴儿型平均发病年龄为生后2.0个月,平均确诊年龄为4.7个月。主要表现为严重的肌无力伴心脏增大。如果无心力衰竭,肝脏很少增大。无低血糖和酸中毒。

3.糖原贮积症Ⅲ型

婴幼儿期临床表现与GSDⅠa相似,但随着年龄增加,低血糖表现的肝脏增大可明显减轻,70%～85%患者在青春期前后出现进行性肌肉无力和/或心脏受损。

4.糖原贮积症Ⅳ型

临床因发病年龄和表现不同共分为六型:经典肝脏损害型、非进行性肝脏损害型、致死性围产期神经肌肉型、先天性神经肌肉型、儿童神经肌肉型和成人神经肌肉型伴局限性肌病。其中经典肝脏损害型、致死性围产期神经肌肉型和先天性神经肌肉型可在新生儿期发病。致死性围产期神经肌肉型以胎儿水肿为主要表现,伴有孕中晚期胎动减少,新生儿肌无力和四肢关节弯曲挛缩,常于新生儿期死亡。

(三)诊断和鉴别诊断

本病主要应与其他代谢障碍性疾病相鉴别,鉴别的关键在于受累组织或器官的活检、酶学检查以及染色体检查等。

1.糖原贮积症Ⅰ型

诊断需行G6PC1基因突变分析或肝穿刺进行葡萄糖-6-磷酸酶活性测定。年长儿如有典型的临床表现和血生化改变,结合餐前或餐后肾上腺素或胰高血糖素刺激实验均无反应,可临床诊断。

2.糖原贮积症Ⅱ型

确诊有赖于淋巴细胞、皮肤成纤维细胞培养,肌肉组织等GAA酶活性测定或基因突变分析。任何婴儿肌无力的鉴别诊断均应考虑Pompe病,尤其心脏增大者。

3.糖原贮积症Ⅲ型

此型确诊有赖于肌肉或肝脏活检测定酶活性,基因突变分析也可提供诊断依据。

4.糖原贮积症Ⅳ型

先天性神经肌肉型主要表现为新生儿期肌无力和扩张性心肌病,此型诊断有赖于受累组织(肌肉或肝脏等)活检和GBE酶活性测定,GBE1基因突变分析也可明确诊断。

二、检验诊断

(一)常规项目

1.全血葡萄糖-6-磷酸酶测定

(1)标本来源:血液。

(2)测定方法:红细胞葡萄糖-6-磷酸酶催化葡萄糖-6-磷酸氧化成6-磷酸葡萄糖-δ-内酯,后者很快氧化成6-磷酸葡萄糖酸,同时氧化型辅酶Ⅱ(NADP)还原成还原型辅酶Ⅱ(NADPH),在波长340 nm处测定还原型辅酶Ⅱ的生成量,计算葡萄糖-6-磷酸酶活性。

(3)临床诊断价值及评价:全血葡萄糖-6-磷酸酶活性下降作为确诊Ⅰ型糖原贮积症的依据,肝组织中糖原的增加及全血葡萄糖-6-磷酸酶活性的降低是此病的诊断要点。测定方法评价:该方法简便,易于自动化分析,获得的结果是真正的葡萄糖-6-磷酸酶活性,较定性筛选的方法敏

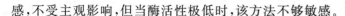

感,不受主观影响,但当酶活性极低时,该方法不够敏感。

2.乳酸测定

(1)标本来源:血液。

(2)测定方法:可采用乳酸脱氢酶法与乳酸氧化酶法。乳酸脱氢酶法的原理是乳酸在乳酸脱氢酶作用下生成丙酮酸,同时氧化型辅酶Ⅱ还原成还原型辅酶Ⅱ,并加入硫酸苯肼使反应向有利于丙酮酸方向移动,在波长 340 nm 处测定还原型辅酶Ⅱ吸光度的增加值可以反映血液中乳酸的含量,多用于测定全血中的乳酸含量。乳酸氧化酶法是利用乳酸在乳酸氧化酶作用下生成过氧化氢和丙酮酸,再采用 Trinder 反应测定过氧化氢的生成量,以此来反映血液中乳酸的浓度,多用于测定血浆中的乳酸含量。

(3)临床诊断价值及评价:GSD 患者血乳酸增高。检测血液中乳酸浓度是Ⅰ型糖原贮积症诊断的要点之一。测定乳酸的标本需及时处理,以减少乳酸含量的改变。乳酸脱氢酶法简便,但试剂成本较贵;乳酸氧化酶法检测范围较宽,显色稳定,但乳酸氧化酶的活性受 pH 影响。

3.胰高糖素试验

(1)标本来源:血液。

(2)试验方法:受试者在空腹(整夜或 6 小时以上)皮下注射 1.0 mg(0.1 mg/kg,最大剂量为 1 mg)胰高糖素,在试验前和试验后 30 分钟、60 分钟、90 分钟各采集血标本一次,测定这些标本的血糖与乳酸。

(3)临床诊断价值及评价:与试验前相比,GSD 患者血糖升高<0.1 mmol/L,乳酸升高 3～6 mmol/L,并加重已有的乳酸性酸中毒。胰高糖素试验主要用于 GSD Ⅰ、GSD Ⅲ、GSD Ⅵ及 1,6 二磷酸果糖酶缺乏的诊断与鉴别诊断。该试验会加重乳酸性酸中毒,并常出现呕吐和恶心。60～90 分钟后应注意观察有无低血糖。

(二)分子遗传学检验

G6PC1 基因检测。

(1)标本来源:全血(EDTA-K2 抗凝)、绒毛、羊水。

(2)检测方法:PCR 结合 DNA 序列分析或 ASO 杂交等方法。

(3)临床诊断价值与评价:应用 PCR 结合 DNA 序列分析或 ASO 杂交方法能正确地鉴定 88%Ⅰ型糖原贮积症患者携带的突变基因,*G6PC1* 纯合突变或复合杂合突变可以确诊,指导疾病分型,避免肝穿活检。对已知突变的受累家庭可直接采用分子诊断技术进行产前诊断。

(4)方法学评价:基因检测可避免侵害性的组织活检。

(三)其他检验

组织酶活性检测

(1)标本来源:肌肉组织或肝组织。

(2)检测方法:酶法。

(3)临床诊断价值及评价:组织糖原定量和酶活性测定,可作为确诊的依据。

(4)方法学评价及建议:损伤性大。

(何　筝)

第九节　腺苷脱氨酶缺乏症

一、疾病概要

腺苷脱氨酶（adenosine deaminase，ADA）缺乏症为常染色体隐性遗传病，由 Giblett 于 1972 年首先报道。该病是由于 ADA 缺陷，导致核苷酸毒性代谢产物 dATP 等的蓄积，使早期 T 细胞和 B 细胞发育停滞于 pro-T/pro-B 阶段，最终导致 T 细胞和 B 细胞的缺陷引起。主要表现为发育不良，呼吸障碍，慢性腹泻，并常在早期因感染而死亡。

(一)遗传学和发病机制

编码 ADA 的基因 CpG 二核苷酸发生点突变是导致 ADA 缺乏症的主要分子机制，整个基因或部分基因缺失仅见于少数患儿。ADA 是一种疏基酶，是嘌呤核苷酸代谢的关键酶，能催化腺嘌呤核苷生成次黄嘌呤，最终氧化成尿酸排出体外，是一种与免疫有关的酶。ADA 广泛分布于人体组织中，以盲肠、脾中含量最多，在纤维细胞、羊水细胞、肝、肾、肺、骨骼肌中也有发现。血液 ADA 主要存在于红细胞、白细胞（淋巴细胞、粒细胞）中。ADA 有三种同工酶，即 ADA1、ADA1$_{+cp}$ 和 ADA2。ADA 缺乏患者的脱氧腺苷和脱氧三磷酸腺苷等毒性中间代谢产物堆积并损伤淋巴细胞，能在 4 天内溶解 T 细胞和 B 细胞。残留 ADA 活性的程度与其临床表现的严重程度以及脱氧腺苷和脱氧三磷酸腺苷等毒性中间代谢产物的堆积成反比。

(二)临床表现

临床表现为多部位反复而严重的细菌、真菌、病毒及原虫的感染，如慢性和周期性鼻窦感染、中耳炎、肺部感染和哮喘等。可有严重腹泻、肝功能障碍－肝炎伴高胆红素血症。可发生骨骼发育不良。由于 B、T、CD$_4$ 淋巴细胞减少，多数患儿易见反复念珠菌感染、疣和带状疱疹病毒感染，有的出现卡氏肺囊虫感染。可发生脑膜炎，出现中枢神经系统症状，如震颤、舞蹈样动作及神经性耳聋等。可有自身免疫性溶血性贫血。可发展为 B 细胞淋巴瘤。

(三)诊断和鉴别诊断

表现为细胞、体液免疫功能低下，根据相应的临床表现，以及 ADA 活性下降可协助诊断。

二、检验诊断

(一)常规项目

1.生化分析测定 ADA 活性

标本来源:可取自脑脊液、胸腔积液、腹水、血清、支气管肺泡灌洗液等体液。

(1)通过分析底物腺苷浓度减少量测定 ADA 活性:①检测方法为紫外分光光度法。腺苷分子中的嘌呤环在 265 nm 处有特征吸收峰。直接测定 ADA 催化体系中 265 nm 处吸光度的降低，即腺苷浓度的减少速率可测定酶活性。②方法学评价及建议是该法只有一步反应，测定方法简便。但是，当有产物次黄苷生成时，次黄苷的吸收峰($\lambda_{max}=250$ nm)与腺苷部分重叠，另外体液中的蛋白质、核酸也会对测定造成干扰。

(2)通过分析生成物氨的浓度增加速率测定 ADA 活性:①波氏显色法通过将 ADA 与底物

腺苷反应,在加入酚钠试剂后,通过氨浓度增加速率测定 ADA 活性。方法学评价及建议是该法所需试剂、仪器简单,无需事先提取蛋白质,易于推广,国内应用较多。但反应时间较长,干扰因素多,难以确保结果的准确性,而且此法只适用于手工操作,不能用于全自动生化分析。另外,该法易受外源性 NH_3 影响,且不能直接测定红细胞 ADA 活性。②氨气敏电极法是通过使生成的氨进入电极的气透膜内,改变中介液的 pH,间接测得 ADA 活性。方法学评价及建议是该法不受样品颜色及沉淀等物质的干扰,不需昂贵的酶试剂及特殊仪器,且操作简单,在国内已普遍应用,但该法较难控制电极的响应信号和响应时间,且反应特异性较差,仅适用于临床非批量样品的测定。③酶法是底物腺苷在 ADA 催化下水解产生氨,在 α-酮戊二酸和还原型辅酶Ⅰ(NADH)存在下,经谷氨酸脱氢酶(GLDH)催化发生氨化还原反应,生成谷氨酸和氧化型辅酶Ⅰ(NAD^+)。在 340 nm 处监测 NADH 的消耗率,即可测定 ADA 活性。方法学评价及建议是该法可实现自动化分析,也可通过测定反应体系中 NADH 荧光变化速率来测定 ADA 活性。此法相当灵敏,但重现性和准确性不高,且仍处于实验研究阶段,缺乏实用性。

(3)通过分析生成物次黄嘌呤浓度增加速率测定 ADA 活性:①酶偶联法是底物腺苷经 ADA 催化生成氨和次黄苷,次黄苷经 PNP 催化水解生成次黄嘌呤,然后经黄嘌呤氧化酶(XOD)催化,次黄嘌呤将蓝色的 2,6-二氯酚吲哚酚(DCIP,$\lambda_{max}=606$ nm)还原成无色,2,6-二氯酚吲哚酚(DCIP)在 606 nm 处有最大吸收峰,测定 606 nm 处吸光度的降低速率来测定 ADA 活性。第二种方法是底物腺苷经 ADA、PNP、XOD 作用后,生成尿酸和 H_2O_2,H_2O_2 再经过氧化物酶(POD)催化的 Trinder 反应产生有色醌类化合物。通过测定其最大吸收波长处吸光度的上升速率即有色醌类化合物生成速率来测定 ADA 活性。方法学评价及建议是该法操作简单、快速,特异性好,精密度高,适用于常规分析。②化学发光法是底物腺苷依次经 ADA、PNP 催化反应后,生成次黄嘌呤,再经 XOD 氧化生成尿酸和 O_2^-,O_2^- 与鲁米诺(luminol,SERVA)发生化学发光反应。其发光强度与次黄嘌呤含量成正比,由此可测定 ADA 活性。方法学评价及建议是此法需要发光测量仪,虽然灵敏度高,但重现性和准确度不高。③荧光法是酮戊二酸在 NADH 存在下,可被谷氨酸脱氢酶(GLDH)催化与氨结合转化成 L-谷氨酸,反应体系中 NADH 消耗量与荧光强度变化成线性关系。将 ADA 反应与谷氨酸脱氢系统偶联测定 NADH 消耗量能推算出 ADA 活性。方法学评价及建议是此法灵敏度高,但试剂不易保存。若不能解决试剂的稳定性,难以在临床检验中推广。

2.同位素法测定 ADA 活性

(1)标本来源:可取自脑脊液、胸腔积液和腹水、血清、支气管肺泡灌洗液等体液。

(2)检测方法:利用同位素标记的腺苷作为底物,经 ADA 催化分解后测定系统中标记的腺苷或次黄苷或氨的含量变化计算酶的活性。

(3)方法学评价及建议:此法灵敏度高,但需放射性核素,易导致环境污染,不适合常规应用。

(二)其他检验

(1)检测方法:高效液相色谱法测定 ADA 活性。

(2)方法学评价及建议:此法灵敏度高、重现性好,但条件要求比较严格,需要高效液相色谱仪及 490 型可变波长检测器,临床难以常规开展。

(三)检验应用评价

ADA 活性检测方法多样,以生化检测为常规方法,有简单、快速、灵敏度高的特点,并具有一定的准确性和精密度,对临床疾病的诊断和鉴别诊断具有指导意义。但是,要注意测定 ADA 活性时有一定的假阴性和假阳性结果,且重现性普遍较低,因此,临床医师需同时结合患者临床表现及影像学检查等以协助诊断。

（何　筝）

第十节　肝豆状核变性

一、疾病概要

肝豆状核变性(hepatolenticular degeneration,HLD)是一种常染色体隐性遗传的铜代谢障碍性疾病,由 Wilson 在 1912 年首先作为一种综合征进行描述,故又称为 Wilson 病,其世界范围发病率为 1/3 万,致病基因携带者约为 1/90。HLD 患者体内过多的游离铜在机体各组织尤其是肝脏、豆状核、肾脏、角膜等部位沉积,导致一系列复杂的临床表现。HLD 是神经遗传学中最常见的疾病之一,同时也是少数几种可以治疗的遗传病,关键是早发现、早诊断、早治疗。

(一)遗传学和发病机制

肝豆状核变性的致病基因 ATP7B 定位于染色体 13q14.3,编码一种由 1 411 个氨基酸组成的 P 型铜转运 ATP 酶,参与铜的跨膜转运。国际人类基因组织数据库中描述了大约 300 种不同的 ATP7B 基因突变,其突变位点具有种族特异性,我国 HLD 患者的 ATP7B 基因有 3 个突变热点,即 Arg778Leu、Pro992Leu 和 Thr935Met,占所有突变的 60% 左右。近年来有研究发现除 ATP7B 以外其他基因如 COMMD1,XIAP,ATOX1 等突变也与该病相关。ATP7B 基因突变会导致 ATP7B 蛋白功能减弱或消失,导致血清铜蓝蛋白(CP)的生物合成和胆汁排铜明显减少,最终导致多数组织铜过量,尤其是肝、脑、角膜、肾等,使细胞受损、坏死,导致各脏器功能损伤,临床上出现一系列各系统受损的表现。

(二)临床表现

HLD 的临床表现多样,起病年龄以 7～14 岁居多。通常年龄较小者多以肝损害起病,年龄较大者多以神经或精神症状起病。而有神经系统症状者,多已有尚未引起临床症状的肝损害。

肝损害患者可有一系列严重程度不等的肝受损症状,包括一过性自限性肝炎、无临床症状的轻度肝功能异常,甚至表现为严重的暴发性肝衰竭。随病情进展,可发展为慢性自身免疫性肝炎或有门脉高压症的肝硬化。少数患者表现为无临床症状的肝大或肝、脾大。

眼科症状包括角膜色素环(Kayser-Fleischer ring,K-F 环)及向日葵白内障。K-F 环是 HLD 最常见的眼科表现,位于角膜与巩膜交界处,呈绿褐色或金褐色,宽约 1.3 mm,开始时在角膜周缘的上、下方沉积,逐渐形成环状,早期需用裂隙灯才能检出。向日葵白内障不影响视力,仅能通过裂隙灯检查才能发现,罕见,能导致斜视、眼球干燥症、视神经炎及视盘水肿苍白。

神经系统症状可见于 40%～50% 的 HLD 患者。常见的神经症状有类似帕金森病的肌强直、运动减少、静止性或意向性震颤、共济失调、肌张力障碍、构音障碍、吞咽困难、痉挛状态、癫痫发作、头痛、失眠等。精神症状可表现为注意力、记忆力减退,抑郁,焦虑,强笑,傻笑,后期表现为痴呆等。

肾受损时可出现蛋白尿、糖尿、肾钙质沉着症;因钙、磷代谢障碍,骨关节可出现骨质疏松、佝偻病、骨软骨炎等;心肌铜沉积可出现心肌病及心律失常等,临床较少见;其他少见的症状有甲状旁腺功能减退、反复流产等。

(三)诊断和鉴别诊断

中华医学会神经病学分会帕金森病及运动障碍学组与中华医学会神经病学分会神经遗传病学组共同推出的诊断标准:①具有肝损害临床表现或神经系统症状;②血清铜蓝蛋白降低(<0.2 g/L);③24 小时尿铜升高(>100 μg);④裂隙灯下可见角膜 K-F 环。同时具备以上 1～3 项者可拟诊为 HLD。

二、检验诊断

(一)常规项目

1.肝功能测定

(1)标本来源:血清。

(2)临床诊断价值及评价:肝功能检查对诊断以及判断病情和预后有重要意义。一般 HLD 患者均有血清转氨酶异常,许多患者的 ALT 轻度升高,但 ALT 的水平并不能反映其肝脏病变的严重程度。另外,转氨酶的升高与肝脏病理活检的结果不匹配,故转氨酶升高不能说明临床病情恶化。

2.血清铜蓝蛋白、血清铜、24 小时尿铜测定

(1)标本来源:血清、尿液。

(2)临床诊断价值及评价:HLD 患者由于 CP 合成障碍,血清 CP 减低和血清铜增高等铜代谢指标异常是其特征性的生化改变,是 HLD 的主要诊断指标(Ⅰ级证据)。但铜蓝蛋白为急性期反应物,后期炎性反应可升至正常。且前瞻性研究表明,较多肝病患者血清铜蓝蛋白在正常范围,对 24 小时尿铜检测也同样存在上述情况。另外,HLD 患者在不同病理阶段其血清铜可减低、增高或正常。因此,尽管铜生化检测指标是 HLD 早期诊断的重要依据,但其检测结果正常并不能排除本病,还需参考临床表现和其他辅助检查。

3.青霉胺负荷试验(PCT)

(1)标本来源:24 小时尿液。

(2)临床诊断价值及评价:对于临床高度怀疑为 HLD 的患者,当铜代谢生化指标检测结果正常又未发现角膜 K-F 环时,PCT 可为其提供进一步的诊断依据,并具有肯定性诊断价值(Ⅰ级证据)。研究显示,对于以肝症状起病的早期 HLD 患者而言,PCT 的灵敏度和特异性不亚于肝穿刺活检和基因检测等方法,但阴性结果并不能排除 HLD 的可能。

(3)方法学评价及建议:PCT 为 HLD 患者的早期诊断提供了一种标准化的无创性检测手段。

4.肝铜含量和肝铜染色

(1)标本来源:肝穿刺活检。

(2)临床诊断价值及评价:肝铜含量≥250 μg/g 肝干重是 HLD 的最佳诊断指标(Ⅰ级证据)。然而,该指标灵敏度不高,*ATP7B* 基因杂合突变者也可出现肝铜含量增高,但不会超过 250 μg/g 肝干重;慢性胆汁淤积性肝硬化也可出现肝铜含量增高。另外,特发性铜中毒综合征如印度幼年性肝硬化患者,其肝铜含量也可明显增高。由于肝铜含量在不同的发病阶段的差异及铜在肝组织中非均匀分布的特点,其诊断价值也受到限制,因此要注意肝穿标本对结果的影

响。即使肝铜含量和肝铜染色检查结果阴性的患者也不能排除 HLD 的可能。

(3)方法学评价及建议:一般要求使用一次性用品进行肝穿刺,标本为 $1\sim2$ cm 长,标本应置于不含铜的容器中,用于检测肝铜含量的标本应在真空烤箱中过夜干燥或立即冻存送相关实验室检查。由于肝穿刺活检属创伤性检查手段,且 HLD 患者多伴有肝功能异常和凝血机制障碍,故难以作为常规检查方法。

5.同位素法测定血清铜蓝蛋白

(1)检测方法:口服或静脉注射 ^{64}Cu 或 ^{67}Cu 后,示踪观察它与铜蓝蛋白动力学变化,健康人放射性铜进入血液与血浆蛋白结合,出现第一次血浓度高峰,放射性铜进入肝脏并与肝铜蛋白(包括 Apo-CP)结合,血浆放射性铜浓度下降,带放射性铜的肝铜蛋白释放入血出现第二次血浓度高峰。患者可出现四种异常:肝脏摄取铜障碍使第一次放射性血铜浓度高峰延长,放射性铜与 CP 结合障碍致不出现第二次浓度高峰,胆道排铜障碍使粪便中放射性铜排泄减少而尿中排泄增加,放射性铜在体内转换延长。

(2)临床诊断价值及评价:由于同位素不易获取,该项检查很少用于临床检测。

(二)分子遗传学检验

1.*ATP7B* 基因测序、PCR-单链构象多态性(PCR-SSCP)、PCR-酶切法、液相串联质谱分析(LC-MS/MS)检测基因突变

(1)标本来源:干血斑。

(2)临床诊断价值及评价:各种 HLD 基因突变检测技术被用于 HLD 患者早期诊断和产前诊断的研究。Thomas 等首先采用 PCR-SSCP 结合 DNA 测序方法发现 His1069Gln 在欧美裔 HLD 患者中有较高的突变率。Maier 等则采用 PCR-酶切法对 HLD 患者的 His1069Gln 突变位点进行检测,证实了其在 HLD 患者特别是症状前期患者诊断中的价值。杜娟等应用高效液相质谱(DHPLC)结合 DNA 测序技术在 4 个 HLD 家系中发现了 2 例妊娠期胎儿存在致病突变,证实了基因检测在 HLD 产前诊断中的应用价值。然而目前已发现 HLD 基因各外显子突变超过 300 种形式,且存在人种差异,因此基因突变检测技术的实际应用价值受到了限制。

(3)方法学评价及建议:基因测序的技术以及费用问题阻碍了其广泛应用。

2.DNA 微阵列技术检测基因突变

(1)标本来源:干血斑。

(2)临床诊断价值及评价:Gojova 等应用一种能检测 87 个突变位点和 17 种多态性 DNA 微阵列芯片筛查了 97 例 HLD 患者,共检出 43 种突变和 15 种多态,其检测结果与 DNA 测序结果完全相符。

(3)方法学评价及建议:DNA 微阵列技术以其固有的小型化、并行性和高通量等特点,具有一次性、快速检出所有突变(包括已知和未知突变)的优势,与 HLD 基因的遗传异质性特点相契合,一旦应用于临床,则能够实现真正意义上的 HLD 症状前诊断和产前诊断。虽然目前尚处于研究阶段,但该研究初步显示了其在 HLD 早期诊断中的应用前景。

(三)检验应用评价

角膜 K-F 环是最重要的临床表现和特征性诊断依据之一。铜生化异常是确诊 HLD 的重要依据,血清铜蓝蛋白降低是最具诊断意义的检验手段,24 小时尿铜排除增高有助于进一步协助诊断,但二者并非是确诊 HLD 的唯一生化指标。诊断 HLD 最重要的是早期诊断,包括症状前诊断,对患者同胞常规进行 K-F 环和血清铜蓝蛋白检查有助于检出症状前患者。肝活检及测定

肝铜水平可作为最后确诊手段。对 HLD 患者同胞的基因分析为检出症状前患者和杂合子提供最具价值的手段,也是产前诊断的重要检测手段,对避免杂合子间的婚配、减少 HLD 患者的出生和优生优育有重要意义。

（何　筝）

第十一节　家族性高胆固醇血症

一、疾病概述

家族性高胆固醇血症(familial hypercholesterolemia,FH)是先天性高脂血症的常见类型,属脂蛋白代谢异常疾病分类中的 ⅡA 型,是低密度脂蛋白受体(low density lipoprotein receptor,LDLR)基因突变引起的一种常染色体不完全显性遗传病,是导致动脉粥样硬化(atherosclerosis,AS)和早发冠心病的重要危险因素。主要表现为黄色瘤和动脉粥样硬化,如不能早期发现、合理治疗,可导致早发冠心病、脑血管栓塞,常于青少年时期猝死。

(一)遗传学和发病机制

FH 的表型受环境因素和其他非 LDLR 基因影响,但 90% 患者的临床表现主要由 LDLR 基因的突变类型决定。LDLR 基因自然突变,可产生体内 LDLR 代谢双重异常,即 LDL 产生增加和分解减慢,其中最突出的异常是 LDL 从血浆中分解代谢减低。

目前已发现数百种 LDLR 基因突变,突变类型包括缺失、插入、无义突变和错义突变。可分为五大类:Ⅰ类突变为突变基因不产生可测定的 LDL 受体,细胞膜上无 LDL 受体存在。这是最常见的突变类型,约占所发现突变的半数以上。Ⅱ类突变为突变基因合成的 LDL 受体在细胞内成熟和运输障碍,细胞膜上 LDL 受体明显减少,亦是较常见的突变类型。突变的基因可产生 LDL 受体前体,多数分子量正常,故命名为 R-120。Ⅲ类突变为突变基因合成的 LDL 受体可到细胞表面,但不能与配体结合,命名为 R-160b-,亦有 R-140-和210b-。Ⅳ类突变为此突变主要是成熟的 LDL 受体到达细胞表面后不能定位在被膜小窝,细胞虽能结合 LDL,但不出现内移,亦称内移缺陷型突变。Ⅴ类突变为该 LDL 受体突变是发生在表皮生长因子前体同源域,其特点是 LDL 受体的合成与 LDL 的结合以及其后的内移均正常,但受体不能再循环到细胞膜上。

近年非 LDL 受体基因突变逐渐成为研究热点,如 apoB-100、ARH、ABCG5/G8、PCSK9、CYP7A1 等都在胆固醇代谢和调节途径中发挥重要作用,其基因的变异都表现出 FH 样表型,但这些 FH 样表型致病基因仍不能完全解释 FH 患者的病因。不同致病基因所形成的不同 FH 样表型患者,对药物的敏感性也会不同。

(二)临床表现

FH 以高胆固醇血症、特征性黄色瘤、早发的心血管疾病和阳性家族史为主要临床表现。

1.皮肤肌腱黄色瘤

FH 的特征性表现,且多为首发表现。主要表现在肌腱与眼睑的扁平或结节性黄色瘤,好发于伸肌腱及跟腱,也可在眼角膜出现老年环,为游离和酯化胆固醇积聚于间质间隙和组织巨噬细胞内所致。

2.早发心血管病史和心血管病家族史

动脉粥样硬化可导致心脏和血管的一系列改变。严重者可在十余岁时出现冠心病的临床症状和体征,如不有效治疗,患者很难活到 30 岁。50% 的家族性高胆固醇血症患者在 60 岁之前死于心肌梗死,且亲属中有早发的心血管病史。FH 患者早期主要表现为舒张功能异常,随着病情的加重,收缩功能逐渐减低。超声心动图的新技术可对心脏的整体和局部功能作出更好的评估。

(三)诊断和鉴别诊断

根据临床表现、化验结果,阳性家族史可作出临床诊断,*LDLR* 基因突变分析可确诊。

二、检验诊断

(一)常规项目

血脂生化分析

(1)标本来源:血清。

(2)检测方法:血脂分析。

(3)临床诊断价值及评价:FH 患者,成人 TC>7.8 mmol/L 或 LDL-C>4.9 mmol/L,16 岁以下儿童总胆固醇>6.7 mmol/L 或 LDL-C>4.0 mmol/L。早期发现可及时对患者进行饮食干预及药物治疗,可改善家族性高胆固醇血症患儿的预后。有人建议脐血或外周血的胆固醇检测作为新生儿筛查项目之一。临床上 FH 患者除血脂检测,需进行血常规、尿常规、血糖、肝肾功能、心肌酶谱、甲状腺功能、肉碱测定、心电图、超声心动图等辅助检查以排除糖尿病、甲状腺功能减退与肝肾疾病。

(二)分子遗传学检验

(1)标本来源:羊水细胞或胎儿脐血。

(2)检测方法:聚合酶链反应与 DNA 直接测序法,高效液相色谱技术。

(3)临床诊断价值及评价:与生化诊断方法相比,基因诊断可更早期,并有高特异性、高灵敏性的明显特征和优势,对于患者明确诊断、发病前或产前诊断和预测具有重要意义。

(4)方法学评价及建议:Southern blot、等位基因特异寡核苷酸探针杂交、限制性内切酶酶切、抗突变扩增系统检测法(AFMS)及逆转录 PCR(RT-PCR)可用于检测某些已知突变,而对于复杂的未知突变,可选择 PCR-单链构象多态性分析法(PCR-SSCP)或梯度凝胶电泳分析法(PCR-DGGE)。近年来变性高效液相色谱技术得到快速发展,其操作简单快速、高效经济,适合高通量、自动化的要求和发展趋势,为 FH 基因诊断和家系分析提供了新手段。变性高效液相色谱结合核苷酸序列分析对中国汉族 FH 一个大家系 *LDLR* 基因进行研究,为 FH 大规模家系筛查提供一种具有推广意义的技术方法。

(何　筝)

参考文献

[1] 岳保红,杨亦青.临床血液学检验技术[M].武汉:华中科技大学出版社,2022.

[2] 林华影,许媛,马万征,等.检验检测技术与生态保护[M].长春:吉林科学技术出版社,2022.

[3] 刘巧玲,张春霞,刘忠伦,等.现代临床输血检验[M].合肥:安徽科学技术出版社,2022.

[4] 李玉云,欧阳丹明.临床血液学检验技术实验指导[M].武汉:华中科技大学出版社,2022.

[5] 马小星.医学检验技术与应用[M].汕头:汕头大学出版社,2022.

[6] 胡嘉波,朱雪明,许文荣.临床基础检验学[M].北京:科学出版社,2022.

[7] 齐丽荣,赵伟华,张秀丽,等.医学检验技术与临床应用[M].哈尔滨:黑龙江科学技术出版社,2022.

[8] 于凤华,武慧慧,李艳芹,等.临床输血与检验[M].哈尔滨:黑龙江科学技术出版社,2022.

[9] 李向红,曹蕾,李虎虎,等.医学检验项目选择与临床应用[M].哈尔滨:黑龙江科学技术出版社,2022.

[10] 夏惠,汪学农,方强,等.临床寄生虫学与寄生虫检验[M].合肥:中国科学技术大学出版社,2022.

[11] 文育锋,陈发钦.病媒生物检验与检疫学[M].北京:人民卫生出版社,2022.

[12] 杨云山.现代临床检验技术与应用[M].开封:河南大学出版社,2022.

[13] 聂英斌.分析检验应用技术[M].北京:化学工业出版社,2022.

[14] 韩红梅,刘伟,杨树芹.检验医学与病理诊断[M].沈阳:辽宁科学技术出版社,2022.

[15] 王宇,王玉芳,王卓童,等.实用医学检验技术与疾病诊断[M].哈尔滨:黑龙江科学技术出版社,2022.

[16] 谭超超,谢良伊.检验医学与临床诊治典型实例分析[M].长沙:湖南科学技术出版社,2022.

[17] 李延新,杜雄,许娜.临床病理学与病理检验技术[M].上海:上海交通大学出版社,2022.

[18] 贾天军,李永军,徐霞.临床免疫学检验技术[M].武汉:华中科技大学出版社,2021.

[19] 韩瑞,张红艳.临床生物化学检验技术[M].武汉:华中科技大学出版社,2021.

[20] 朱光泽.实用检验新技术[M].北京:中国纺织出版社,2021.

[21] 董艳.实用临床检验学[M].西安:陕西科学技术出版社,2021.

[22] 付玉荣,张玉妥.临床微生物学检验技术实验指导[M].武汉:华中科技大学出版社,2021.

[23] 高洪元.免疫学检验理论与临床研究[M].西安:陕西科学技术出版社,2021.

[24] 毛玲,杨雪芳,薛爱玲,等.现代微生物检验技术[M].北京:科学技术文献出版社,2021.

［25］黄华,卢万清,叶远青,等.新编实用临床检验指南［M］.汕头:汕头大学出版社,2021.

［26］王秀玲,马丽芳,李英,等.现代医学检验与临床诊疗［M］.北京:科学技术文献出版社,2021.

［27］李萍,李树平.临床检验基础实验指导［M］.武汉:华中科技大学出版社,2020.

［28］向延根.临床检验手册［M］.长沙:湖南科学技术出版社,2020.

［29］刘玲.当代临床检验医学与检验技术［M］.长春:吉林科学技术出版社,2020.

［30］李明洁.实用临床检验［M］.沈阳:沈阳出版社,2020.

［31］王静.临床医学检验概论［M］.北京:科学技术文献出版社,2020.

［32］马素莲.临床检验与诊断［M］.沈阳:沈阳出版社,2020.

［33］王永瑞.检验医学与临床应用［M］.天津:天津科学技术出版社,2020.

［34］吕厚东,吴爱武.临床微生物学检验技术［M］.武汉:华中科技大学出版社,2020.

［35］蒋小丽.临床医学检验技术与实践操作［M］.开封:河南大学出版社,2020.

［36］李淼.对比尿液干化学检验法、尿沉渣检验法展开尿常规检验的价值［J］.中国医药指南, 2022,20(17):9-12.

［37］韩晓云.检验科微生物检验不合格标本的原因及对策［J］.中国医药指南,2022,20(11): 100-102.

［38］杜娟,杜世龙,朱江.分级检验方法在血脂生化检验中的检验效果研究［J］.黑龙江科学, 2022,13(4):126-127.

［39］黄美良.临床免疫检验分析质量控制的重要性和措施［J］.中国药业,2022,31(S01):172-174.

［40］王也飞,徐子真,丁磊,等.“临床血液学和血液学检验”教学改革的实践探究［J］.诊断学理论 与实践,2022,21(5):659-662.